Caderno de um Pediatra

 Thieme Revinter

Caderno de um Pediatra

5ª Edição

João Leite de Carvalho
Pediatra do Hospital da Lagoa – Rio de Janeiro, RJ
Ex-Diretor do Hospital Municipal Salles Netto – Rio de Janeiro, RJ
Especialização em Pediatria pela Sociedade Brasileira de Pediatria e pela
Associação Médica Brasileira
Ex-Residente do Instituto de Puericultura e Pediatria da
Universidade Federal do Rio de Janeiro

Thieme
Rio de Janeiro • Stuttgart • New York • Delhi

**Dados Internacionais de
Catalogação na Publicação (CIP)
(eDOC BRASIL, Belo Horizonte/MG)**

C331c
    Carvalho, João Leite de
    Caderno de um Pediatra/João Leite de Carvalho. –
5.ed. – Rio de Janeiro, RJ: Thieme Revinter, 2025.

    21 x 28 cm
    Inclui bibliografia.
    ISBN   978-65-5572-307-6
    eISBN 978-65-5572-308-3

    1. Pediatria. I. Título.
                                               CDD 618.92

Elaborado por Maurício Amormino Júnior – CRB6/2422

Contato com o autor:
leite-carvalho@uol.com.br

Nota: O conhecimento médico está em constante evolução. À medida que a pesquisa e a experiência clínica ampliam o nosso saber, pode ser necessário alterar os métodos de tratamento e medicação. Os autores e editores deste material consultaram fontes tidas como confiáveis, a fim de fornecer informações completas e de acordo com os padrões aceitos no momento da publicação. No entanto, em vista da possibilidade de erro humano por parte dos autores, dos editores ou da casa editorial que traz à luz este trabalho, ou ainda de alterações no conhecimento médico, nem os autores, nem os editores, nem a casa editorial, nem qualquer outra parte que se tenha envolvido na elaboração deste material garantem que as informações aqui contidas sejam totalmente precisas ou completas; tampouco se responsabilizam por quaisquer erros ou omissões ou pelos resultados obtidos em consequência do uso de tais informações. É aconselhável que os leitores confirmem em outras fontes as informações aqui contidas. Sugere-se, por exemplo, que verifiquem a bula de cada medicamento que pretendam administrar, a fim de certificar-se de que as informações contidas nesta publicação são precisas e de que não houve mudanças na dose recomendada ou nas contraindicações. Esta recomendação é especialmente importante no caso de medicamentos novos ou pouco utilizados. Alguns dos nomes de produtos, patentes e design a que nos referimos neste livro são, na verdade, marcas registradas ou nomes protegidos pela legislação referente à propriedade intelectual, ainda que nem sempre o texto faça menção específica a esse fato. Portanto, a ocorrência de um nome sem a designação de sua propriedade não deve ser interpretada como uma indicação, por parte da editora, de que ele se encontra em domínio público.

© 2025 Thieme. All rights reserved.

Thieme Revinter Publicações Ltda.
Rua do Matoso, 170
Rio de Janeiro, RJ
CEP 20270-135, Brasil
http://www.ThiemeRevinter.com.br

Thieme USA
http://www.thieme.com

Design de Capa: © Thieme
Créditos Imagem da Capa: imagem da capa combinada pela Thieme usando as imagens a seguir:
Close-up retrato de um lindo bebê dormindo em branco
@ olesiabilkei depositphotos.com

Impresso no Brasil por Gráfica Santuário
5 4 3 2 1
ISBN 978-65-5572-307-6

Também disponível como eBook:
eISBN 978-65-5572-308-3

Todos os direitos reservados. Nenhuma parte desta publicação poderá ser reproduzida ou transmitida por nenhum meio, impresso, eletrônico ou mecânico, incluindo fotocópia, gravação ou qualquer outro tipo de sistema de armazenamento e transmissão de informação, sem prévia autorização por escrito.

À memória do Professor Dr. Cesar Pernetta

Instituto de Puericultura e Pediatria Martagão Gesteira, UFRJ, janeiro de 1972, noite do meu primeiro plantão como médico-residente no Fundão. Chamado por uma enfermeira para puncionar veia periférica de um bebê, solicito o material necessário. Acordado pela enfermagem, a pedido do mesmo, o Professor Cesar Pernetta chega ao meu lado e, sorrindo, comenta:

> "Estou sem sono e quero lhe apoiar nesse momento difícil. Na prática pediátrica de urgência, tudo fica mais fácil quando se consegue logo uma via de acesso venoso para a medicação e a hidratação. Iluminação e imobilização adequadas devem ser observadas para garantir o êxito do procedimento. Por isso, orientei a enfermagem para darmos aos residentes a oportunidade de treinar a técnica de punção venosa durante a noite..." *(sic)*.

E, assim, com a ajuda do professor e da experiente enfermeira, concluí com êxito aquela empreitada. Em seguida, saímos da enfermaria conversando até a entrada dos seus aposentos onde, respeitosamente, o agradeci pela ajuda. Mais do que uma aula de pediatria, uma lição de vida, uma experiência inesquecível com o meu Mestre, que morava em Ipanema nos fins de semana, mas ficava de plantão conosco de 2ª a 6ª feira na "Residência do Fundão".

Nesse mesmo ano de 1972, o Professor Eduardo Marcondes, Titular de Pediatria da USP, passou uma semana no Rio de Janeiro, participando de todas as nossas atividades no IPPMG da UFRJ. Tive, então, a oportunidade de acompanhá-lo ao aeroporto Santos Dumond em sua volta para São Paulo quando, sentado ao meu lado no carro, comentou:

> "...mais do que o Grande Mestre da Pediatria no Brasil, considero o Professor Cesar Pernetta um Apóstolo da Medicina..." *(sic)*.

Agradecimentos

Às pessoas que contribuíram muito para a execução desse trabalho:

Dra. Silvana Rocha d'Almeida

Nutricionista pioneira no Grupo de Suporte Nutricional do Hospital Federal da Lagoa, ex-nutricionista representante do Laboratório Mead-Johnson, tem sido a minha consultora nos temas relacionados à nutrição, bem como, nesses 33 anos de convívio, me estimulou muito a focar o trabalho em pauta.

Dra. Solange Nóbrega

Na Faculdade de Medicina sua influência foi decisiva na minha opção pela Pediatria. Fez residência médica comigo no IPPMG da UFRJ no Fundão. Trabalhamos juntos no consultório e nos hospitais de São José dos Campos em São Paulo durante 8 anos, onde mantínhamos 20 e até mais leitos, sempre ocupados com pacientes graves. Depois, na Emergência do Hospital Federal do Andaraí, no Rio de Janeiro, foi minha parceira nos plantões de sábado. Pediatra extremamente competente e experiente com quem aprendi muito. Foi ela quem primeiro me chamou a atenção para o fato de que todos os colegas sextanistas, Internos da Pediatria no Hospital Universitário Antonio Pedro, da Faculdade de Medicina da UFF, mantinham um caderno com dados e anotações de utilidade para consulta rápida na emergência, na enfermaria ou no berçário. Nasceu, assim, o embrião do *"Caderno de um Pediatra"*.

Homenagem

Ao Professor Dr. Omar da Rosa Santos
Titular de Clínica Médica da FM-UNIRIO

Apresentado por um amigo em comum, Dr. José Carlos Chaves Millet, iniciei o aprendizado da Semiologia Médica, sob sua orientação no Hospital Gaffrée e Guinle – enfermaria do Professor Jacques Houli – durante as férias do 2º para o 3º ano da Faculdade.

Em 1971, aprovado no concurso para acadêmico bolsista da extinta Suseme, escolhi o Hospital Francisco de Castro (mais tarde anexado ao Hospital São Sebastião), secular referência acadêmica em doenças infecto-contagiosas, lamentavelmente desativado, onde optei pela equipe chefiada pelo Dr. Omar. Foi uma fase de ouro na minha formação médica generalista, rica em experiências passadas pelo Mestre Omar, com quem aprendi as técnicas de dissecção venosa, punção lombar para exame do liquor cefalorraquidiano, diálise peritoneal etc. Época de endemias e epidemias como raiva humana, difteria, tétano, febre tifoide, sarampo, meningites, leptospirose, entre outras. A desnutrição grave era dramaticamente comum. Nesse ano ocorreu o último caso de varíola no Rio de Janeiro e uma grande epidemia de leptospirose na baixada fluminense. Lembro-me de um plantão em que ele orientou a realização de diálise peritoneal em 3 pacientes com a síndrome de Weil da leptospirose.

Com uma formação generalista das mais completas, o Mestre Omar foi chefe de equipe na Maternidade da Fundação Clara Basbaum, dirigida pelo Dr. Francisco Carlos Grelle, professor de gineco-obstetrícia na UFRJ.

Durante o plantão eu absorvia seus conhecimentos. À noite, admirava sua disposição para ler, até altas horas, as publicações médicas mais importantes da época.

Foi o médico mais brilhante, enciclopédico e humilde que conheci. E, certamente, aquele que mais influenciou positivamente minha formação acadêmica. Ademais, será sempre lembrado por sua exemplar conduta ética e por seu permanente bom humor.

Após especialização em nefrologia nos EUA, mestrado e doutorado, tornou-se médico concursado do poder judiciário, professor livre-docente e, por fim, professor titular de clínica médica da UNIRIO.

Homenagem Póstuma

Dr. Odilon José Tinoco Arantes
Chefe da Clínica Pediátrica do Hospital Federal da Lagoa

Chefe da Clínica Pediátrica do Hospital Federal da Lagoa, companheiro e professor na rotina pediátrica da Emergência e, depois na Enfermaria, foi quem me sugeriu o título *Caderno de um Pediatra*. Sempre me incentivou a publicar o trabalho em pauta. Sua partida precoce representou, muito além da tristeza para todos nós, uma perda lamentável para o hospital e, principalmente, para os médicos-residentes da pediatria.

Prefácio da 5ª Edição

A presente edição resultou da revisão minuciosa e das atualizações da 4ª edição, realizadas nos últimos 5 anos, um trabalho contínuo e coerente com a proposta inicial de um simples "caderno". Apresenta novos medicamentos, entre eles o tazocin, fórmulas lácteas e dietéticas com indicações diversas, bem como o calendário das vacinas, recomendado pela Sociedade Brasileira de Pediatria e a Sociedade Brasileira de Imunologia. Temas atuais, como Covid-19, dengue, antioxidantes, transtornos psiquiátricos, entre outros, foram contemplados, assim como foi deletado o que está desatualizado ou não é mais encontrado no comércio. Quanto às vacinas, em face das diversas associações, a complexidade dos esquemas aumentou e, então, a escolha das mesmas depende do estoque do posto ou da clínica de vacinação. Finalizando, quero enfatizar o prefácio da 1ª edição: "... a ausência de bibliografia está de acordo com a história desse modestíssimo *Caderno de um Pediatra*".

Prefácio da 4ª Edição

O presente texto decorre da revisão minuciosa da 3ª edição, um trabalho contínuo e coerente com a proposta inicial de um "caderno", de modo a mantê-lo mais atualizado. Apresenta novas drogas e fórmulas dietéticas com indicações diversas, bem como o calendário atual de vacinação do Ministério da Saúde, da Sociedade Brasileira de Pediatria e da Sociedade Brasileira de Imunologia. Temas atuais como *chikungunya*, zika-vírus e transtornos psiquiátricos foram adicionados, entre outros relevantes, como hematúria, anti-hemorrágico e incontinência urinária. Medicamentos e fórmulas lácteas com suas composições modificadas foram inseridos, assim como foi deletado o que não é mais encontrado no comércio. Quanto às vacinas, em face da multiplicidade de novos produtos e a maior complexidade dos esquemas atuais, a escolha da mesma, agora, depende do estoque do posto ou da clínica de vacinação.

Como enfatizei no prefácio da 1ª edição, a ausência de bibliografia é coerente com a história deste modestíssimo *Caderno de um Pediatra*.

Prefácio da 3ª Edição

O presente trabalho decorre da revisão minuciosa do texto da segunda edição, de modo a mantê-lo mais atualizado. Apresenta novas fórmulas dietéticas, vacinas e drogas medicamentosas, bem como o calendário atual de vacinação do Ministério da Saúde e o da Sociedade Brasileira de Pediatria. Temas relevantes, como a conduta na dengue, de acordo com as recomendações do Ministério da Saúde, foram lembrados. Vale ressaltar uma constatação preocupante: medicamentos mantêm o mesmo nome comercial, embora a substância padronizada, conhecida dos pediatras, tenha sido substituída por outra diferente, como ocorreu com "gotas binelli", "licor de cacau" e "combiron", entre outros. Como enfatizei no prefácio da primeira edição, a ausência de bibliografia é coerente com a história deste modestíssimo *Caderno de um Pediatra*.

Prefácio da 2ª Edição

Esta obra decorre da revisão minuciosa do texto da edição anterior com o propósito de mantê-lo o mais atualizado possível. Alguns medicamentos não têm sido encontrados no comércio, bem como outros foram lançados recentemente ou tiveram suas composições alteradas. O mesmo ocorreu com algumas fórmulas dietéticas. As doses recomendadas para alguns antibióticos foram aumentadas, como foi o caso da amoxicilina no tratamento das otites médias. Assim sendo, vários dados foram removidos, modificados ou inseridos. Como enfatizei no prefácio da primeira edição, não elaborei uma bibliografia para manter a coerência da história deste modestíssimo trabalho. Afinal, é apenas o *Caderno de um Pediatra*.

Prefácio da 1ª Edição

Em 1971, início do meu Internato no Hospital Universitário Antônio Pedro, da UFF, percebi que os internos e os residentes da Pediatria portavam sempre um manual com anotações e dados de utilidade prática.

Com o passar do tempo, senti que os pediatras realmente carecem de um caderninho para consultas, seja na sala de parto, na emergência, no ambulatório ou na enfermaria.

Assim sendo, comecei a fazer as primeiras anotações durante a residência e passei vários anos registrando dados relevantes e outras informações de utilidade.

Inicialmente manuscrito, posteriormente gravado em uma agenda eletrônica e, por fim, o microcomputador, que facilitou a tarefa de anotar fórmulas, dados, informações, doses de drogas, reações adversas, interações medicamentosas, apresentações, nomes comerciais de medicamentos etc., bem como possibilitou remover, alterar e acrescentar outros dados, mantendo-o mais atualizado.

A **1ª parte do caderno** apresenta um conteúdo mais **generalista** da especialidade com temas como medicações de urgência, esquemas de hidratação, conduta em situações de emergência, antibioticoterapia, tratamento das anemias mais frequentes e das parasitoses em geral etc.

A **2ª parte do caderno** apresenta um conteúdo mais **específico** da especialidade com temas como conduta na sala de parto, distúrbios metabólicos frequentes em neonatologia, alimentação nos prematuros, nutrição enteral e parenteral, dietas mais utilizadas em pediatria etc.

Quero agradecer aos pediatras do Hospital da Lagoa que me incentivaram a publicar este manual e enfatizar as limitações do mesmo como, por exemplo, os três esquemas para a hidratação venosa com os acertos e as críticas atuais, bem como a falta de uma bibliografia para os temas em pauta, porquanto se trata de um caderno de uso pessoal, elaborado durante os anos de experiência como pediatra, tendo como fontes de referência artigos de revistas especializadas, livros de autores nacionais e estrangeiros, cursos realizados em congressos etc.

Espero motivar internos, residentes e pediatras mais jovens a tomá-lo como uma fonte de consultas, mas sempre com o cuidado de questionar aquelas informações discutíveis, sem consenso ou mesmo desatualizadas, mantendo-o como um banco de dados de utilidade no ambulatório, na enfermaria, no berçário ou na emergência.

Sumário

PARTE I

1. Hematócrito, 3
2. Leucometria, 3
3. Frequência Cardíaca, 3
4. Frequência Respiratória, 4
5. Frequência de Pulso, 4
6. Pressão Arterial, 4
7. Tubos para Coleta de Sangue na Enfermaria, 4
8. Liquor Cefalorraquidiano, 5
9. Meningites, 5
10. Pneumonias, 10
11. Dengue, 11
12. Zika Vírus, 15
13. *Chikungunya*, 15
14. Hematúria, 16
15. Drogas Incompatíveis, 18
16. Heparina, 18
17. Scalp ou Gelco Heparinizado, 18
18. Scalp ou Gelco Mantido com SF Heparinizado, 19
19. Sonda Nasogástrica, 19
20. Sonda Nasoduodenal, 19
21. Soro da OMS, 19
22. Velocidade do Soro, 20
23. Grau de Desidratação, 20
24. Reidratantes, 20
25. Hidratação Venosa, 22
26. Hidratação Venosa (Giuseppe Speroto), 25
27. Hidratação Venosa (Rui de Souza Rocha), 27
28. Hidratação Venosa (Cesar Pernetta), 28
29. Equilíbrio Ácido-Base, 29
30. Estenose Hipertrófica do Piloro, 30
31. Insuficiência Renal Aguda, 31
32. Super-Hidratação, 31
33. Intoxicação Hídrica, 31
34. Intoxicação Sódica, 31
35. Intoxicação Potássica, 32
36. Síndrome Pós-Acidótica (Síndrome de Rapoport), 32
37. Escleredema, 32
38. Trombose de Seios Intracranianos, 32
39. Trombose da Veia Renal, 32
40. Choque ou Pré-Choque, 33
41. Acidose Grave, 33
42. Hipoglicemia, 33
43. Hiponatremia com Convulsões, 33
44. Hipocalemia Grave, 34
45. Cetoacidose Diabética, 34
46. Adrenalina (Epinefrina), 36
47. Dopamina, 36
48. Dobutamina, 37
49. Metaramnol (Aramin ou Araminol), 38
50. Isuprel (Cloridrato de Isoproterenol), 38
51. Aleudrin (Sulfato de Isoproterenol), 38
52. Efortil (Cloridrato de Etilefrina), 38
53. Digitalização, 39

SUMÁRIO

54. Cloreto de Potássio, 40
55. Diuréticos, 41
56. Albumina Humana, 44
57. Ureia, 44
58. Acetozolamida, 45
59. Anti-Hipertensivos, 45
60. Encefalopatia Hipertensiva, 48
61. Crise Hipertensiva com Insuficiência Cardíaca, 48
62. Hipertensão com Insuficiência Cardíaca Incipiente sem Congestão Pulmonar, 48
63. Convulsão, 49
64. Convulsão nos Recém-Nascidos, 54
65. Benzodiazepínicos Ansiolíticos (Ataráxicos), 55
66. Benzodiazepínicos Hipnóticos, 56
67. Hidrato de Cloral (Cloral Hidratado), 56
68. Intoxicação Grave por Benzodiazepínicos, 57
69. Antidepressivos, 57
70. Neurolépticos, 57
71. Extratos Vegetais, 57
72. Transtornos Psiquiátricos, 58
73. Asma Brônquica, 59
74. Fibrose Cística, 68
75. Hormônios Glicocorticoides, 69
76. Hormônio Tiroidiano, 73
77. Infecção Respiratória Aguda (IRA), 73
78. Mucolíticos e Expectorantes, 74
79. Antitussígenos, 75
80. Descongestionantes Vasoconstrictores, 78
81. Anti-Hemorrágico, 80
82. Analgésicos Antitérmicos, 81
83. Analgésicos Miorrelaxantes, 82
84. Analgésicos Opiáceos (Narcóticos), 83
85. Analgésicos Sedativos, 85
86. Antiespasmódicos, 86
87. Parassimpaticomiméticos, 88
88. Antieméticos, 89
89. Inibidores da Secreção Gástrica (Inibidores da Bomba de Prótons), 91
90. Antiácidos, 93
91. *Helicobacter Pylori*, 94
92. Digestivos, 94
93. Antifiséticos (Antiflatos), 95
94. Laxantes (Laxativos), 95
95. Fibras Vegetais, 97
96. Anti-Histamínicos Anti-H1 (Inibidores dos Receptores H1 da Histamina), 99
97. Anti-Histamínicos Anti-H2 (Inibidores dos Receptores H2 da Histamina), 103
98. Anti-Inflamatórios, 104
99. Antibióticos, 110
100. Aminoglicosídeos, 111
101. Penicilinas ou Penâmicos, 113
102. Betalactâmicos (Lactamases Inibidores), 116
103. Cefalosporinas, 118
104. Carbapenêmicos, 122
105. Monolactâmicos, 123
106. Cloranfenicol e Derivados, 123
107. Glicopepetídeos, 123
108. Polipeptídeos, 124
109. Fosfomicina, 124
110. Lincosaminas, 125
111. Macrolídeos, 125
112. Rifamicinas, 127
113. Tetraciclinas, 127
114. Sulfas, 128
115. Antissépticos das Vias Urinárias, 129
116. Incontinência Urinária, 131

117. Quinolonas, 131
118. Metronidazol, 132
119. Parasitose Intestinal, 133
120. Parasitose em Geral, 143
121. Anemia, 147
122. Vitaminas – Cálcio – Zinco – Lactoferrina, 151
123. Polivitamínicos – Minerais – Orexígenos, 157
124. Antioxidantes (Luteína + Zeaxantina + Vitaminas + Minerais), 161
125. Fármacos Especias (Piracetam – Racecadotrila – Alopurinol – Colchicina – Penicilamina), 161
126. Ácido Vanilmandélico no Feocromocitoma, 164
127. Covid-19 (Vírus Sars-CoV-2), 164

PARTE II

1. Microbiota – Pre/Probióticos – Simbióticos, 171
2. Colestiramina, 174
3. Tuberculose, 174
4. Fungicidas de Uso Sistêmico, 177
5. Antivirais de Uso Sistêmico, 179
6. Imunologia, 180
7. Timomodulina, 181
8. Antígenos, 181
9. Principais Alérgenos, 182
10. Sorologia para Hepatite A, 183
11. Sorologia para Hepatite B, 183
12. Imunoglobulina G Humana, 184
13. Imunoglobulina G Humana Antitetânica, 184
14. Imunoglobulina Específica Antivaricela-Zóster, 184
15. Vacinação, 185
16. Uso em Dermatologia, 192
17. Uso em Oftalmologia, 206
18. Uso em Otorrinolaringologia, 211
19. Uso em Ginecologia, 216
20. Suturas, 218
21. Surfactantes Pulmonares, 218
22. Sala de Parto, 219
23. Idade Gestacional, 223
24. Icterícia Neonatal, 224
25. Hipoglicemia, 226
26. Hipocalcemia, 228
27. Hipomagnesemia, 231
28. Hipermagnesemia, 231
29. Prematuros – Alimentação, 232
30. Leite Materno, 238
31. Teste do Olhinho (Reflexo de Brucker), 240
32. Peso – Evolução, 240
33. Estatura – Evolução, 240
34. Perímetro Cefálico – Evolução, 241
35. Fontanela Posterior (Lambdoide) e Laterais, 241
36. Fontanela Anterior (Bregmática), 241
37. Desenvolvimento Neuropsicomotor Normal, 241
38. Primeira Dentição (Dentes Decíduos), 242
39. Segunda Dentição (Dentes Permanentes), 242
40. Necessidades Calóricas, 242
41. Nutrição Parenteral, 244
42. Nutrição Enteral, 251

SUMÁRIO

43. Classificação das Dietas, 257
44. Escolha da Dieta, 258
45. Tipos de Nutrientes, 259
46. Produtos para Manipulação, 260
47. Suplementos Calóricos, 261
48. Suplementos Proteico-Calóricos, 262
49. Suplementos Derivados da Soja sem Lactose, 263
50. Capacidade Gástrica do Lactente, 265
51. Age (ômega 3-ômega 6) – LC PUFAS – Eicosanoides, 265
52. Leite Materno – Perfil Nutricional, 265
53. Leite de Vaca Integral no Primeiro Ano de Vida, 266
54. Fórmulas Lácteas mais Usadas em Pediatria, 267
55. Fórmulas Poliméricas para Nutrição, 298
56. Fórmulas Oligoméricas (Semielementares), 306
57. Fórmulas Monoméricas (Elementares), 312
58. Módulos Nutricionais de Carboidratos, 315
59. Módulos Nutricionais de Proteínas, 315
60. Módulos Nutricionais de Aminoácidos, 316
61. Módulos Nutricionais de Lipídios, 316
62. Dietas Especiais em Pediatria, 317
63. Índice de Massa Corpórea (IMC), 324
64. Cirurgia Pediátrica, 324

Índice Remissivo, 327

Caderno de um Pediatra

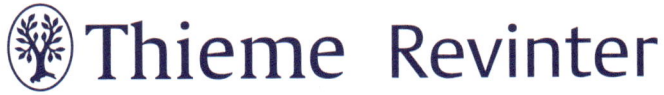

PARTE I

1. HEMATÓCRITO

Idade	Média	Mínimo
Primeiro dia	56,6	50,0
Primeira semana	52,7	47,5
Segunda semana	49,6	47,7
Terceira semana	46,6	42,0
Quarta semana	44,6	40,0
Segundo mês	38,9	35,1
Quarto mês	36,5	32,9
Sexto mês	36,2	32,6
Oitavo mês	35,8	32,6
Décimo mês	35,5	32,0
Um ano	35,2	31,7
Dois anos	35,5	32,0
Quatro anos	37,1	33,4
Seis anos	37,9	34,2
Oito anos	38,9	35,1

2. LEUCOMETRIA

Idade	Basófilos	Eosinófilos	Neutrófilos	Linfócitos	Monócitos
Recém-nascido	12	0	40	45	3
Segundo dia	15	0	25	55	5
14º dia	8	0	53	36	3
Terceiro mês	7	0	55	35	3
Sexto mês	6	0	51	40	3
Primeiro ano	5	0	53	40	2
Segundo ano	8	0	50	40	2
Quarto ano	8	0	40	50	2
Oitavo ano	8	0	30	60	2

3. FREQUÊNCIA CARDÍACA

Feto	140-150 bpm
Recém-nascido	130-150 bpm
Primeiro ano	110-130 bpm
Segundo ano	90-115 bpm
Terceiro ano	80-105 bpm
Quarto ano	80-105 bpm

4. FREQUÊNCIA RESPIRATÓRIA

Recém-nascido	40-45 ipm
Lactente	30-35 ipm
Pré-escolar	20-25 ipm
Escolar	18-20 ipm

5. FREQUÊNCIA DE PULSO

Recém-nascido	120-150 bpm
Lactente	110-120 bpm
Pré-escolar	100 bpm
Escolar	90 bpm

6. PRESSÃO ARTERIAL

Recém-nascido	70 × 45	Recém-nascido	$80 \pm 16 \times 46 \pm 16$
		6 a 12 meses	$89 \pm 29 \times 60 \pm 10$
Lactente	80 × 50	1 ano	$96 \pm 30 \times 66 \pm 25$
		2 anos	$99 \pm 25 \times 64 \pm 25$
Pré-escolar	85 × 55	3 anos	$100 \pm 25 \times 67 \pm 23$
		4 anos	$99 \pm 20 \times 65 \pm 20$
Escolar	90/100 × 60	5 anos	$94 \pm 14 \times 55 \pm 9$
6 anos	$100 \pm 15 \times 56 \pm 9$	10 anos	$111 \pm 17 \times 58 \pm 10$
7 anos	$102 \pm 15 \times 56 \pm 8$	11 anos	$113 \pm 18 \times 59 \pm 10$
8 anos	$105 \pm 16 \times 57 \pm 9$	12 anos	$115 \pm 19 \times 59 \pm 10$
9 anos	$107 \pm 16 \times 57 \pm 9$	13 anos	$118 \pm 19 \times 60 \pm 10$

7. TUBOS PARA COLETA DE SANGUE NA ENFERMARIA

- *Lilás:* hemograma + VHS
  3 mL de sangue + 1 gota HEMSTAB

- *Cinza ou azul:* ureia + creatinina + glicose
  4 mL de sangue + 1 gota GLISTAB

- *Roxo:* hemograma + VHS + plaquetas + reticulócitos + tipagem + FALCITEST
  5 mL de sangue + 1 gota EDTA ou HEMSTAB

- *Marrom ou preto:* Coombs indireto + eletrólitos + bilirrubinas + lipídios + triglicerídeos + ASO + PCR + mucoproteínas + látex + W. Rose + outros
  10 mL de sangue sem anticoagulantes.

- *Tijolo:* eletrólitos + bilirrubinas + proteínas
  4 mL de sangue sem anticoagulantes.

- *Tubo graduado:* PTT + TAP
  3 mL de sangue + 1 gota TROMBOSTAB

8. LIQUOR CEFALORRAQUIDIANO (LCR)

LCR normal	Até 3 meses de idade	Após 3 meses de idade
Aspecto	Xantocrômico até o 30º dia	Límpido – "água de rocha"
Hemácias	0 a 625/mm³ até o 30º dia	Ausentes
Células	0 a 25/mm³ (± 58% de neutrófilos)	0 a 4/mm³ (linfomonócitos)
Proteínas	33 a 150 mg% até o 60º dia	5 a 40 mg%
Glicose	50% da glicemia	50% da glicemia
Microrganismos	Ausentes	Ausentes

LCR alterações nas meningites	Bacteriana aguda	Tuberculosa ou fúngica	Viral
Número de células	Muito elevado 500 a milhares	Pouco elevado 500 ou menos	Pouco elevado 500 ou menos
Tipo de célula	Predominância de polimorfonucleares	Predominância de linfomonócitos	Predominância absoluta de linfomonócitos
Proteínas	Elevadas	Elevadas	Pouco elevadas ou normais
Glicose	Muito diminuída	Diminuída	Elevada ou normal
Microrganismos	Usualmente encontrados	Usualmente encontrados	Ausentes

9. MENINGITES

Espaço epidural
■ **Dura-máter ou paquimeninge**
Espaço subdural
■ **Aracnoide ou leptomeninge subaracnoide**
Espaço subaracnoide contendo o liquor cefalorraquidiano
■ Pia-máter

- *Paquimeningite:* hemorrágica; carcinomatosa; abscessos epidurais e abcessos subdurais.
- *Leptomeningite:* meningites e meningoencefalites.

PATOGENIA

Vias de propagação
- Hematogênica – por contiguidade – neurogênica.
- Nos recém-nascidos: via transplacentária – por aspiração de líquido amniótico.

Condições predisponentes nos recém-nascidos
- Prematuridade – gemelaridade – onfalites.
- Infecções de pele e de mucosas.
- Neurocirurgia (meningocele – hidrocefalia).
- Infecções focais (otites – mastoidites – pneumonias).

ETIOLOGIA
- É cada vez mais frequente a etiologia por germes não usuais.
- Metade dos casos de meningite na infância ocorre no 1º ano de vida (25% no 1º mês de vida).

Menores de 3-6 meses
- Gram-negativos.
- *Listeria monocitogenes.*
- Gram-positivos (estreptococo – estafilococo *aureus*).

Entre 3-6 meses e 4-5 anos
- *Haemophylus influenzae* tipo B.
- Meningococo.
- Pneumococo.
- Tuberculose.

Maiores de 4-5 anos
- Meningococo.
- Pneumococo.

Juventude
- Vírus.

QUADRO CLÍNICO

Síndrome Infecciosa
- Febre, anorexia, estado geral comprometido, obstipação intestinal, mialgias, artralgias.

Síndrome Hipertensiva
- Cefaleia, vômitos em jato, irritabilidade aumentada, fontanela abaulada, visão turva, fotofobia, diplopia, papiledema, diminuição da acuidade visual.

Síndrome Radiculálgica
- Rigidez de nuca e da coluna vertebral, sinal de Kernig, sinal de Brudzinski e sinal de Lasègue.

Crises convulsivas
- Focais ou generalizadas.

Sintomatologia atípica em menores de 3 anos de idade
- Recusa alimentar, hipotermia ou febre, palidez, prostração, episódios de acrocianose, olhar vago e fixo, irritabilidade aumentada, hiperestesia, gritos e agitação insólita, convulsões.

> ☞ *Irritação meníngea e fontanela abaulada são sinais tardios e de mau prognóstico.*

DIAGNÓSTICO
Punção lombar, praticada com os devidos cuidados, em todos os casos suspeitos, assim como nos lactentes menores de 9 meses e, principalmente, nos recém-nascidos e nos prematuros com estados infecciosos não esclarecidos nas primeiras 48 horas.

Exames Complementares
- Hemograma completo + Contagem de Plaquetas + Coagulograma + PTT + TAP.
- Hemocultura + Eletrólitos + Glicose + Ureia + Creatinina.
- Gasometria arterial.
- Urina (EAS).
- Fundo de olho.
- Otoscopia.
- Radiografia do tórax

Diagnóstico Diferencial
Afecções intracranianas
- Abscesso cerebral.
- Hemorragias.
- Trombose do seio cavernoso.

Infecções extracranianas
- Otite média aguda.
- Pneumonia do lobo superior.
- Shigelose e salmonelose.
- ITU (infecção do trato urinário).

Outros distúrbios
- Desidratação.
- Hipernatremia.

COMPLICAÇÕES
- Choque endotóxico ou cardiogênico.
- CID (coagulação intravascular disseminada).
- Coleção subdural.
- Abscesso cerebral.
- Tromboflebite do seio cavernoso.
- Estado convulsivo.
- Edema cerebral (hipertensão intracraniana).
- Distúrbio respiratório central ou periférico (aspiração).
- Distúrbios hidroeletrolíticos e do equilíbrio ácido-base.
- Localização extracraniana da infecção: artrite, conjuntivite, otite etc.
- Sequelas neurológicas.

PROGNÓSTICO
- Idade.
- Início do tratamento.
- Etiologia.
- Presença de coleções subdurais.
- Presença e frequência de convulsões.
- Hipoglicorraquia: quanto maior, pior o prognóstico.
- Fontanela abaulada nos lactentes e rigidez de nuca nos menores de 3 anos: mau prognóstico.

TRATAMENTO
- Deve ser imediato, adequado, enérgico e prolongado.
- Questionar sempre o uso de corticosteroides.
- Hidratação adequada com reposição de eletrólitos – SOS.
- Combater:
  - Choque.
  - CID (coagulação intravascular disseminada).
  - Anemia.
  - Convulsões.
  - Edema cerebral.
- Cuidados:
  - Temperatura e outros sinais vitais.
  - Função vesical e intestinal.
  - Mudança frequente de decúbito.
  - Com os olhos.
  - Com as VAS (vias aéreas superiores) principalmente no estado de coma e nas convulsões.
- Tratamento neurocirúrgico das coleções subdurais e dos abcessos.

MENINGOCÓCICA
- Início súbito com hipertermia e púrpura.
- Herpes labial pode estar associado.

- Meningococcemia sem acometimento do SNC.
- Meningococo no esfregaço do LCR e no interior de leucócitos em esfregaços do sangue obtidos por punção do centro da petéquia.
- Hemocultura positiva.
- Artrite, conjuntivite e miocardite tóxica.
- Órgãos com lesões tromboembólicas.
- Síndrome de Waterhouse-Friderichsen.
- Choque endotóxico.
- CID (coagulação intravascular disseminada).

PNEUMOCÓCICA – ESTREPTOCÓCICA – ESTAFILOCÓCICA
- Achados clínicos semelhantes.
- Diagnóstico pelo exame do LCR.
- História de IVAS, sinusite, pneumonia, otite média aguda.
- Início menos agudo que a meningocócica.
- Púrpura de rara ocorrência.
- Complicações: otite média aguda, sinusite, empiema, artrite, pericardite, abscessos.

HAEMOPHILUS INFLUENZAE
- Geralmente antes dos 2 anos de idade.
- Menos frequente após os 10 anos de idade.
- Início insidioso ou abrupto após IVAS leve.
- Coma em poucas horas.
- Hemocultura frequentemente positiva.
- Quanto mais acentuada a hipoglicorraquia, pior o prognóstico.

BACTÉRIAS GRAM-NEGATIVAS
- Menores de 1 ano de idade.
- História de infecção localizada.
- Confirmação após exame do LCR.
- Fazer sempre a cultura do LCR.
- Choque endotóxico frequente.

TUBERCULOSA
- História de contágio com adulto.
- Início insidioso, irritabilidade, sonolência.
- Distúrbios do comportamento.
- Dermografismo é comum.
- PPD forte reator.
- Pode ocorrer disseminação hematogênica precoce com PPD não reator.
- Cultura do LCR é positiva.

10. PNEUMONIAS

ATÉ 2 MESES DE IDADE

Gram-Negativos e *Streptococcus* B
- Imunidade imatura, hipotermia (mais comum) ou febre, tosse, anorexia, vômitos, gemidos, dispneia ou taquipneia.
- Radiografia de tórax: em geral infiltrado intersticial difuso bilateral.
- Internação: penicilina cristalina ou ampicilina + gentamicina – 10 dias.

Staphylococcus Aureus
- Prematuridade; complicações; hospitalização.
- Piodermites ou outra porta de entrada; sinais e sintomas supradescritos.
- Radiografia do tórax: broncopneumonia com derrame pleural e/ou pneumatocele.
- Internação: oxacilina – 3 a 6 semanas – nos casos oxacilina-resistentes, usar vancomicina.

ENTRE 1 E 3 MESES DE IDADE

Chlamydia
- Em geral, parto transpélvico e leucorreia.

Pneumocystis Carinii – Citomegalovírus – Ureaplasma *Urealiticum*
- Bom estado geral; início insidioso; tosse coqueluxoide; febre baixa.
- Ou, às vezes, afebril; taquipneia; estertores de finas bolhas; sibilos.
- Radiografia de tórax: infiltrado intersticial difuso e simétrico.
- Mais hiperinsuflação pulmonar bilateral.
- *Chlamydia carinii* e *Ureaplasma urealiticum*: azitromicina ou claritromicina – 14 dias.
- *Pneumocystis carinii*: SMX + TMP – 14 dias + corticoide nos casos mais graves.

ENTRE 2 MESES E 5 ANOS DE IDADE

Pneumococo (*Streptococcus Pneumoniae*)
- IVAS, início súbito, febre alta, tosse, vômitos, distensão abdominal, dispneia, taquipneia, FTV ↑; MV ↓, broncofonia, estertores.
- Radiografia de tórax: condensações com ou sem derrame pleural. Lactentes: broncopneumonia é mais comum. Maiores: pneumonia lobar é mais comum.
- Tratamento domiciliar ou hospitalar: amoxicilina ou ampicilina ou penicilina cristalina ou procaína – 10 dias ou mais.

Haemophilus Influenzae Tipo B
- IVAS; início mais insidioso; febre alta; tosse coqueluchoide; vômitos; distensão abdominal; dispneia; taquipneia; FTV ↑; MV ↓; submacicez; broncofonia; estertores de finas bolhas.
- Radiografia de tórax: em geral broncopneumonia com "coração felpudo" (com ou sem derrame pleural).

- Tratamento domiciliar ou hospitalar: amoxicilina ou ampicilina ou penicilina (cristalina ou procaína) mais cloranfenicol. Opções: cefixima ou ceftriaxona.

Staphilococcus Aureus
- Lactente, em geral, desnutrido, uso prévio de antibióticos, internação anterior, porta de entrada, mucoviscidose, evolução rápida, toxemia, maior desconforto respiratório e pior estado geral.
- Radiografia de tórax: condensações com rápida evolução para derrame pleural e/ou pneumatoceles e/ou pneumotórax.
- Internação: oxacilina – 21 dias no mínimo. Opção: vancomicina.

MAIORES DE 5 ANOS DE IDADE

Pneumococo (*Streptococcus Pneumoniae*)
- Evolução, sintomatologia e radiografia do tórax, como nas crianças entre 2 meses e 5 anos de idade, mais dor torácica e/ou abdominal.
- Tratamento domiciliar ou hospitalar: amoxicilina ou ampicilina ou penicilina cristalina ou procaína durante 10 dias ou mais.

Mycoplasma Pneumoniae
- IVAS (contato familiar); início insidioso; febre baixa prolongada; mal-estar; cefaleia; tosse persistente e improdutiva.
- Radiografia do tórax: infiltrado intersticial e/ou broncopneumonia em geral nos lobos inferiores.
- Tratamento domiciliar ou hospitalar:
  - < 7 anos: azitromicina ou claritromicina – 14 dias.
  - > 7 anos: azitromicina ou claritromicina – 14 dias.

11. DENGUE
- Suspeitar em toda doença febril aguda com duração de 7 dias, acompanhada de, pelo menos, dois dos seguintes sintomas/sinais: cefaleia, dor retrorbitária, mialgia, artralgia, prostração, exantema. Nos menores de 2 anos: irritabilidade ↑, choro frequente, sonolência, diarreia, vômitos, anorexia.
- Hemograma: leucopenia + linfocitose + plaquetopenia (pode estar ausente no 1º e 2º exames).
- Pesquisa do antígeno NS1 é positiva a partir do 1º dia em 70% dos casos (e em 95% dos casos quando associada à pesquisa de anticorpos).
- Sinais de alerta: aumento repentino do hematócrito, plaquetopenia repentina, dor abdominal, vômitos, sonolência, irritabilidade ↑, hemorragia (importante), oligúria, lipotimia, desconforto respiratório, hipotermia, hipotensão postural, hepatomegalia dolorosa.

Grupo A: sinais de alarme ausentes, sem sangramento e/ou prova do laço negativa.
Grupo B: sinais de alarme ausentes, com sangramento e/ou prova do laço positiva.
Grupo C: sinais de alarme presentes, com sinais de extravasamento vascular, mas sem hipotensão.
Grupo D: sinais de alarme e de extravasamento vascular presentes, com hipotensão ou choque.

CONDUTA NO GRUPO A (AZUL)

Hemograma Completo com Hematócrito Normal
- Tratamento ambulatorial em Unidade de Atenção Primária de Saúde.
- Hidratação oral generosa com 1/3 sob a forma de TRO.

NHB (necessidade hídrica basal) pela **Regra de Holliday-Segar**:

Regra de Holliday-Segar
< 10 kg: 100 mL/kg/dia.
10 a 20 kg: 1.000 mL + 50 mL/kg/dia para cada kg acima de 10 kg.
20 a 30 kg: 1.500 mL + 20 mL/kg/dia para cada kg acima de 20 kg (máximo 2.000 mL).
> 30 kg: 40 a 60 mL/kg/dia ou 1.700 a 2.000 mL/m² de superfície corpórea.
Sódio: 3 mEq em cada 100 mL de solução ou 2 a 3 mEq/kg/dia.
Potássio: 2 mEq em cada 100 mL de solução ou 2 a 3 mEq/kg/dia.

- Analgésicos e antitérmicos: paracetamol e dipirona.
- Salicilatos e anti-inflamatórios não hormonais (Ibuprofeno) estão contraindicados.
- Preencher e entregar o Cartão de Acompanhamento do Paciente com Suspeita de Dengue.
- Orientar quanto aos sinais de alerta, para procurar atendimento de emergência SOS.
- Retorno em 24 horas para reavaliação clínica e ambulatorial: hematócrito e plaquetas.
- Se permanecer no grupo A, nova reavaliação no 1º dia sem febre, não ultrapassando 48 horas.
- Se reavaliado e incluído em outro grupo, seguir conduta específica.

Hemograma Completo com Hematócrito Alterado
- Hematócrito alterado em até 10% do valor basal ou > 38% – com ou sem plaquetopenia.
- Tratar como no Grupo B.

CONDUTA NO GRUPO B (VERDE)
- Unidade de Atenção Secundária de Saúde (início do manejo) → Emergência (internação).
- Iniciar TRO (50 mL/kg em 4 horas) enquanto aguarda início da HV.
- HV – etapa 1: SF 0,9% – 20 mL/kg em 2 horas.
- Reavaliação clínica de hora/hora: PA, sinais vitais e diurese.
- Reavaliação laboratorial ao final da etapa 1: hematócrito.
- Piora clinicolaboratorial → grupo C ou D.
- Melhora clinicolaboratorial → HV (etapa 2).
- HV – etapa 2: SF 0,9% – 20 mL/kg em 4 horas.
- Reavaliação clínica de hora/hora: PA, sinais vitais e diurese.
- Reavaliação laboratorial ao final da etapa 2: hematócrito.
- Piora clinicolaboratorial → grupo C ou D.
- Melhora clinicolaboratorial → HV (etapa 3).
- HV – etapa 3: SF 0,9% ou Ringer Lactato – 12 mL/kg em 4 horas.
- Reavaliação laboratorial ao final da etapa 3: hematócrito.
- Piora clinicolaboratorial → grupo C ou D.
- Melhora clinicolaboratorial com:

Boa Aceitação por Via Oral
- Suspender a HV.
- Manter o acesso venoso até a reavaliação clinicolaboratorial 6 horas após suspender a HV.
- Alta para o domicílio.
- Orientação: hidratação oral (NHB) e sinais de alerta.
- Preencher e entregar o "Cartão de Acompanhamento do Paciente com Suspeita de Dengue".
- Retorno em 24 horas para reavaliação clinicolaboratorial.

Má Aceitação por Via Oral
- Manter HV por 6 horas: SG 5% + SF 0,9% (soro 1:1) – NHB com potássio.
- Reavaliação clínica de hora/hora: sinais vitais e diurese.
- Reavaliação laboratorial após 6 horas: hematócrito + plaquetas + glicemia + eletrólitos.
- Piora clinicolaboratorial → grupo C ou D.
- Melhora clinicolaboratorial → proceder como na boa aceitação por via oral.
- Observações:
    1. Recusa na ingestão de líquidos e alimentos é critério para internação hospitalar.
    2. Melhora clínica: PA e sinais vitais estáveis, diurese normal.
    3. Melhora laboratorial: queda do hematócrito < 10% do valor basal ou de entrada.
    4. Piora clínica: sinais de instabilidade hemodinâmica; tratar como grupo C/D.
    5. Ausência de resposta: manter ou aumentar a velocidade de infusão.

CONDUTA NO GRUPO C (AMARELO)
- Internação em Unidade Terciária de Saúde (UI ou UTI).
- Iniciar conduta enquanto aguarda internação e durante a remoção.
- Exames: hemograma, TAP, PTT, gasometria, albumina, glicemia, TGP, TGO.
- Radiografia do tórax + US abdome total + ecocardiograma.
- ABC (manter permeabilidade das vias aéreas, boa ventilação e circulação).
- HV: SF 0,9% ou Ringer Lactato – 10 a 20 mL/kg/hora.
- Reavaliação clínica de hora/hora.
- Reavaliação do hematócrito após 2 horas.
- Melhora clinicolaboratorial (sinais vitais, diurese, hematócrito)?

Sim
- HV (Manutenção): SG 5% – NHB + Na (3 mEq/kg/dia) + K (2 a 5 mEq/kg/dia).
- HV (Reposição das Perdas): regra de Holliday-Segar.
- Reavaliação laboratorial: hematócrito a cada 4 horas – plaquetas a cada 12 horas.
- Melhora clinicolaboratorial: reduzir gradualmente a infusão de reposição das perdas.

Não
- Repetir etapa de HV: SF 0,9% ou Ringer Lactato – 10 a 20 mL/kg/hora até 3 vezes.
- Manter 2 acessos venosos ou em Y enquanto aguarda transferência para UTI.
- HV com SF 0,9% ou Ringer Lactato – 25 mL/kg em 4 horas.
- Com melhora clinicolaboratorial → tratar como SIM.
- Sem melhora clinicolaboratorial → grupo D.

CONDUTA NO GRUPO D (VERMELHO)
- Internação em Unidade Terciária de Saúde (UTI).
- Iniciar conduta enquanto aguarda a internação e durante a remoção.
- Exames: hemograma, TAP, PTT, gasometria, albumina, glicemia, TGP, TGO, radiografia do tórax, US abdome, ecodopplercardiograma.
- ABC (manter permeabilidade de vias aéreas, boa ventilação e circulação).
- HV: SF 0,9% ou Ringer Lactato – 10 mL/kg em 20 minutos – repetir até 3 vezes SOS.
- Reavaliação clínica a cada 15 a 30 minutos.
- Reavaliação laboratorial após 2 horas: hematócrito.
- Melhora ecodopplercardiograma?
    1. SIM → tratar como grupo C.
    2. NÃO.
- IPAM (lesão pulmonar aguda moderada): PVC; sat O (oximetria de pulso); sat vO (saturação de oxigênio em veia central).
- Hematócrito alto coloide sintético = 10 mL/kg/hora ou albumina = 0,5 a 1 g/kg/dia.
- Hematócrito baixo:
    1. Com sangramento → concentrado de hemácias ou plasma.
    2. Sem sangramento → Hiper-hidratação? – ICC? → diuréticos/inotrópicos → UTI.

SINAIS DE CHOQUE NA DENGUE
- Hipotensão arterial, PA convergente (PA diferencial ≤ 20 mmHg), extremidades frias e sudoréticas, cianose, pulso fino e rápido, enchimento capilar lento (> 2 segundos), taquicardia, taquipneia, alteração da consciência.

HIPOTENSÃO ARTERIAL NA DENGUE
- < 12 anos: PA sistólica < (idade x 2) + 70 mmHg.
- > 12 anos: PA sistólica < 90 mmHg.

DIURESE NORMAL NA DENGUE
- 1,5 a 4 mL/kg/hora.

DENSIDADE URINÁRIA NORMAL NA DENGUE
- 1.004 a 1.008.

TRANSFUSÃO DE PLAQUETAS NA DENGUE
- A transfusão profilática de plaquetas não tem qualquer indicação na dengue hemorrágica.
- Só está indicada quando plaquetas < 50.000/mL e na vigência de sangramento ativo: epistaxe, hematúria, hematêmese, melena, metrorragia, indícios de/ou hemorragia cerebral.
- Epistaxe: só considerar sangramento se persistir após 10 minutos de compressão.

EDEMA GENERALIZADO E DERRAMES CAVITÁRIOS NA DENGUE
- Crianças do grupo C e D podem apresentar edema subcutâneo generalizado e derrames cavitários pela perda capilar, o que não significa, em princípio, hiper-hidratação, porquanto pode aumentar mesmo após a hidratação adequada.

12. ZIKA VÍRUS

- O Zica Vírus (ZIKAV) é um RNA vírus do gênero Ravivírus da família *Raviridae*.
- O principal modo de transmissão é por vetores (*Aedes aegypti*, vetor da febre amarela, da dengue e da *Chikuncunya*).
- A literatura científica descreve a ocorrência de transmissão em laboratório de pesquisa, perinatal e sexual, além da possibilidade da transmissão transfusional.
- Os primeiros casos no Brasil foram notificados em 2015, no Rio Grande do Norte e na Bahia.
- A doença se alastrou por várias cidades da região nordeste e leste, de modo que se espera sua disseminação em outros estados, tal como ocorreu com a dengue.
- Período de incubação de 3 a 12 dias.
- Segundo a literatura, mais de 80% das pessoas infectadas são assintomáticas.
- Febre baixa de até 38°C, artralgias intensas, em geral, nas mãos e nos pés com possível edema, mialgias, cefaleia, dor atrás dos olhos, exantemas com prurido acentuado no rosto, tronco e membros.
- Menos frequentemente: vômitos, tosse e dor de garganta podem ocorrer.
- Raramente podem ocorrer: dor abdominal, diarreia, constipação, conjuntivite (sem prurido e não purulenta) e fotofobia.
- Mais raramente ainda podem ocorrer pequenas ulcerações na mucosa oral.
- Os sinais e sintomas desaparecem ao fim de 3 a 7 dias, geralmente sem complicações graves.
- Entretanto, as artralgias podem permanecer por até 1 mês, aproximadamente.
- Recentemente foi descrita uma possível correlação, não confirmada, entre a infecção ZIKAV e a ocorrência da síndrome de Guillain-Barré, em locais com a circulação do vírus da Dengue.
- Pesquizadores brasileiros e americanos comprovaram a ocorrência de microcefalia 4 a 5 meses após o nascimento de crianças cujas mães tiveram a infecção ZIKAV durante a gravidez, mas que nasceram sem microcefalia e tiveram desenvolvimento neuropsicomotor normal até os 3 meses de idade, quando aparecem sinais de atraso neuropsicomotor, convulsão e perímetro cefálico diminuído para a idade. Ainda não se definiu até que idade a lesão cerebral pode se iniciar.
- Os bebês portadores do ZIKAV com microcefalia devem ter tratamento multidisciplinar especial.
- O tratamento da infecção pelo ZIKAV após a picada do mosquito, inclui uma boa hidratação, analgésicos antitérmicos ou anti-inflamatórios.
- Ácido acetilsalicílico e corticosteroides estão contraindicados.
- Hemograma completo + plaquetas + proteína C reativa estão normais na maioria dos casos.

13. *CHIKUNGUNYA*

- O *Aedes aegypti*, vetor da febre amarela, da dengue e da Zika virose, pode transmitir o vírus da *Chikuncunya*.
- O *Aedes albopictus*, presente no Brasil, também pode transmitir o vírus da *Chikuncunya*.
- A doença foi detectada na cidade de Feira de Santana, na Bahia, em maio de 2014, sem relação com os casos do Caribe, mas a cidade de Oiapoque registrou casos relacionados com os do Caribe.

- A doença se alastrou por várias cidades da Bahia, inclusive Salvador, e o esperado aconteceu, a sua disseminação em outros estados, tal como ocorreu com a dengue.
- Período de incubação de 2 a 12 dias, em geral 2 a 4 dias.
- Febre, artralgias intensas, em geral, bilaterais, cefaleia, mialgias e exantemas podem ocorrer.
- Os sinais e sintomas desaparecem ao fim de 2 semanas.
- Alguns pacientes podem permanecer com a forma subaguda por até 8 semanas.
- Um grupo menor pode adquirir a forma crônica e permanecer com sintomas por 2 ou 3 anos.
- Muito raramente a forma crônica e deformante pode ser permanente.
- Em geral se trata de doença benigna, mas que pode levar ao óbito quando ocorre em pacientes com comorbidades ou doenças crônicas como anemia falciforme, diabetes *mellitus*, asma brônquica, DPOC, insuficiência cardíaca, leucemia, desnutrição, imunodepressão etc.
- Recentemente descobriu-se que recém-nascidos adquirem a doença da mãe nos últimos dias da gestação. Se a gestante adquire a doença 3 a 7 dias antes do parto, a chance de o bebê nascer com *Chikungunya* é muito grande. Estima-se que a metade desses bebês tenha a forma grave da doença e que uma parcela considerável vá a óbito.
- Hemograma completo + plaquetas + proteína C reativa normais na maioria dos casos.
- Tratamento com analgésicos antitérmicos e anti-inflamatórios.
- Fisioterapia: indicada quando ocorre limitação de movimentos articulares por mais de 15 dias.

14. HEMATÚRIA

- É definida como a presença de 5 ou mais eritrócitos por campo em 3 amostras consecutivas de urina centrifugada, obtidas com intervalo mínimo de 1 semana entre as coletas.
- É diagnosticada também através de fitas qualitativas num teste rápido e prático.
- Na maioria dos casos é de causa benigna e sem anormalidades no trato urinário.
- Em estudos populacionais em escolares a prevalência varia de 0,5 a 4% de hematúria microscópica em amostra isolada de urina.
- Pode ser persistente ou recorrente, com intervalos variáveis de meses ou anos.

HEMATÚRIA MICROSCÓPICA

- Quando não é visível a olho nu.
- A hematúria microscópica assintomática é a forma mais comum de apresentação. Geralmente não está associada à doença clínica importante.
- Quando associada a outros sintomas e/ou alterações urinárias como proteinúria, sugere comprometimento do trato urinário mais grave e impõe investigação.

HEMATÚRIA MACROSCÓPICA

- Quando é visível a olho nu, torna a urina marrom ou vermelha.
- Excluir sangramentos de outras origens e a presença de substâncias que colorem a urina, menstruação, alimentos como a beterraba, uso de cateter vesical, mioglobina, hemoglobina, metabólitos como a porfirina.

- Principais causas em crianças são infecção do trato urinário, uretrite e trauma.
- Causas menos comuns: nefrolitíase, coagulopatia, anemia falciforme, glomerulopatias, neoplasias, cistite hemorrágica e alterações anatômicas vasculares.

HEMATÚRIA DE ORIGEM GLOMERULAR
- É resultado de ruptura na integridade da membrana glomerular causada por processos inflamatórios ou imunológicos.
- Análise do sedimento: dismorfismo eritrocitário presente, urina marrom, presença de cilindros hemáticos e proteinúria.
- Hematúria benigna familiar (doença de membrana fina).
- Glomerulonefrite pós-infecciosa (GNDA).
- Glomerulonefrite membranoproliferativa.
- Nefropatia por IgA.
- Síndrome de Alport.
- Síndrome hemolítico-urêmica.
- Granulomatose de Wegener.
- Nefrite lúpica.
- Púrpura de Henoch-Schönlein.
- Endocardite bacteriana subaguda.
- Doença de Fabry.
- Doença de Goodpasture.
- Glomerulonefrite idiopática rapidamente progressiva.
- Lesão histológica mínima.
- Glomeruloesclerose focal e segmentar.
- Hipertensão arterial sistêmica maligna.

HEMATÚRIA DE ORIGEM EXTRAGLOMERULAR
- É o resultado de lesões renais extraglomerulares ou nos túbulos renais ou na mucosa da bexiga ou da uretra.
- Presença de coágulos, urina vermelha, ausência de dismorfismo eritrocitário são sugestivos.
- Febre
- Exercício físico extenuante.
- Trauma no trato urinário.
- Corpo estranho no trato urinário.
- Infecção bacteriana ou viral do trato urinário.
- Tuberculose renal.
- Hipercalciúria.
- Hiperuricosúria.
- Urolitíase.
- Doença falciforme ou traço falcêmico.
- Coagulopatia.
- Tumor de Wilms.
- Rabdomiossarcoma vesical.
- Cistos benignos.
- Angiomiolipoma (esclerose tuberosa).

- Anticoagulantes, ciclofosfamida, antivirais, anti-inflamatórios não hormonais (AINHs).
- Anormalidades anatômicas.
- Compressão da veia renal esquerda (*Nutcracker syndrome*).
- Trombose de veia ou artéria renal.
- Necrose tubular aguda.

15. DROGAS INCOMPATÍVEIS

As seguintes drogas, quando misturadas em solução com outras drogas, podem precipitar:

Adrenalina	Aminofilina	Anfotericina B
Cefalotina	Penicilina cristalina	Cloranfenicol
Vitamina C	Complexo B	Ácido tranexâmico
Gluconato de cálcio	Heparina	Hidrocortisona
Vancomicina	Bicarbonato de sódio	Ringer Lactato
Clorpromazina	Sulfato de magnésio	Outras drogas

16. HEPARINA

- 1 mg = 120 U.
- 100 U/kg/dose de 4/4 horas por via IV ou SC.
- 200 U/kg/dose de 8/8 horas por via IV ou SC.
- Heparina: frascos com 5.000 U/mL e 5.000 U/0,25 mL.
- Liquemine: frascos com 5.000 U/mL.

Antídoto
- Sulfato de protamina: 0,5 a 1 mg para cada 1 mg (120 U) de heparina. Leve efeito hipotensor.
- Sulfato de protamina 1%: 1 mL IV para cada 1.000 U de heparina. Leve efeito hipotensor.
- Protamina 1.000 (Cloridrato): 1 mL IV para cada 1.000 U de heparina. Leve efeito hipotensor.

Controle: tempo de coagulação.

17. SCALP OU GELCO HEPARINIZADO

Prematuros e recém-nascidos
- Heparina = 0,1 mL + água destilada = 50 mL.
- Lavar o *scalp* ou o gelco com 1 mL da solução supradescrita.

Lactentes e maiores
- Heparina = 0,1 mL + água destilada = 10 mL.
- Lavar o *scalp* ou o gelco com 1 mL da solução supradescrita.

18. SCALP OU GELCO MANTIDO COM SF HEPARINIZADO

- SF 0,9% = 500 mL + heparina = 5.000 U.
- 1 mL desta solução = 10 U de heparina.
- Manter uma seringa de 3 mL com 2 a 3 mL da solução supracitada.

19. SONDA NASOGÁSTRICA

	Calibre	Material	Comprimento
Recém-nascido	8	Polietileno	Nariz ↓ Lobo da orelha ↓ Apêndice xifoide
Lactente	18 a 22	ou	
Maiores	24 a 36	Polivinil	

Complicações
- Irritação e ulceração da mucosa nasal, epistaxe.
- Otite média aguda, estomatite, parotidite.
- Intubação traqueal, enovelamento.
- Esofagite de refluxo, perfuração gástrica.
- Intubação duodenal com espoliação hidroeletrolítica.

20. SONDA NASODUODENAL

	Calibre	Material	Comprimento
Menores de 2 anos	5 ou 6 French	PVC ou Silastic ou Poliuretano	Nariz ↓ Lobo da orelha ↓ Umbigo + 2 cm
Maiores de 2 anos	8 French		

Complicações: as mesmas da sonda nasogástrica + perfuração intestinal.

21. SORO DA OMS

Para 1 litro de água			
	gramas/litro	Eletrólito	mEq/litro
Na Cl	3,5	Na⁺	90
Na HCO$_3$	2,5	Cl⁻	80
Ou Citrato de Na	2,9	HCO$_3^-$	30
K Cl	1,5	K⁺	20
Glicose	20 gramas	Glicose	111 mMol/L

Preparação Hospitalar

Água potável	150 mL
SG 5%	100 mL
Na HCO$_3$ 8,4%	7,5 mL
NaCl 20%	4,0 mL
KCl 10%	4,0 mL

Preparação Caseira de Soro Oral

Água filtrada	1 litro ou 4 copos cheios
Açúcar	2 colheres de sopa cheias
Sal de cozinha	1 colher de café cheia

22. VELOCIDADE DO SORO

$$\text{Microgotas/minuto} = \frac{\text{Volume (mL)}}{3 \times \text{horas}} = \frac{\text{Volume (mL)} \times 20}{\text{Minutos}}$$

(1 gota = 3 microgotas)

23. GRAU DE DESIDRATAÇÃO

$$\% = \frac{\text{Peso final} - \text{Peso inicial}}{\text{Peso final}} \times 100$$

1º grau	perda de peso de até 5%
2º grau	perda de peso de 5 a 10%
3º grau	perda de peso > 10%

24. REIDRATANTES

REIDRATANTES COM A FÓRMULA DA OMS

- Sem corantes (sem "sabor") para evitar alergias. Sabor natural: "água de coco".
- Dissolver o conteúdo (pó) de 1 envelope em 1 litro de água potável.
- Cada 1.000 mL da solução, assim preparada, contém:
  - Sódio = 90 mEq.
  - Cloreto = 80 mEq.
  - Potássio = 20 mEq.
  - Citrato = 30 mEq.
  - Glicose = 111 mMol.
- Nomes comerciais: Aquaben = Babydrax = Hidraplex = Hidrabene = Hidramax = Hidroten = Hidroral = Hidrosoro = Polydrat = Rehidrazol.

HIDRAFIX – FLACONETES
- 1 flaconete (25 mL) diluído em 225 mL de água potável num total de 250 mL.

HIDRAFIX – SOLUÇÃO PRONTA PARA BEBER
- Frasco com 250 mL e diversos sabores.
- Cada 1.000 mL da solução pronta para beber contém: sódio (60 mEq); cloreto (60 mEq); potássio (20 mEq); citrato (20 mEq) e glicose (110 mMol).

HIDRAFIX 90 – FLACONETES
- 1 flaconete (25 mL) diluído em 225 mL de água potável num total de 250 mL.

HIDRAFIX 90 – SOLUÇÃO PRONTA PARA BEBER
- Frasco com 250 mL.
- Cada 1.000 mL da solução pronta para beber contém: sódio (90 mEq); cloreto (80 mEq); potássio (20 mEq); citrato (30 mEq) e glicose (111 mMol).

PEDIALYTE 90 = FLORALYTE 90
- Frasco com 500 mL.
- Cada 1.000 mL da solução contém: sódio (90 mEq); cloreto (85 mEq); potássio (20 mEq); citrato (30 mEq); glicose (111 mMol).

PEDIALYTE 45 = FLORALYTE 45 = HIDRALYTE 45
- Frasco com 500 mL e diversos sabores.

PEDIALYTE 45 PÓ
- 1 envelope para 500 mL de água potável.
- Cada 1.000 mL da solução pronta para beber ou da solução preparada contém: sódio (45 mEq); cloreto (35 mEq); potássio (20 mEq); citrato (30 mEq) e glicose (126 mMol).

PEDIALYTE 90 PÓ
- 1 envelope para 500 mL de água potável.
- Cada 1.000 mL da solução pronta para beber ou da solução preparada contém: sódio (90 mEq); cloreto (80 mEq); potássio (20 mEq); citrato (30 mEq) e glicose (111 mMol).

REHIDRAT 50
- Sabores: natural e laranja (contém corante amarelo, podendo causar alergia).
- Contém aspartame e não pode ser dado aos fenilcetonúricos.
- 1 envelope para 250 mL de água potável.
- Cada 1.000 mL da solução, assim preparada, contém: sódio (50 mEq); cloreto (50 mEq); potássio (20 mEq); citrato (20 mEq) e glicose (134 mMol).

REHIDRAT 90
- 1 envelope para 500 mL de água potável.
- Cada 1.000 mL da solução, assim preparada, contém: sódio (90 mEq); cloreto (80 mEq); potássio (20 mEq); citrato (30 mEq) e glicose (111 mMol).

GATORADE
- Solução reidratante e calórica para reposição hidroeletrolítica em atletas.
- 1 copo = 200 mL apresenta 45 Kcal; carboidratos (sacarose + glicose + frutose) = 12 g; sódio = 90 mEq/L; potássio = 25 mEq/L; cloreto = 84 mEq/L.
- Contém vários corantes de acordo com o sabor.
- Não contém glúten, conservantes, aminoácidos, gorduras e gás.
- Osmolaridade: 290 mOsm/L.

25. HIDRATAÇÃO VENOSA
DADOS DE UTILIDADE

NaCl 20%	1 mL = 3,4 mEq Na$^+$
KCl 10%	1 mL = 1,3 mEq K$^+$
Na HCO$_3$ 8,4%	1 mL = 1,0 mEq HCO$_3^-$
Gluconato de Ca 10%	1 mL = 10 mg Ca^{++} = 0,5 mEq Ca^{++}
Ca^{++} elementar	40 mg = 2 mEq
Penicilina cristalina	10.000.000 U contêm 17 mEq Na$^+$ ou 18 mEq K$^+$

	mOsm/mL
NaCl 20%	6,8
KCl 10%	2,6
Na HCO$_3$ 8,4%	2,0
Na HCO$_3$ 1/6 molar	0,33
Mg SO$_4$ 20%	6,6
Gluconato de cálcio 10%	1,0

1 grama de	Contém	mEq
Na Cl	Na$^+$	17,0
K Cl	K$^+$	13,9
Na HCO$_3$	HCO$_3^-$	12,0
Mg SO$_4$	Mg^{++}	8,3
CaCl$_2$	Ca^{++}	20,0
Lactato de Na	Na$^+$	9,0
Gluconato de Ca	Ca^{++}	5,0

VALORES NORMAIS DOS ELETRÓLITOS NO LEC (LÍQUIDO EXTRACELULAR)

	mEq/L
Na^+	136 a 145
K^+	3,5 a 5,5 (eutróficos) 3,0 a 5,0 (desnutridos)
Ca^{++}	4,5 a 5,5
Mg^{++}	1,5 a 2,5
Cl^-	100 a 106
HCO_3^-	22 a 28
$PO_4^=$	2
$SO_4^=$	1
Proteinatos	16
Ácidos orgânicos	5

Osmolaridade normal: 280 a 310 mOsm/L
Osmolaridade = (2 × Na) + 10
Na entre 130 e 150 mEq/L = Iso-osmolaridade

HIPONATREMIA – CAUSAS PRINCIPAIS

- Desnutrição e diarreia.
- Mucoviscidose.
- Meningite tuberculosa.
- Nefrite com perda de sal.
- Neuropatias.
- Insuficiência suprarrenal aguda.
- Administração subcutânea de soro glicosado puro.
- Administração de soro com baixa osmolaridade ("disidratação").

HIPERNATREMIA – CAUSAS PRINCIPAIS

- Baixa idade:
  - Incapacidade de buscar água.
  - Incapacidade renal de concentração.
  - Maior superfície corpórea em relação ao peso.
- Aumento das perdas insensíveis: febre, sudorese, dispneia.
- Boa nutrição.
- Hiperaldosteronismo.
- Insuficiência renal.
- Perda excessiva de água renal.
- Iatrogenismo.
- Erro no preparo das mamadeiras.
- Comprometimento cerebral.

HIPOPOTASSEMIA – CAUSAS PRINCIPAIS
- Diarreia.
- Vômitos.
- Hidratação sem potássio.
- Aldosteronismo primário.
- Paralisia periódica familiar.

HIPERPOTASSEMIA – CAUSAS PRINCIPAIS
- Anúria.
- Insuficiência renal.
- Doença de Addison.
- Hiperplasia suprarrenal congênita "perdedora de sal".

CÁLCIO – REGULAÇÃO
- Vitamina D.
- Paratormônio.
- Níveis de (HPO_4) no soro (quanto maior, menor a calcemia e vice-versa).
- Excreção renal de cálcio.

HIPOCALCEMIA – CAUSAS PRINCIPAIS
- Diarreia.
- Síndrome nefrótica.
- Insuficiência renal (retenção de HPO_4).
- Pancreatite aguda.
- Raquitismo.

HIPERCALCEMIA – CAUSAS PRINCIPAIS
- Hiperparatireoidismo.
- Excesso de vitamina D.
- Metástases osteolíticas.
- Sarcoidose.
- Doença de Paget.
- Hipercalcemia idiopática.

HIPOMAGNESEMIA – CAUSAS PRINCIPAIS
- Acompanha com frequência a hipocalcemia.
- Alimentação parenteral prolongada.

PARTE I

HIPERMAGNESEMIA – CAUSAS PRINCIPAIS
- Desidratação (hemoconcentração).
- Oligúria (retenção).
- Uso prolongado na toxemia gravídica.

HIPOFOSFATEMIA – CAUSA PRINCIPAL
- Alimentação parenteral prolongada.

HIPERFOSFATEMIA – CAUSAS PRINCIPAIS
- Insuficiência renal.
- Hipoparatireoidismo.

26. HIDRATAÇÃO VENOSA (GIUSEPPE SPEROTO)

FASE RÁPIDA
- 25 mL/kg/hora.
- Tempo e volume – depende do grau de desidratação: até hidratar. Por exemplo:
  - 5% de perdas: 50 mL/kg em 2 horas.
  - 7,5% de perdas: 75 mL/kg em 3 horas.
  - 10% de perdas: 100 mL/kg em 4 horas.
- Tipo de soro:
  - 1 SG 5% + 2 SF.
  - $NaHCO_3$ 8,4% = 3 mL/100 mL de soro.
  - KCl 10% = 1,5 mL/100 mL de soro.

FASE LENTA PARA 24 HORAS
- *Menores de 10 kg:* 100 mL/kg.
- *Entre 10 e 20 kg:* 1.000 mL + 20 mL/kg de peso acima de 10 kg.
- *Maiores de 20 kg:* 1.500 mL + 20 mL/kg de peso acima de 20 kg.

REPOSIÇÃO DAS PERDAS (DISTRIBUIR NAS 24 HORAS)
- Diarreia leve: 20 mL/kg.
- Diarreia média: 40 mL/kg.
- Diarreia grave: 60 a 100 mL/kg.
- Dispneia leve: 15 mL/kg.
- Dispneia média: 30 mL/kg.
- Dispneia grave: 45 mL/kg.
- Temperatura ambiente > 37°C: 15 mL para cada °C acima de 37°C.
- Tipo de soro:
  - Na fecal > 60 mEq/L → Soro 1:1.
  - Na fecal < 60 mEq/L → Soro 1:2.

CONTROLES
- Na sérico e fecal.
- K sérico (normal no desnutrido = 3 a 5 mEq/L).
- K sérico (normal no eutrófico = 3,5 a 5,5 mEq/L).

CHOQUE
- Soro fisiológico 0,9% ou Ringer = até 50 mL/kg/hora.
- Saiu do choque: fase rápida.

TESTE DO MANITOL 20%
- 2,5 mL/kg em 1 a 3 minutos.
- Diurese adequada após 1 hora: > 1 mL/kg/hora.
- Contraindicação: edema e insuficiência cardíaca – usar furosemida: 2 mg/kg/dose IV ou IM.

HIPONATREMIA SINTOMÁTICA
- NaCl 3% (1 mL = 0,5 mEq Na$^+$).
- mEq Na = 0,6 × kg × (135 ou 130 – Na$^+$).
- Velocidade: 25 mL/kg/hora.

HIPERNATREMIA
- Fase rápida mais lenta.
- 1ª hora: 25 mL/kg.
- 2ª a 12ª hora: volume restante em até 48 horas nos casos mais graves (Na > 180 mEq/L).

DRENAGEM GASTROINTESTINAL
- Fase rápida: SF ou Ringer ou Soro 1:1 nos volumes e tempos acima propostos independente do tipo de desidratação. Repor em Y (fases de 6 horas) conforme o volume do líquido drenado.
- Em geral: Soro 1:1 + K$^+$ = 15 mEq/litro de soro.
- Quando houver perda de suco pancreático: acrescentar $NaHCO_3$ = 40 mEq/litro de soro.

HIPOCALEMIA GRAVE (DESNUTRIDOS)
- 5 a 7 mEq/kg/dia de K$^+$.
- Velocidade: até 1 mEq/kg/hora.
- Controle: EKG.

27. HIDRATAÇÃO VENOSA (RUI DE SOUZA ROCHA)

RECÉM-NASCIDOS

Necessidade hídrica diária	
Idade	mL/kg/dia
1º ao 5º dia	20 a 50
6º ao 10º dia	75
11º ao 15º dia	100
16º ao 30º dia	120 a 140

Perdas anormais
10 a 20 mL/kg – conforme a gravidade do caso.
Soro 1:3 a 1:5 = 50 a 75 mOsm/L – pobre em sódio e potássio.
Cuidado: super-hidratação – pesar de 4/4 horas.
SG 5% = 20 partes
SF 0,9% = 4 partes
NAHCO$_3$ 1/6 molar = 1 parte

NAHCO$_3$ 1/6 molar = NAHCO$_3$ 1,4% = 1 parte de NAHCO$_3$ 8,4% + 5 partes de SG 5%

RECÉM-NASCIDOS COM MEMBRANA HIALINA

- Usar: SG 5% – 60 a 65 mL/kg/dia + NaHCO$_3$

Membrana hialina – dose de NaHCO$_3$	
pH	mEq/100 mL de soro
7,25 a 7,35	5,0
7,15 a 7,25	10
< 7,15	15

LACTENTES

Grau de desidratação	mL/kg/dia
Leve	150
Média	180
Grave	210

MAIORES

Idade	% do volume indicado para os lactentes
1-3 anos	80%
4-6 anos	70%
7-12 anos	60%
> 12 anos	50%

DESIDRATAÇÃO ISOTÔNICA
- Soluções com 100 a 150 mOs/L.
- Soro 1:2 mais:
  - KCl: 3 mL/kg/dia.
  - Gluconato de cálcio 10%: 2 mL/kg/dia.
  - $NaHCO_3$ 8,4%: 4 mL/kg/dia.

DESIDRATAÇÃO HIPOTÔNICA
- Soluções com 150 a 270 mOs/L.
- Soro 1:1 mais K + Ca + $NaHCO_3$ (como na isotônica).

DESIDRATAÇÃO HIPERTÔNICA
- Soluções com 50 a 100 mOs/L.
- Soro 1:5 mais K + Ca^+ + $NaHCO_3$ (como na isotônica).

CHOQUE
- SF 0,9% ou Ringer Lactato em quantidade e velocidade suficientes para normalizar a PA e a diurese (0,5 mL/kg/hora ou mais), sem que a pressão venosa central (PVC) ultrapasse 10 mmH_2O.

DISTROFIA GRAVE
- Soluções com 200 a 270 mOs/L.
- Volume: 100 ± 30 mL/kg/dia.
- Manter velocidade reduzida.
- Se necessário: Sangue – 10 a 20 mL/kg.*
  *Subtrair do volume total calculado para a reidratação.

28. HIDRATAÇÃO VENOSA (CESAR PERNETTA)
- **VT = NHD + PA**

(Volume total = necessidades hídricas diárias + perdas anormais)

NHD	mL/kg/dia	PA
1ª semana	(dias – 1) × 30	1º grau: 1% a 3% do peso
7º ao 10º dia	75	
11º ao 14º dia	100	2º grau: 4% a 6% do peso
15º dia até 1 ano	120	
1 a 2 anos	100	3º grau: 7% a 10% do peso
Pré-escolar	70 a 90	
Escolar	50 a 60	

- **NHD:** 1/4 em cada fase, independente do tipo de desidratação.
- **PA:** 2/3 na 1ª fase + 1/3 na 2ª fase nos tipos iso e hipotônica.
  1/4 em cada fase na desidratação hipertônica.

Diluição

	Isotônica	Hipotônica	Hipertônica
1ª fase	1:2	1:1	1:6
2ª fase	1:2	1:2	1:6
3ª fase	1:4	1:4	1:6
4ª fase	1:4	1:4	1:6

- Potássio (após urinar): geralmente na 2ª, 3ª e 4ª fase.
- Cloreto de potássio 10%: 15 mL ou 20 mEq/L de soro.
- Gluconato de cálcio 10%: 2 mL/kg/dia – dose máxima = 10 mL.
- Tetania: até 10 mL gota/gota ou 1 mL por minuto IV.
- Choque: SF 0,9% – 20 a 40 mL/kg em 1 hora seguido do esquema normal.
- Desidratação hipotônica com convulsões: NaCl 3% = 3 a 5 mL/kg IV rápido.
- Desidratação hipertônica: não considerar as perdas acima de 2%.
- Desidratação hipertônica grave: diálise.
- Super-hidratação: lasix ou manitol.
- Obesidade: cálculos com o peso ideal.
- Distróficos: só fazer 80% do volume total.
- Distensão abdominal no lactente:
  - SNG + sonda retal + prostigmine (ampola 1 mL = 0,5 mg) – 0,1 a 0,2 mL IM. Identificar e combater a causa: hipocalemia? íleo? choque?

29. EQUILÍBRIO ÁCIDO-BASE

Gasometria arterial	Valores normais
pH	7,35 a 7,45
PO_2	75 a 95 mmHg
PCO_2	31 a 45 mmHg
HCO_3	22 a 27 mEq/L
"BE"	–2,5 a + 2,5
"BB"	48 a 50 mEq/L

	Acidose		Alcalose	
	Respiratória	Metabólica	Respiratória	Metabólica
Ph	↓	↓	↑	↑
PO_2	↓	↑ ou normal	↑	↓ ou normal
PCO_2	↑	↓ ou normal	↓	↑ ou normal
HCO_3	↑ ou normal	↓	↓	↑
"BE"	↓ ou normal	↓	Normal	↑
"BB"	Normal	↓	Normal	↑

$$pH = 6{,}1 + \log \frac{HCO_3}{H_2CO_3}$$

pCO_2: mEq/L = mmHg × 0,0301

CO_2: mEq/L = vol% ÷ 2,24

☞ Na acidose respiratória, geralmente, a diminuição da PO_2 ocorre antes do aumento da PCO_2 e antes da diminuição do pH.

☞ pH (arterial) = pH (venoso) + 0,02 de acordo com Zann.

A irritabilidade neuromuscular diminui na acidose, na hiponatremia e na hipocalemia, bem como aumenta na alcalose, na hipocalcemia e na hipomagnesemia:

$$\frac{(Na)\ (K)}{(H)\ (Ca)\ (Mg)}$$

Bicarbonato de sódio

☞ Dose: ("BE" x kg x 0,3) mEq ou 1 a 4 mEq/kg/dose ou 1 a 8 mEq/kg/dia

☞ Deve ser dado, de preferência em solução 1/6 molar (1,4%)

☞ $NaHCO_3$ 1/6 molar (1,4%) = 1 parte de $NaHCO_3$ 8,4% + 5 partes de SG 5 – 10%

O $NaHCO_3$ é incompatível em solução com:
- Ringer Lactato.
- Gluconato de cálcio.
- Cloreto de cálcio.
- Clorpromazina.

30. ESTENOSE HIPERTRÓFICA DO PILORO

VÔMITOS
↓
Perdas de H+; K+; Cl-

Alcalose hipoclorêmica e hipocalêmica com acidúria paradoxal

☞ É o resultado da perda de Cl^- como ânion absorvível disponível, provocando uma reabsorção de HCO_3^- no TC proximal e, consequentemente, maior oferta de Na^+ para reabsorção, resultando numa eliminação de H^+ no TC distal para manter o equilíbrio elétrico.

☞ Conduta: solução salina + Cl K 10% = 3 a 4 mL/100 mL de soro até o Cl^- subir para 90 mEq/L e o "BE" normalizar, 24 a 48 horas antes da cirurgia.

31. INSUFICIÊNCIA RENAL AGUDA

- *Manitol:* 0,5 mg/kg/hora IV em 10 minutos. Se urinar > 0,5 a 1 mL/kg/h dentro de 3 horas, trata-se de desidratação (anúria pré-renal).
- *Evitar o catabolismo:* dar calorias de fonte não proteica.
- *Glicose 15 ou 20%:* 15 a 20 mL/kg/dia (mais o volume de urina) IV. Sempre que possível, usar a via oral.
- *Hidrocortisona:* 4 mg para cada 100 mL ou
  Dexametasona: 0,15 mg para cada 100 mL para diminuir a irritação dos vasos puncionados.
- *Prevenir a super-hidratação:* como o Na fica abaixo do normal, em razão da diluição, controlar o volume de líquidos mantendo o Na nos limites da normalidade.
- *Acidose grave:* diálise.
- *$NaHCO_3$:* está contraindicado (excesso de Na).
- *Diálise:* indispensável para remover K, ureia, creatinina e outros metabólitos acumulados.

32. SUPER-HIDRATAÇÃO

- Por excesso de volume ou de velocidade do soro.
- Aumento súbito de peso + edema pulmonar.
- Furosemida: 1 a 5 mg/kg IV – Lasix (ampola 2 mL = 20 mg).
- Nos casos graves: sangria ou diálise.

33. INTOXICAÇÃO HÍDRICA

- Por uso de soro glicosado puro ou solução salina muito hipotônica.
- Alteração súbita da consciência e do humor, irritabilidade acentuada, agitação, fontanela abaulada, convulsões, coma, sudorese, edemas, pele fria.
- Na < 130 mEq/L (baixo devido à diluição).
- Furosemida: 1 a 5 mg/kg IV – Lasix (ampola 2 mL = 20 mg) ou
- Manitol 20% = 0,5 a 1 g/kg IV em 10 a 30 minutos.
- NaCl 3% a 5% – 15 gotas/minuto e com o volume de acordo com a fórmula:

$$0,6 \times kg \times (130 - Na^+) = mEq\ Na^+$$

34. INTOXICAÇÃO SÓDICA

- Tremores, convulsões, letargia, meningismo, coma, escleredema, hemorragia intracraniana.
- Na > 150 mEq/L.
- Furosemida IV + Diazepam IV (SOS).
- Dar K^+ após diurese.
- Diálise nos casos mais graves.

35. INTOXICAÇÃO POTÁSSICA
- Apatia, fraqueza muscular, paralisias, queda da PA, arritmias.
- Sinal de alarme: K ≥ 6 mEq/L.
- SG 10% + insulina 1 U/4 g de glicose.
- $NaHCO_3$: contraindicado.
- Gluconato de cálcio 10% = 1 mL/kg IV lento.
- Diálise nos casos mais graves.

36. SÍNDROME PÓS-ACIDÓTICA (SÍNDROME DE RAPOPORT)
- Tetania, estridor laríngeo, broncospasmo, hemorragias, alcalose metabólica, hipocalcemia, hipocalemia e, às vezes, hipomagnesemia.
- Profilaxia: evitar soluções fortemente alcalinizantes ($NaHCO_3$) antes de hidratar adequadamente.
- Gluconato de Ca 10% = 1 mL por minuto até a FC diminuir para 70/80 bpm.
- Em seguida, manter 2 mL/100 mL de soro.
- Se a tetania não ceder, usar $MgSO_4$ 10% = 1 mL/minuto. Depois, manter 1 mL/100 mL de soro.

37. ESCLEREDEMA
- Mau prognóstico.
- Desidratação grave.
- Intoxicação sódica?
- Conduta: adequar o volume para evitar super-hidratação.

38. TROMBOSE DE SEIOS INTRACRANIANOS
- Mais comum: seio sagital.
- Pode ser assintomática.
- Pode evoluir: paralisias, hemiplegia, hipertensão intracraniana etc.
- Fundo de olho: papiledema, hemorragia retiniana.
- Descartar: meningite e hipernatremia.
- Hidratação + heparinização + tripsina = 5 a 10 mg/kg/dia.

39. TROMBOSE DA VEIA RENAL
- Anúria ou oligúria + hematúria + massa palpável no flanco.
- Pode ser uni ou bilateral + uremia + hipercalemia + leucocitose + trombocitopenia.

- Urografia: exclusão do rim afetado.
- Heparinização, tratamento da IRA (diálise SOS).
- Se a hipertensão arterial persistir: nefrectomia.

40. CHOQUE OU PRÉ-CHOQUE

- SF ou Ringer Lactato – 20 mL/kg em 1 a 2 horas em *q.s.p.* manter:
  - PA um pouco abaixo do normal.
  - Diurese > 0,5 mL/kg/hora.
  - PVC > 10 cm H_2O.

41. ACIDOSE GRAVE

$$pH < ou = 7,10$$
$$HCO_3 < ou = 10\ mEq/L$$
$$RA < ou = 20\ vol\%$$

- Substituir 1/3 ou 1/2 do SF por $NaHCO_3$ 1,4% (1/6 molar).
- Ou de acordo com a fórmula:

$$mEq\ NaHCO_3 = \text{"BE"} \times kg \times 0,3$$

- Agonia, coma, respiração soluçante: $NaHCO_3$ 1,4% na dose de 6 mEq/kg IV em 1 hora.

42. HIPOGLICEMIA

Prematuros	< 20 mg%
RN a termo	< 30 mg%
Maiores	< 40 mg%

- Desnutrição, hipotermia, coma, hiporreflexia, sonolência, convulsões, anisocoria, respiração irregular, apneia, nistagmo.
- Glicose 50% = 0,5 a 1 mL/kg IV – mais SG 10% nas fases seguintes.

43. HIPONATREMIA COM CONVULSÕES

Eutróficos	Na < 120 mEq/L
Distróficos	Na < 110 mEq/L

- NaCl 3 a 5% – 15 gotas/minuto de acordo com a fórmula:

$$mEq\ Na^+ = 0,6 \times kg \times (130 - Na^+)$$

44. HIPOCALEMIA GRAVE

- Desnutrição, fraqueza, hipotonia muscular, hiporreflexia, paralisias, íleo paralítico, bulhas hipofonéticas.
- KCl 10% = 3 mL/100 mL de soro na 1ª fase.
- Controles: dosagens de potássio + EKG.

45. CETOACIDOSE DIABÉTICA

REPOSIÇÃO HIDROELETROLÍTICA

1ª hora
- SF = 20 a 50 mL/kg em 1 hora. Máximo = 1.000 mL em 1 hora.
- Acidose grave: substituir 1/2 do SF por $NaHCO_3$ 1,4% (1/6 molar).

2ª e 3ª horas
- SF diluído com H_2O (1:1) = 50 mL/kg em 2 horas.
- Mais K^+ (4 mEq/100 mL). De preferência: KH_2PO_4 (fosfato monobásico de potássio).

4ª e 5ª horas
- Quando a glicemia baixar para 250-300 mg%.
- Trocar o SF + H_2O por SF + SG 5% (1:1) – 20 mL/kg/hora.
- Mais K: 4 mEq/100 mL, até hidratar bem, lembrando que:
  - Cada 1 mL de KCl 10% = 1,39 mEq K^+.
  - Cada 1 mL de fosfato monobásico (KH_2PO_4) 25% = 1,8 mEq K^+.

6ª a 12ª horas

	mL/kg/dia ÷ 4 fases de 6 horas
Lactentes	120
Pré-escolares	100
Escolares	80

- SF + SG 5% (1:4) mais K^+.
- Sonda nasogástrica para evitar aspiração de vômitos.
- O_2 úmido em cateter nasal ou máscara no choque.

INSULINA

1º dia
- Insulina simples ou cristalina.
- 1ª dose = 0,1 U/kg direto IV.
- Em seguida, iniciar infusão IV de 0,1 U/kg/hora.
- Adicionar a insulina ao soro.
- Fases com duração determinada: velocidade controlada (fita graduada no frasco).

- Se a glicemia baixar muito lentamente: aumentar para 0,2 U/kg/hora (infecção? estresse?).
- Quando a glicemia baixar para 250 a 300 mg%, trocar o SF + H_2O (1:1) por SF + SG 5% (1:1) e reduzir a dose de insulina para 0,05 U/kg/hora.
- Nos casos moderados a graves, a glicemia baixa para ± 180 mg% em 6 a 7 horas, quando se deve usar a insulina por via SC profunda: 0,25 U/kg a cada 6 horas, sendo a 1ª dose SC aplicada, imediatamente, após a suspensão da via venosa.
- Dieta zero até controle da desidratação e dos vômitos (± 12 horas). Em seguida, dieta líquida: caldo de carne, suco de frutas, leite desnatado, refrigerante etc. a cada 2 horas e conforme a tolerância.

2º dia
- Insulina simples ou cristalina SC profunda.
- 0,1 U/kg/dia ou 0,02 U/kg antes de cada refeição.
- Glicosúria às 2-10-18 horas. Reduzir essa dose em até 50% SOS.
- Dieta para cetose: arroz, gelatina, sucos, leite desnatado etc.
- Total de 5 refeições diárias: 7-11-15-19-23 horas.

3º dia em diante
- 1 U/kg/dia, sendo 2/3 pela manhã e 1/3 à tarde (17 horas).
- Cada injeção = NPH + IC na proporção de 2:1 ou 3:1.
- Por exemplo: criança com 24 kg de peso = 24 U/dia.
  - Manhã = 16 U, sendo NPH = 12 U + IC = 4 U.
  - Tarde (17 horas) = 8 U, sendo NPH = 6 U + IC = 2 U.
- Uma vez conseguido um bom controle, ou mesmo, desde o início, nos maiores de 5 anos de idade, tentar dose única diária de 0,5 a 1 U/kg pela manhã, sendo 2/3 NPH + 1/3 IC.

	Tipo de insulina	
	NPH	IC
Picos de ação	8 a 12 horas	2 a 4 horas
Duração do efeito	28 a 30 horas	5 a 8 horas
Via de injeção	SC sempre	IV ou IM na cetoacidose
	(IV jamais)	SC após hidratação

Ajustes diários de acordo com a glicosúria
- Se predominar no fim da manhã, aumentar a IC em 10%.
- Se predominar, no fim da tarde e à noite, aumentar a NPH em 10%.

Glicosúria pelo reagente de Benedict
- Misturar 1 mL urina + 5 gotas do RB em um tubo de ensaio.
- Aquecer em banho-maria durante 5 minutos.
- Interpretação de acordo com a cor da reação:

Azul +	Laranja +++
Verde ++	Tijolo ++++

46. ADRENALINA (EPINEFRINA)

Ampola = 1 mL = 1 mg na solução 1:1.000

Asma, urticária, edema de glote etc.
- 0,01 mL/kg/dose SC.
- Máximo = 0,3 mL SC até, no máximo, até 3 vezes e com intervalos de 20 minutos.

Parada cardiorrespiratória (PCR)
- 1 ampola (1:1.000) = 1 mL + 9 mL AD. Fazer 0,1 mL/kg IV.

Uso contínuo (choque anafilático etc.)
- 0,5 mL + 200 mL SF 0,9% – 2,5 microgotas/kg/minuto.

Efeitos adversos
- Ansiedade e palpitações.
- Necrose local se usar via IM.

Contraindicações
- Glaucoma.
- Anestesias por halogenados e por ciclopropano.
- Intoxicações por fenotiazínicos.

47. DOPAMINA

Revivam – ampola = 10 mL = 50 mg = 50.000 mcg
- Dose = 3 a 15 mcg/kg/minuto.
- De acordo com a fórmula:

$$mL = \frac{(dose \times kg \times horas \times 60)}{5.000}$$

- Exemplo: dose de 4 mcg/kg/minuto para um bebê de 1,4 kg durante um período de 12 horas.

$$mL = \frac{4 \times 1,4 \times 12 \times 60}{5.000} = 8 \text{ mL de dopamina para diluir no soro programado para 12 horas.}$$

- Alternativa: diluir 1 ampola + 240 mL SG ou SF ou Ringer
  - 1 mL desta solução = 20 gotas = 60 microgotas = 200 mcg.
  - 3 a 15 mcg = 1 a 5 microgotas desta solução.
  - Dose = 3 a 15 mcg/kg/minuto = 1 a 5 microgotas/kg/minuto desta solução.
- Iniciar com 1 microgota/kg/minuto.
  - Verificar PA, FC, PVC e perfusão a cada 5 a 10 minutos.
  - Aumentar 1 microgota/kg/minuto após cada reavaliação, SOS, podendo aumentar até a dose de 5 microgotas/kg/minuto, SOS.
- FC > 180 bpm + queda acentuada da PVC + anomalia do QRS: ↓ ou suspender o gotejamento.

- Melhor perfusão, PA > 60 mmHg, PVC = 5 a 12 cm H_2O, diurese > 1 mL/kg/hora: tentar diminuir a dose até suspendê-la.
- Queda da PVC + hipotensão arterial: aumentar expansores e fluidos até a restauração da PVC.
- Aumento da PVC > 15 cm H_2O: diminuir expansores e fluidos; manter ou aumentar a dopamina; dar diuréticos, nitroprussiato de sódio e digital (doses menores + EKG), SOS.

	Dose < 10 mcg/kg/minuto	Dose > 10 mcg/kg/minuto
Aumenta	O débito cardíaco, o fluxo sanguíneo renal/mesentérico e a excreção de sódio	A pressão arterial
Diminui	A pressão arterial e a resistência periférica	O fluxo sanguíneo renal e mesentérico

Efeitos adversos
- Náuseas, vômitos, arritmias, angina, dispneia, hipotensão, hipertensão, cefaleia, uremia.

Cuidados
- Soluções alcalinas inativam o produto.
- Feocromocitoma, taquiarritmias, inibidores da MAO e hidantoinatos podem causar hipotensão grave.

48. DOBUTAMINA

Dobutrex – ampola 20 mL = 250 mg
- Dose inicial: 2,5 mcg/kg/minuto.
- Aumentar lentamente, se necessário, até 15 mcg/kg/minuto.
- Usar 2 mL = 25 mg para cada 100 mL de SF 0,9%, SG 5% ou Ringer Lactato.
- 1 mL desta solução = 20 gotas = 60 microtas = 250 mcg.
- Correspondência entre as doses em mcg/kg/minuto e as velocidades de infusão em mL/kg/minuto da solução supradescrita:

Dose (mcg/kg/minuto)	Velocidade de infusão (mL/kg/minuto)
0,5	0,002
1,0	0,004
2,5	0,010
7,5	0,030
10,0	0,040
15,0	0,060

Ação β1-agonista	Inotrópica (++++) e cronotrópica (++)
Ação β2	Dilatação periférica (++)
Ação α3	Adrenérgica (+)
Ação Δ	Renal (zero)

- Associar à dopamina (dose baixa: 2,5 a 5 mcg/kg/minuto) tem a vantagem de somar a ação delta (renal) desta.

49. METARAMNOL (ARAMIN OU ARAMINOL)

Aramin – ampola de 19 mg/mL; araminol – ampola 10 mg/mL
- 0,1 mL/kg dose única SC ou IM.
- 0,01 mL/kg dose única IV; ou 1 mL + 25 mL SF ou SG em infusão contínua (velocidade de acordo com a PA).
- Efeitos adversos e cuidados iguais aos da dopamina.

50. ISUPREL (CLORIDRATO DE ISOPROTERENOL)

Isuprel nebulímetro: 1 a 2 inalações (1:200 a 1:400)

Isuprel – ampola = 0,2 mg
- Asma: 5 ampolas (= 1 mg) + 100 mL SG 5%.
  Iniciar com 0,1 mcg = 5 microgotas/kg/minuto. Aumentar lentamente, se necessário.
- Choque: 10 ampolas (= 2 mg) + 500 mL SF. Iniciar com 0,5 microgota/kg/minuto.
- De acordo com a FC e a PVC, a velocidade deve ser diminuída ou aumentada até o máximo de 3,75 microgotas/kg/minuto.
- Efeitos adversos e contraindicações iguais aos da adrenalina.
- Cuidado: taquicardia (coincide com a diminuição do broncospasmo).

51. ALEUDRIN (SULFATO DE ISOPROTERENOL)

Aleudrin solução 1% para nebulização
- Adultos: SF = 2 mL + Aleudrin = 5 gotas (3 a 5 inspirações profundas).

52. EFORTIL (CLORIDRATO DE ETILEFRINA)

Efortil – 1 comprimido = 10 gotas = 5 mg
- Bem tolerado em todas as idades.
- Eficiente por via oral.
- Ação inotrópica positiva sem elevar muito a PA.
- Contraindicações: hipertireoidismo; insuficiência cardíaca; insuficiência coronária.
- Doses a cada 8 ou 12 horas:

Lactentes	2 a 3 gotas
Maiores	5 a 10 gotas
Adultos	10 a 15 gotas

53. DIGITALIZAÇÃO

DESLANOSÍDEO
- Cedilanide – ampola 2 mL = 0,4 mg.

DIGOXINA
- Digoxina solução oral – frasco de 10 mL (1 mL = 20 gotas = 0,5 mg).
- Digoxina elixir pediátrico – frasco de 60 mL (1 mL = 20 gotas = 0,05 mg).
- Digoxina = Lanoxin comprimido = 0,25 mg.
- Digoxina ampola 1 mL = 0,5 mg.

DIGITOXINA
- Digitalina nativelle – frasco com 10 mL – 5 gotas = 0,1 mg (1 gota = 20 mcg).
- Manipulação: digoxina – 20 mcg/gota – frasco com 10 ou 20 mL.

		Início da ação	Pico de ação	Duração	Absorção
Deslanosídeo	VO	?	?	?	10% a 20%
Deslanosídeo	IV	5 a 10 minutos	1 a 2 horas	1 a 3 dias	
Digoxina	VO	1 a 2 horas	4 a 8 horas	4 a 7 dias	66%
Digoxina	IV	5 a 10 minutos	1 a 5 horas	4 a 7 dias	
Digitoxina	VO	2 a 4 horas	8 a 24 horas	14 a 21 dias	100%

Dose de Ataque ou DTD (Dose Total de Digitalização) em mg/kg

		Prematuro a 1 mês	1 mês a 10 kg
Lanatosídeo	IV	0,01	0,02 a 0,04
Digoxina	VO	0,04 a 0,06 por 3 dias	0,06 a 0,08 por 3 dias
Digoxina	IV	2/3 da dose oral	2/3 da dose oral
Digitoxina	VO	0,02 a 0,03 por 3 dias	0,03 a 0,06 por 3 dias

		10 a 20 kg	Maiores de 20 kg	Maiores de 10 anos
Lanatosídeo	IV	0,02 a 0,04	0,01	1,6 mg (total)
Digoxina	VO	0,06 em 3 dias	0,04 em 3 dias	2 mg (total) em 3 dias
Digoxina	IV	2/3 da dose oral	2/3 da dose oral	2/3 da dose oral
Digitoxina	VO	0,03 a 0,06 em 3 dias	0,02 a 0,04 em 3 dias	2 mg (total) em 3 dias

Dose de Manutenção
- *Digoxina VO:* 1/3 a 1/5 da DTD.
- *Digitoxina VO:* 1/5 a 1/10 da DTD.

Efeitos Adversos e Precauções

Lanatosídeo
- Sintomas digestivos, fadiga, vertigens, cefaleia, visão turva, ginecomastia, urticária, eosinofilia.
- Alerta para intoxicação: arritmia.

Digoxina
- Corrigir hipoxemia, hipocalemia, hipocalcemia, hipomagnesemia.
- Cuidado com anfotericina, diuréticos e simpaticomiméticos (aumentam a toxicidade).

Digitoxina
- Barbitúricos, rifampicina e colestiramina: diminuem a toxicidade.
- Quinidina: aumenta a toxicidade.

CRITÉRIOS DE DIGITALIZAÇÃO ADEQUADA
- A diminuição da FC é o *principal sinal* de melhora da IC.
- A dose deve ser determinada *individualmente*.
- Crianças necessitam, por kg de peso, *mais* que os adultos.
- Prematuros necessitam relativamente *menos* que os RN a termo.

INTOXICAÇÃO POR DIGITAL

Leve
- Anorexia, náuseas, vômitos, cefaleia.
- Extrassístoles são um *sinal precoce*.

Acentuada
- Diarreia, excitação e desorientação.

Grave
- Dor abdominal, ritmo bigeminado e fibrilação auricular ou ventricular.
- Bradicardia é um *sinal tardio*.

Conduta

- Suspender uma ou mais doses da digital.
- Suspender o diurético.
- Usar cloreto de potássio até aparecer a onda T alta no EKG.

54. CLORETO DE POTÁSSIO
- < 20 kg: 1 a 1,5 mEq/kg/dia (÷ 2 ou 3 doses) VO.
- > 20 kg: 1 a 2 g/dia (÷ 2 ou 3 doses) VO ou 0,5 a 0,75 mEq/minuto IV (÷ 2 ou 3 doses).
- Dose máxima: 4g/dia.
- KCl: 1 g = 13,9 mEq de K^+.
- KCl 10%: 1 mL = 1,3 mEq de K^+.

- Cloreto de potássio solução ou xarope a 6%: 15 mL = 900 mg = 12 mEq.
- Cloreto de potássio Enila xarope: 5 mL = 300 mg; comprimido = 0,5 e 1 g.
- Cloreto de potássio Smith Kline xarope: 5 mL = 300 mg.
- Slow-K drágea = 600 mg de liberação lenta.

55. DIURÉTICOS

TIAZÍDICOS (DERIVADOS E SIMILARES)

Hidroclorotiazida
- Dose: 1 a 3 mg/kg/dia ÷ 2 doses VO.
- Contraindicações: anúria e alergia aos derivados da sulfonamida.
- Reações adversas:
  - Anorexia, sintomas digestivos, pancreatite, cefaleia, vertigens, parestesias, anemia hemolítica, anemia aplástica, leucopenia, agranulocitose, trombocitopenia, púrpura, reação anafilática, hipotensão ortostática potencializada por álcool, barbitúricos e narcóticos, fotossensibilidade, urticária, *rash* cutâneo, hiperglicemia, hiperlipidemia, hiperuricemia (gota), fraqueza, espasmo muscular, arritmias, desidratação, alcalose metabólica, hiponatremia, hipomagnesemia, hipercalcemia, encefalopatia hepática e lúpus (raro).
- Cuidados: insuficiência renal e hepática, gravidez e aleitamento, hiperuricemia (gota).
- Interações: corticoides (hipocalemia), digital (hipocalemia), aminas pressoras (diminuem os efeitos), insulina (diminui os efeitos), miorrelaxantes (aumentam os efeitos) e antibióticos nefro-hepatotóxicos (aumentam os efeitos).
- Clorana comprimido = 25 e 50 mg.
- Drenol comprimido = 50 mg.

Clortalidona
- Dose: 0,5 a 1 mg/kg cada 48 horas – dose máxima = 1,7 mg/kg cada 48 horas.
- Contraindicações: anúria, insuficiência renal e insuficiência hepática graves, hiponatremia, hipocalemia, hipercalcemia, hiperuricemia (gota) sintomática, alergia aos derivados sulfamídicos.
- Cuidados: os mesmos da hidroclorotiazida.
- Reações adversas: as mesmas da hidroclorotiazida.
- Interações: as mesmas da hidroclorotiazida.
- Higroton comprimido = 12,5 – 25 – 50 mg.
- Clortalil comprimido = 25 e 50 mg.
- Diupress (+ amilorida = 5 mg) comprimido = 25 e 50 mg.

DIURÉTICOS DE ALÇA

Furosemida
- 1 a 3 mg/kg/dia VO ÷ 2 a 4 doses ou 0,5 a 1 mg/kg/dose IM ou IV a cada 4 a 6 horas.
- Bloqueia a reabsorção ativa do Cl^-, consequentemente, bloqueia a reabsorção passiva do Na^+.

- Por via oral:
  - Início da ação em 30 a 60 minutos.
  - Pico de ação em 1 a 2 horas.
  - Duração do efeito por 4 a 8 horas.
- Por via IM ou IV:
  - Início da ação em 5 minutos.
  - Pico de ação em 30 a 45 minutos.
  - Duração do efeito por 2 a 3 horas.
- Doses altas ou por tempo prolongado podem provocar:
  - Alcalose metabólica, hiponatremia, hipocloremia, hipocalemia, hipercalciúria, hipocalcemia, hiperglicemia, hiperuricemia (gota), litíase urinária, sintomas gastrointestinais leves, urticárias e parestesias (raro), ototoxicidade (zumbidos e surdez) na insuficiência renal.
- Cuidados: os mesmos da hidroclorotiazida.
- Reações adversas: as mesmas da hidroclorotiazida.
- Interações: as mesmas da hidroclorotiazida.
- Furosemida = Lasix solução – 10 mg/mL = 0,5 mg/gota; comp.= 40 mg; ampola 2 mL = 20 mg.
- Manipulação:
  - Furosemida ——————— 0,5 mg/gota.
  - Solução oral —— q.s.p. —— 20 ou 30 mL.

POUPADORES DE POTÁSSIO

Espironolactona

- 1,5 a 3 mg/kg/dia VO ÷ 2 a 4 doses.
- Contraindicações:
  - Alergia aos derivados da sulfonamida.
  - Anúria, insuficiência renal grave, hipercalemia.
- Cuidados:
  - Dosar periodicamente: Na^+, Cl^-, K^+, Ca^{++}, Mg^{++}, TGO, TGP, ureia.
  - Pode provocar alcalose metabólica hiperclorêmica e hipercalemia.
  - Diminui a ação dos adrenérgicos.
  - Pode precipitar coma hepático.
  - Aumenta a toxicidade da digital porque aumenta a vida média.
  - Diminuir a DTD e a de manutenção da digital.
- Contraindicações: gravidez e lactação.
- Reações adversas:
  - Ginecomastia, cólicas, vômitos, diarreia, febre, cansaço, sonolência, *rash* cutâneo, urticária, confusão mental, ataxia, impotência, menstruação irregular e agranulocitose (raro).
- Aldactone comprimido = 25 – 50 e 100 mg.
- Spiroctan comprimido = 25 e 100 mg.
- Farmácia de manipulação:
  - Espironolactona ——————— 1 a 3 mg/gota.
  - Solução oral —— q.s.p. —— 20 a 30 mL.

Trianvereno

- Dose: 2 a 4 mg/kg/dia VO ÷ 2 a 4 doses.
- Contraindicações: gravidez, insuficiência renal grave e insuficiência hepática grave.
- Notável poupador de potássio.
- Iguassina comprimido = 50 mg + hidroclorotiazida = 50 mg.
- Diurana comprimido = 50 mg + furosemida = 40 mg.
- Manipulação:
  - Trianvereno —————— 2 a 4 mg/gota.
  - Solução oral —— q.s.p. —— 20 a 30 mL.

DIURÉTICOS OSMÓTICOS

Manitol

- Manitol 20% (1 mL = 0,2 mg).
- Diurético: 0,2 a 0,5 g/kg/dose – dose máxima = 12,5 g em 3 a 5 minutos.
- Edema cerebral: 0,25 a 1,5 g/kg/dose em 30 a 60 minutos.
- Anúria: 1 a 2 g/kg em 10 a 30 minutos (diurese < 1 mL/kg/hora sugere IRA).
- Manitol 20% – frasco com 250 mL.
- Fresenitol – frasco com 250 mL de manitol 20%.

Albumina Humana

- Ver "Albumina Humana".

Ureia

- Ver "Ureia".

MERCURIAIS

- Meralumide; Mersalil; Mercaptomerin.
- Evitar: alta toxidade.

ASSOCIADOS

- Aldazida comprimido (hidroclorotiazida = 50 mg + espironolactona = 50 mg).
- Diurana = Iguassina comprimido (furosemida = 40 mg + trianvereno = 50 mg).
- Moduretic comprimido (hidroclorotiazida = 50 mg + amiloridina = 2,5 mg).
- Genérico: hidroclorotiazida = 50 mg + amiloridina = 5 mg.
- Amiretic comprimido (hidroclorotiazida = 50 mg + amilorida = 5 mg).

DIVERSOS

Xipamida

- Hipertensão: 1 a 2 comprimidos ao dia VO – adolescentes e adultos.
- Edemas: 2 a 3 comprimidos ao dia VO – adolescentes e adultos.
- Aquaforil comprimido = 20 mg.
- Zipix comprimido = 20 mg.

Bumetanida
- 1 comprimido ao dia VO ou 1 a 2 ampolas ao dia IM ou IV – adolescentes e adultos.
- Burinax comprimido = 1 mg; ampola 2 mL = 0,5 mg.

Acetozolamida
- Ver "Acetozolamida".

56. ALBUMINA HUMANA
- Doses:

Diurético	1 g/kg – IV lento
Choque	0,2 a 0,4 g/kg – IV rápido
Choque (adulto)	20 a 40 g – IV rápido
Edema cerebral	0,2 a 0,3 g/kg – IV em 30 a 60 minutos
Edema cerebral (adultos)	10 a 16 g – IV em 30 a 60 minutos
Terapia de substituição	
RN	1 a 3 g/kg
Maiores	0,4 a 1 g/kg
Adultos	20 a 40 g
Exsanguineotransfusão em recém-nascido com icterícia	1 g/kg

- Reações adversas: hipotensão, urticária, febre, calafrios.
- Reações de incompatibilidade: dor na nuca, rubor, dispneia, choque, PCR. Conduta: suspender a infusão, reposição volêmica, adrenalina IV, corticoide IV, oxigenoterapia e reanimação SOS.
- Albumina 20% (1 mL = 0,2 g).
- Albumina 25% (1 mL = 0,25 g).

57. UREIA
- Promove a passagem de água do LCR e do cérebro para o plasma e o líquido intersticial.
- Combate a hipertensão intracraniana e a hipertensão intraocular.
- É metabolizada no trato gastrointestinal a amoníaco e CO_2, que podem voltar a sintetizar ureia.
- Eliminação renal com uma reabsorção de aproximadamente 50%.
- Indicações: edema cerebral, glaucoma maligno e glaucoma secundário.
- < 2 anos: 100 mg a 1,5 g/kg da solução a 30% em SG 5% ou 10% em 30 a 120 minutos.
- Dose máxima: até 2 g/kg em 24 horas.
- Reações adversas:
  - Visão turva, cefaleia, confusão, taquicardia, febre, nervosismo, câimbras, mialgias, formigamento nos pés e nas mãos, convulsões, tremores, fadiga e reação local.
- Interações: diuréticos.
- Contraindicações: desidratação grave, insuficiência hepática grave, insuficiência renal grave, hemorragia intracraniana.

- A relação risco-benefício deve ser avaliada nos seguintes casos: insuficiência cardiovascular; intolerância hereditária à glicose; hipovolemia; disfunção renal ou hepática.
- Ureia 30% = 30 g/100 mL da solução para uso venoso.

58. ACETOZOLAMIDA
- Diurético: 5 mg/kg dose única diária VO.
- Glaucoma e epilepsia: 8 a 30 mg/kg/dia ÷ 3 a 4 doses VO; máximo = 1 g/dia.
- Cuidados:
  - Corticoide (agrava a hipocalemia).
  - Digital (aumenta a toxicidade sobre o SNC).
- Efeitos adversos (doses altas):
  - Sonolência; parestesias; erupções cutâneas; urticária; poliúria; melena; hematúria; glicosúria; lesão hepática; paralisias; convulsões; acidose metabólica e confusão mental.
- Diamox comprimido = 250 mg.

59. ANTI-HIPERTENSIVOS

NIFEDIPINA
- 0,5 a 1 mg/kg/dia ÷ 4 a 6 doses VO ou SL.
- Antagonista do Ca^{++}.
- Vasodilatação arteriolar e coronariana.
- Útil na crise volume-dependente e não complicada. Exemplo: GNDA.
- Por via oral:
  - Início da ação: 15 a 30 minutos.
  - Pico da ação: 30 a 60 minutos.
  - Duração do efeito: 3 a 6 horas.
- Efeitos colaterais: taquicardia, cefaleia, vômitos e retenção hidrossalina.
- Cuidado: evitar luz e calor.
- Detalhe: aspirar o conteúdo da cápsula = 0,25 mL com uma seringa de insulina para usar por via sublingual na dose recomendada.
- Cardalin cápsula = 10 mg.
- Dilaflux comprimido = 10 mg.
- Adalat = Oxcord cápsula = 0,25 mL = 10 mg.

HIDRALAZINA
- Por via IV/IM:
  - 0,1 a 0,2 mg/kg/dose a cada 4 ou 6 horas SOS.
  - Início da ação: 15 a 20 minutos.
  - Pico da ação: 20 a 60 minutos.
  - Duração do efeito: 3 a 4 horas.
- Por via oral:
  - 0,2 a 0,3 mg/kg/dose a cada 6 ou 8 horas.
  - Início da ação: 30 a 60 minutos.
  - Pico da ação: ± 2 horas.
  - Duração do efeito: 1 a 6 horas.

- Aumentar a dose a cada 48 a 72 horas SOS.
- Efeitos colaterais: taquicardia, cefaleia, retenção hidrossalina, reações do tipo lúpus e artrite reumatoide.
- Nepresol ampola: 1 mL = 20 mg; comprimido = 50 mg.

CLORIDRATO DE PROPRANOLOL
- Bloqueador dos receptores β-adrenérgicos 1 e 2.
- Anti-hipertensivo eficiente no combate às taquicardias; não deve ser usado nas urgências.
- Pode ser usado associado a outros anti-hipertensivos, principalmente, os diuréticos tiazídicos.
- Crianças: iniciar com 0,5 mg/kg/dia – Dose máxima: 16 mg/dia.
- Manter com 2 a 4 mg/kg/dia ÷ 2 doses por VO.
- Cloridrato de propranolol comprimido de 10 – 40 – 80 mg.

NITROPRUSSIATO DE SÓDIO

Dose	mcg/kg/minuto
Inicial	0,3 a 1
Média	3
Máxima	8

- Potente vasodilatador: age no setor arterial e venoso.
- Diminui a resistência periférica e o retorno venoso.
- Diminui o esforço cardíaco.
- Ação imediata e dose-dependente.
- Efeito perdura por 10 minutos após suspender a infusão.
- Cuidados:
  - Monitorizar a PA e a FC.
  - Na insuficiência renal, dosar o tiocianato diariamente.
  - Não usar na insuficiência hepática.
  - Não usar na deficiência de cianocobalamina (anemia perniciosa). Proteger o equipo da luz e trocar a solução a cada 4 horas.
- Efeitos colaterais:
  - Cefaleia, sudorese, gastrite, palpitações, miofasciculações.
  - Retenção hidrossalina, hipotensão grave, metemoglobinemia.
  - Intoxicação por cianeto e tiocianato.
- Nipride: frasco – ampola = 50 mg.
- Frasco = 50 mg + 250 mL SG 5% contém: 200 mcg/mL – 12 mcg/gota – 4 mcg/microgota.

DIAZÓXIDO OU DIAZOXIDE
- 1 a 2 mg/kg/dose IV rápida. Repetir a cada 10 a 15 minutos SOS.
- Efeito por 4 a 24 horas, quando a PA volta aos níveis anteriores à medicação.
- Convém dar outro hipotensor logo que a PA estabilizar.
- Derivado tiazídico sem ação diurética.
- Age no setor arteriolar, diminuindo a resistência periférica.

- Não age no setor venoso nem sobre o tônus vascular.
- Desvantagens
  - Retenção de sódio e água decorrentes da vasodilatação (impõe o uso de furosemida).
  - Taquicardia reflexa decorrente da diminuição da resistência periférica.
  - Cuidado nas cardiopatias e na insuficiência cardíaca.
  - Considerar o uso de betabloqueador: propranolol.
  - Hipotensão grave (pode ser de difícil reversão).
  - Hiperglicemia (reduz a secreção de insulina).
  - Hiperuricemia (gota).
- Reações de hipersensibilidade são raras.
- Tensuril: ampola 20 mL = 300 mg:

CAPTOPRIL
- Inibe por competição a enzima conversora da angiotensina 1 → 2.
- Doses:
  - Recém-nascidos e lactentes: 0,15 mg/kg/dose (mesma dose nas crianças em uso de diuréticos).
  - Maiores de 1 anos de idade: 0,3 mg/kg/dose.
  - A dose pode ser repetida a cada 8 horas (entre as refeições) SOS.
  - Também pode ser aumentada (1 vez por semana) para 0,6 – 1,2 – 2 mg ou mais/kg/dose.
  - Máximo = 6 mg/kg/dose sempre em intervalos de 24 horas ou menos.
  - Na insuficiência renal, reduzir a dose ou aumentar os intervalos.
- Pode ser associado a digital e a diurético tiazídico.
- Não pode ser associado aos poupadores de potássio.
- Evitar suplemento de potássio.
- Não usar no aleitamento materno.
- Reações adversas (raras): alergias, anorexia, aftas, sintomas digestivos, TGO, TGP, ureia e potássio aumentados, acidose, anemia, agranulocitose, neutropenia, trombocitopenia.
- Superdosagem: expansão de volume com SF + Diálise SOS.
- Capoten = Hipocatril comprimido = 12,5 – 25 – 50 – 100 mg.
- Manipulação:
  - Captopril ——— 1 mg/mL
  - Suspensão —— q.s.p. —— 100 mL
- Manipulação:
  - Captopril ——— 1 a 3 mg/kg de peso/mL = 20 gotas
  - Solução oral ——— q.s.p. ——— 20 a 30 mL

MINOXIDIL
- Dose inicial: 0,1 a 0,2 mg/kg/dia ÷ 2 doses VO. Máximo = 5 mg/dia. Aumentar 0,1 a 0,2 mg/kg/dia a cada 3 dias até o máximo de 1 mg/kg/dia SOS.
- Maiores de 12 anos: 5 mg/dia ÷ 2 doses VO. Aumentar 5 a 10 mg/dia a cada 3 dias até o máximo de 50 a 100 mg/dia.
- Piridimina com potente ação dilatadora arteriolar, diminuindo a resistência periférica nos pacientes que não respondem ao tratamento habitual.

- Por via oral:
  - Início da ação: 1 hora.
  - Pico da ação: 2 a 3 horas.
  - Duração do efeito: 1 a 3 dias.
- Cuidados:
  - Controle frequente da PA.
  - Retirada gradual (risco de hipertensão).
  - Usar furosemida (retenção hidrossalina).
  - Usar betabloqueador = cloridrato de propranolol (taquicardia reflexa).
- Reações adversas:
  - Edema periférico, taquicardia, hipotensão, hipertricose.
  - Sintomas gastrointestinais, aumento da ureia e da creatinina.
  - Anemia, derrame pericárdico, amolecimento dos seios.
  - Reações de hipersensibilidade.
- Loniten: comprimido de 10 mg.
- Regaine: solução 2% para uso tópico no tratamento da alopecia.

60. ENCEFALOPATIA HIPERTENSIVA

- Convulsões: representam 90% das alterações neurológicas nas crianças.
- Frequentemente é o primeiro sinal de hipertensão arterial grave.
- Critério definitivo para o diagnóstico: a reversibilidade da encefalopatia.
- 1ª escolha: nitroprussiato de sódio.
- Opção: diazóxido + furosemida (embora, ambos, possam aumentar a pressão intracraniana).

61. CRISE HIPERTENSIVA COM INSUFICIÊNCIA CARDÍACA

- A redução de volume é mais importante do que digitalizar.
- Usar vasodilatadores que agem no setor arterial e no setor venoso: nitroprussiato de sódio (+ furosemida) por via IV.
- Diálise nas crises volume-dependentes que não respondem ao tratamento.
- Cabeceira elevada + oxigênio + garrote rotativo + morfina.

62. HIPERTENSÃO COM INSUFICIÊNCIA CARDÍACA INCIPIENTE SEM CONGESTÃO PULMONAR

- Podem ser usados outros vasodilatadores como a nifedipina.
- Cuidado: usar sempre um diurético potente.
- Taquicardia reflexa: considerar o uso de betabloqueador.

PARTE I

63. CONVULSÃO

- Febril, epilepsia, doença sistêmica, intoxicação hídrica, hiponatremia.
- Hipernatremia, hipocalcemia, hipomagnesemia, hipoglicemia, uremia.
- Intoxicação: exógena, aminofilina, neurolépticos tricíclicos, inseticidas: organofosforados, organoclorados e carbamatos.
- Afecção neurológica aguda: TCE, anoxia, isquemia, tumor, AVC, meningite, encefalite etc.
- Crise isolada sem causa aparente.

CONVULSÃO FEBRIL

- 3% a 5% das crianças entre 5 meses e 5 anos.
- Geralmente é generalizada (clônica) e dura menos de 5 minutos.
- Etiologia mais comum: infecção viral.
- 2% desenvolvem epilepsia.
- Crise parcial sem fator exógeno = epilepsia (independentemente do EEG).
- 1ª crise = punção lombar para exame do LCR.
- Maior risco de epilepsia:
  - História familiar.
  - Alterações neurológicas ou do desenvolvimento.
  - Crise parcial ou unilateral ou superior a 15 minutos.
- Conduta:
  - Combater a febre.
  - Decúbito lateral (evitar brocoaspiração).
  - Evitar traumas.
  - Fralda entre os dentes SOS.
  - Manter ventilação e circulação.
- Contraindicado: dar banho, prender os membros e estimular as crises.

TRATAMENTO DAS CRISES CONVULSIVAS EM GERAL

Diazepam

- 0,2 a 0,4 mg/kg – máximo: 10 mg IV lento.
- Não diluir (usar seringa de insulina).
- Repetir até 2 vezes com intervalos de 5 minutos, se a convulsão não ceder.
- Opção: 0,5 mg/kg diluído em 5 mL de SF por via retal.
- Efeito efêmero (10 minutos) após a injeção IV.
- Se a crise não ceder, usar fenitoína.
- Diazepam = Dienpax = Valium = Unidiazepam ampola 2 mL = 10 mg.

Fenitoína

- 15 a 20 mg/kg/dia em dose única IV ou fracionada: 2 a 2,5 mg/kg com intervalos de 15 minutos.
  - Dose mínima = 50 mg.
  - Dose máxima = 250 mg.

- Diluir em soro fisiológico ou água destilada.
- Não diluir em soro glicosado porque precipita.
- Manutenção (após 24 horas): 5 a 10 mg/kg/dia ÷ 2 ou 3 doses IV diluído em SF ou AD.
- Contraindicação: arritmias.
- Opção ao esquema Diazepam → Fenitoína: Fenobarbital.
- Hidantal = Fenitoína ampola 5 mL = 250 mg.

Fenobarbital

	mg/kg (dose única IM)
Recém-nascido	20
Lactente	15
Maiores	10

- Por via IV usar exclusivamente o fenobarbital "sódico".
- Manutenção: 3 a 5 mg/kg/dia em dose única IM ou VO ou RETAL a cada 24 horas.
- Se as crises continuarem: clonazepam.
- Gardenal ampola 2 mL = 200 mg; comprimidos = 50 e 100 mg; gotas = 40 mg/mL = 2 mg/gota.
- Fenocris = Fenobarbital ampola 1 mL = 200 mg; comp. = 100 mg; gotas = 40 mg/mL = 2 mg/gota.

Clonazepam

- 0,1 a 0,4 mg/kg/dia ÷ 4 doses IM ou IV diluído em SG 5%.
- Manutenção: aumentar a dose SOS.
- Rivotril ampola = 1 mg/mL.

	mg/dia VO
Lactentes	0,3 a 1,0
1 a 15 anos	0,5 a 6,0
Adultos	1,0 a 8,0

EDEMA CEREBRAL POR CONVULSÕES

- "Drogas sem papel definido" (sic).
- "Corticoides parecem ineficazes" (sic).
- "Manitol pode ser usado: 0,5 a 1 g/kg em 30 a 60 minutos IV de 4/4 horas" (sic).

PROFILAXIA DAS CRISES CONVULSIVAS EM GERAL

- Indicações:
  - 1ª crise no 1º ano de vida.
  - Mais de uma crise em curto espaço de tempo.
  - Alterações estruturais definitivas do SNC.
  - Crise parcial, unilateral ou de duração superior a 15 minutos.

- A profilaxia da convulsão febril, quando indicada, deve ser mantida por 2 anos e a supressão deve ser lenta e gradual: 3 meses.
- Por desencadeante tóxico ou metabólico, em geral, dispensam profilaxia.
- Suspeita de lesão estrutural: manter fenobarbital por mais tempo.
- Por agressão aguda do SNC, a ocorrência de epilepsia é rara, devendo considerar-se a suspensão da medicação, uma vez resolvida a doença aguda. O número de crises, o estado neurológico e o EEG devem ser considerados.

Parciais e/ou Secundariamente Generalizadas

A. Simples

Fenitoína	+++
Carbamazepina	+++
Primidona	++
Fenobarbital	+
Benzodiazepínicos	+

B. Complexas

Fenitoína	+++
Carbamazepina	+++
Primidona	++
Benzodiazepínicos	+

Generalizadas

A. Tônico-clônicas e clônicas

Ácido valproico	+++
Fenobarbital	+
Carbamazepina	+
Primidona	+

B. Tônicas

Fenitoína	Sem preferência
Benzodiazepínicos (clonazepam, clobazam)	Sem preferência

C. Mioclônicas

Ácido valproico	+++
Benzodiazepínicos	+

DESVANTAGENS DE CADA ANTICONVULSIVANTE

Fenobarbital	Pode causar reação paradoxal
Fenitoína	Custo elevado
Ácido valproico	Custo elevado
Fenitoína	Hirsutismo em meninas
Benzodiazepínicos	Sedação Aumento das secreções brônquicas

Fenobarbital
- Manutenção: 3 a 5 mg/kg/dia ÷ 1 ou 2 doses VO.
- Fenobarbital = Fenocris gotas = 40 mg/mL = 2 mg/gota; comp.= 100 mg; amp.1 mL = 100 mg.
- Gardenal gotas = 40 mg/mL = 2 mg/gota; comprimido = 50 e 100 mg; ampola 1 mL = 200 mg.
- Edhanol = Fenobarbital comprimido = 100 mg.

Ácido Valproico
- Dose inicial: 15 mg/kg/dia ÷ 2 ou 3 doses VO. Aumentar semanalmente 5 a 10 mg/kg/dia, SOS.
- Manutenção: 30 a 60 mg/kg/dia ÷ 2 ou 3 doses VO.
- Depakene xarope 5 mL = 250 mg; cápsula = 250 mg; comprimido 300 e 500 mg.
- Valpakine solução oral = 200 mg/mL; comprimido = 200 e 500 mg.
- Epilenil xarope 5 mL = 250 mg; cápsula = 250 mg.

Fenitoína (Fenil-Hidantoína)
- Manutenção: 5 a 10 mg/kg/dia ÷ 2 ou 3 doses VO – dose máxima = 300 mg/dia.
- Hidantal suspensão 5 mL = 100 mg; comprimido = 100 mg; ampola 5 mL = 250 mg.
- Epelin suspensão 5 mL = 100 mg; cápsula = 100 mg.
- Fenital comprimido = 100 mg; ampola 5 mL = 250 mg.
- Manipulação:
  - Fenitoína ——— 100 mg.
  - Xarope com sabor ——— 5 mL.
- Manipulação:
  - Fenitoína ——— 5 a 10 mg/gota.
  - Solução com sabor ——— 20 a 30 mL.

Carbamazepina
- < 4 anos: dose inicial = 20 a 60 mg/dia ÷ 2 ou 3 doses – aumentar 20 a 60 mg/dia a cada 2 dias.
- > 4 anos: dose inicial = 100 mg/dia ÷ 2 ou 3 doses – aumentar 100 mg/dia a cada 7 dias.
- Manutenção: 10 a 20 mg/kg/dia ÷ 2 doses VO.
- Carbamazepina suspensão oral a 2% (5 mL = 100 mg); comprimidos = 200 e 400 mg.
- Tegretol suspensão oral a 2% (5 mL = 100 mg); comprimido = 200 e 400 mg.
- Uni carmazepax suspensão oral a 2% (5 mL = 100 mg); comprimido = 200 mg.
- Manipulação:
  - Carbamazepina ——— 100 mg.
  - Xarope com sabor ——— 5 mL.

- Manipulação:
  - Carbamazepina ──────── 7 a 20 mg/gota.
  - Solução com sabor ──────── 20 a 30 mL.

Oxcarbazepina
- \> 2 anos: 10 a 30 mg/kg/dia ÷ 2 ou 3 doses VO – dose máxima = 60 mg/kg/dia.
- Trileptal suspensão a 6% (5 mL = 300 mg); comprimidos = 300 e 600 mg.
- Auram comprimido = 300 e 600 mg.

Topiramato
- Crianças: 1 mg/kg/dia na 1ª semana. Aumentar 1 a 3 mg/kg/dia a cada 2 semanas à noite.
- Doses de manutenção para crianças: 5 a 10 mg/kg/dia sempre à noite.
- Doses de até 30 mg/kg/dia já foram toleradas em crianças.
- Adolescentes e adultos: 25 mg/dia na 1ª semana. Aumentar 25 mg a cada 2 semanas.
- Dose de manutenção para adultos: 200 a 400 mg/dia ÷ 2 doses (a dose maior à noite).
- Topamax comprimido = 25 – 50 – 100 mg; cápsulas = 15 e 25 mg.
- Efeito adverso: anorexia e emagrecimento.

Vigabatrina
- 3 a 10 anos: 40 mg/kg/dia na 1ª semana. Aumentar, se necessário, até 80 a 100 mg/kg/dia.
- \> 10 anos e adultos: 2 g/dia (dose máxima).
- Sabril comprimido = 500 mg.

Primidona
- Manutenção: 10 a 25 mg/kg/dia ÷ 2 ou 3 doses VO.
- Primidona suspensão 5 mL = 125 mg; comprimido = 125 e 250 mg.
- Mysoline suspensão 5 mL = 120 mg; comprimido = 250 mg.

Lomotrigina
- Adolescentes e adultos: dose inicial = 50 mg de 24/24 horas VO na 1ª e na 2ª semanas.
- 3ª e 4ª semanas: 50 mg de 12/12 horas VO.
- Manutenção: 100 a 200 mg de 12/12 horas VO – dose máxima = 250 mg de 12/12 horas.
- Nos pacientes em uso concomitante de valproato de sódio reduzir estas doses à metade.
- Age nos canais de Ca^{++}, sensíveis à diferença de potencial para estabilizar as membranas e inibir a liberação de neurotransmissor (glutamato etc.).
- Lamictal = Neural comprimido = 25 – 50 – 100 mg.
- Neurium = comprimidos = 50 e 100 mg.

Barbexaclona
- Manutenção: 5 a 8 mg/kg/dia.
- Lactentes: 25 a 50 mg/dia – máximo = 100 mg.
- 1 a 2 anos: 50 a 100 mg/dia – máximo = 150 mg.
- 2 a 5 anos: 100 a 200 mg/dia – máximo = 250 mg.
- 5 a 12 anos: 200 a 400 mg/dia – máximo = 800 mg.
- \> 12 anos: 200 a 400 mg/dia – máximo = 800 mg.
- Maliasin drágeas = 25 e 100 mg.

64. CONVULSÃO NOS RECÉM-NASCIDOS

1. Manter ventilação e perfusão adequadas.
2. **Dextrostix**

	Hipoglicemia
Pré-termo	< 20 mg%
A termo	< 30 mg%
Glicemia: < 40 mg% investigar	

3. SG 10% (100 mL = 10 g de glicose): 250 a 300 mg/kg/dose seguida de uma infusão de 6 a 8 mg/kg/minuto.
4. Exames: monitorizar glicemia, hematócrito, Na^+, K^+, Ca^{++}, Mg^{++}.
5. Ambiente térmico adequado.
6. Corrigir distúrbios metabólicos: alcalose metabólica, hiponatremia, hipernatremia, hipocalcemia, hipomagnesemia, quando presentes.
7. Monitorizar a FC.
8. Prova terapêutica com a Vit. B6 (Piridoxina): 50 a 100 mg IV – SOS. Ampola 2 mL = 300 mg.
9. Tratar a doença básica.
10. **Fenobarbital**
    - Ataque: 10 a 20 mg/kg IM.
    - Droga de escolha no período neonatal: fenobarbital "sódico" (usar exclusivamente por via IV).
    - Dose do fenobarbital "sódico": 10 a 20 mg/kg IV lento. Associar fenitoína SOS.
11. **Fenitoína**
    - Dose inicial: 10 a 20 mg/kg + 5 mL SF.
    - Velocidade máxima: 0,5 mg/kg/minuto para evitar arritmia.
    - Manutenção: 3 a 4 mg/kg/dia IM – 1ª dose 12 horas após a dose inicial.
    - Assim que possível, passar para via oral.
    - Cuidado: efeito cumulativo com doses de 5 mg/kg/dia ou mais.
    - Como a velocidade de eliminação aumenta com o tempo, aumentar as doses SOS.
    - Opção: suspender a fenitoína após cessar a convulsão ("não dá nível sérico por via oral").
12. Caso a perfusão esteja lenta, iniciar o tratamento com fenitoína por via venosa.
13. Evitar o diazepam: eliminação rápida do SNC e DT50 próxima da DL50.
    - Diazepam após fenobarbital = maior risco de colapso circulatório.
14. **Convulsões refratárias em recém-nascido: clonazepam**
    - Dose inicial: 0,1 a 0,2 mg/kg/dia IV ÷ 4 doses.
    - Manutenção: 0,05 a 0,3 mg/kg/dia ÷ 4 doses VO.
    - Rivotril gotas = 2,5 mg/mL; comprimido = 0,5 e 2 mg; ampola = 1 mg/mL.
15. **Convulsões recidivantes em recém-nascido: primidona**
    - Dose inicial: 15 a 25 mg/kg VO.
    - Manutenção: 15 a 20 mg/kg/dia ÷ 2 ou 3 doses VO.
    - Primidona suspensão 5 mL = 125 e 250 mg; comprimido = 125 e 250 mg.
    - Mysoline suspensão 5 mL = 120 mg; comprimido = 250 mg.

65. BENZODIAZEPÍNICOS ANSIOLÍTICOS (ATARÁXICOS)

DIAZEPAM
- Via oral: 0,1 a 0,8 mg/kg/dia ÷ 2 doses.
- Via IV ou IM: 0,04 a 0,2 mg/kg/dose ÷ 2 doses.
- Valium suspensão 5 mL = 2 mg; comprimido = 5 – 10 mg; ampola 2 mL = 10 mg.
- Diazepam = Dienpax = Valium = Unidiazepam comprimido = 5 – 10 mg; ampola 2 mL = 10 mg.
- Noan = Kiatrium = Unidiazepax = Calmociteno comprimido = 5 e 10 mg.

CLONAZEPAM
- Dose inicial: 0,01 a 0,03 mg/kg/dia ÷ 2 ou 3 doses VO.
- A dose inicial não deve ser aumentada mais do que 0,25 a 0,5 mg a cada 3 dias.
- Manutenção: 0,1 a 0,2 mg/kg/dia – máximo = 0,05 mg/kg/dia ÷ 2 ou 3 doses VO.
- Lactente: 0,3 a 1 mg/dia ÷ 2 ou 3 doses VO.
- 1 a 15 anos: 0,5 a 6 mg/dia ÷ 2 ou 3 doses VO.
- Adultos: 1 a 8 mg/dia ÷ 2 ou 3 doses VO.
- Rivotril 1 mL = 25 gotas = 2,5 mg = 0,1 mg/gota; comp. = 0,25 – 0,5 e 2 mg; ampola 1 mg/mL.
- Uni clonazepax 1 mL = 25 gotas = 2,5 mg; comprimidos = 0,5 e 2 mg.

CLOBAZAM
- Crianças: 0,5 a 1 mg/kg/dia ÷ 2 ou 3 doses VO.
- Adultos: 10 a 60 mg/dia ÷ 2 doses VO.
- Frisium = Urbanil comprimido = 10 e 20 mg.

NITRAZEPAM
- Manutenção: 0,5 a 1 mg/kg/dia VO ÷ 2 ou 3 doses.
- Nitrazepam comprimido = 10 mg; nitrazepol comprimido = 5 mg.
- Sonobom = Sonotrat comprimido = 5 mg.

CLORDIAZEPÓXIDO
- Adultos: 10 a 75 mg/dia ÷ 1 ou 2 ou 3 doses VO.
- Psicosedin comprimido = 10 e 25 mg; Tensil comprimido = 10 mg.

CLORAZEPATO DIPOTÁSSICO
- Adultos: 5 a 30 mg, dose única ao deitar.
- Tranxilene cápsula = 5 – 10 – 15 mg.

CLOXAZOLAM
- Adultos: 1 a 6 mg/dia ÷ 2 ou 3 doses VO.
- Olcadil = Elum = Eutonis comprimido = 1 e 2 mg.

BROMAZEPAM
- Adultos: 1,5 a 9 mg/dia ÷ 2 ou 3 doses VO.
- Lexotan = Somalium comprimido = 3 e 6 mg.

66. BENZODIAZEPÍNICOS HIPNÓTICOS

FLUNITRAZEPAM
- Crianças: 0,02 a 0,04 mg/kg VO. Máximo = 2 mg ao deitar.
- Adultos: 1 a 2 mg VO. Máximo: 6 mg ao deitar.
- Dose de acordo com a idade, o estado geral e a gravidade da insônia.
- Hipnótico: induz o sono em 20 minutos.
- Rohypnol comprimido = 2 mg.

MIDAZOLAM
- De 6 meses a 5 anos: 0,05 a 0,1 mg/kg/dose a cada 2 – 3 minutos até 6 mg IV.
- De 6 a 12 anos: 0,025 a 0,05 mg/kg/dose a cada 2 – 3 minutos até 10 mg.
- Pose ser usado IM (doses proporcionalmente maiores).
- Adultos: 7,5 a 15 mg VO ou 10 a 15 mg IM ou 2,5 mg IV (doses adicionais de 1 mg IV – SOS).
- Hipnótico: induz o sono em 20 minutos.
- Midazolam = Dormonid = Dormium comprimido = 15 mg; ampola 3 mL = 15 mg uso IM ou IV.
  Ampola 5 mL = 5 mg uso IM ou IV; ampola 10 mL = 50 mg uso IM ou IV.

ESTAZOLAM
- Hipnótico: induz o sono em 20 minutos.
- Noctal comprimido = 2 mg.

67. HIDRATO DE CLORAL (CLORAL HIDRATADO)
- Como sedativo: 25 a 50 mg/kg/dia ÷ 3 ou 4 doses – máximo: 500 mg/dia.
- Pode ser usado por VO ou via retal (diluído em SF).
- Como hipnótico (para procedimento): 25 a 100 mg/kg/dose.
- Adultos: 8 mg/kg/dose – máximo = 1 g/dia ÷ 3 ou 4 doses VO como sedativo.
- Reações adversas: gastrite, excitação, delírio.
- Doses altas: hipotensão arterial e depressão cardiorrespiratória.
- Evitar altas doses em cardiopatas.
- Não usar em nefro e hepatopatas.
- Potencializa a ação dos anticoagulantes.
- Cloral Hidratado – frasco com 100 mg/mL.
- Manipulação.
  - Hidrato de cloral xarope 16% = 160 mg/mL.
  - Hidrato de cloral xarope 20% = 200 mg/mL.

68. INTOXICAÇÃO GRAVE POR BENZODIAZEPÍNICOS

FLUNAZENIL
- Dose inicial: 0,3 mg IV.
- Repetir com intervalos de 1 (um) minuto até a reversão do coma.
- Para benzodiazepínicos de meia-vida longa, pode ocorrer ressedação: fazer 0,1 a 0,4 mg/kg/hora gota/gota em SF ou SG 5% mais reanimação SOS.
- Também pode ser usado nas intoxicações mistas para diagnóstico.
- Lanexat = Flunazenil ampolas 5 mL = 0,5 mg.

69. ANTIDEPRESSIVOS

CLORIDRATO DE PAROXETINA
- Adolescentes e adultos: 20 mg 1 a 3 VPD ou 30 mg 1 a 2 VPD.
- Aropax = Roxetin – 1 comprimido = 20 mg.
- Pondera – 1 comprimido = 30 mg.

CLORIDRATO DE FLUOXETINA
- Adolescentes e adultos: 20 mg 1 a 3 VPD.
- Na depressão associada ou não à ansiedade, bulimia e DOC (distúrbio obsessivo-compulsivo).
- Cloridrato de fluoxetina gotas = 20 mg/mL = 1 mg/gota; cápsula = 20 mg.
- Prozac líquido 5 mL = 20 mg; comprimido = 20 mg.

70. NEUROLÉPTICOS

PERICIAZINA
- Adultos: dose inicial = 5 mg. Aumentar progressivamente até 20 a 25 mg/dia SOS.
- Neuleptil gotas = 1 mg/gota; comprimido = 10 mg.

LEVOMEPROMAZINA
- Adultos: casos leves = 6 a 12 mg/dia; casos graves = 50 a 150 mg/dia ou mais.
- Neozine gotas = 1 mg/gota; comprimido = 25 e 100 mg; ampola 5 mL = 25 mg.

71. EXTRATOS VEGETAIS

PASSIFLORA INCARNATA L. + SALIX ALBA L. + CRATAEGUS OXYCANTHA L.
- Lactente: 2,5 mL 1 a 2 VPD; 2 a 5 anos: 5 mL – 1 a 2 VPD; 6 a 12 anos: 10 mL – 1 a 2 VPD.
- Adolescentes e adultos: 15 a 20 mL ou 1 a 4 drágeas – 1 a 2 VPD.

- Passiflora incarnata L.: substância obtida do maracujá silvestre, induz um sono próximo do fisiológico; não causa depressão psíquica nem diminuição dos reflexos como os ansiolíticos.
- Salix alba L.: substância obtida do salgueiro branco ou alvar, possui identidade química incontestável com o ácido salicílico, tem ação analgésica, anti-inflamatória e antipirética, sendo contraindicado nas alergias ao ácido salicílico; pode ser útil nas cólicas das dismenorreias.
- Crataegus oxycantha L.: substância obtida do espinheiro alvar, possui ação sedativa sobre o SNC e ação vasodilatadora direta, melhorando o rendimento cardíaco.
- Passiflorine = Floriny = Pasalix = Calman líquido e drágea.

PASSIFLORA INCARNATA L. (MARACUJÁ) + ERYTHRINA MULUNGU (MULUNGU) + MATRICÁRIA CAMOMILA (CAMOMILA) + MELISSA OFFICINALIS (ERVA-CIDREIRA).

- Lactente: 2,5 mL 1 a 2 VPD; 2 a 5 anos: 5 mL – 1 a 2 VPD; 6 a 12 anos: 10 mL – 1 a 3 VPD.
- Adolescentes e adultos: 15 a 20 mL ou 1 a 4 drágeas – 1 a 3 VPD.
- Calmapax solução oral e comprimido.

PASSIFLORA INCARNATA L.

- Dose em crianças: 4-6 mg/kg/dose até 2 vezes ao dia.
- Dose em adolescentes: 300 mg/dose 2x/dia (máximo 3 vezes ao dia).
- Sintocalmy gotas: 300 mg/2 mL = 50 gotas – 1 gota = 6 mg.
- Sintocalmy solução oral: 300 mg/10 mL.
- Sintocalmy – comprimido = 300 mg e 600 mg.
- Tensart – suspensão oral = 100 mg/mL.
- Tensart – comprimido = 360 mg e 857 mg.
- Seakalm – suspensão 5 mL = 90 mg.
- Seakalm – comprimido = 260 mg.
- PraKalmar – comprimido = 210 mg.
- Adolescentes e adultos: 1 comprimido ou 5 a 10 mL – 2 a 3 vezes ao dia.
- Crianças: a critério do médico.

72. TRANSTORNOS PSIQUIÁTRICOS

ANSIEDADE E DEPRESSÃO

São os mais frequentes na infância e na adolescência. A ansiedade pode até ser considerada normal, quando o desenvolvimento não é comprometido. Imunidade baixa, náusea e preocupação excessiva podem estar associadas a um transtorno psiquiátrico.

A depressão é caracterizada, principalmente, por anedonia (incapacidade de sentir prazer) de início súbito, podendo ser precedida de mau humor e irritação.

Quanto menor a idade, mais sintomas de doença física terá na ansiedade e na depressão.

TRANSTORNO DO DÉFICIT DE ATENÇÃO E HIPERATIVIDADE (TDAH)

Cloridrato de Metilfenidrato
- Ritalina comprimido = 10 mg.
- Estimula áreas do cérebro, aumentando a atenção e a concentração e diminuindo a impulsividade. Pode causar emagrecimento.
- Pode ser utilizada no tratamento da narcolepsia, condição neurológica que causa sonolência excessiva durante o dia, incapacitando a pessoa de se manter acordada.
- Dose em crianças: começar com ¼ do comprimido = 2,5 mg às 6 e 14 horas ou 7 e 15 horas. Aumentar para ½ do cp = 5 mg; ¾ do cp = 7,5 mg; 1 cp = 10 mg; etc. SOS.
- Dose em adolescentes: 10 a 15 mg ás 6 e 14 horas ou ás 7 e 15 horas.
- Adultos: dose máxima = 60 mg/dia no TDAH e até 80 mg/dia na Narcolepsia.

TRANSTORNOS DO ESPECTRO AUTISTA (TEA)
Sinais de alerta no bebê:

1. Aos 6 meses não apresenta expressão de alegria (grande sorriso").
2. Aos 9 meses não compartilha sons, sorrisos ou outras expressões faciais.
3. Aos 12 meses não balbucia, não faz gestos, aponta ou mostra coisas. Se der a mão a alguém para mostrar o que quer, não está se comunicando, mas usando essa pessoa como instrumento. É um sinal. Se não for autista, ela vai apontar ("atenção compartilhada").
4. Aos 24 meses não fala qualquer frase significativa com 2 palavras (sem imitar ou repetir).
5. A partir dos 3 anos, ausência de fala ou de habilidades sociais em qualquer idade são sinais de TEA.

A avaliação do déficit cognitivo é sempre clínica e o diagnóstico pode e deve ser fechado a partir de 1 ano de idade. Segundo a OMS e a Academia Americana de Psiquiatria com 1 ano de idade o prognóstico é o melhor possível, enquanto aos 5 anos de idade é desfavorável e o comprometimento será maior ao longo da vida. O tratamento deve ser multidisciplinar, após matricular o mais cedo possível numa creche ou escolinha: fonoaudióloga; psicóloga; nutricionista; neuropediatra.

Os distúrbios da cognição ou cognitivos podem se manifestar como ansiedade, déficit de atenção e de aprendizagem, impulsividade, hiperatividade, transtornos de interação social e comorbidade (imunidade baixa, náuseas e vômitos).

73. ASMA BRÔNQUICA

Estimulação parassimpática → Aumento da GMPc → broncospasmo (acetilcolina + receptor) + ↑ do Ca^{++} citoplasmático
Estimulação simpática → Aumento da AMPc → broncodilatação (catecolaminas + receptor) + ↓ do Ca^{++} citoplasmático

SIMPATICOMIMÉTICOS – VIA INALATÓRIA (PREFERENCIAL)

Bromidrato de Fenoterol 0,5% – Fora do Mercado de Fevereiro 2020
- 1 gota para cada 3 a 5 kg de peso – dose máxima = 7 gotas na criança e 10 gotas no adulto.
- Diluir sempre em 5 mL de SF 0,9%.

- Nebulização contínua na asma severa:
  - 2 gotas/kg diluídas em 15 mL SF 0,9% com O_2 aquecido – 6 litros/minuto.
  - Aumentar para 10 litros/minuto, se necessário.
- Berotec solução para nebulização 1 mL = 20 gotas = 5 mg.
- Bromidrato de fenoterol solução para nebulização 1 mL = 20 gotas = 5 mg.

Salbutamol 0,5% para Inalação com Nebulizador – Fora do Mercado
- 1 gota para cada 3 a 5 kg – dose máxima = 12 gotas – diluídas em 5 mL de SF 0,9%.
- Aerolin solução para nebulização 1 mL = 20 gotas = 5 mg.

Salbutamol Spray 100 mcg/Inalação por Via Bucal – Fora do Mercado
- Crise de asma ou broncospasmo agudo:
  - Crianças = 1 inalação = 100 mcg cada 6 horas.
  - Adultos = 1 ou 2 inalações = 100 ou 200 mcg cada 6 horas.
- Prevenção da alergia ou do broncospasmo provocado por exercício físico:
  - Criança = 1 inalação = 100 mcg antes do exercício físico. Repetir (1 inalação = 100 mcg), SOS.
  - Adulto = 2 inalações = 200 mcg antes do exercício físico.
- Terapia crônica:
  - Criança = 1 ou 2 inalações = 100 ou 200 mcg cada 6 horas.
  - Adulto = 1 ou 2 inalações = 100 ou 200 mcg cada 6 horas.
- Reações adversas: tremor, taquicardia leve e transitória. Raramente: brocospasmo paradoxal, angioedema, exantema, urticária, edema de glote, hipotensão, choque anafilático, tontura, agitação, hiperatividade, secura e irritação da faringe, palpitações, hipertensão arterial.
- Aerolin spray 100 mgc.

Sulfato de Salbutamol para Nebulização sem Diluição – Fora do Mercado
- Não requer diluição com SF 0,9%.
- Maior seletividade 2-agonista (menor alteração da frequência cardíaca).
- Menos efeitos hipocalêmicos.
- Crianças a partir dos 18 meses até 12 anos: 1 flaconete = 2,5 mL = 2,5 mg até 4 VPD.
- Esta dose inicial pode ser aumentada na criança para 5 mg até 4 VPD, se necessário, de acordo com o peso e a intensidade do broncospasmo.
- Adultos com broncospasmo grave: até 40 mg ao dia em ambiente hospitalar.
- Interações: drogas β-bloqueadoras como o propranolol.
- Reações adversas: tremor, cefaleia, taquicardia.
- Raro: cãibra muscular, hipocalemia, acidose lática com hiperventilação.
- Raríssimo: reações alérgicas, vasodilatação periférica, broncospasmo paradoxal, arritmias.
- Aerolin Nebules – 1 caixa contém 10 flaconetes – 1 flaconete = 2,5 mL = 2,5mg.

Terbutalina 1% – Fora do Mercado
- 1 gota = 0,5 mg para cada 5 kg de peso – máximo = 12 gotas. Diluir em 5 mL de SF 0,9%.
- Bricanyl solução 1% para nebulização – 0,5 mg/gota.

PARTE I

Brometo de Ipratropium (Ipratrópio)
- 2 gotas para cada 3 a 5 kg de peso. – Dose máxima = 14 gotas na criança via inalatória.
- Adultos: 20 a 40 gotas em 5 mL SF 0,9% a cada 4 a 6 horas por via inalatória.
- Diluir sempre em 5 mL de SF 0,9%.
- Aerossol (*spray*): maiores de 5 anos = 2 *puffs* cada 6 a 8 horas.
- Pode associar ao bromidrato de fenoterol (Berotec).
- Impede o aumento da GMPc; potencializa a ação dos β2-adrenérgicos e da aminofilina.
- Potencializa a ação dos corticosteroides.
- Atrovent – solução a 0,025% → 1 mL = 20 gotas = 0,250 mg para nebulizações – frasco = 20 mL.
- Atrovent *spray* para aerossol com 0,02 mg/*puff*.

Metaproterenol – Fora do Mercado
- 1 gota para cada 5 kg – dose máxima = 12 gotas. Diluir em 5 mL de SF 0,9%.
- Alupend solução 5% para nebulização.

Fumarato de Formoterol
- \> 5 anos de idade: 1 cápsula = 12 mcg a cada 12 horas.
- Adultos: 1 a 2 cápsulas a cada 12 horas.
- Potente estimulante seletivo β2-adrenérgico.
- Início da ação: 1 a 3 minutos – duração do efeito: 12 horas.
- Reações adversas raras: tremores, mialgias, câimbras, palpitações, taquicardia, cefaleia, agitação; ansiedade; insônia; alergias; alterações do paladar.
- Fluir = Foradil cápsulas = 12 mcg; aerossol com 12 mcg/dose.

Xinafoato de Salmeterol
- Para maiores de 4 anos de idade: *spray* – 2 *puffs* = 50 mcg cada 12 horas.
- Aerossol – 1 dose = 50 mcg cada 12 horas para inalação via bucal.
- Serevent *spray* = 25 mcg/dose.
- Serevent diskus = 50 mcg/dose – 60 e 120 doses.

SIMPATICOMIMÉTICOS – VIA PARENTERAL

> ☞ Nunca usar as vias inalatória e parenteral simultaneamente no mesmo paciente.

Adrenalina (Epinefrina)
- 0,01 mL/kg/dose – dose máxima = 0,3 mL por via subcutânea.
- Se necessário, pode aplicar até o máximo de 3 doses com intervalos de 20 minutos.

Aminofilina
- < 2 meses: 2 mg/kg/dose IV a cada 12 horas.
- 2 a 4 meses: 3 mg/kg/dose IV a cada 8 horas.
- 4 a 6 meses: 4 mg/kg/dose IV a cada 8 horas.
- 6 meses a 9 anos: 5 a 6 mg/kg/dose IV a cada 6 horas.

- 9 a 12 anos: 4 mg/kg/dose IV a cada 6 horas.
- \> 12 anos: 150 a 200 mg/dose IV a cada 6 horas.
- Diluir em SG 5% e infundir gota/gota IV em 20 minutos.
- Via retal: pode ser usada como alternativa, diluindo a dose calculada em 10 mL de SF 0,9%.
- Aminofilina ampola 10 mL = 240 mg.

ASMA GRAVE E/OU PROLONGADA
Corticosteroide – 3 a 5 dias ou mais
- Hidrocortisona: 20 a 40 mg/kg/dia ÷ 4 ou 6 doses – via IV ou IM.
- Prednisolona: 1 a 2 mg/kg/dia, dose única diária ou ÷ 2 doses VO.
- Deflazacort: crianças: 0,22 a 1,65 mg/kg/dia – dose única diária. Adultos: 6 a 90 mg/dia VO.
- Dexametasona:
  - 0,15 a 0,25 mg/kg/dose de 6/6 h – IM ou IV diluído em SG 5%. Dose máxima = 16 g/dia ou 0,1 a 0,3 mg/kg/dia ÷ 2 ou 3 ou 4 doses VO. Dose máxima = 4 g/dia.
- Betametasona:
  - 0,017 a 0,25 mg/kg/dia VO ou IM.
  - \> 12 anos e adultos: 0,25 a 8 mg/dia.
  - Koide elixir 5 mL = 0,5 mg.
  - Celestone gotas 1 mL (20 gotas) = 0,5 mg; elixir 5 mL = 0,5 mg; comprimido = 0,5 e 2 mg.
  - Celestone ampola 1 mL = 4 mg – uso IM ou IV.

AMINOFILINA E SIMPATICOMIMÉTICOS – VIA ORAL OU INALATÓRIA:
Aminofilina
- < 1 ano: 4 mg/kg/dose a cada 6 horas.
- 1 a 9 anos: 7 mg/kg/dose a cada 6 horas.
- 9 a 12 anos: 6 mg/kg/dose a cada 6 horas.
- Aminofilina gotas = 10 mg/gota; comprimido 0,100 g = 100 mg e 0,200 g = 200 mg.
- Manipulação:
  - Aminofilina ———————— 2%
  - Xarope *q.s.p.* ———————— 100 mL (1 mL = 20 mg).

Teofilina
- Xarope e solução: 5 mg/kg/dose a cada 6 horas.
- Contraindicações da teofilina (aminofilina): alergia às xantinas, hepatopatias e nefropatias, doença cardiovascular, úlcera péptica e história de convulsões.
- Interações da teofilina (aminofilina): fenobarbital, fenitoína, carbamazepina, alopurinol, cimetidina e eritromicina.
- Teofilina bermácea solução 15 mL = 100 mg; Teolong xarope 15 mL = 100 mg.
- Cápsulas e drágeas de liberação lenta: 8 a 10 mg/kg/dose a cada 12 horas.
- Teofilina Bermácea Retard: cápsula de liberação lenta = 300 mg.
- Teolong = Talofilina cápsulas de liberação lenta = 100 – 200 e 300 mg.

Acebrofilina (Teofilina + Ambroxol)
- 2 a 3 anos: 1 mg/kg a cada 12 horas.
- 3 a 6 anos: 25 mg = 5 mL do xarope pediátrico a cada 12 horas.

PARTE I

- 6 a 12 anos: 50 mg = 10 mL do xarope pediátrico a cada 12 horas.
- Adolescentes e adultos: 100 mg = 10 mL do xarope adulto a cada 12 horas.
- Brondilat = Filinar = Filinar Gel = Expecdilat = Melysse xarope pediátrico 5 mL = 25 mg.
- Brondilat = Filinar = Expecdilat = Melysse xarope adulto 5 mL = 50 mg.

Bromidrato de Fenoterol
- 0,2 mg/kg/dose a cada 8 horas VO.
- *Spray*: 2 inalações de 100 mcg ou 1 inalação de 200 mcg – pode repetir após 5 minutos.
- Dose máxima: 2,5 mg a cada 8 horas VO.
- Estimula os receptores β-adrenérgicos.
- Inibe a degranulação dos mastócitos.
- Ativa o epitélio ciliar.
- Berotec solução 1 mL = 20 gotas = 5 mg (1 gota = 0,25 mg); xarope pediátrico 10 mL = 2,5 mg; xarope adulto 5 mL = 2,5 mg; comprimido = 2,5 mg; *spray* 100 mcg/dose e 200 mcg/dose.

Salbutamol – Fora do Mercado
- Via oral: 0,07 mg/kg/dose a cada 8 horas.
- *Spray*: 1 a 2 *puffs* a cada 6 a 8 horas.
- Aerolin gotas – 1 mL = 20 gotas = 5 mg; xarope infantil 5 mL = 2 mg;
- Aerolin solução oral (edulito) 5 mL = 2 mg; comprimido = 2 e 4 mg; ampolas 1 mL = 0,5 mg.
- Aeroflux xarope 5 mL = 2 mg (+ guaifenesina = 100 mg).
- Aerolin = Aerojet = Aerogold *spray* para uso inalatório oral (100 mcg/dose).

Terbutalina – Fora do Mercado
- Via oral: 0,1 mg/kg/dose a cada 8 horas.
- Turbuhaler: 1 inalação = 0,50 mg a cada 6 horas para adolescentes e adultos.
- Pode ser usada com o metoprolol (Seloken) – betabloqueador cardiosseletivo – inibidor dos receptores β1-adrenérgicos do coração e com efeito anti-hipertensivo.
- Bricanyl solução 1% para nebulização = 0,5 mg/gota; comprimido = 2,5 e 5 mg; xarope 5 mL = 1,5 mg; xarope expectorante (+ éter glicero-guaiacólico) 5 mL = 1,5 mg; Bricanyl Turbuhaler.

Metaproterenol – Fora do Mercado
- 0,3 a 0,5 mg/kg a cada 8 horas.
- Alupend comprimido = 20 mg.

Teofilina + Sulfato de Efedrina – Fora do Mercado
- 2 a 4 anos: 2,5 mL a cada 6 a 8 horas.
- 5 a 10 anos: 5 mL a cada 6 a 8 horas.
- \> 10 anos: 10 mL a cada 6 a 8 horas.
- Efeitos adversos: arritmia, taquicardia, palpitação, rubor, vertigens, cefaleia, tremor, ansiedade, agitação, insônia, fraqueza, náusea, vômitos, sede, dispneia, sudorese, dificuldade para urinar.

- Contraindicações:
    - Hipertensão, angina, doença coronariana, arritmias, hipertireoidismo, porfiria, uso de xantinas, gravidez, aleitamento, feocromocitoma, doença da próstata, idosos, úlcera péptica, inibidores da MAO, disfunção cardíaca, renal e hepática, uso de alopurinol, propranolol, cimetidina, fenitoína, carbamazepina, anticoncepcionais, rifampicina e antibióticos macrolídeos.
- Franol xarope 5 mL = 15 mg teofilina + 12 mg efedrina.
- Franol comprimido = 120 mg teofilina + 15 mg efedrina.

Teofilina + Sulfato de Efedrina + Hidroxizina – Fora do Mercado
- 2 a 5 anos: 2,5 a 5 mL a cada 6 a 8 horas.
- > 5 anos: 5 mL a cada 6 a 8 horas.
- Adolescentes e adultos: 1 comprimido a cada 6 a 12 horas.
- Efeitos adversos e contraindicações: os mesmos da teofilina + sulfato de efedrina.
- Marax xarope 5 mL = 32,5 mg teofilina + 6,25 mg efedrina + 2,5 mg hidroxizina.
- Marax comprimido = 130 mg teofilina + 25 mg efedrina + 10 mg hidroxizina.

Bromidrato de Fenoterol – Fora do Mercado
- Maiores de 7 anos em crise = adultos: 1 *puff*.
- Pode repetir 10 minutos e 3 horas após, SOS.
- Berotec 200 aerossol – somente para os casos resistentes, SOS.
- Berotec 100 aerossol (para inalação) – 1 *puff* = 0,1 mg.

Brometo de Ipratropium (Ipratrópio)
- 5 anos e adultos: 2 *puffs* a cada 6 a 8 horas.
- > 12 anos: 2 a 3 *puffs* a cada 8 horas.
- Impede o aumento da GMPc; potencializa a ação dos β2-adrenérgicos e da aminofilina.
- Potencializa a ação dos corticosteroides.
- Atrovent aerossol para nebulizações – 1 *puff* = 0,02 mg.
- Atrovent nasal – aerossol – descongestionante nasal – 1 *puff* = 0,02 mg.

Brometo de Ipratrópio + Fenoterol
- Para maiores de 6 anos e adultos.
- Crise: 1 *puff* + 1 *puff* – pode repetir após 5 minutos.
- Manutenção (profilaxia): 1 *puff* a cada 8 horas.
- Duovent *Spray* – 1 *puff* = Fenoterol (100 mcg) + Ipratrópio (40 mcg).

Brometo de Ipatrópio + Sulfato de Salbutamol
- Combivent – Retirado do comércio pelo Laboratório Boehringer Ingelheim.

Fumarato de Formoterol
- > 5 anos: 1 cáp. ou 1 jato do aerossol a cada 12 horas ou 15 minutos antes dos exercícios físicos.
- Adultos: 1 a 2 cápsulas ou 1 a 2 jatos a cada 12 horas.
- Estimulante β-adrenérgico seletivo e potente.

- Ação rápida em 1 a 3 minutos e efeito duradouro de ± 12 horas.
- Contraindicação: alergia ao formoterol ou à lactose.
- Precauções: manter corticoide, cetotifeno, cromoglicato etc., se estiverem em uso.
- Cuidados: cardiopatias, tireotoxicose (arritmias).
- Pode causar hipopotassemia e broncospasmo paradoxal por alergia.
- Interações: quinidina, fenotiazínicos, antidepressivos e anti-histamínicos podem causar arritmias. Evitar bloqueadores β-adrenérgicos, colírios etc.
- Reações adversas:
  - Tremores, mialgias, câimbras, palpitações, taquicardia, cefaleia, agitação, ansiedade, insônia, vertigens, pruridos, edema de pálpebra, náusea, exantema, irritação da orofaringe.
- Fluir = Foradil = Formocaps = Formare – cápsula com pó para inalação = 12 mcg/jato.

PROFILÁTICOS DA ASMA

Cetotifeno
- 6 meses a 3 anos: 1 gota/kg de peso VO a cada 12 horas.
- > 3 anos: 1 mg = 1 mL xarope ou solução VO a cada 12 horas.
- Fumarato de cetotifeno solução oral 0,2 mg/mL e 1 mg/mL.
- Asmax = Asdron = Zaditen = Zetitec solução 1 mL = 30 gotas = 1 mg.
- Asmax = Asdron = Zaditen = Zetitec = Asmalergin = Asmen = Nemesil. Xarope 5 mL = 1 mg; comprimido = 1 mg.

Cromoglicato Dissódico
- Intal cápsulas com spinhaler – 1 cápsula (20 mg) aspirada via bucal a cada 6 horas.
- Intal solução a 2% para inalação – ampola = 20 mg + 2 mL de água destilada a cada 6 horas.
- Intal *spray* aerossol (para inalação) – 1 *puff* = 5 mg a cada 6 horas.

Cloridrato de Bambuterol
- Dose única diária por via oral ao deitar-se.
- 2 a 5 anos: 5 mg = 5mL.
- 6 a 12 anos: 10 mg = 10 mL.
- Adolescentes e adultos: 10 mL nas 2 primeiras semanas. Depois pode aumentar para até 20 mL.
- Devido a diferenças na cinética, não usar em crianças orientais.
- Bambair = Bambec solução oral (1mL = 1mg).

Dipropionato de Beclometasona
- Usar por via inalatória
- > 6 anos: 50 a 100 mcg 2 a 4 VPD.
- > 4 anos: 1 mL a cada 12 horas sem diluir em SF ou AD.
- Não há relato de interações medicamentosas.
- Beclosol = Aldecina = Clenil HFA spray uso bucal = 50 mcg/*puff*.
- Clenil HFA *spray* e jet 250 mcg/*puff*.
- Clenil A – flaconete 2 mL = 800 mcg para aerossolterapia (nebulização).
- Clenil HFA 50 mcg *spray* para inalação via bucal – crianças a partir de 6 anos.

- Clenil HFA 250 mcg *spray* para inalação via bucal – a partir dos 12 anos.
- Clenil HFA 250 mcg JET – com espaçador para crianças a partir dos 6 anos.
- Clenil Pulvinal – pó para inalação 100, 200 e 400 mcg.
- Miflasona – 1 inalador + cápsulas para inalação = 200 e 400 mcg.
- > 4 anos: 100 a 200 mcg 2 VPD.
- Adultos: 200 a 400 mcg 2 VPD.

Fuorato de Mometasona
- Solução inalatória de uso oral indicada para a prevenção e controle da asma brônquica leve, moderada ou grave a partir dos 12 anos de idade.
- > 12 anos e adultos – 200 mcg – 1 a 2 VPD.
- Oximax – apresentações de 200 e 400 mcg + 1 inalador.

Ciclesonida
- Solução inalatória de uso oral indicada para a prevenção e controle da asma brônquica leve, moderada ou severa em crianças a partir dos 4 anos de idade e adultos.
- Crianças de 4 a 11 anos (asma leve a grave): 80 a 160 mcg – 1 VPD.
- Acima de 12 anos e adultos:
  - Asma leve: 80 a 160 mcg – 1 VPD
  - Asma moderada: 160 a 320 mcg – 1 VPD
  - Asma grave: 320 a 640 mcg – 1 VPD
- Alcançado o controle, a dose deve ser reduzida ao mínimo e individualizada.
- Interações: cetoconazol; itraconazol; ritonavir; nelfinavir.
- Reações adversas leves (4%): secura, irritação, queimação, inflamação na boca; rouquidão; prurido; eczema e broncospasmo paradoxal.
- Efeitos sistêmicos em doses elevadas por longos períodos.
- Alvesco 80 mcg/dose e 160 mcg/dose – embalagens com 60 e 120 doses.

Propionato de Fluticasona
- > 4 anos: 1 ou 2 *puffs* de 50 mcg via bucal a cada 12 horas.
- Adultos: 1 puff de 250 mcg via bucal a cada 12 horas.
- Flixonase *spray* nasal aquoso = 50 mcg/dose.
- > 4 anos e adulto: 2 *puffs* cada narina 1 VPD (pela manhã).
- "Corticoide inalatório mais prescrito nos EUA" (sic).
- Flixotide = fruticaps – *spray* para uso bucal – 50 e 250 mcg.
- Flixotide Nebules – caixas com 5 ou 10 ampolas de 2 mL com 0,5 mg ou 2,0 mg. 4 a 16 anos: 0,5 a 1,0 mg 12/12 horas. Maiores: 0,5 a 2,0 mg 12/12 horas.

Budesonida
- Pulmicort frascos de 2 mL = 0,25 mg/mL e 0,5 mg/mL de suspensão para nebulização.
- Usar em dose única diária, mantendo o uso de outros broncodilatadores por via inalatória.
- Crianças a partir dos 6 meses de idade: 0,25 a 0,5 mg diluído em 2 mL SF 0,9%. Nas crises severas essa dose diária pode ser aumentada para até 2 mg ÷ 2 ou 3 doses diárias.
- Adultos: 0,5 a 1 mg diluído em 2 mL SF 0,9%. Nas crises severas a dose diária pode ser aumentada para até 4 mg ÷ 2 ou 3 doses.
- Pulmicort Turbuhaler – saiu do mercado.

- Novopulmon – inalador de uso bucal + tubo plástico com refil de 200 doses com o pó para inalação. Cada dose (1 inalação) = 200 mcg de budesonida.
  - Crianças de 6 a 12 anos: 1 inalação 1 a 2 VPD. D. máxima de até 4 VPD = 800 mcg (SOS).
  - Adolescentes e adultos: 1 inalação 1 a 2 VPD. D. máxima de até 8 VPD = 1.600 mcg (SOS).
- Contraindicações: hipersensibilidade à budesonida ou à lactose.
- Advertência: não está indicado na dispneia intensa da asma e da DPOC.
- Reações adversas:
  - Leve irritação da mucosa com dificuldade para engolir, tosse e rouquidão; afta; monilíase (rara, se inalar antes das refeições e enxaguar bem a boca em seguida); raras alterações de comportamento.
- Interações:
  - Não foram observadas com qualquer droga usada na asma e no DPOC.
  - Nas infecções micóticas e na tuberculose, só deve ser usada com o tratamento específico.
  - Na insuficiência hepática grave ocorre redução na eliminação, com aumento da biodisponibilidade.
  - Na gravidez deve ser evitada, a menos que os benefícios superem os riscos.
- Os glicocorticoides sistêmicos são excretados no leite materno – usar com cuidados no aleitamento, embora não haja relato da passagem da budesonida para o leite materno.
- Superdose aguda: dispensa qualquer tratamento porque é impossível ocorrer.
- Terapias de longo prazo: pode ocorrer atrofia do córtex adrenal e maior suscetibilidade a infecções.

Salbutamol + Dipropionato de Beclometasona
- 1 inalação = 100 mcg de salbutamol + 50 mcg de beclometasona.
- < 12 anos: 1 a 2 inalações 2 a 4 VPD.
- > 12 anos: 2 inalações 3 ou 4 VPD.
- Aerotide = Aerocort S = Clenil Composition *Spray* e Jet.
- 6 a 14 anos: 0,5 mg = 2 doses inalatórias por via bucal – 2 VPD.
- Flumitec *spray* aerossol 0,25 mg/dose.

Fumarato de Formoterol + Budesonida
- Alenia cápsula = 6/100 mcg – 6/200 mcg – 12/400 mcg por cápsula para inalação via bucal.
  - > 4 anos: 6/100 mcg – 1 inalação até 2 VPD; máximo = 2 inalações por dia.
  - > 8 anos: 6/200 mcg – 1 inalação até 2 VPD; máximo 2 inalações por dia.
  - > 12 anos: 1 a 2 inalações até 4 VPD; máximo = 4 inalações por dia.
- Symbicort Turbuhaler = Symbicort *spray* = Vannair = 6/100 mcg – 6/200 mcg/dose da suspensão em aerossol – 120 doses.
  - > 4 anos: 6/100 mcg – 1 inalação até 2 VPD; máximo = 2 inalações por dia.
  - > 8 anos: 6/200 mcg – 1 inalação até 2 VPD; máximo 2 inalações por dia.
  - > 12 anos: 1 a 2 inalações até 4 VPD; máximo = 4 inalações por dia.
- Symbicort Turbuhaler 12/400 mcg:
  - > 12 anos: 1 inalação até 4 VPD; máximo = 4 inalações por dia.

Xinafoato de Salmeterol + Propionato de Fluticasona
- \> 4 anos: 25/50 ou 50/100 mcg de 12/12 horas.
- Adolescentes e adultos: 25/125 ou 25/250 ou 50/100 ou 50/250 ou 50/500 mcg de 12/12 horas.
- Agonista seletivo dos receptores β2-adrenérgicos em associação com um corticosteroide para inalação (inspiração pela boca); não deve ser usado no alívio dos sintomas agudos.
- Reações adversas (transitórias): tremores; cefaleia; palpitações; taquicardia; arritmias cardíacas; alergias; irritação da orofaringe; monilíase oral.
- Cuidados: pacientes com tuberculose e os portadores de tireotoxicose.
- Atenção: efeitos sistêmicos nos tratamentos prolongados com altas doses.
- Seretide *spray* aerossol – 25/50 mcg; 25/125 mcg; 25/250 mcg.
- Seretide *Diskus* – 50/100 mcg; 50/250 mcg; 50/500 mcg.
- Inaladores por via bucal com 60 doses (*diskus*) e 120 doses (*spray*).

Fumarato de Formoterol + Propionato de Fluticasona
- \> 12 anos: 12/250 mcg de 12/12 horas.
- Adolescentes e adultos: 12/250 mcg de 12/12 horas.
- Agonista seletivo dos receptores β2-adrenérgicos em associação com um corticosteroide para inalação (inspiração pela boca); não deve ser usado no alívio dos sintomas agudos.
- Reações adversas (transitórias): tremores; cefaleia; palpitações; taquicardia; arritmias cardíacas; alergias; irritação da orofaringe; monilíase oral.
- Cuidados: pacientes com tuberculose e os portadores de tireotoxicose.
- Atenção: efeitos sistêmicos nos tratamentos prolongados com altas doses.
- Lugano 12/250 mcg por cápsula para inalação via bucal.

Montelucast Sódico, MSD
- 6 meses a 2 anos: 1 sachê de grânulos orais = 4 mg 1 VPD a noite.
- 2 a 5 anos: 1 sachê ou 1 comprimido mastigável de 4 mg 1 VPD à noite.
- 6 a 14 anos: 1 comprimido mastigável de 5 mg 1 VPD à noite.
- \> 15 anos: 1 comprimido mastigável de 10 mg à noite.
- É um antagonista do receptor de leucotrienos em dose única diária.
- Indicado na asma crônica e na asma por exercício físico.
- Singulair Baby sachê de grânulos = 4 mg.
- Ária = Montelair = Piemont = Singulair = Viatine = Oxcene comprimido 4 mg – 5 mg – 10 mg.

Zafirlucaste
- 7 a 11 anos: 10 mg VO – 2 VPD.
- \> 12 anos: 20 a 40 mg VO – 2 VPD.
- Accolate comprimido 10 e 20 mg.

74. FIBROSE CÍSTICA

Dornase Alfa (rhDNase)
- \> 5 anos: inalação 1 VPD de 1 ampola 2,5 mL = 2,5 mg.
- Pulmozyme ampola 2,5 mL = 2,5 mg.

75. HORMÔNIOS GLICOCORTICOIDES

De ação curta
- Cortisona
- Hidrocortisona
- Prednisona
- Prednisolona
- Metilprednisolona

De ação intermediária
- Triancinolona
- Deflazacorte
- Fludrocortisona
- Parametasona

De ação longa
- Betametasona
- Dexametasona

	Equivalência entre as doses	Potência anti-inflamatória	Atividade mineralocorticoide	Supressão do eixo hipotálamo hipofisário
Cortisona	25	0,8	0,8	++
Hidrocortisona	20	1	1	++
Prednisona	5	4	0,8	++
Prednisolona	5	4	0,8	++
Metilprednisolona	4	5	0,8	++
Deflazacorte	7,5	4	0,5	++
Triancinolona	4	5	0	+++
Fludrocortisona	2	10	125	++++
Pametasona	2	10	0	++++
Betametasona	0,6	25	0	++++
Dexametasona	0,75	30	0	++++

EFEITOS ADVERSOS
- Estimulante do apetite, sudorese, soluços.
- Hiperglicemia = glicosúria = diabetes.
- Hiperlipidemia = obesidade centrípeta: tronco e supraescapular.
- Catabolismo ósseo = osteoporose = supressão do crescimento e fraturas.
- Catabolismo proteico = perda de massa muscular = miopatia esteroide.
- Fraqueza e fibrilação muscular, ataxia, nistagmo, uremia.
- Artrofia da pele e do tecido celular subcutâneo.
- Acne, estrias, fragilidade cutânea, hipo e hiperpigmentações na pele.
- Hipernatremia = hipertensão = insuficiência cardíaca.
- Hipopotassemia = astenia e câimbras.
- Hipocalcemia e alcalose metabólica = convulsão.
- Hipercoagulabilidade = tromboses e púrpuras.

- Vasculites e arteriosclerose.
- Leucocitose sem infecção.
- Pode ativar tuberculose, amebíase, estrongiloidíase, toxoplasmose, malária, pneumocistos, *Candida*, aspergilos, criptococos, citomegalovírus.
- Proibido usar vacinas de vírus vivos (rubéola, varicela).
- Varicela e herpes zoster são doenças graves nos imunodeprimidos.
- Pode mascarar sinais de infecção grave.
- Esofagite ulcerativa, úlcera péptica, pancreatite.
- Síndrome de Cushing, pletora, hirsutismo, impotência.
- Glaucoma, catarata subcapsular posterior, exoftalmia.
- Psicose, distúrbios do comportamento, vertigens.
- Hipertensão intracraniana: convulsões, cefaleia, papiledema.
- A hipertensão intracraniana persiste mesmo após a suspensão do tratamento.

CUIDADOS
- Não usar SC = atrofia do tecido celular subcutâneo.
- Evitar usar IM sempre no mesmo local = atrofia muscular.
- Evitar usar na hipertensão intracraniana.
- Associar antiácidos e cloreto de potássio.
- Usar amebicidas e estrongiloidicidas nos imunodeprimidos.
- Pode agravar: miastenia, hipertensão, insuficiência renal, cirrose, diabetes, hipotireoidismo, úlceras, colites e psicoses.

> ☞ *"Quando usados por curto período (até 10 dias), não ocorre supressão do eixo hipotálamo hipofisário"* (sic).
> ☞ *"De acordo com o ciclo arcadiano da suprarrenal, o melhor esquema para evitar a I.S.R.A. é dividir a dose diária em 2 doses, às 8 e 14 horas, nos tratamentos de longa duração"* (sic).
> ☞ *Pacientes em redução de doses devem ser advertidos quanto aos sintomas da insuficiência suprarrenal aguda: fraqueza + tonteiras + vômitos. Conduta na I.S.R.A.: hidrocortisona = 1 a 2 mg/kg/dose IV (em bolo). Dose máxima = 25 a 100 mg/dia nos lactentes e 150 a 200 mg/dia nas crianças maiores.*

HIDROCORTISONA
- Asma: 4 a 8 mg/kg/dia ÷ 4 a 6 doses – dose máxima = 250 mg/dose IM ou IV diluído em SG 5%.
- Anti-inflamatório: 0,8 a 4 mg/kg/dia ÷ 4 doses VO.
- Imunossupressor: 2,5 a 10 mg/kg/dia ÷ 3 ou 4 doses VO.
- Choque séptico: 35 a 50 mg/kg/dose IV até 2 vezes, SOS.
- Hidrocortisona = Cortisonal frasco-ampola = 100 – 500 mg.
- Cortisol frasco-ampola = 100 – 500 mg.
- Flebocortide frasco-ampola = 100 – 300 – 500 mg.
- Solucortef frasco-ampola = 100 – 500 mg – 1g.

PREDNISONA
- 0,14 a 2 mg/kg/dia – dose única VO.
- Prednisona comprimido = 5 e 20 mg.
- Meticorten comprimido = 5 e 20 mg.
- Corticorten = 5 e 20 mg.

PREDNISOLONA
- 1 a 2 mg/kg/dia ÷ 2 doses VO.
- Preni = Percoide = Prednisolona = prednisolon = Oralpre = Zastat solução 3 mg/mL.
- Manipulação: prednisolona ———————— 3 mg/mL ———————— total = 50 mL ou mais.
- Prelone solução oral 5 mL = 15 mg – a pipeta dosadora em "mg" mudou: agora é em "mL".
- Percoide = Predsim = Prelone = Zastat gotas – 1 mL = 20 gotas = 11 mg.
- Predsim = Prelone comprimidos 5 e 20 mg.
- Predsim comprimidos = 10 mg.
- Zastat comprimidos = 20 mg.
- Prednisolona genérico solução 3 mg/mL.

METILPREDNISOLONA
- Asma: 1 a 2 mg/kg/dia ÷ 2 doses IM – dose máxima = 60 mg/dia. Manter por 3 a 7 dias.
- Anti-inflamatório: 0,5 a 1,7 mg/kg/dia ÷ 2 ou 4 doses VO.
- Alergolon comprimido = 4 mg.
- Depo Medrol frasco 2 mL = 80 mg.
- Solu Medrol frascos de 1 mL = 40 mg; 2 mL = 125 mg; 8 mL = 500 mg.
- Succinato sódico de metil predinisolona – frasco-ampola de 40 – 125 – 500 – 1g.
- Pode usar por via IM, intra-articular, intrabursal, intralesional, na bainha do tendão.

TRIANCINOLONA
- Asma: 1 a 2 mg/kg/dia ÷ 2 doses VO ou IM.
- Ledecort xarope 5 mL = 2 mg.
- Theracort 20 suspensão 1 mL = 20 mg.
- Oncilom "A" ampola 1 mL = 10 mg.
- Oncilom "A" IM (ação prolongada e uso exclusivo IM) ampola 1 mL = 40 mg.

DEFLAZACORT
- Crianças: 0,22 a 1,65 mg/kg/dia ou em dias alternados.
- Adultos: 6 a 90 mg/dia VO.
- Calcort – 1 gota = 1 mg; comprimido = 6 e 30 mg.
- Deflanil – 1 gota = 1 mg.
- Deflaimmun suspensão 1 mL = 22,75 mg = 1 mg/gota; comprimido = 6 – 7,5 – 30 mg.

BETAMETASONA
- 0,017 a 0,25 mg/kg/dia VO ou IM.
- Maiores de 12 anos e adultos: 0,25 a 8 mg/dia.
- Koide elixir 5 mL = 0,5 mg – não contém corante.
- Koide D xarope 5 mL = 0,25 mg (+ dextroclorfeniramina = 2 mg) – sem corante (*).

- Celestamine xarope 5 mL = 0,25 mg (+ dextroclorfeniramina = 2 mg) – sem corante (*).

> (*) Dose: 0,3 a 0,8 mL/kg/dia ÷ 3

- Celestamine gotas – 1 mL = 24 gotas = 0,25 mg (+ dextroclorfeniramina = 2 mg) – sem corante.

> Dose: 0,5 gota/kg de 8/8 horas = 0,15 mg/kg/dia de dextroclorfeniramina

- Celestamine comprimido = 0,25 mg (+ dextroclorfeniramina = 2 mg).
- Celestone gotas 1 mL (20 gotas) = 0,5 mg; elixir 5 mL = 0,5 mg; comprimidos = 0,5 e 2 mg.
- Celestone ampola 1 mL = 4 mg – uso IM ou IV.
- Celestone Soluspam = Beta-long ampola 1 mL = 3 mg acetato + 3 mg fosfato dissódico. Ação prolongada – uso IM, intra-articular, intrabursal, intralesional ou na bainha do nervo.

DEXAMETASONA
- Asma: 0,15 a 0,25 mg/kg/dia – ÷ 4 doses IM ou IV diluído em SG 5%.
- Dose máxima na asma = 16 g/dia IM ou IV.
- Dose média: 0,2 mg/kg/dia ÷ 2 ou 3 ou 4 doses VO. Dose máxima = 4 mg/dia.
- Anti-inflamatório: 1 a 1,5 mg/kg/dia ÷ 4 doses VO.
- Edema cerebral: 0,15 a 0,2 mg/kg/dia ÷ 4 doses IM ou IV.
- Choque séptico: 4 a 6 mg/kg/dose IV até 2 vezes SOS.
- Decadrom elixir 5 mL = 0,5 mg; comprimidos = 0,5 – 0,75 – 4 mg; ampola = 2 mg/mL e 4 mg/mL.
- Koidexa elixir 5 mL = 0,5 mg.
- Dexazen elixir 5 mL = 0,5 mg; comprimido = 0,5 mg; ampola com 2 mg/mL.
- Decadronal frasco 2 mL com 8 mg/mL.
  - Via IM = 1 a 2 mL dose única. Pode repartir a cada 3 a 7 dias.
  - Intra-articular e tecidos moles = 0,5 a 2 mL dose única. Pode repetir a cada 3 a 7 dias.
  - Intralesional (queloides, alopecia) = 0,1 a 0,2 mL.

DIPROPIONATO DE BETAMETASONA
- Ação prolongada – uso IM, intra-articular, intrabursal, intralesional ou na bainha do nervo.
- Adultos: 2 mL IM a cada 3 a 7 dias ou 0,5 a 2 mL localmente em dias alternados.
- Diprospam = Duoflan = Betrospam = Beta Trinta. Ampolas de 2 mL = 10 mg (+ fosfato dissódico de betametasona = 2 mg).

ASSOCIAÇÕES DE CORTICOSTEROIDES
- Dexalgen comprimido = 0,5 mg dexametasona (+ dipirona = 500 mg + Vit.B12 = 5.000 mcg).
- Emistin = dexasten comprimido (dexametasona = 0,5 mg + clemastina = 1 mg).
- Emistin solução – frasco = 100 mL (dexametasona 5 mL = 0,5 mg + clemastina = 1 mg).
- Dexadoze 1.000 (amp. 1 mL = 4 mg dexametasona + amp. 2 mL = 1.000 mcg B12 + B1 + B6).
- Dexadoze 5.000 (amp. 1 mL = 4 mg dexametasona + amp. 2 mL = 5.000 mcg B12 + B1 + B6).
- Dexaneuriberi = Dexacitoneurin injetável (ampola de 1 mL = 4 mg dexametasona + ampola de 2 mL = 5.000 mcg B12 + 100 mg B1 + 100 mg B6 + 50 mg procaína).

PARTE I

- Dexacitoneurin comprimido = 0,5 mg dexametasona + 5.000 mcg B12 + B1 + B6
- Dexalgen amp.1 mL: dexametasona = 1,5 mg + dipirona = 500 mg + amp.1 mL = 5.000 mcg B12.

76. HORMÔNIO TIROIDIANO

- Hipotireoidismo congênito até 6 meses: 8 a 10 mcg/kg/dia.
- Hipotireoidismo congênito entre 6 e 12 meses: 6 a 8 mcg/kg/dia.
- 1 a 5 anos: 3 a 5 mcg/kg/dia.
- 6 a 10 anos: 4 a 5 mcg/kg/dia.
- > 10 anos: 2 a 3 mcg/kg/dia até atingir a dose do adulto = 150 mcg/dia.
- Puran T4 = Synthroid comprimidos = 25-50-75-88-100-112-125-150-175 e 200 mcg.
- Euthyrox comprimidos = 25-50-75-100-125-150-175 e 200 mcg.

77. INFECÇÃO RESPIRATÓRIA AGUDA (IRA)

- Etiologia viral em 90% dos casos: Rinovírus, Adenovírus, Echovírus, *Coxsackie* vírus, Enterovírus, Vírus da gripe e *Parainfluenza*, entre outros.
- Etiologia bacteriana primária ou secundária em cerca de 10% dos casos: *Streptococcus pneumoniae, Haemophilus influenzae, Moraxella catarrhalis, Staphilococcus aureus, Streptococcus pyogenes, Mycoplasma pneumoniae* e a *Chlamydia*.
- Manifestam-se como resfriados, gripes, amigdalites, faringites, laringites, bronquites, traqueobronquites e sinusites. Podem se tornar crônicas ou causar complicações mais sérias.
- Lactentes e crianças pequenas podem apresentar até 12 episódios de IRA por ano.
- Crianças em idade escolar apresentam 4 a 6 IRA por ano.
- As crianças e os idosos apresentam maior risco de quadros mais severos.
- Sintomas mais comuns: febre, coriza, tosse, angina, edema, cefaleia, mialgias e artralgias.
- Muco hialino e incolor pode se tornar mais viscoso, amarelo e esverdeado, sugerindo infecção bacteriana nem sempre neutralizada ou eliminada pelo sistema imunológico.
- Tratamento sintomático: antitérmicos, descongestionantes nasais por via oral, mucolíticos, nebulizações com soro fisiológico, soluções de cloreto de sódio para uso nasal.
- O uso de antivirais ainda é muito restrito e com relação custo-benefício desfavorável.
- O uso de antibióticos está contraindicado porque não reduz os sintomas nem a duração da doença, está relacionado à resistência bacteriana e pode provocar superinfecção bacteriana. Exceções: infecções bacterianas secundárias (sinusitopatia, otite média, broncopneumonia etc).
- O uso de anti-inflamatórios não hormonais é polêmico e, frequentemente, causa reações adversas.
- Em casos de infecções de repetição pode-se usar um fitomedicamento utilizado com sucesso há mais de 50 anos na Alemanha e em outros países, inclusive nos EUA. Trata-se de um extrato líquido da raiz do *Pelargonium sidoides*.
- Usar por via oral, meia hora antes das refeições, com água ou suco de frutas. Potencializa a resposta imune, reduzindo a intensidade dos sintomas e a duração da doença.
- É muito bem tolerado. Não foram observados eventos adversos graves após uso prolongado.

- Eventos adversos podem ocorrer, mas são raros, de intensidade leve ou moderada, e cessam com a suspensão do medicamento: náuseas, diarreia, prurido, erupção cutânea, sangramento discreto da gengiva ou do nariz.
- Não é recomendado na gravidez e na lactação, nas doenças hepáticas e renais graves e nos casos de maior tendência a sangramentos.
- Kaloba (Altana Pharma Ltda.) = Imunoflan (Cliquefarma) = Umckan (FQM).
- Cada mL (21 gotas) contém:
  Extrato etanólico das raízes de *Pelargonium siloides* (EPs 7630) .... 825 mg.
- Duração média do tratamento: 7 dias.
- 1 a 6 anos: 5 a 10 gotas 3 VPD.
- 6 a 12 anos: 10 a 20 gotas 3 VPD.
- \> 12 anos e adultos: 20 a 30 gotas (equivale a 1 comprimido) 3 VPD.
- A cada 5 gotas do produto são 0,03 mL de etanol.
- Xarope e solução oral devem ser evitados: contém 4% e 4,5%, respectivamente, de álcool.

78. MUCOLÍTICOS E EXPECTORANTES

Evitar os seguintes:

- Iodeto de potássio.
- Cloreto de amônio.
- Benzoato de sódio.
- Cloridrato de oxomemazina.
- Guaifenesina.

EXTRATO SECO DE HEDERA HELIX
- Fitoterápico com ação antioxidante, efeito mucolítico e broncodilatador.
- Lactentes (após 28 dias) e crianças até 7 anos: 2,5 mL 3 VPD.
- \> 7 anos: 5 mL 3 VPD.
- Adolescentes e adultos: 7,5 mL 3 VPD.
- Abrilar = Hederax = Havelair = Liberaflux = Torante = Respiratus xarope.

EXTRATO DE ANANAS COMOSUS (ABACAXI)
- Fitoterápico com ação mucolítica nas VAS.
- \> 3 meses: 2,5 mL 3 VPD.
- 1 a 8 anos: 5 mL 3 VPD.
- \> 8 anos e adolescentes: 7,5 mL 3 VPD.
- Contraindicações: diabéticos e hipersensibilidade à enzima bromelina.
- Bromelin suspensão oral.

CLORIDRATO DE AMBROXOL
- Gotas: 2 gotas/kg – dose máxima = 50 gotas a cada 8 horas.
- < 2 anos: 2,5 mL xarope a cada 12 horas.
- 2 a 5 anos: 2,5 mL xarope a cada 8 horas.
- 5 a 10 anos: 5 mL xarope a cada 8 horas.

PARTE I

- Adultos: 10 mL ou 1 comprimido a cada 8 horas.
- Ambroxol = Broncoflux* = Mucolin* = Mucibron = Fluibron = Mucosolvan = Anabron.*
- Gotas 1 mL = 20 gotas = 7,5 mg; xarope 5 mL = 15 mg; comprimido = 30 mg.
- *Xarope infantil 5 mL = 15 mg; xarope adulto 5 mL = 30 mg.

CLORIDRATO DE BROMEXINA
- Lactentes: 10 gotas a cada 8 horas.
- 1 a 5 anos: 20 gotas ou 2,5 mL de xarope a cada 8 horas.
- 6 a 10 anos: 5 mL de xarope a cada 8 horas.
- > 10 anos: 10 mL de xarope pediátrico ou 5 mL de xarope adulto a cada 8 horas.
- Bisolvon solução 1 mL = 15 gotas = 2 mg; xarope pediátrico 5 mL = 4 mg; adulto 5 mL = 8 mg.

CARBOCISTEÍNA
- 1 a 5 anos: 2 gotas/kg ou 2,5 mL (xarope infantil) a cada 8 ou 12 horas.
- 6 a 12 anos: 5 mL (xarope infantil) a cada 8 horas.
- Adultos: 5 a 10 mL (xarope adulto) ou 1 comprimido a cada 8 horas.
- Mucoflux = Mucofan = Mucotoss xarope infantil 5 mL = 100 mg; xarope adulto 5 mL = 250 mg.
- Mucolitic = Mucofan = Mucotoss gotas 1 mL = 50 mg; comprimido = 250 mg.
- Mucolisil xarope 5 mL = 250 mg.

ACETILCISTEÍNA
- Dose: 9 a 15 mg/kg/dia ÷ 2 ou 3 doses ou em dose única diária.
- < 3 meses = 20 mg 8/8 horas; 3 a 6 meses = 50 mg 12/12 horas; 6 a 12 meses = 50 mg 8/8 horas; 1 a 4 anos = 100 mg 12/12 horas; > 4 anos = 100 mg 8/8 horas.
- Fluimucil xarope = Aires = Cisteil = Nac xarope 5 mL = 100 mg.
- Solução nasal: 1 a 3 gotas a cada narina 3 a 4 vezes ao dia.
- Ampola = 3 mL a 10% para inalação: 1/2 a 1 ampola + 2 mL de SF 0,9% 1 a 2 VPD – 5 a 10 dias.
- Comprimido efervescente = 600 mg: 1 comprimido efervescente para meio copo com água até 2 VPD.
- Granulado em envelopes de 200 e 400 mg. 1 envelope dissolvido em meio copo de água 2 a 4 VPD, de acordo com a idade.
- Aires (Eurofarma) granulado – envelopes com 100-200-600 mg.
- Cisteil envelopes com 200 e 600 mg.

79. ANTITUSSÍGENOS
SULFATO DE MAGNÉSIO 25%
- 0,2 mg/kg/dose IV.
- "Solução antitussígena de prestimosa utilidade no controle dos acessos de tosse na coqueluche". Terapêutica infantil – Prof. Cesar Pernetta.

FOSFATO DE CODEÍNA
- Dose: 1 a 3 mg/kg/dia ÷ 4 a 6 doses VO.
- Dose: peso (kg) gotas de 6/6 horas = 2 mg/kg/dia.
- Setux suspensão: fora do mercado.
- Setux expectorante: fora do mercado.
- Codein xarope: fora do mercado.
- Codein comprimidos = 30 e 60 mg;
- Tylex comprimido = 7,5 – 30 e 60 mg (+ paracetamol = 500 mg)
- Manipulação: Fosfato de Codeína = 0,2 g + hidrolato de hortelã = 20 mL sendo 1 gota = 0,5 mg.
- Manipulação: Fosfato de Codeína = 1 a 3 mg/kg + xarope com sabor = 10 mL – total = 150 mL.

DEXTROMETORFANO
- > 1 ano: 1 mg/kg/dia ÷ 3 ou 4 doses – dose máxima = 20 mg/dia.
- 6 a 12 anos: 5 mL ou 1 pastilha a cada 4 horas.
- Adultos: 10 a 20 mL ou 2 pastilhas a cada 4 horas – dose máxima = 120 mg/dia.
- Dextroisômero metilado do levorfanol, derivado não opiáceo da morfina.
- Age diretamente sobre o centro da tosse no bulbo raquídeo.
- Metabolizado no fígado e eliminado principalmente via renal.
- Efeitos adversos: náuseas, tonteiras, sonolência, confusão, excitação, depressão respiratória.
- Interações: penicilinas, tetraciclinas, iodetos, salicilatos, fenobarbital.
- Silencium xarope 5 mL = 5 mg; pastilha = 5 mg.
- Dextrometorfano xarope 5 mL = 5 mg.

FEDRILATO
- > 2 anos: 0,1 mg/kg/dose VO a cada 6 horas.
- 2 a 6 anos: 2,5 a 5 mL a cada 6 horas.
- 6 a 12 anos: 5 a 7,5 mL a cada 6 horas.
- > 12 anos: 10 mL a cada 6 horas.
- Pode provocar náuseas, vômitos, distúrbios gástricos e obstipação.
- Sedatoss – 1 gota = 0,1 mg; xarope 5 mL = 10 mg.
- Gotas Binelli – originalmente a base de Codeína foi substituída pelo fedrilato e, atualmente, tem como substância antitussígena a dropropizina.

DROPROPIZINA
- 0,45 mg/kg/dose a cada 6 ou 8 horas.
- Praticamente isento de efeitos adversos nas doses recomendadas.
- Incompatibilidades: paracetamol, pseudoefedrina, difenidramina.
- Vibral = Eritós 1 gota = 1 mg; xarope infantil 5 mL = 7,5 mg; xarope adulto 5 mL = 15 mg.
- Gotas Binelli – 1 mL = 27 gotas = 30 mg (1 gota = 1 mg).
- Notuss TSS xarope pediátrico: 1,5 mg/mL.
- Notuss TSS xarope adulto: 3,5 mg/mL.
- Notuss pediátrico: 1,5 mg/mL (+ difenidramina = 1,5 mg + paracetamol = 12 mg)
- Notuss xarope adulto (3 mg/mL + difenidramina = 3 mg + paracetamol = 50 mg).

LEVODROPROPIZINA
- \> 2 anos: 1 mg/kg/dose a cada 8 horas.
- \> 12 anos: 60 mg ou 10 mL do xarope a cada 8 horas.
- Percof xarope 5 mL = 30 mg.
- Zyplo – 1 mL = 60 mg (1 gota = 3 mg).
- Zyplo 6 xarope = 6 mg/mL.
- Antux – 1 mL = 30 mg (1 gota = 1,5 mg); xarope 5 mL = 30 mg.

PIPAZETATO
- 2 mg/kg/dia ÷ 3 doses.
- Cuidado: é um derivado fenotiazínico.
- Pode provocar sonolência, insônia, agitação, náuseas, vômitos.
- Selvigon 1 mL = 25 gotas = 40 mg; xarope 5 mL = 10 mg; supositório = 10 mg.

CLORIDRATO DE CLOBUTINOL + SUCCINATO DE DOXILAMINA
- Hytós plus solução (gotas) 1mL: cl. de clobutinol = 48 mg + succinato de doxilamina = 9 mg.
- Diluir em água ou suco de frutas.
- 2 a 5 anos: 5 a 10 gotas de 8/8 horas.
- 6 a 12 anos: 10 a 20 gotas de 8/8 horas.
- Adolescentes: 20 gotas de 8/8 horas.
- Hytós plus xarope 5 mL: cloridrato de clobutinol = 20 mg + succinato de doxilamina = 3,75 mg.
- 2 a 5 anos: 2,5 a 5 mL de 8/8 horas.
- 6 a 12 anos: 5 a 10 mL de 8/8 horas.
- Adolescentes: 10 mL de 8/8 horas.
- Reações adversas: náuseas; vômitos; tremores; agitação; sonolência; exantema.
- Superdoses: vômitos; obnulação; excitação; tremores; convulsões; instabilidade circulatória.
- Interação: antiespasmódicos (substâncias atropínicas).

ZIPEPROL
- Gotas: 1 a 2 gotas/kg/dia ÷ 3 ou 4 doses.
- Xarope: 1 a 2 mL/kg/dia ÷ 3 ou 4 doses.
- Superdose: sonolência, náuseas, vômitos, vertigens, coma.
- Silentós gotas 1 mL = 75 mg; xarope infantil 5 mL = 15 mg; xarope adulto 5 mL = 25 mg.
- Zipetoss xarope infantil 5 mL = 15 mg; xarope adulto 5 mL = 25 mg; supositório = 50 mg.

FENDIZOATO DE CLOPERASTINA
- 2 mg/kg/dia ÷ 4 doses.
- 1 a 2 anos: 3 gotas 3 VPD ou 0,5 mL de xarope/kg/dia ÷ 3 doses.
- 2 a 6 anos: 6 gotas ou 2,5 mL de xarope 3 VPD.
- 6 a 12 anos: 12 gotas ou 5 mL de xarope 3 VPD.
- Adultos: 18 gotas ou 7,5 mL de xarope 3 VPD.
- Seki 1 mL = 20 gotas = 20 mg; xarope 5 mL = 10 mg.

ERDOSTEÍNA
- 2 a 4 anos: 2,5 a 5 mL a cada 12 horas.
- 5 a 11 anos: 7,5 mL a cada 12 horas.
- > 12 anos: 1 sachê = 225 mg ou 1 cápsula = 300 mg a cada 12 horas.
- Flusten suspensão 3,5% (10 mL = 350 mg); sachê = 225 mg; cápsula = 300 mg.

SOBREROL
- Xarope: lactentes = 5 mL a cada 12 horas; maiores de 2 anos = 10 mL a cada 12 horas.
- Inalação: 1 ampola = 3 mL = 40 mg a cada 12 horas.
- Via retal: maiores de 2 anos = 1 supositório ao dia; adolescentes = 1 supositório a cada 12 horas.
- Sobrepin xarope 5 mL = 40 mg; ampola para inalação 3 mL = 40 mg; supositório = 100 mg.

80. DESCONGESTIONANTES VASOCONSTRICTORES

☞ *Os medicamentos que continham FENILPROPANOLAMINA estão proibidos pelo Ministério da Saúde porque foram associados à hemorragia cerebral em alguns pacientes nos EUA.*

Interações
☞ *Brocodilatadores; mesilato de fentolamina; propranolol; antidepressivos; inibidores da MAO; varfarina; acenocumarol; barbitúricos; anticonvulsivantes; probenecida e álcool.*

ACTIFEDRIN
- Xarope – 5 mL: cloridrato de triprolidina = 1,25 mg + cloridrato de pseudoefedrina = 30 mg.
- Comprimido: cloridrato de triprolidina = 2,5 mg + cloridrato de pseudoefedrina = 60 mg.
- 2 a 5 anos: 2,5 mL a cada 8 a 12 horas.
- 6 a 12 anos: 5 mL a cada 8 a 12 horas.
- > 12 anos: 10 mL ou 1 comprimido a cada 8 horas.

ALLEGRA-D
- Comprimido (fexofenadina = 60 mg + cloridrato de pseudoefedrina = 120 mg).
- Adolescentes e adultos: 1 comprimido a cada 12 horas.

BIALERGE
- Solução oral – 1 mL = 20 gotas: maleato de bronfeniramina = 2 mg + cl. de fenilefrina = 2,5mg.
- > 2anos de idade: 2 gotas/kg/dia ÷ 3 doses.
- Elixir – 1 mL: maleato de bronfeniramina = 0,8 mg + cloridrato de fenilefrina = 1 mg.
- 3 a 6 anos: 2,5 mL de 8/8 horas.
- 6 a 12 anos: 3 mL de 8/8 horas.
- Adolescentes e adultos: 5 mL de 8/8 horas.
- Comprimido: maleato de bronfeniramina = 4 mg + cloridrato de fenilefrina = 5 mg.

CLARITIN-D = LORALERG-D = LORANIL-D
- Xarope e comprimido (loratadina + cloridrato de pseudoefedrina).
- 6 a 12 anos (menores de 30 kg): 2,5 mL a cada 12 horas.
- 6 a 12 anos (maiores de 30 kg): 5 mL a cada 12 horas.
- Adolescente e adulto: 1 comprimido a cada 12 horas.

CEDRIN
- Xarope 5 mL: 0,5 mg maleato de azatidine + 30 mg sulfato de pseudoefedrina.
- 1 a 6 anos: 2,5 mL a cada 12 horas.
- 6 a 12 anos: 5 mL a cada 12 horas.
- > 12 anos: 10 a 20 mL a cada 12 horas.

DESCON
- Xarope 5mL: maleato de bronfeniramina = 2 mg + cloridrato de fenilefrina = 5 mg. Contém corante amarelo (tartazina), estando contraindicado em pacientes com alergia ao AAS.
- 2 a 6 anos: 2,5 mL do xarope a cada 8 horas.
- 6 a 12 anos: 5 mL do xarope a cada 8 horas.

DESCON RINUS
- Solução (gotas) – 1mL: maleato de bronfeniramina = 2 mg + cloridrato de Fenilefrina = 2,5 mg.
- > 2 anos: 2 gotas/kg/dia ÷ 3 doses – dose máxima = 60 gotas/dia.

DIMETAPP
- Pediátrico – 1 mL da solução (gotas): bronfeniramina = 0,2 mg + pseudoefedrina = 3 mg. Contém corantes: não usar.
- Elixir 5 mL: maleato de bronfeniramina = 1 mg + cloridrato de pseudoefedrina = 15 mg. Contém corantes: não usar.
- Cápsula gelatinosa: maleato de bronfeniramina = 4 mg + cloridrato de pseudoefedrina = 60 mg.
- Adultos: 1 cápsula de 8/8 horas.

DECONGEX PLUS
- Solução (gotas) – 1 mL = maleato de bronfeniramina = 2 mg + cloridrato de fenilefrina = 2,5 mg.
- Até 6 anos: 2 gotas/kg/dia ÷ 3 doses de 8/8 horas – máximo = 60 gotas por dia.
- Xarope 5mL: maleato de bronfeniramina = 2 mg + cloridrato de fenilefrina = 5 mg. Contém corante amarelo (tartazina), estando contraindicado em pacientes com alergia ao AAS.
- ≥ 15 kg de peso: 2,5 mL do xarope a cada 8 horas.
- 18 a 25 kg de peso: 3 mL do xarope a cada 8 horas.
- 6 a 12 anos ≥ 30 kg de peso: 5 mL do xarope a cada 8 horas.
- Comprimido: maleato de bronfeniramina = 12 mg + cloridrato de fenilefrina = 15 mg.
- > 12 anos: 1 comprimido (liberação lenta) a cada 12 horas.

NALDECON DIA
- Adolescentes e adultos: 1 comprimido amarelo + 1 comprimido branco de 8/8 horas.
- Comprimido amarelo: cloridrato de fenilefrina = 20 mg.
- Comprimido branco: paracetamol = 400 mg.

NALDECON NOITE
- Adolescentes e adultos: 1 comprimido amarelo + 1 comprimido laranja de 8/8 horas.
- Comprimido amarelo: cloridrato de fenilefrina = 20 mg + paracetamol = 400 mg.
- Comprimido laranja: maleato de carbinoxamina = 4 mg + paracetamol = 400 mg.

TYLENOL SINUS
- Comprimido: paracetamol = 500mg + cloridrato de pseudoefedrina = 30 mg.
- > 12 anos e adultos: 2 (dois) comprimidos por dose a cada 6 a 8 horas.
- Dose máxima: 4 comprimidos em 24 horas.

81. ANTI-HEMORRÁGICO
ÁCIDO TRANEXÂMICO
- Antifibrinolítico que bloqueia a ligação da lisina no plasminogênio e na plasmina, inibindo a ativação e a ação da plasmina, aumentando o tempo de dissolução da rede de fibrina do coágulo.
- Não ativa a cascata de coagulação, mas preserva o coágulo num mecanismo homeostático eficiente, reduzindo a intensidade e os riscos de sangramentos.
- Indicado no controle e prevenção de hemorragias provocadas por hiperfibrinólise, hemofilia, hemorragias digestivas, epistaxes, angioedema hereditário e cirurgias ortopédicas, cardíacas, ginecológicas, urológicas, neurológicas e otorrinolaringológicas.
- Apenas 1% da concentração plasmática passa para o leite materno, com pouca probabilidade de efeitos sobre o lactente.
- Crianças: 10 mg/kg a cada 8 a 12 horas IV ou VO.
- Adolescentes e adultos: 500 mg a cada 8 horas na epistaxe; 500 a 750 mg a cada 8 horas na hemofilia e na menorragia.
- Diluir isoladamente em SG 5% ou SF 0,9% ou solução de Ringer ou Dextran 40 ou 70.
- Interações: não foram descritas.
- No primeiro trimestre da gravidez e na amamentação deve ser evitado.
- Precauções: diminuir a dose à metade na insuficiência renal; evitar em pacientes com tendência conhecida para trombose; evitar na gravidez em adolescentes.
- Contraindicações: CIVD, vasculopatia oclusiva aguda, tromboses, embolia, infartos e alergia aos componentes da fórmula.
- Não foram descritos casos de superdose, podendo usar até 10 ampolas nos casos graves.
- Indicações: epistaxes, hemofilia, hemorragia digestiva, hiperfibrinólise, angioedema hereditário.
- Transamin comprimido = 250 mg; ampola 5 mL = 250 mg.
- Hemoblock comprimido = 250 e 500 mg.

82. ANALGÉSICOS ANTITÉRMICOS

ASPIRINA
- Principal indicação: tratamento da doença reumática sem cardite e sem coreia de Sydenham.
- Diminui a adesividade plaquetária predispondo a hemorragias.
- Antipirético e analgésico: 30 a 65 mg/kg/dia ÷ 4-6 doses – dose máxima = 3,0 g/dia.
- Anti-inflamatório: 80 a 100 mg/kg/dia ÷ 3-4 doses – dose máxima = 3,0 g/dia.
- Efeitos adversos: alergia, asma brônquica, gastrite, úlcera péptica, insuficiências renal e hepática, hipoprotrombinemia, sangramentos por diminuição da adesividade plaquetária.
- Cuidados:
  - Não usar na suspeita de dengue e de outras viroses.
  - Não usar nas púrpuras e nas infecções graves.
  - Não usar na insuficiência renal grave.
  - Desidratação e febre predispõem à intoxicação mesmo em doses baixas.
- Interações:
  - Acetozolamida aumenta a toxidez sobre o SNC.
  - Antiácidos diminuem os níveis sanguíneos da aspirina.
  - Metotrexato aumenta a toxidade.
  - Anticoagulantes aumentam o risco de sangramentos.
- Aspirina = AAS = Acetin = Somalgim = Melhoral infantil = 100 mg e adulto = 500 mg.
- Endosprim – 1 gota = 10 mg.
- Rectocetil supositório = 300 mg.
- Ronal drágea = 500 mg.

DIPIRONA
- 6 a 16 mg/kg/dose a cada 6 horas – regra prática: 1 gota para cada 2 a 3 kg de peso por dose.
- < 3 meses de idade ou com menos de 5 kg de peso: não deve ser usado.
- < 6 anos: dose máxima = 1,5 g/dia VO, IM, IV.
- > 6 anos: dose máxima = 3 g/dia VO, IM, IV.
- > 12 anos: dose máxima = 4 g/dia VO, IM, IV.
- Efeitos adversos:
  - Náuseas, vômitos, diarreia, epigastralgia, gastrite, úlceras, alergias, *rash* cutâneo, euforia, insônia, visão turva, hematúria, nefrite, hepatite, retenção de sódio e água, doença do soro, anemia aplástica, leucopenia, agranulocitose, pancitopenia.
- Não usar em hipertensos, cardiopatas, hepatopatas e nefropatas.
- Usar com os devidos cuidados na dengue.
- Interações: aumenta a toxidez da fenitoína.
- Cuidados:
  - Não usar na deficiência de glicose-6-fosfatodesidrogenase.
  - Diminuir a dose na insuficiência renal.
- Dipirona Sódica 1 mL = 20 gotas = 500 mg; solução oral = 50 mg/mL; comprimido = 500 mg; comprimido = 1 g; ampolas 1 mL = 0,5 g e 2 mL = 1 g; supositório infantil = 300 mg.

- Baralgin 1 mL = 20 gotas = 500 mg; comprimido = 500 mg; supositório infantil = 300 mg; supositório adulto = 1.000 mg; ampola de 5 mL com 500 mg/mL.
- Lisador Dip gotas – 40 gotas = 1 g ou 1 gota = 25 mg; comprimido = 1g.
- Maxiliv = 1 mL = 20 gotas = 500 mg; comprimido = 500mg.
- Magnopyrol 1 mL = 20 gotas = 500 mg; solução oral 5 mL = 250 mg; comprimido = 500 mg; supositório infantil = 300 mg; ampolas de 500 mg com 2 e 5 mL.
- Anador 1,5 mL = 30 gotas = 500 mg; comprimido = 500 mg.
- Novalgina 1 mL = 20 gotas = 500 mg; solução oral 5 mL = 250 mg; comprimido = 500 mg; comprimido efervescente ou drágea = 1,0 g; supositório infantil = 300 mg; supositório adulto = 1.000 mg; ampolas 2 e 5 mL = 500 mg/mL
- Neosaldina = Migranette 1 mL = 30 gotas = 300 mg + cafeína = 30 mg + isometepteno = 50 mg. Drágea = 300 mg + cafeína = 30 mg + isometepteno = 30 mg.
- Conmel: fora do mercado.
- Findor: fora do mercado.
- Toloxin: fora do mercado.

PARACETAMOL OU ACETAMINOFEN
- 10 a 15 mg/kg/dose a cada 4 a 6 horas – até 4 VPD.
- Reações adversas: alergias, *rash* cutâneo, lesões de mucosas, anemia hemolítica, hepatotoxicidade, leucopenia, agranulocitose, pancitopenia, febre.
- Cuidados:
  - Não usar na deficiência de glicose-6-fosfatodesidrogenase.
  - Diminuir a dose na insuficiência renal.
- Tylenol 1 mL = 20 gotas = 200 mg – 1 gota/kg/dose a cada 4 a 6 horas – até 4 VPD.
- Tylenol bebê 1 mL = 100 mg – 0,10 a 0,15 mL/kg a cada 4 a 6 horas – até 4 VPD.
- Tylenol criança 5 mL = 160 mg – 0,4 mL/kg a cada 4 a 6 horas – até 4 VPD.
- Tylenol comprimido = 500 e 750 mg – 1 comprimido a cada 6 horas.
- Pratium – 1 mL = 10 gotas = 140 mg – 1 gota = 14 mg/kg/dose cada 4 a 6 horas.
- Dorico 200 – 1 mL = 20 gotas = 200 mg; comprimido = 500 e 750 mg.
- Dorico flash comprimido efervescente = 125 – 250 – 500 mg.
- Acetofen = Tylenol gotas e comprimido 750 mg.
- Paracetamol genérico bebê – gotas – comprimidos = Tylenol.
- Paco comprimido = 500 mg + fosfato de codeína = 30 mg.
- Tylex comprimido 7,5 mg = 500 mg + fosfato de codeína = 7,5 mg.
- Tylex comprimido 30 mg = 500 mg + fosfato de codeína = 30 mg.
- Naldecon DOR – 1 dose: 2 comprimidos de 400 mg – total = 800 mg de 8/8 horas.
- Eraldor: fora do mercado.

83. ANALGÉSICOS MIORRELAXANTES

Suprime a dor do espasmo musculoesquelético de origem local sem alterar a função muscular.

Lombalgias, torcicolos, fibromialgias, cervicobraquialgias, periartrite escapuloumeral.

Reações adversas: sonolência, secura da boca e vertigens, alterações visuais e retenção urinária.

Interações: álcool; depressores do SNC; antidepressivos; inibidores da MAO.

DORFEN

	Gotas	Comprimido	Ampolas 2 mL
Orfenadrina	35 mg/mL	35 mg	35 mg/mL
Cafeína	50 mg/mL	50 mg	50 mg/mL
Dipirona	300 mg/mL	300 mg	500 mg/mL
Metilbrometo de homatropina			2 mg/mL

- Adultos: 30 a 60 gotas ou 1 a 2 comprimidos a cada 6 a 8 horas.

DORFLEX

	Gotas	Comprimido
Orfenadrina	35 mg/mL	35 mg
Cafeína	50 mg/mL	50 mg
Dipirona	300 mg/mL	300 mg

- Adultos: 30 a 60 gotas ou 1 a 2 comprimidos a cada 6 a 8 horas.

DORILAX COMPRIMIDO
- Carisoprodol = 150 mg + cafeína = 50 mg + paracetamol = 350 mg.
- Adultos: 1 comprimido a cada 6 a 8 horas.

TANDRILAX = TRIMUSK COMPRIMIDO = ALGI TANDERIL
- Carisoprodol = 125 mg + cafeína = 30 mg + paracetamol = 300 mg + diclofenaco sódico = 50 mg.
- Adultos: 1 comprimido a cada 12 horas.

PARALON COMPRIMIDO (CLORZOXAZONA + PARACETAMOL)
- Adultos: 1 comprimido a cada 6 a 8 horas.

CLORIDRATO DE CICLOBENZAPRINA
- Cloridrato de ciclobenzaprina comprimidos revestidos = 5 e 10 mg.
- Musculare = Missan = Mirtax comprimidos = 5 e 10 mg.
- Não foi estabelecida a segurança em crianças menores de 15 anos.
- Dose diária: 5 a 10 mg a cada 6 a 12 horas VO.

84. ANALGÉSICOS OPIÁCEOS (NARCÓTICOS)

FOSFATO DE CODEÍNA
- Dose: 1 a 3 mg/kg/dia ÷ 4 a 6 doses VO.
- Dose: peso (kg) gotas de 6/6 horas = 2 mg/kg/dia.
- Codein comprimidos = 30 e 60 mg.
- Tylex comprimidos = 7,5 – 30 e 60 mg (+ paracetamol = 500 mg)

- Manipulação: fosfato de codeína = 0,2 g + hidrolato de hortelã = 20 mL sendo 1 gota = 0,5 mg.
- Manipulação: fosfato de codeína = 1 a 3 mg/kg + xarope com sabor = 10 mL – total = 150 mL.
- Efeitos adversos iguais aos da morfina.
- Pode causar dependência (vício).
- Na insuficiência renal não precisa modificar a dose.

ELIXIR PAREGÓRICO
- Tintura canforada de ópio = morfina anidra.
- Ópio é o extrato seco da planta *Papaver somniferum L* (Papaverácea).
- 1 mL = 0,4 mg (aproximadamente) de morfina.
- Lactentes: 3 a 5 gotas diluídas em água cada 6 horas.
- > 1 ano: 5 a 10 gotas diluídas em água cada 6 horas.
- Adultos: 40 a 50 gotas diluídas em água cada 6 horas.
- Analgésico: 1 a 5 gotas/kg diluídas em água a cada 6 a 8 horas.
- Dor em neoplasia: 0,25 a 0,5 mL/kg/dose – máximo = 10 mL diluído em água cada 8 horas.
- Iniciar com pequenas doses – aumentar SOS.
- Adultos: 1 a 5 mL diluídos em água a cada 6 horas.

PROPOXIFENO
- 2 a 3 mg/kg/dia ÷ 4 ou 6 doses. Dose máxima = 100 mg.
- De preferência por via oral, mas pode usar via IM.
- Algafan ampola = 75 mg; drágea = 50 mg (+ paracetamol).
- Efeitos adversos iguais aos da morfina.
- Pode causar dependência (vício).

CLORIDRATO DE MEPERIDINA
- 1 a 1,5 mg/kg/dose a cada 4 a 6 horas SC ou IM – dose máxima = 100 mg.
- Não usar IV.
- Não modificar a dose na insuficiência renal.
- Efeitos adversos iguais aos da morfina.
- Pode causar dependência (vício).
- Cuidados:
  - Pode agravar dor abdominal e convulsões.
  - Pode causar retenção urinária.
- Interações: inibidores da MAO; clorpromazina; prometazina; anfetaminas; isoniazida.
- Contraindicações: asma brônquica; hipertensão intracraniana; *flutter* A-V.
- Dolantina = Demerol = Dolosal = Dormot ampolas 2 mL = 100 mg (50 mg/mL).

CLORIDRATO DE MORFINA
- 0,1 a 0,2 mg/kg/dose – dose máxima = 15 mg/dia SC (preferencial) ou IM até de 4/4 horas.
- 0,3 a 0,6 mg/kg/dose cada 12 horas VO
- Não usar via IV.
- Cuidado: pode causar dependência (vício).
- Não modificar a dose na insuficiência renal.

- Hipotireoidismo, hipoadrenalismo e depressores do SNC: reduzir a dose.
- Pode provocar: alergias, miose, náuseas, vômitos, constipação, hipotensão, bradicardia, depressão respiratória, aumento da pressão intracraniana, cólica nefrética e cólica biliar.
- Cloridrato de morfina ampola 1 mL = 10 e 20 mg.
- Dimorf solução 10 mg/mL; comprimido = 10 e 30 mg; ampola: 0,2 mg/mL – 1 mg/mL – 10 mg/mL.
- Dimorf LC – cápsulas 30-60 e 100 mg.

CLORIDRATO DE BUPRENORFINA
- \> 12 anos: 0,2 a 0,4 mg cada 6 a 8 horas VO.
- \> 12 anos: 0,3 a 0,6 mg cada 6 ou 8 horas IM ou IV LENTAMENTE.
- Temgesic comprimido sublingual = 0,2 mg; ampola = 0,3 mg/mL.

CLORIDRATO DE TRAMADOL
- Maiores de 1 ano: 1 a 2 mg/kg dose única diária VO – Máximo: 8 mg/kg/dia VO.
- Maiores de 14 anos: 5 mg/kg/dia ÷ 4 a 6 doses VO, IM, IV ou RETAL – Máximo: 400 mg/dia.
- Insuficiência renal ou hepática: doses com intervalos de 12 horas.
- Nas dores moderadas a severas, agudas, subagudas ou crônicas.
- Contraindicações: hipersensibilidade ao tramadol; intoxicações agudas por álcool, hipnóticos, analgésicos e psicofármacos. Uso de inibidores da MAO, antidepressivos, neurolépticos. Trauma encefálico, desordens metabólicas, abstinência de álcool e drogas pode causar convulsões.
- Reações adversas: náusea, vômito, secura da boca, cefaleia, tontura e sonolência são frequentes. Sudorese, palpitação, taquicardia, fadiga, hipotensão postural e colapso cardiovascular podem ocorrer quando o paciente realiza esforços excessivos. Raramente pode ocorrer bradicardia, prurido, rash, exantema, anorexia, incontinência urinária, distúrbios psíquicos, convulsões, anafilaxia, sedação e depressão respiratória.
- Dorless cápsula = 50 mg; ampola 1 mL = 50 mg e 100 mg.
- Novotram gotas – 1 mL = 40 gotas = 100 mg ou 1 gota = 2,5 mg; comprimido = 50 mg.
- Sylador gotas 1 mL = 50 mg; comprimido = 50 mg; ampola = 50 e 100 mg.
- Tramal gotas 1 mL = 50 e 100 mg; cápsula = 50 mg; comprimido retard. = 100 mg; supositório = 50 mg; ampola 1 mL = 50 mg e 2 mL = 100 mg.
- Tramadon solução 1 mL = 40 gotas = 100 mg – 1 gota = 2,5 mg. Cápsula = 50 mg; comprimido retard 100 mg; supositório = 50 mg.

85. ANALGÉSICOS SEDATIVOS

CLORPROMAZINA
- Maiores de 1 ano: 1 mg/kg/dia ÷ 2 ou 3 doses VO ou IM ou IV.
- Dose média por via oral: 0,5 mg/kg/dose.
- < 5 anos: dose máxima = 40 mg.
- \> 5 anos: dose máxima = 75 mg.
- Adulto: 100 a 200 mg/dia VO ou 25 a 100 mg/dia IM.
- Vantagem: potente antiemético.
- Cuidado: vasodilatador com ação hipotensora em doses elevadas.

- Efeitos adversos: tonteiras, vertigens, fraqueza, anorexia, boca seca, congestão nasal, vômitos, taquicardia, hipotensão, choque, insuficiência cardíaca, anemia aplástica, leucopenia, agranulocitose, eosinofilia, trombocitopenia, icterícia, cefaleia, tremores, ataxia, visão turva, pseudoparkinsonismo, glaucoma, fotofobia, galactosemia, secreção inadequada de ADH, mastalgia, ginecomastia, irregularidade menstrual, alterações da libido, frigidez, impotência, priapismo, enurese, retenção urinária, urticária, dispneia, síndrome lúpica etc.
- Interações: aumenta os efeitos do álcool e dos opiáceos. Sais de alumínio, anticolinérgicos, barbitúricos e carbamazepina podem inibir os efeitos.
- Contraindicações: hepatopatia grave, depressão severa, discrasias sanguíneas, doença de Parkinson, gravidez, amamentação, epilepsia, glaucoma.
- Amplictil – 1 gota = 1 mg; comprimidos = 25 e 100 mg; ampola 5 mL = 25 mg.
- Longactil – 1 gota = 2 mg; comprimidos = 25 e 100 mg; ampola 5 mL = 25 mg.

Coquetel de Toronto

- Indicado para a sedação e analgesia em procedimentos: biópsias renal e hepática, entre outros.
- Para cada 10 kg de peso, associar por via IM:
- Clorpromazina = 6,25 mg (Amplictil ampola 5 mL = 25 mg)
- Meperidina = 25 mg (Dolantina = Demerol = Dolosal ampola 2 mL = 100 mg)
- Prometazina = 6,25 mg (Fenergan ampola 2 mL = 50 mg)

LISADOR

	Dipirona	Prometazina	Adifenina
Gotas – 1,5 mL	500 mg	5,0 mg	10 mg
Comprimido	500 mg	5,0 mg	10 mg
Supositório infantil	250 mg	2,5 mg	5,0 mg
Supositório adulto	750 mg	12,5 mg	50 mg
Injetável	750 mg	25 mg	25 mg

- Coquetel neurolítico: analgésico, antitérmico, espasmolítico, anti-histamínico.
- < 2 anos: 1 gota/1 ou 2 kg de peso ou 1/2 a 1 supositório infantil a cada 6 horas.
- > 2 anos: 1 gota/1 ou 2 kg de peso ou 1 supositório infantil a cada 6 horas.

86. ANTIESPASMÓDICOS

ATROPINA
- 0,01 a 0,05 mg/kg/dose IV ou IM.
- Dose máxima: crianças = 1 mg; adolescentes = 2 mg.
- Dose mínima: 0,1 mg – doses menores podem provocar bradicardia paradoxal.
- Droga anticolinérgica ou parassimpaticolítica.
- Age acelerando o nó sinusal (marca-passos atriais) e a condução A-V.

- Indicações:
  - Bradicardia com hipotensão severa – assistolia.
  - Na intoxicação por organofosforados ("chumbinho"), usar com intervalos de 5-10-15 e 20 minutos, nesta ordem, na medida em que ocorre a melhora do quadro muscarínico da intoxicação até aparecer taquicardia e midríase.
- Cuidado: a midríase prejudica a avaliação do SNC (reflexo fotomotor).
- Sulfato de atropina ampola 1 mL = 0,25 – 0,5 – 1 mg.

HOMATROPINA
- 0,01 mg/kg/dose a cada 4 a 6 horas VO, SC, IM ou IV -dose máxima = 0,4 mg.
- Adultos = 1 a 4 mg/dose a cada 6 horas.
- Efeitos adversos:
  - Taquicardia, midríase, fotofobia, glaucoma agudo, boca seca, obstipação, retenção urinária, *rash* cutâneo, hipertermia, leucocitose.
- Cuidados:
  - Não usar por via oral associado a antiácido.
  - Obstrução do piloro.
  - Insuficiência cardíaca + arritmia.
- Novatropina: 1 mL = 20 gotas = 2 mg.
- Espasmo-luftal = Flagass Baby 1 mL = ± 35 gotas: Homatropina = 2,5 mg + Dimeticona = 80 mg.
- Solução de metilbrometo de homatropina 1 mL = 20 gotas = 2 mg.
- Tropinal: 20 gotas = 1 comprimido:
  - Homatropina = 1 mg.
  - Dipirona = 300 mg.
  - Hioscina = 103 mcg.
  - Escopolamina = 6,5 mcg.
- Tropinal

PAPAVERINA
- Adultos: 1 ampola ou 1 comprimido 2 a 4 VPD – VO, IM ou IV.
- Cloridrato de papaverina ampola 2 mL = 100 mg; comprimido = 100 mg.

ELIXIR PAREGÓRICO
- Tintura canforada de ópio = morfina anidra.
- Ópio é o extrato seco da planta *Papaver somniferum L* (Papaverácea).
- 1 mL = 0,4 mg (aproximadamente) de morfina.
- Lactentes: 3 a 5 gotas diluídas em água cada 6 horas.
- > 1 ano: 5 a 10 gotas diluídas em água cada 6 horas.
- Adultos: 40 a 50 gotas diluídas em água cada 6 horas.
- Analgésico: 1 a 5 gotas/kg diluídas em água a cada 6 a 8 horas.
- Dor em neoplasia: 0,25 a 0,5 mL/kg/dose – máximo = 10 mL diluído em água cada 8 horas.
- Iniciar com pequenas doses – aumentar SOS.
- Adultos: 1 a 5 mL diluídos em água a cada 6 horas.

HIOSCINA OU N-BUTILBROMETO DE HIOSCINA OU N-BUTILBROMETO DE ESCOPOLAMINA
- 0,3 a 0,5 mg/kg/dose VO, SC, IM ou IV.
- Lactentes e pré-escolares = 1 gota/kg/dose cada 8 horas.
- Escolares e adultos = 20 a 40 gotas ou 1 a 2 drágeas cada 6 ou 8 horas.
- Em geral é bem tolerado.
- Efeitos adversos:
  - Taquicardia leve, boca seca, retenção urinária.
  - Distúrbios passageiros da visão (evitar dirigir).
- Cuidados: glaucoma, taquicardia, hipertrofia da próstata.
- Antagonista: Prostigmine.
- Hioscina = Buscopan 1 mL = 20 gotas = 10 mg; drágea = 10 mg; ampola 1 mL = 20 mg.

DICICLOMIDA OU DICICLOVERINA
- Lactentes e pré-escolares: 1 gota = 1 mg/kg/dose – dose máxima = 10 mg cada 6 ou 8 horas.
- Escolares e adultos = 30 a 40 gotas cada 6 ou 8 horas.
- Efeitos adversos: sedação, insônia, euforia, agitação, fadiga, amnésia, desorientação, alucinação, ataxia, distúrbios da afetividade, xerostomia (boca seca), tenesmo, retenção urinária, taquicardia, palpitação, midríase, glaucoma, cicloplegia, cefaleia, vômitos, dispneia, febre, convulsões.
- Bentyl 1 mL = 20 gotas = 20 mg.

MENTHA PIPERITA (HORTELÃ-PIMENTA)
- Medicamento fitoterápico, indicado como antiespasmódico, antifisético e expectorante.
- Gotas: 1 gota/kg cada 8 horas.
- Xarope: 5 mL de 8/8 horas para < 5 anos de idade – Adolescentes e adultos = 10 mL de 8/8 horas.
- Comprimidos: 1 comprimido cada 8 horas para adolescentes e adultos.
- Endorus gotas; xarope e comprimidos.

87. PARASSIMPATICOMIMÉTICOS

NEOSTIGMINA
- 0,02 mg/kg/dose IV ou 0,04 mg/kg/dose IM.
- Pode repetir a dose 30 minutos após – SOS.
- Inibe a colinesterase (prolonga e reforça a ação da acetilcolina).
- Aumenta o peristaltismo e melhora a circulação (vasodilatação).
- Sem ação sobre a pressão arterial e a atividade cardíaca.
- Reduz a frequência cardíaca na taquicardia paroxística.
- Melhora o tônus muscular na miastenia *gravis*.
- Reduz a pressão intraocular no glaucoma.
- Melhora os processos degenerativos do ouvido (doença de Ménière).
- Melhora os processos degenerativos do nariz (ozena).
- Prostigmine ampola 1 mL = 0,5 mg.

88. ANTIEMÉTICOS

METOCLOPRAMIDA
- 0,5 a 1 mg/kg/dia ÷ 3 a 4 doses VO, IM, RETAL. Uso IV só em casos graves.
- Dose máxima nos menores de 6 anos de idade = 0,1 mg/kg/dose.
- Dose máxima nos maiores de 6 anos de idade = 15 mg/dia.
- Reações adversas: sonolência, ansiedade e torcicolo são frequentes. Síndrome Extrapiramidal: agitação, movimentos involuntários da face e dos membros, trismo, crises oculógeras, protrusão rítmica da língua, fala do tipo bulbar. Metemoglobinemia muito raramente.
- Cuidados:
  - Evitar a via oral nas crianças.
  - Evitar o uso em epilépticos, gestantes e na lactação.
  - Potencializa o efeito do álcool e dos sedativos em geral.
  - Aumenta a absorção do paracetamol e da tetraciclina.
  - Diminui a absorção da digoxina.
- Contraindicações: doenças extrapiramidais (Parkinson); hemorragia digestiva; perfuração gastrointestinal; obstrução intestinal e feocromocitoma.
- Plasil = Vonil 1 mL = 21 gotas = 4 mg; sol. oral 5 mL = 5 mg; comp. = 10 mg; amp. 2 mL = 10 mg.
- Eucil gotas pediátricas = 4 mg/mL; gotas (adulto) = 10 mg/mL; sup. = 5 e 10 mg; ampola = 10 mg.
- Emetrol gotas pediátricas 1 mL = 4 mg + vitamina B6 = 10 mg. Gotas adulto 1 mL = 10 mg + vitamina B6 = 10 mg; comprimido = 10 mg.

BROMOPRIDA
- 0,5 a 1 mg/kg/dia ÷ 3 ou 4 doses VO, IM ou IV – dose máxima = 30 mg/dia.
- Normaliza a peristalse e o tônus do estômago, duodeno e jejuno, se estiverem alterados.
- Normaliza o esvaziamento incompleto da vesícula biliar.
- Combate os distúrbios (gastrointestinais) psicossomáticos.
- Também pode causar sonolência, cefaleia e síndrome extrapiramidal.
- Fágico solução oral – 1 mL = 24 gotas = 4 mg.
- Pridecil 1 mL = 24 gotas = 4 mg; cápsula = 10 mg.
- Digesam 1 mL = 24 gotas = 4 mg; sol. oral 5 mL = 5 mg; ampola 2 mL = 10 mg; cápsula = 10 mg.
- Plamet 1 mL = 24 gotas = 8 mg; solução oral 5 mL = 5 mg; comprimido = 10 mg.
- Bromopan 1 mL = 24 gotas = 4 mg; solução oral 5 mL = 5 mg; cápsula = 10 mg.
- Pangest 1 mL = 24 gotas = 4 mg; solução oral 5 mL = 5 mg; cápsula = 10 mg.

CISAPRIDA

> ☞ *Efeitos cardíacos, potencialmente relacionados à sua administração e associados a aumento do intervalo QT, arritmias e morte súbita, levaram à restrição e, posteriormente, à suspensão do uso da cisaprida em crianças.*

TRIMEBUTINA
- Ação seletiva sobre os receptores μ, κ e δ encefalinérgicos dos plexos mioentérico e submucoso, simulando a ação da acetilcolina.
- Debridat pó pediátrico – 1 sachê = 77 mg + 1 copo-medida = 15 mL. Diluir o conteúdo de 1 sachê em 30 mL (2 copos-medida) de água filtrada. Dar 2 mL/dose para cada 5 kg de peso a cada 8 horas. Máximo = 10 mL/dose.
- Debridat comprimido efervescente = 200 mg; cápsula gelatinosa = 200 mg.

ALIZAPRIDA
- 5 mg/kg/dia ÷ 3 doses VO, IM ou IV.
- Superam – 1 gota = 0,5 mg; comprimido = 50 mg; ampola 2 mL = 50 mg.

METOPIMAZINA
- Vogalene: fora do mercado.

DOMPERIDONA
- 0,2 a 0,3 mg/kg/dose cada 6 a 8 horas VO – dose máxima recomendada = 30 mg/dia VO.
- 0,25 mg/kg/dose a cada 8 horas VO – dose máxima tolerada: 2,4 mg/kg/dia VO.
- 1 gota = 0,25 mg/kg/dose.
- Utilizar pipeta-dosadora graduada em kg de acordo com o peso da criança.
- Ação antidopaminérgica.
- Aumenta o tônus do esfíncter gastroesofágico.
- Pode causar: sedação, distonias, galactorreia e arritmias (IV rápido).
- Antibióticos macrolídeos e derivados imidazólicos aumentam o nivel sérico da domperidona.
- Motilium = Peridal = Domperix = Peridona suspensão oral 1 mL = 1 mg; comprimido = 10 mg.

DIMENIDRINATO
- 1 a 5 mg/kg/dose a cada 6 ou 8 horas VO ou IM ou IV.
- 2 a 5 anos: dose máxima = 150 mg/dia.
- 6 a 12 anos ou mais: dose máxima = 300 mg/dia.
- Emet solução oral – 1 mL = 25 gotas = 25 mg (1 gota = 1 mg) + vitamina B6 = 5 mg.
- Dramamine xarope 5 mL = 12,5 mg.
- Dramin B6 – 1 gota = 1 mg + vit. B6 = 5 mg; comprimido = 50 mg + vit. B6 = 10 mg.
- Dramin B6 ampola 1 mL = 50 mg + vit. B6 = 50 mg para uso IM.
- Dramin B6 DL ampola para uso IV 10 mL = 30 mg + B6 = 50 mg + glicose = 1 g + frutose = 1g.
- Dramin solução oral 5 mL = 12,5 mg; comprimido = 100 mg.

CLORPROMAZINA (VER "ANALGÉSICOS SEDATIVOS")

ONDASETRONA
- **Na profilaxia de náuseas e vômitos por quimioterapia citotóxica e radioterapia.**
- \> 4 anos: 5 mg/m^2 diluídos em SF 0,9% IV em 15 minutos, imediatamente antes da quimioterapia, seguida de dose oral = 4 mg após 12 horas. Pode continuar com 4 mg até 2 VPD por até 5 dias após o tratamento.
- Vonau = Zofran comprimido = 4 e 8 mg; ampolas = 4 e 8 mg.
- Nausedron comprimido = 8 mg; ampolas = 4 e 8 mg.

GRANIZETONA
- **Na profilaxia e tratamento de náuseas e vômitos por quimioterapia e radioterapia.**
- 0,40 mg/kg dose única diluído em 10 a 30 mL de SF 0,9% IV em 5 minutos.
- Kytril frasco-ampola = 1 e 3 mg; comprimido = 1 mg.

89. INIBIDORES DA SECREÇÃO GÁSTRICA (INIBIDORES DA BOMBA DE PRÓTONS)

OMEPRAZOL
- Liberado pela FDA para crianças acima de 1 ano de idade.
- Bloqueador seletivo da bomba de prótons.
- Inibe o bombeamento de H^+ na célula parietal do estômago.
- Úlcera gástrica e duodenal = 20 a 40 mg 1 VPD – 2 a 4 semanas.
- Dose ideal em pediatria ainda sem consenso: ± 1 mg/kg/dia.
  - 0,5 a 0,7 mg/kg/dia (Alliet et al., 1994; Kato et al., 1996).
  - 0,7 a 1,4 mg/kg/dia (Hassal et al., 1997).
  - 0,87 a 1,94 mg/kg/dia (de Giacomo et al., 1997).
- Esofagite de refluxo:
  - 10 a 20 kg: 10 a 20 mg 1 VPD – 2 a 4 semanas.
  - > 20 kg: 20 a 40 mg 1 VPD – 2 a 4 semanas.
- Síndrome de Zollinger-Elisson = 20 a 120 mg (média = 60 mg) – 1 VPD.
- Doses de 80 mg/dia ou mais ÷ 2 doses.
- Insuficiência renal e hepática: não precisa diminuir a dose.
- Reações adversas (raras): náuseas, cefaleia, diarreia, constipação, alergias.
- Não usar na gravidez e na lactação.
- Pode aumentar os níveis plasmáticos do diazepam e da fenitoína (retarda a metabolização).
- Losec = Omeprazol cápsula = 10 e 20 mg; frasco-ampola = 40 mg + solvente.
- Losec Mups comprimido dispersível em suco ou água = 10 – 20 – 40 mg.
- Neprazol = Eupept = Gasec cápsula = 20 mg.
- Manipulação:
  - Omepazol ——————— dose diária em mg.
  - Xarope com sabor —— q.s.p. —— 10 mL.
  - Total = 150 mL.

LANZOPRAZOL
- Liberado pela FDA para crianças acima de 1 ano de idade.
- Opção para o tratamento da esofagite em crianças.
- Duração do tratamento: 30 dias.
- Droga segura para o uso em pediatria.
- < 30 kg: 15 mg/dia.
- > 30 kg: 30 mg/dia.
- Lanzol = Prazol = Lanzoprazol comprimido = cápsula = 30 mg.
- Lanzoprazol cápsulas pequenas = 15 mg.

- Manipulação:
  - Lanzoprazol ———————————————— 15 mg.
  - Suspensão com sabor ——— q.s.p. ——— 5 mL.
  - Total = 150 mL.

PANTOPRAZOL
- Liberado pela FDA para crianças acima de 11 anos de idade.
- \> 30 kg = 30 mg/dia.
- Adolescentes e Adultos: 40 a 80 mg/dia ÷ 2 doses durante 2 a 8 semanas.
- Ocasionalmente pode causar cefaleia, diarreia, constipação, náuseas, dores abdominais.
- Raramente: vertigens, visão turva, reação alérgica.
- Pantoprazol genérico = Pantocal = Prazy comprimidos de 20 e 40 mg.

PANTOPRAZOL MAGNÉSIO DI-HIDRATADO
- Indicado no tratamento da esofagite de refluxo moderada a grave.
- Liberado pela FDA para crianças acima de 11 anos de idade.
- \> 30 kg = 40 mg/dia.
- Adolescentes e Adultos: 40 a 80 mg/dia ÷ 2 doses durante 2 a 8 semanas.
- Pantoprazol Magnésio di-hidratado genérico = Dispetic – comprimido de 40 mg.

PANTOPRAZOL SÓDICO SESQUI-HIDRATADO
- Indicado no tratamento da úlcera péptica duodenal, úlcera gástrica e da esofagite.
- Liberado pela FDA para crianças acima de 11 anos de idade.
- \> 30 kg = 40 mg/dia.
- Adolescentes e Adultos: 40 a 80 mg/dia ÷ 2 doses durante 2 a 8 semanas.
- Pantoprazol sódico sesqui-hidratado genérico = Adipept = Dispetic – comprimido de 40 mg.

ESOMEPRAZOL MAGNÉSICO
- Liberado pela FDA para crianças a partir de 12 anos de idade.
- Pode ser usado em adolescentes na dose de 20 a 40 mg/dia.
- Contém corantes.
- O comprimido não pode ser mastigado nem triturado.
- O comprimido pode ser diluído apenas em água sem gás.
- Esomeprazol Magnésico genérico = Nexium = Ezobloc = Mezolium = Ésio comprimido = 20 e 40 mg.

RABEPRAZOL SÓDICO
- Liberado pela FDA para crianças a partir de 12 anos de idade.
- Pode ser usado em adolescentes na dose de 10 a 20 mg/dia.
- Dose máxima = 20 mg ao dia.
- Pariet = Rabeprazol – comprimidos 10 e 20 mg.
- Rabeprazol genérico – cápsulas de 10 ou 20 mg para manipulação.

90. ANTIÁCIDOS

ALUMÍNIO E CÁLCIO – QUELATO
- 5 a 20 mL – 4 a 7 VPD – entre as refeições e antes de deitar.
- Os antiácidos contendo alumínio ligam-se aos íons de fosfato formando fosfato de alumínio, que é eliminado nas fezes.
- Evitar o uso de drogas por via oral 1 a 2 horas após um antiácido.
- Quelacid líquido e pastilhas.

CARBONATO DE BISMUTO + MAGNÉSIO + CÁLCIO + NaHCO$_3$
- Magnésia bisurada pastilhas.

HIDRÓXIDO DE ALUMÍNIO
- 5 a 20 mL – 4 a 7 VPD – entre as refeições e antes de deitar.
- Pode diminuir a peristalse = obstipação.
- Diminui o efeito dos sais de lítio.
- Diminui a absorção da digoxina, fenotiazinas, propranolol, levodopa, benzodiazepínicos, cetoconazol, tetraciclinas etc.
- Desidratação e restrição de líquidos predispõem à obstrução intestinal.
- Hiperaluminemia na insuficiência renal crônica.
- Hipofosfatemia no uso prolongado com doses altas (osteomalacia, miopatia).
- Aldrox suspensão.
- Pepsamar suspensão e comprimido.
- Kolantyl gel e comprimido (+ hidróxido de magnésio + metilcelulose + diciclomina.
- Gelusil M suspensão (+ hidróxido de magnésio + dimeticona).
- Mylanta plus suspensão e comprimido (+ hidróxido de magnésio + dimeticona) = Silidrox.
- Droxaine suspensão (hidróxido de magnésio + oxetacaína com ação anestésica).

HIDRÓXIDO DE ALUMÍNIO + HIDRÓXIDO DE MAGNÉSIO + CARBONATO DE CÁLCIO
- 5 a 20 mL – 4 a 7 VPD – entre as refeições e antes de deitar.
- Pode diminuir a peristalse = obstipação.
- Diminui o efeito dos sais de lítio.
- Gastrol suspensão e pastilhas.

MAGALDRATO ANIDRO (ALUMINATO DE MAGNÉSIO HIDRATADO)
- Mantém o pH do estômago na faixa ideal de 3,5 a 5,0.
- Absorve e inativa a lisolecitina e os sais biliares que, através do refluxo duodenogástrico, provocam a úlcera e a esofagite.
- Riopam gel 5 mL = 400 mg; comprimido mastigável = 800 mg.
- Riopam plus gel 5 mL = 400 mg (+ dimeticona = 50 mg).
- Riopam plus comprimido = 800 mg (+ dimeticona = 100 mg).

SUCRALFATO
- Pode ser usado, concomitantemente, com os "prazois".
- Sucrafilm suspensão em flaconete – 10 mL = 2 g; comprimido mastigável = 1g.
- Adolescentes e adultos: 1 flaconete 1 ou 2 VPD ou 1 comprimido 1 a 4 VPD.
- Farmácia de manipulação:
  - Sucralfato ——————— 100 a 400 mg.
  - Excipiente ——— q.s.p. ——— 1 cápsula.

91. *HELICOBACTER PYLORI*
- Consenso: "toda criança infectada pelo *H. pylori* com ou sem sintomas, com úlcera ativa ou cicatrizada, deve ser tratada" *(sic)*.
- Esquema mais utilizado (90% de erradicação no Canadá e no Japão):
  - Omeprazol + claritromicina + amoxacilina ou metronidazol.
  - Omeprazol = 0,7 a 1,2 mg/kg/dia ÷ 2 doses ou 1 VPD.
  - Claritromicina = 15 a 30 mg/kg/dia ÷ 2 doses.
  - Amoxicilina = 50 a 60 mg/kg/dia ÷ 2 doses.
  - Metronidazol = 20 a 30 mg/kg/dia ÷ 2 doses.
- PyloriPac – cada cartela contém o suficiente para 1 dia de tratamento para maiores de 12 anos:
  - Lanzoprazol – 30 mg – 2 cápsulas de liberação lenta.
  - Claritromicina – 500 mg – 2 comprimidos.
  - Amoxicilina – 500 mg – 4 cápsulas.
  - Embalagem com 7 ou 10 cartelas.
  - Posologia a cada 12 horas: Lanzo = 1 cápsula; Clarito = 1 comprimido; Amoxi = 2 cápsulas.
  - Duração do tratamento: 7 a 10 dias.
  - Vantagens: mais econômico e mais prático.
  - Desvantagem: a intolerância é mais comum.

92. DIGESTIVOS

PANCREATINA
- Raramente pode provocar alergias e/ou hiperuricemia (gota) em doses altas.
- Peptopancreasi 1 mL = 20 gotas = 0,1 mg (+ pepsina = 5 mg + diástase = 1 mg).
  - Dose usual para lactente: 10 a 15 gotas após cada mamada.
  - Dose usual para crianças até 10 anos: 1 mL ou 20 gotas às refeições – 2 a 3 VPD.
  - Dose usual para adultos: 40 gotas às refeições – 2 a 3 VPD.
- Pankreon infantil 5 mL = 250 mg. Dose usual para crianças: 2,5 a 5 mL às refeições – 2 a 3 VPD.
- Pancrease cápsula (+ Lipase = 4.000 U + Amilase = 20.000 U + Protease = 25.000 U). Dose usual para adolescentes: 1 a 2 cápsulas às refeições.
- Pankreoflat drágea = 170 mg (+ Dimeticona = 80 mg). Dose usual para adolescentes: 1 a 2 cápsulas às refeições.
- Digecap Zimático cápsula = 100 mg (+ Bromoprida = 5 mg + Celulase = 30 mg + Dimeticona). Dose usual para adolescentes: 1 a 2 cápsulas às refeições.

MENTHA PIPERITA (HORTELÃ-PIMENTA)
- Fitoterápico com potente ação antifisética e espasmolítica nas cólicas intestinais.
- Ação colerética no fígado e colagoga na vesícula biliar.
- Ação expectorante.
- Não interage com outros fármacos, sendo muito bem tolerado.
- Maiores de 5 anos: 1 gota/kg ou 5 mL do xarope até 3VPD.
- Adolescentes e adultos: 10 mL até 3 VPD.
- Endorus gotas e xarope.

BETAGALACTOSIDASE E ALFAGALACTOSIDASE
- Intolelância transitória à lactose.
- Desconfortos gastrointestinais.
- Flatulência.
- Distenção abdominal.
- Diarreia.
- Precol (suspensão com gotejador): 6 gotas antes das mamadas ou no preparo da fórmula.

93. ANTIFISÉTICOS (ANTIFLATOS)
DIMETICONA
- Silicone antiespumante inabsorvível.
- Atóxico – totalmente eliminado pelas fezes.
- Indicações: aerofagia, eructação, meteorismo, borborigmo, excesso de gases, pós-operatório, preparo para radiografias do abdome.
- Lactente: 4 a 6 gotas a cada 8 horas.
- 1 a 12 anos: 6 a 12 gotas a cada 8 horas.
- Adultos: 16 a 20 gotas a cada 8 horas.
- Dimeticona = Luftal = Silidrom = Finigás gotas = 75 mg/mL; comprimido = 40 mg.
- Espasmo-luftal gotas = 80 mg (+ homatropina = 2,5 mg/mL).
- Espasmo-silidrom comprimido (+ camilofina = 30 mg/mL).
- Espasmo-silidrom gotas (+ camilofina = 30 mg/mL).
- Espasmo-silidrom gotas pediátricas (+ camilofina = 20 mg/mL).

SIMETICONA
- Silicone antiespumante inabsorvível.
- Atóxico – totalmente eliminado pelas fezes: inabsorvível.
- Sem corantes, aromatizantes e adoçantes.
- Simeticona genérico = Flagass gotas – 75mg/mL
- Lactentes: 3 a 5 gotas 3 VPD; pré-escolares: 10 a 15 gotas 3VPD; escolares: 20 gotas 3VPD.

94. LAXANTES (LAXATIVOS)
ÓLEO MINERAL
- Evitar o uso de rotina: broncoaspiração.
- Muito útil na semioclusão intestinal por *Ascaris lumbricoides*.

- Até 5 anos: 5 mL – 2 VPD ou mais.
- 5 a 10 anos: 7,5 mL – 2 VPD ou mais.
- Maiores 10 anos: 15 mL – 2 VPD ou mais.
- Dose máxima = 50 mL até 3 VPD na semioclusão intestinal por *Ascaris Lumbricoides*.
- Nujol (óleo mineral puro) – frascos com 120 e 200 mL.
- Óleo mineral – frasco com 100 mL.

GLICERINA LÍQUIDA
- Clister = 35 mL para 100 mL de SF 0,9%.
- Supositório para criancinhas.
- Supositório para adultos.

SORBITOL + LAURILSULFATO DE SÓDIO
- Minilax (bisnagas) = sorbitol 714 mg/g + laurilsulfato de sódio = 7,70 mg/g.

PICOSSULFATO SÓDICO
- < 4 anos: 0,25 mg/kg.
- 4 a 10 anos: 4 a 10 gotas.
- > 10 anos e adolescentes: 10 a 20 gotas.
- Dose única – repetir após 24 horas SOS.
- Guttalax gotas = 7,5 mg/mL; pérolas = 2 mg.

BISACODIL
- É uma droga derivada do difenilmetano.
- Adolescentes e adultos: 1 drágea dose única diária.
- Dulcolax – drágea de 5 mg.

FOSFATO DE SÓDIO MONOBÁSICO + FOSFATO DE SÓDIO DIBÁSICO
- Laxativo para esvaziamento do cólon no pré e pós-operatório.
- Para alivio da prisão de ventre.
- Pronto para o uso em crianças maiores.
- *Fleet* enema: fora do mercado.
- Phosfoenema – frasco com 130 mL.

HIDRÓXIDO DE MAGNÉSIO
- < 2 anos: 0,5 mL/kg.
- 2 a 5 anos: 5 a 15 mL.
- 6 a 12 anos: 15 a 30 mL.
- > 12 anos: 30 a 60 mL.
- Leite de magnésia de Phillips 5 mL = 400 mg – frascos com 120 e 350 mL.

TAMARINDUS INDICA + ALCAÇUZ + *CORIANDRUM SATIRICUM*
- Evitar em crianças (cólicas).
- Tamarine = Frutarine = Naturetti = Laxarine = Laxtam geleia e cápsulas.

MACROGOL 3350
- Laxante osmótico indicado para constipação ocasional.
- Dose diária: 1 sachê ou envelope dose única ou de 12/12 horas.
- Contém: bicarbonato de sódio + cloreto de sódio + cloreto de potássio.
- Não deve ser usado por mais de 2 semanas.
- Pode causar diarreias, cólicas, náuseas, flatulência, edemas.
- Muvinlax – 20 sachês com 14 g.
- Peg-Lax – envelopes com 8,75 g.

MACROGOL 4000
- Laxante osmótico indicado para constipação ocasional.
- Contém: ácido cítrico, sorbato de potássio, sucralose, aromatizante.
- $\geq$ 2 anos: 1,4 mL/kg – dose única diária.
- $\leq$ 2 anos: não usar.
- Não deve ser usado por mais de 2 semanas.
- Pode causar diarreias, cólicas, vômitos, flatulência, edemas.
- Peg-Lac 4000 – frasco com 250 mL + copo dosador.

LACTITOL MONOIDRATADO
- Dose única diária após a primeira refeição.
- Não é absorvido pelo intestino.
- Lactentes: em média 1 a 2 g ao dia.
- 2 a 6 anos: 5 g ao dia.
- > 6 anos: 5 a 10 g ao dia.
- Adultos: 10 a 15 g ao dia. Máximo = 30 g/dia.
- Sigmalac solução oral com 667 mg/mL; pó oral – sachês com 5 e 10 g.
- Osmolac – sachê com 5g.
- Imolac – xarope 15 mL = 10g.
- Normaten Fit (+ Polidextrose) – 1 sachê = 10 g para 200 mL de água ou suco 1 ou 2 vezes ao dia.

LACTULOSE
- Indicado na encefalopatia hepática e como regulador intestinal.
- Lactentes: 0,3 a 0,5 mL/kg/dia ou a critério médico.
- 1 a 5 anos: 5 a 10 mL/dia.
- 6 a 12 anos: 10 a 15 mL/dia.
- > 12 anos: 15 a 30 mL/dia.
- Pentalac = Lactolona = Inlact = Duphalac xarope = 667mg/mL.

95. FIBRAS VEGETAIS

☞ *Fibras solúveis: removem a água da luz intestinal – indicadas nas diarreias.*
☞ *Fibras insolúveis: retém água na luz intestinal – indicadas como laxantes.*

STIMULANCE MULTI FIBER
- Mix de fibras solúveis (2,3 g/5 g) e fibras insolúveis (1,5 g/5 g).
- Efeito prebiótico.
- Crianças: ½ a 1 sachê = 5 g do pó 1 a 3 VPD.
- Adultos: 1 sachê = 5 g do pó para 1 copo de água 1 a 3 VPD.
- Nome comercial: Stimulance Multi Fiber.

PLANTAGO OVATA
- 6 a 12 anos: ½ envelope = 2,5 g do pó para 1 copo de água 1 a 3 VPD.
- Adultos: 1 envelope = 5 g do pó para 1 copo de água 1 a 3 VPD.
- Plantaben – 1 envelope = 5 g.

GOMA GUAR
- 2 anos: ½ sachê (2,5 g) ao dia.
- Adultos: 1 sachê (5 g) ao dia. Se necessário, até 3 sachês ao dia.
- Fiber Mais – 1 sachê = 5 g (+ Inulina); lata com 260 g: 1 colher de sopa rasa = 5 g.
- Benefiber – 1 sachê = 5 g.

MUCILOIDE HIDRÓFILO DE PSYLLIUM
- 1 colher das de chá ou 1 envelope para 1 copo de água 1 a 3 VPD.
- Metamucil pote = 210 g de pó; envelopes com pó.

POLIDEXTROSE + INULINA + FOS (FRUTOLIGOSSACARÍDEO)
- < 2 anos: ½ a 1 sachês ao dia.
- > 2 anos: 1 a 2 sachês ao dia.
- Adultos: 1 a 3 sachês ao dia.
- Fiber FOS – prebiótico – 1 sachê = 6 g.
- Nova fibra – 1 sachê = 5 g.
- Regulare – 1 sachê = 5 g.
- Tamarine Kids (não contém inulina).

POLIDEXTROSE + LACTITOL
- < 2 anos: ½ a 1 sachês ao dia.
- > 2 anos: 1 a 2 sachês ao dia.
- Adultos: 1 a 3 sachês ao dia.
- Normoten Fit = Fontelax sachês.

LACTOBACILOS + FRUTOLIGOSSACARÍDEO
- < 2 anos: ½ a 1 sachê ao dia.
- > 2 anos: 1 a 2 sachês ao dia.
- Adultos: 1 a 3 sachês ao dia.
- Lactofos – simbiótico – 1 sachê = 6 g.

POLIDEXTROSE + FOS + INULINA + GOMA GUAR
- 100% solúvel.
- Isenta de açúcar, glúten, sódio, corantes, aromatizantes e conservantes.

PARTE I

- Segundo a SBP: idade em anos + 5 = g de fibras/dia.
- Tamarine Kids (mix de fibras).
- Pote com 250 g e cartucho com 10 sachês – 1 colher-medida = 1 sachê = 5 g de fibras.

96. ANTI-HISTAMÍNICOS ANTI-H1 (INIBIDORES DOS RECEPTORES H1 DA HISTAMINA)

PROMETAZINA
- 0,5 mg/kg/dose VO ou IM a cada 8 ou 12 horas.
- Ação analgésica, antiemética e sedativa.
- Provoca sonolência, mas é muito bem tolerado.
- Fenergan xarope pediátrico 5 mL = 2,5 e 5 mg; comprimido = 25 mg; ampola 2 mL = 50 mg.
- Prometazina comprimido = 50 mg; ampola 2 mL = 50 mg.

MALEATO DE DEXTROCLORFENIRAMINA
- 0,15 mg/kg/dia ÷ 3 doses VO.
- Dextroclorfeniramina suspensão 5 mL = 2 mg; comprimido = 2 mg.
- Alermine suspensão 5 mL = 2 mg; comprimido = 2 mg.
- Polaramine gotas 1 mL = 28 gotas = 2,8 mg – 1gota = 0,1 mg.
- Polaramine xarope 5 mL = 2 mg; comprimido = 2 mg; drágea = 6 mg.
- Celestamine gotas 1 mL = 20 gotas = 2 mg (+ betametasona = 0,25 mg) – sem corantes.
- Celestamine e polaramine: 1 gota = 1 mg – dose = 0,5 gota/kg cada 8 horas.
- Celestamine xarope 5 mL = 2 mg (+ betametasona = 0,25 mg): sem corantes (*).
- Koide D xarope 5 mL = 2 mg (+ betametasona = 0,25 mg): sem corantes (*).
- Celestamine = Koide D comprimido = 2 mg (+ betametasona = 0,25 mg).
- *Dose: 0,3 a 0,8 mL/kg/dia ÷ 3 doses.

MALEATO DE AZATADINE
- 6 a 12 anos: 0,5 mg a cada 12 horas VO.
- Adultos: 1 a 2 mg a cada 12 horas VO.
- Idulamine xarope 5 mL = 0,5 mg; comprimido = 1 mg.

CLORIDRATO DE HIDROXIZINA
- 2 mg/kg/dia – dose máxima = 100 mg/dia ÷ 3 ou 4 doses VO.
- < 2 anos: 0,5 mg ou 0,25 mL xarope/kg a cada 6 horas SOS.
- 2 a 6 anos: 25 a 50 mg/dia ou 12,5 a 25 mL xarope/dia ÷ 3 ou 4 doses.
- 6 a 12 anos: 50 a 100 mg/dia ou 25 a 50 mL xarope/dia ÷ 3 ou 4 doses.
- Adolescentes e adultos: 25 mg ou 1 comprimido cada 6 ou 8 horas.
- Dose sedativa:
  - 6 anos = 0,6 mg/kg ou 0,3 mL xarope/kg dose única.
  - 6 a 12 anos = 1,0 mg/kg ou 0,5 mL xarope/kg dose única.
  - Adolescentes e adultos = 50 a 100 mg em dose única.
- Hidroalerg solução 5 mL = 10 mg.
- Hixizine xarope 5 mL = 10 mg; comprimido = 25 mg.

- Prurizin solução 5 mL = 10 mg; comprimido = 10 mg; cápsula = 25 mg.
- Pergo solução 1 mL = 2 mg.
- Manipulação:
  - Hidroxizina —————————————— 20 mg.
  - Xarope com sabor ———— *q.s.p.* ———— 5 mL.
  - Total = 150 mL.

FUMARATO DE CLEMASTINA
- Lactentes: 2,5 mL a cada 12 horas VO.
- 1 a 3 anos: 2,5 a 3 mL a cada 12 horas VO.
- 3 a 6 anos: 5 mL a cada 12 horas VO.
- 6 a 12 anos: 7,5 a 10 mL a cada 12 horas VO.
- Adolescentes e adultos: 15 a 20 mL ou 1 comprimido a cada 12 horas VO.
- Reação adversa: sonolência.
- Agasten xarope 15 mL = 0,75 mg; comprimido = 1 mg.

CLORIDRATO DE CIPROEPTADINA
- 2 a 6 anos: 5 mL = 2 mg a cada 8 ou 12 horas VO. Máximo = 20 mL = 8 mg/dia.
- 7 a 14 anos: 10 mL = 4 mg a cada 8 ou 12 horas VO. Máximo = 40 mL = 16 mg/dia.
- Antagonista da histamina e da serotonina.
- Estimulante do apetite.
- Reação adversa: sonolência.
- Contraindicações: glaucoma e retenção urinária (efeito anticolinérgico).
- Periatin elixir 5 mL = 2 mg; comprimido = 4 mg.

TERFENADINA
- > 3 anos: 2 a 4 mg/kg/dia ÷ 2 doses VO.
- Teldane = Histadane suspensão 5 mL = 30 mg; comprimido = 60 e 120 mg.
- Pridinol suspensão 5 mL = 30 mg; comprimido = 60 mg.
- Reações adversas:
  - Sonolência, tonteiras, fadiga, cefaleia, boca seca, pesadelos, alopecia, anafilaxia, edema, broncospasmo, arritmias, palpitações, dispneia, sudorese, confusão, depressão, tremores, parestesias, distúrbios visuais.

PIMETIXENO
- < 1 ano: 1 gota/kg/dose a cada 8 horas VO.
- 1 a 5 anos: 5 a 7,5 mL a cada 8 horas VO.
- 5 a 10 anos: 7,5 a 10 mL a cada 8 horas VO.
- > 10 anos: 10 a 15 mL a cada 8 horas VO.
- Muricalm 1 mL = 30 gotas = 1 mg; xarope 5 mL = 0,5 mg.
- Sonin xarope 5 mL = 0,5 mg.

CLORIDRATO DE CLORFENOXAMINA
- 1 a 2 anos: ½ a 1 colher-medida a cada 8 ou 12 horas VO.
- 2 a 5 anos: 1 a 1 ½ colher-medida a cada 8 ou 12 horas VO.

- 5 a 10 anos: 1 a 2 colher-medida a cada 8 ou 12 horas VO.
- > 10 anos e adultos: 1 a 2 comprimidos a cada 8 ou 12 horas VO.
- Pode causar sonolência.
- Clorevan colher-medida com 4,2 mL = 14,7 mg; comprimido = 20 mg; ampola 1 mL = 10 mg; creme tópico.

CLORIDRATO DE EPINASTINA
- Causa sonolência.
- 6 a 12 anos: 5 a 10 mg a cada 24 horas VO.
- Adolescentes e adultos: 10 mg a cada 24 horas VO.
- Talerc xarope 5 mL = 10 mg; comprimido = 10 e 20 mg.

MEQUITAZINA
- Causa sonolência.
- < 8 anos: 0,25 mg/kg/dia ÷ 2 doses VO.
- > 8 anos: 5 mg a cada 12 horas VO.
- Primasone xarope 5 mL = 2,5 mg; comprimido = 5 mg.

DICLORIDRATO DE CETIRIZINA
- "O mais potente inibidor dos receptores H1 da histamina" (sic).
- Início da ação 20 minutos após a ingestão.
- Não altera o apetite.
- Pode causar sonolência.
- "Não potencializa os efeitos do álcool e dos benzodiazepínicos" (sic).
- Indicada nas urticárias, alergias cutâneas e rinites.
- 2 a 6 anos: 7 gotas = 2,5 mg a cada 12 horas ou 15 gotas = 5 mg 1 VPD.
- 6 a 12 anos: 15 gotas = 5 mg a cada 12 horas ou 30 gotas = 10 mg 1 VPD.
- > 12 anos: 30 gotas = 10 mg ou 1 comprimido = 10 mg 1 VPD.
- Zetir 1 mL = 30 gotas = 10 mg; solução oral 5 mL = 5 mg; comprimido = 10 mg.
- Cetrizin 1 mL = 30 gotas = 10 mg; comprimido = 10 mg.
- Zetalerg solução oral 5 mL = 5 mg; comprimido = 10 mg.
- Zyrtec solução oral 5 mL = 5 mg; comprimido = 10 mg.
- Manipulação:
  - Cetirizina ——————— 0,2%.
  - Xarope *q.s.p.* ——————— 5 mL = 10 mg.
  - Total = 150 mL.

EBASTINA
- 2 a 6 anos ou menos de 30 kg: 2,5 mL a cada 24 horas.
- 7 a 11 anos ou mais de 30 kg: 5 mL a cada 24 horas.
- Pode causar sonolência.
- Adolescentes e adultos: 1 comprimido a cada 24 horas.
- Ebastel xarope 5 mL = 5 mg; comprimido = 10 mg.

ASTEMIZOL
- Maiores de 1 ano = 1 mg/5 kg de 24/24 horas VO.
- Sem efeito anticolinérgico.
- Sem efeito sedativo.
- Hismanal = Alergil = Hisnot xarope 5 mL = 5 mg; comprimido = 10 mg.
- Histabloc = Cilergil xarope 5 mL = 5 mg; comprimido = 10 mg.

CLORIDRATO DE LEVOCETIRIZINA
- Indicações: rinite alérgica perene e urticária crônica idiopática.
- Início da ação: 60 minutos após a ingestão.
- Reações adversas: sonolência, secura da boca, cefaleia, fadiga, raro: astenia e dor abdominal. Agitação e inquietação precedem à sonolência.
- 2 a 6 anos: 5 gotas = 1,25 mg de 12/12 horas.
- 6 a 12 anos: 10 gotas = 2,5 mg de 12/12 horas.
- Adolescentes e adultos: 20 gotas = 1 comprimido = 5 mg de 24/24 horas.
- Zyxem (Dicloridrato de Levocetirizina) 1 mL = 20 gotas = 5 mg; comprimido = 5 mg.
- Zina comprimido = 5 mg.
- Maiores de 1 ano = 1 mg/5 kg de 24/24 horas VO.
- Sem efeito anticolinérgico.
- Sem efeito sedativo.
- Hismanal = Alergil = Hisnot xarope 5 mL = 5 mg; comprimido = 10 mg.
- Histabloc = Cilergil xarope 5 mL = 5 mg; comprimido = 10 mg.

CLORIDRATO DE FEXOFENADINA
- Relato de sonolência em alguns adultos, mas é ocorrência pouco documentada.
- Crianças de 6 meses a 2 anos: 15 mg = 2,5 mL de 12/12 horas VO.
- Crianças de 2 a 11 anos: 30 mg = 5 mL de 12/12 horas VO.
- Adolescentes e adultos: 60 mg de 12/12 horas VO ou 120 mg de 24/24 horas VO.
- Adolescentes e adultos com urticária: 180 mg de 24/24 horas VO.
- Allegra infantil comprimido sulcado e mastigável = 30 mg.
- Allegra suspensão pediátrica 5 mL = 30 mg = Fexodane = Altiva = Fexofenadina genérico.
- Allegra comprimido = 60 mg – 120 – 180 mg = Fexodane = Altiva = Fexofenadina.
- Allexofedrin comprimido = 120 e 180 mg.

LORATADINA
- 2 anos: a segurança ainda não está estabelecida.
- 30 kg: 5 mg = 5 mL cada 24 horas VO.
- 30 kg: 10 mg = 10 mL ou 1 comprimido cada 24 horas VO.
- Inibe a liberação de vários mediadores da alergia e regula, para menos, a expressão da Icam-1 na superfície das células epiteliais.
- Não causa sonolência.
- Claritin = Loralerg = Loremix = Loranil = Histadin xarope 5 mL = 5 mg; comprimido = 10 mg.
- Claritin-D = Loralerg-D = Leremix D = Loranil-D xp.5 mL = 5 mg + pseudoefedrina = 120 mg.*
- Claritin-D = Loralerg-D = Loremix D = Loranil-D comp. 5 mg + pseudoefedrina = 120 mg.*
- *As doses diárias acima sugeridas devem ser ÷ 2 doses com intervalos de 12 horas.

PARTE I

- Manipulação:
  - Loratadina ———————— 5 mg.
  - Xarope com sabor ——— q.s.p. ——— 5 mL.
  - Total = 150 mL.

DESLORATADINA
- 1 a 5 anos: 2,5 mL cada 24 horas VO.
- 6 a 11 anos: 5 mL cada 24 horas VO.
- Adolescentes e adultos: 10 mL ou 1 comprimido = 5 mg cada 24 horas VO.
- Nos EUA já está liberado o uso para crianças a partir dos 6 meses de idade.
- Não causa sonolência.
- Aloff = Desalex = Leg = Sigmaliv suspensão 0,5 mg/mL; comprimido = 5 mg.
- Esalerg gotas – 1 mL = 20 gotas = 1,25 mg e xarope = 0,5 mg/mL.

97. ANTI-HISTAMÍNICOS ANTI-H2 (INIBIDORES DOS RECEPTORES H2 DA HISTAMINA)

CIMETIDINA (IMPORTAÇÃO PROIBIDA PELA ANVISA)

	mg/kg/dia ÷ 2 ou 4 doses
Recém-nascidos	10 a 15
Lactentes	20
1 a 12 anos	20 a 40

- Vias: VO, IM, IV (diluir em SF ou SG; velocidade máxima = 2 mg/kg/hora).
- Contraindicação: gravidez e lactação.
- Sem relato de reações adversas graves.
- Pode provocar ginecomastia nos homens.
- Diminui o metabolismo hepático (aumenta os níveis plasmáticos) dos benzodiazepínicos, anticoagulantes, teofilina, fenitoína, propranolol.
- Tagamet solução oral 5 mL = 200 mg; comprimido = 200 – 400 – 800 mg; ampola 2 mL = 300 mg.
- Ulceracid solução oral 5 mL = 200 mg; comprimido = 200 mg.
- Ulcedine comprimido = 200 e 400 mg; ampola 2 mL = 300 mg.
- Duomet comprimido = 200 mg; ampola 2 mL = 300 mg.

RANITIDINA – PROIBIDA PELA OMS ("PODERIA SER CANCERÍGENO")
- 4 a 8 mg/kg/dia ÷ 2 doses VO ou IV; dose máxima = 300 mg/dia.
- Adultos = 150 a 300 mg 2 VPD VO ou 50 mg IM ou IV lento 3 a 4 VPD.
- Não diminui o metabolismo hepático.
- Não provoca ginecomastia.
- Contraindicação: gravidez e lactação.
- Label gotas – 1 mL = 20 gotas = 40 mg
- Label suspensão 10 mL = 150 mg; comprimido = 150 e 300 mg.

- Antak xarope 10 mL = 150 mg; comprimido = 150 e 300 mg; comprimido efervescente = 150 e 300 mg; ampola 2 mL = 50 mg.
- Zylium comprimido = 75 – 150 – 300 mg; ampola 2 mL = 50 mg e 5 mL = 50 mg.
- Ulcoren = Ranidin = Ulceridina = Zadine comprimido = 150 e 300 mg.

FAMOTIDINA
- Adultos = 20 a 40 mg/dia.
- Famodina = Famoset = Famox comprimido = 20 e 40 mg.

98. ANTI-INFLAMATÓRIOS

ASPIRINA
- Principal Indicação: tratamento da doença reumática sem cardite e sem coreia de Sydenham.
- Diminui a adesividade plaquetária predispondo a hemorragias.
- Antipirético e analgésico: 30 a 65 mg/kg/dia ÷ 4-6 doses – dose máxima = 3,0 g/dia.
- Anti-inflamatório: 80 a 100 mg/kg/dia ÷ 3-4 doses – dose máxima = 3,0 g/dia.
- Efeitos adversos: alergia, asma brônquica, gastrite, úlcera péptica, insuficiências renal e hepática, hipoprotrombinemia, sangramentos por diminuição da adesividade plaquetária.
- Contraindicações:
  - Na suspeita de dengue e de outras viroses.
  - Púrpuras.
  - Infecções graves.
  - Asma brônquica.
  - Doença péptica.
  - Hepatopatias.
  - Insuficiência renal grave.
  - Desidratação e febre (predispõem à intoxicação mesmo em doses baixas).
- Interações:
  - Acetozolamida aumenta a toxidez sobre o SNC.
  - Antiácidos diminuem os níveis sanguíneos da aspirina.
  - Metotrexato aumenta a toxidez.
  - Anticoagulantes aumentam o risco de sangramentos.
- Aspirina = AAS = Acetin = Somalgim = Melhoral infantil = 100 mg e adulto = 500 mg.
- Endosprim – 1 gota = 10 mg; Rectocetil supositório = 300 mg.
- Ronal drágea = 500 mg.

BENZIDAMINA
- < 6 anos: 1,5 mg/kg/dose a cada 6 ou 8 horas, máximo = 50 mg/dose.
- 6 a 14 anos: 50 mg/dose a cada 12 ou 24 horas.
- > 14 anos: 50 mg a cada 6 ou 8 horas.
- Reações Adversas: ansiedade, insônia, agitação, convulsões, epigastralgias, náuseas, alergia.
- Benflogin solução oral 5 mL = 150 mg; drágea = 50 mg **(fora do mercado)**.
- Benzitrat 1 mL = 20 gotas = 30 mg; comprimido = 50 mg **(fora do mercado)**.

- Benzitrat colutório e *spray*.
- Flogoral colutório – líquido – pastilhas – *spray* – pó.
- Flogo-Rosa líquido ou pó – dissolver 10 a 20 mL ou 1 a 2 envelopes em 1 litro de água fervida. Fazer a higiene vaginal 2 VPD – 10 dias.

CETOPROFENO
- \> 1 ano de idade: 0,5 mg/kg/dose a cada 6 a 8 horas VO, IM ou via retal.
- Dose máxima diária: 2 mg/kg.
- 7 a 11 anos: 25 gotas cada 6 ou 8 horas VO.
- Adolescentes: 50 gotas cada 6 ou 8 horas VO.
- Adultos: 150 a 300 mg/dia ÷ 2 ou 3 doses.
- Inibe a síntese das prostaglandinas.
- Potente ação anti-inflamatória e analgésica.
- Especialmente eficaz nas cólicas nefréticas.
- Interações: anti-hipertensivos; betabloqueadores; diuréticos; inibidores da enzima conversora da angiotensina (por inibição das prostaglandinas vasodilatadoras); probenecide (reduz o clearance plasmático); trombolíticos (sangramentos); inibidores seletivos da receptação de serotonina (sangramento gastrintestinal).
- Profenid solução 2% – 1 mL = 20 mg – 1gota = 1 mg; xarope pediátrico 1mL = 1mg; supositório = 100 mg; cápsula = 50 mg; ampola 2 mL = 100 mg.
- Cetoprofeno genérico comprimido = 50 – 100 e 150 mg.
- Artrinid cápsula = 50 mg; ampola = 100 mg.
- Artrosil cápsula de liberação prolongada = 160 e 320 mg.

IBUPROFENO
- 30 a 40 mg/kg/dia ÷ 3 ou 4 doses VO.
- Derivado do ácido propiônico com ação analgésica e antipirética.
- Inibe a síntese das prostaglandinas via inibição da ciclo-oxigenase.
- Início em 30 minutos – pico em 90 a 130 minutos – duração por 4 a 6 horas.
- Reações adversas:
  - Irritabilidade aumentada, anorexia, cefaleia, gastrite, úlcera péptica, alterações visuais e auditivas, escotomas, daltonismo, retenção de água e sódio, edemas, hipertensão arterial, insuficiência cardíaca, diminuição da adesividade plaquetária, insuficiência hepática, icterícia, hemorragias, aumento das transaminases, hepatite grave, anemia leve, insuficiência renal, *rash* cutâneo, vasculites, fotossensibilidade.
- Interações:
  - Digitais – aumenta a concentração plasmática.
  - Aspirina – maior risco de hemorragias.
  - Metotrexato – diminui a eliminação (aumenta a toxicidade).
  - Probenecide – diminui a excreção (aumenta a toxicidade).
  - Furosemida e tiazídicos – diminui o efeito natriurético dos diuréticos.
  - Lítio – diminui o *clearance* renal (aumenta a concentração plasmática).
- Contraindicações:
  - Alergia à aspirina ou a anti-inflamatórios, úlcera péptica, asmáticos e atópicos, gravidez e lactação.
- Alivium 100 mg/mL – 1gota = 10 mg; 50 mg/mL – 1 gota = 5 mg.

- Alivium comprimidos: 400 e 600 mg (efervescente ou não efervescente).
- Alivium GC (200 mg/mL) – 1 gota = 20 mg – dose máxima = 30 gotas = 600 mg.
- Dalsy suspensão 5 mL = 100 mg; microcomprimido 200 mg; 400 mg; 600 mg.
- Doraliv – 1 mL = 10 gotas = 100 mg (1 gota = 10 mg).
- Novalfem – 1 mL = 10 gotas = 100 mg.
- Doretrim suspensão oral 5 mL = 100 mg; comprimido = 200 mg; cápsula = 400 mg.
- Spidufen gotas 1 mL = 200 mg (1 gota = 20 mg); envelopes (grânulos) = 400 e 600 mg.
- Maxifen solução oral 5 mL = 250 mg.
- Actiprofen comprimido = 200 mg.
- Doretrim suspensão oral 5 mL = 100 mg; comprimido = 200 mg; cápsula = 400 mg.
- Artril comprimido = 300 e 600 mg.
- Ibuprofeno genérico = Danilon (comprimido) = Uniprofen (comprimido) = 600 mg.

DICLOFENACO SÓDICO
- > 1 ano de idade: 1 a 3 mg/kg/dia ÷ 2 ou 3 doses VO ou via retal.
- Via IM: dose única diária.
- Evitar em menores de 1 ano de idade.
- Voltarem comprimido = 50 mg; supositório = 50 mg; comprimido SR = 75 mg; comprimido retard = 100 mg; ampola 3 mL = 75 mg; gel (uso tópico).
- Biofenac comprimido = 50 mg; comprimido. LP = 75 mg; cápsula LP = 100 mg;
- Comprimido DI (desagregação instantânea) = 50 mg; gel (uso tópico).
- Artren cápsula = 100 mg; supositório = 50 mg; ampola 3 mL = 75 mg; gel (uso tópico).
- Benevran drágeas = 50 mg; gel (uso tópico).
- Fenarem comprimido = 50 mg; comprimido AP = 100 mg; ampola 3 mL = 75 mg; gel (uso tópico).
- Olfen cápsula = 25 e 50 mg e 100 mg SR; ampola 2 mL = 75 mg + lidocaína; supositório = 50 e 100 mg; gel (uso tópico).

DICLOFENACO POTÁSSICO
- > 1 ano de idade: 0,5 a 2 mg/kg/dia ÷ 2 ou 3 doses.
- Adultos: 75 a 100 mg/dia ÷ 2 ou 3 doses.
- Antitérmico e analgésico.
- Evitar em menores de 1 ano de idade.
- Drágea = 50 mg; supositório pediátrico = 12,5 e 25 mg; supositório adulto = 75 mg; ampola = 75 mg; gel (uso tópico).
- Flogam comprimido solúvel = 12,5 – 50 – 100 mg; comprimido = 50 mg; supositório pediátrico = 12,5 mg; supositório adulto = 75 mg; ampola 3 mL = 75 mg.
- Doriflan drágea = 50 mg; ampola 3 mL = 75 mg.

DICLOFENACO RESINATO
- > 1 ano de idade: 0,5 a 2 mg/kg/dia ÷ 2 ou 3 doses.
- Biofenac gotas 1 mL = 15 mg (1 gota = ± 0,5 mg).
- Benevran gotas 1 mL = 15 mg (1 gota = ± 0,5 mg)
- Cataflan – 15 mg/mL (1 gota = ± 0,5 mg); suspensão oral 5 mL = 10 mg.
- Deltaren gotas 1 mL = 15 mg (1 gota = ± 0,5 mg)
- Diclofen gotas 1 mL = 15 mg (1 gota = ± 0,5 mg)

PARTE I

- Doriflan gotas 1 mL = 15 mg (1 gota = ± 0,5 mg)
- Flogan gotas 1 mL = 15 mg (1 gota = ± 0,5
- Fenaren suspensão oral 5 mL = 75 mg.

NIMESULIDA
- \> 3 anos de idade: 5 mg/kg/dia ÷ 2 doses.
- \> 12 anos: 100 a 200 mg/dia ÷ 2 doses.
- Nisulid 1gota = 2,5 mg; suspensão 5 mL = 50 mg; granulado (1 envelope = 100 mg); comprimido dispersível em água = 100 mg; comprimido = 100 mg; supositório = 50 e 100 mg.
- Scaflan – 1gota = 2,5 mg; suspensão oral 5 mL = 50 mg; comprimido = 100 mg; granulado (1 envelope) = 100 mg; supositório = 50 e 100 mg.
- Deltaflan = Nisalgen – 1 gota = 2,5 mg; suspensão oral 5 mL = 50 mg; comprimido = 100 mg.
- Sintalgin = Nimesilam = Antiflogil – 1 gota = 2,5 mg; comprimido = 100 mg.

PIROXICAM
- \> 1 ano de idade: 0,4 a 0,6 mg/kg a cada 24 horas.
- Dose máxima: 18 a 20 mg a cada 24 horas – VO ou via retal.
- Indicado na dismenorreia primária das adolescentes: 20 mg a cada 12 ou 24 horas.
- Adultos: 20 mg a cada 12 ou 24 horas.
- Inflamene – 1 gota = 0,5 mg; cápsula = 20 mg; supositório = 30 mg; creme = 0,5%.
- Flogene gotas = 10 mg/mL; cápsula = 20 mg.
- Flogoxem – 1 gota = 0,4 mg; cápsula = 10 e 20 mg.
- Piroxene – 1 gota = 0,4 mg; comprimido = 10 e 20 mg; cápsula = 10 e 20 mg; supositório = 30 mg; ampola 1 mL = 20 mg; ampola 2 mL = 40 mg.
- Piroxicam – 1 gota = 0,4 mg; cápsula = 10 e 20 mg.
- Piroxiflan – 1 gota = 0,4 mg; cápsula = 10 e 20 mg; supositório = 30 mg.
- Feldene comp. solúvel = 20 mg; cápsula = 20 mg; supositório = 20 mg; ampola 2 mL = 40 mg; gel.
- Lisedema comprimido = 10 e 20 mg.
- Piroxifen cápsula = 20 mg.
- Piroxiflan – 1 gota = 0,4 mg; cápsula = 10 e 20 mg; supositório = 30 mg.
- Piroxil cápsula = 10 e 20 mg.

BETA CICLODEXTRINA-PIROXICAM
- 0,5 a 1 mg/kg de 24/24 horas. Máximo = 40 mg/dia VO.
- Flogene gotas: 1 mL = 10 mg.

NAPROXENO
- \> 2 anos: 2,5 a 7,0 mg/kg cada 8 ou 12 horas – dose máxima = 15 mg/kg/dia.
- Adultos: 5 a 7 mg/kg/dose a cada 8 a 12 horas – dose máxima = 1.250 mg/dia.
- Pode usar 500 mg cada 12 horas ou até 1.000 mg dose única diária VO.
- Naproxeno = Naprosyn suspensão 5 mL = 125 mg; comprimido = 250 e 500 mg.
- Vimovo comprimido = 500 mg + esomeprazol magnésio = 20 mg.

NAPROXENO SÓDICO
- 1 a 3 anos: 2,5 mL cada 8 horas VO.
- 4 a 7 anos: 5 mL cada 8 horas VO.
- 8 a 12 anos: 5 a 10 mL cada 8 horas VO.
- Adultos: 550 mg (dose inicial) → 275 mg a cada 6 a 8 horas. Dose máxima = 1.350 mg/dia.
- Pode usar 550 mg cada 12 horas ou 1.100 mg dose única diária VO.
- Flanax suspensão 5 mL = 125 mg; comprimido = 275 – 550 mg.

ÁCIDO MEFENÂMICO
- 5 mg/kg/dose.
- Menores de 14 anos: evitar.
- Maiores de 14 anos: 250 a 500 mg/dose a cada 8 horas.
- Ponstan comprimido = 500 mg.

MELOXICAM
- Adultos: 7,5 a 15 mg/dia a cada 24 horas.
- Derivado do oxicam – inibe a biossíntese das prostaglandinas.
- Indicações: artrite reumatoide e osteoartrite (osteoartrose).
- Interações e reações adversas: as mesmas dos demais anti-inflamatórios.
- Insuficiência renal grave: dose máxima de 7,5 mg/dia no adulto.
- Mevamox comprimido = 7,5 mg.

TENOXICAM
- Adultos: 20 mg/dia de 24/24 horas.
- Inibe a prostaglandina-sintetase.
- Evitar nas nefropatias e nas hepatopatias crônicas.
- Interações: hipoglicemiantes orais, anticoagulantes orais e aspirina.
- Tenotec = Legil comprimido = 20 mg.

TRAMADOL
- > 14 anos: 5 mg/kg de 24/24 horas. Máximo = 400 mg/dia.
- Pode usar VO ou IM ou IV (diluído em SG ou SF) ou via retal.
- É um agonista dos opiáceos (uso prolongado = dependência física).
- Superdose: usar um Antagonista da Morfina = Naloxone.
- Os espasmos provocados por superdosagem cedem com benzodiazepínicos IV.
- Reações adversas: náusea, vômito, xerostomia (boca seca), sonolência, sudorese, tontura.
- Cuidado nos epilépticos: raramente pode provocar a queda da PA.
- Contraindicação: intoxicações agudas por álcool e por outras drogas sedativas do SNC.
- Tramal – gotas 50 e 100 mg/mL; cápsulas = 50 mg; supositório = 100 mg; ampolas = 50 mg/mL.
- Sylador – gotas 50 mg/mL; comprimidos = 50 mg; supositório = 100 mg; ampolas = 50 mg/mL.

INDOMETACINA
- > 2 anos: 1 a 2 mg/kg/dia ÷ 3 doses – dose máxima = 4 mg/kg/dia ou 150 a 200 mg/dia.
- Indocid cápsulas = 25 e 50 mg; supositório = 100 mg.

CLONIXINATO LISINA
- Adultos: 1 comprimido a cada 6 horas via oral.
- Elevada potência analgésica.
- Inibidor da síntese ou da liberação das prostaglandinas.
- Efeito analgésico em 15 minutos – duração do efeito de até 6 horas.
- Dolamin comprimido = 125 mg.

TROMETAMOL CETOROLACO
- Anti-inflamatório, antitérmico e analgésico potente nas dores agudas moderadas ou severas.
- Inibe a síntese das prostaglandinas responsáveis pela dor.
- Início da ação: 30 a 60 minutos – duração da ação: 6 a 8 horas.
- Contraindicações: em crianças e adolescentes menores de 16 anos, na gravidez e na lactação; hipersensibilidade a outros anti-inflamatórios; úlcera péptica; doenças inflamatórias do sistema gastrointestinal; insuficiência renal; antes e após cirurgias; pacientes com risco de AVC hemorrágico.
- Reações adversas: edema; sonolência; vertigens; cefaleia; sudorese; hipotensão; náusea; dispepsia; dor gastrointestinal; diarreia; prisão de ventre; flatulência; vômitos; estomatite; púrpura; prurido; *rash* cutâneo.
- Raramente: anafilaxia; edema de glote; asma brônquica; edema de língua; edema pulmonar; hipotensão e síncope; rubor; ganho de peso; febre; convulsões; tremores; insônia; alucinações; euforia; palpitação; úlcera péptica; hemorragia digestiva; perfuração gastrointestinal.
- Interações: heparina e todos os anticoagulantes aumentam o risco de hemorragia; probenecide e salicilatos aumentam a meia-vida; furosemida fica com a resposta diurética diminuída em 20%.
- Posologia: 1 comprimido a cada 4 a 6 horas – dose diária máxima: 60 mg.
- Duração máxima do tratamento: 5 (cinco) dias.
- Superdosagem: tratamento sintomático. A hemodiálise não remove a droga satisfatoriamente.
- Deocil = Totti SL = Symdulor comprimido sublingual = 10 mg.

ANTI-INFLAMATÓRIOS DE AÇÃO LENTA
Fitoterápicos de Uso Tópico
Cordia verbenacea DC
- Uso tópico local nos processos inflamatórios de músculos e tendões: dores musculares, tendinites, entorses e contusões.
- O alívio das dores se faz notar após 7 dias de uso.
- Não há experiência clínica em gestantes, lactantes, idosos e crianças abaixo dos 12 anos de idade.
- Evitar associar a outras drogas de uso tópico.
- Proteger da luz e da umidade.
- Contraindicado em lesões abertas na pele, queimaduras, ulcerações, escoriações e infecções.
- Aplicar 3 vezes ao dia.
- Acheflan aerossol (5 mg/g) e creme (5 mg/g).

Arnica montana D3 + Calendula officinalis + Hamamelis virginiana + 10 outros fitoterápicos anti-inflamatórios + excipientes.
- Uso tópico local nos processos inflamatórios de músculos e tendões: dores musculares, tendinites, entorses e contusões.
- Uso adulto e pediátrico.
- O alívio das dores se faz notar após 7 dias de uso.
- Não há experiência clínica em gestantes e lactantes.
- Evitar associar com outras drogas de uso tópico.
- Proteger da luz e da umidade.
- Contraindicado em lesões abertas na pele, queimaduras, ulcerações, escoriações e infecções.
- Aplicar 2 a 3 vezes ao dia.
- Motix – sachês com 4 g de pomada para friccionar na pele.

Sais de Ouro

Aurotiomalato de Sódio
- \> 9 anos de idade: 1 mg/kg – dose máxima = 50 mg IM.
- Myochrysine ampola 1 mL = 50 mg.

Auranofina
- \> 16 anos de idade: 0,15 mg/kg/dia.
- Ridaura comprimido = 3 mg.

Antimaláricos

Sulfato de Hidroxicloroquina
- \> 6 anos de idade: 8 mg/kg/semana – dose máxima = 400 mg/semana.
- Plaquinol comprimido = 400 mg.

99. ANTIBIÓTICOS

1. Aminoglicosídeos
2. Betalactâmicos ou betalactaminas:
   - Penâmicos ou penicilinas.
   - Betalactamases inibidores.
   - Cefâmicos ou cefalosporinas.
   - Carbapenêmicos.
   - Oxacefenas.
   - Amidinopenicilinas.
3. Monolactâmicos.
4. Cloranfenicol e derivados.
5. Glico e polipeptídeos.
6. Fosfomicina.
7. Lincomicinas.
8. Macrolídeos.
9. Rifamicinas.
10. Tetraciclinas.

100. AMINOGLICOSÍDEOS

AMICACINA

- Recém-nascidos normais e prematuros: 15 mg/kg/dia ÷ 2 ou 3 doses IM ou IV.
- Lactentes e maiores: 15 a 20 mg/kg/dia ÷ 2 ou 3 doses IM ou IV.
- Via preferencial: IM.
- Pode usar IV lento (30-60 minutos) e diluído: 2 a 5 mg/mL AD, SG 5%, SF ou Ringer Lactato.
- Cuidado: oto – nefro – neurotoxidade (bloqueio neuromuscular e paralisia respiratória).
- Interações: drogas nefroneuro-ototóxicas devem ser evitadas.
- Amicacina = Novamin = Amikin = Briclin = Bactomicin ampola 2 mL = 100 – 250 – 500 mg.
- Novamin ampola 4 mL = 1g.

GENTAMICINA

	Dose (mg) – via IM
Prematuro < 29 semanas Prematuro < 33 semanas Prematuro > 34 semanas Recém-nascido < 7 dias	5 mg/kg cada 48 horas 4,5 mg/kg cada 36 horas 4 mg/kg cada 24 horas 5 mg/kg cada 24 horas
Recém-nascido > 7 dias	7,5 mg cada 24 horas ÷ 2 dose se usar IV
Lactentes e maiores	6 a 7,5 mg/kg cada 24 horas ÷ 3 doses se usar IV
Adolescentes	3 a 5mg/kg cada 24 horas ÷ 3 doses se usar IV

- Sepse e choque: usar IV lento (1 a 2 horas) diluído em SF ou Ringer Lactato.
- Cuidado: nefroneuro-ototoxicidade.
- Risco maior: desidratados; prematuros; idosos; uso de diuréticos.
- Garamicina ampola 1 mL = 20 – 40 mg – 80 – 280 mg.
- Gentax ampolas 20 – 280 mg.
- Gentamicina ampola 1 mL = 20 mg; 1,5 mL = 60 e 120 mg; 2 mL = 80 – 160 – 280 mg.

NETILMICINA – FORA DO MERCADO

	mg/kg/dia para uso IM
Prematuros e Recém-nascidos até 7 dias	6 ÷ 2 doses se usar IV
Recém-nascidos > 7 dias	7,5 a 9 ÷ 2 ou 3 doses se usar IV
Crianças	6 a 7,5 ÷ 2 ou 3 doses IV

- Pode usar IV lento (1 a 2 horas) e diluído em SG 5% ou SF ou Ringer Lactato.
- Cuidado: nefroneuro-ototoxicidade (8º PC).
- Diminuir a dose nos nefropatas.

- Reações adversas: cefaleia, astenia, taquicardia, parestesias, febre, retenção de líquidos, vômitos, diarreia, aumentos de TGO/TGP, eosinofilia, pancitopenia, hipoprotrombinemia, transtornos visuais, hiperglicemia.
- Netromicina ampolas 1,5 mL = 150 mg.

ESPECTINOMICINA
- Gonorreia: mulher = 4 g IM dose única; homem = 2 g IM dose única.
- Trobicin = espectinomicina frasco-ampola = 2 g + diluente.

TOBRAMICINA
- < 7 dias: 4 mg/kg/dia ÷ 2 doses IM.
- > 7 dias: 3 a 5 mg/kg/dia ÷ 3 doses IM.
- Crianças: 6 a 7,5 mg/kg/dia ÷ 3 doses IM.
- Baixos níveis no LCR.
- Reações adversas: neuro-ototoxicidade severa, anemia, granulocitopenia, trombocitopenia, letargia.
- Tobramicina ampola 1,5 mL = 75 mg e 3 mL = 150 mg.

ESTREPTOMICINA

	mg/kg/dia ÷ 2 doses IM Dose máxima: 2 g/dia
Recém-nascido e prematuro	10 a 20
Lactentes e maiores	20 a 40

- Nefroneuro-ototoxicidade.
- Proibido: gravidez e lactação.
- Sulfato de estreptomicina frasco-ampola = 1 g + diluente = 2 mL.
- Superdose: diálise peritoneal ou hemodiálise.
- O bloqueio neuromuscular pode ser revertido com prostigmine ou com gluconato de cálcio.

SISOMICINA – FORA DO MERCADO
- 3 mg/kg/dia ÷ 3 doses IM – evitar a via IV.

KANAMICINA – FORA DO MERCADO
- 10 a 20 mg/kg/dia ÷ 2 doses – sempre por via IM.
- Adultos: 500 mg 12/12 h – casos graves: 500 mg de 6/6 horas IM.
- Eliminação por via renal (60% a 80%).
- Indicação: tuberculose de diferentes localizações.
- Nas meninges, pleuras e articulações só atingem 15% a 30% da concentração sanguínea.
- Reações adversas:
  - Nefroneuro-ototoxicidade severa, cefaleia, excitação, vertigem, hipoacusia, surdez, transtornos da visão, ataxia, nistagmo, lacrimejamento, trombocitopenia, granulocitopenia, ureia ↑, creatinina ↑.
- Superdose: bloqueio neuromuscular, apneia.
  - Usar neostigmina IV ou solução com gluconato de cálcio IV.

- Cuidados: idosos, diabéticos e cardíacos.
- Proibido: insuficiência renal, oligúria severa, miastenia *gravis*, lesões do 8º par, gestantes e na lactação.
- Interações:
  - Bloqueadores neuromusculares (curare, polimixina).
  - Drogas nefrotóxicas; cefalosporinas; diuréticos.
  - Drogas ototóxicas (vancomicina, minociclina).
- Kanamicina e Kantrex.

101. PENICILINAS OU PENÂMICOS

PENICILINAS NATURAIS
- Benzilpenicilina ou penicilina G: benzatina, procaína e cristalina.

PENICILINAS BIOSSINTÉTICAS
- Fenoximetilpenicilina ou penicilina V.
- Benzilpenicilina potássica.

PENICILINAS SEMISSINTÉTICAS
- Isoxazolilpenicilinas: cloxacilina e dicloxacilina.
- Ampicilina e derivados: amoxiciina, hetacilina e metampicilina.
- Carboxipenicilinas: carbenicilina e ticarcilina.

PENICILINA G BENZATINA

	Unidades/Dose IM
Lactentes	300.000 a 400.000
Pré-escolares	600.000
Escolares	1.200.000
Adultos	Até 2.400.000

- Repetir a cada 3 ou 7 dias.
- Na doença reumática, a cada 15 ou 20 ou 25 dias.
- Indicações:
  - Sífilis adquirida sem envolvimento do SNC, bouba e pinta, faringoamigdalites por estreptococos e profilaxia da doença reumática.
- Não é recomendada para: neurossífilis, erisipela, blenorragia, feridas traumáticas, profilaxia do tétano.
- Benzetacil frasco-ampola = 4 mL = 1.200.000 UI = 300.000 UI/mL.
- Penicilina G benzatina frasco-ampola = 600.000 – 1.200.000 U

PENICILINA G PROCAÍNA
- Lactentes: 15.000 a 50.000 U/kg/dia ou 300.000 UI – dose única ou ÷ 2 doses IM.
- Pré-escolares: 300.000 UI cada 12 horas IM.
- Escolares: 600.000 cada 12 horas IM.

- Sífilis congênita (sem envolvimento do SNC): 50.000 U/kg de 24/24 horas IM.
- Impetigo = erisipela = escarlatina = pneumonia pneumocócica:
  - < 30 kg = 300.000 U 12/12 horas ou 600.00 U 24/24 horas IM.
  - > 30 kg = o dobro.
- Sífilis recente: 600.000 U 24/24 horas – 8 dias ou 2.400.000 U dose única ÷ 2 locais IM.
- Sífilis tardia: penicilina benzatina.
  - 6 doses de 1.200.000 U – intervalos de 7 dias ou 3 doses de 2.400.000 U – intervalos de 7 dias.
- Difteria: 300.000 U a 600.000 U 12/12 horas – 7 dias.
- Procaína 300.000 U + Cristalina Potássica 100.000 U = Despacilina 400.000 U = Wycilin.
- Probecilin: procaína 400.000 U + probenecida = 2 comprimidos. A probenecida diminui a excreção renal das penicilinas naturais.

PENICILINA G CRISTALINA OU BENZILPENICILINA (POTÁSSICA OU SÓDICA)
- 1 unidade = 0,6 mcg.
- 1.000.000 unidades contém 1,8 mEq K^+ ou 1,7 mEq Na^+.
- < 7 dias e prematuros: 50.000 U/kg/dia ÷ 2 doses IV.
- > 7 dias: 75.000 U/kg/dia ÷ 2 ou 3 doses IV.
- Lactentes: 50.000 a 250.000 U/kg/dia ÷ 6 doses IV.
- > 1 ano de idade: 1 a 30 milhões U/dia ÷ 6 doses IV.
- Diluir em AD, SF 0,9% ou SG 5%
- Vantagem: baixo custo, altas concentrações no LCR e baixa toxicidade.
- Desvantagem: significativo índice de alergias.
- Diminuir a dose na insuficiência renal (potássio ou sódio).
- Indicações:
  - Sífilis com comprometimento do SNC, meningoencefalites, endocardite, sepse, infecções graves por pneumococos, estreptococos e estafilococos (comunitárias), gonococcemias (doença inflamatória pélvica, artrite, oftalmia do recém-nascido), infecções puerperais ou genitais por anaeróbios ou por clostrídios ou por estreptococos B, abscesso pulmonar, celulites e fascites necrotizantes por anaeróbios ou por estreptococos, difteria, gangrena gasosa e tétano.
- Reações adversas: urticária, febre, eosinofilia, eritema nodoso, eritema multiforme, asma, edema de Quincke, rinite, pruridos, vasculites, hemólises, doença do soro, dermatite esfoliativa, púrpura, edema de glote, choque anafilático e síndrome de Stevens-Johnson.
- Penicilina G potássica frasco = 5.000.000 e 10.000.000 U.
- Penicilina G potássica cristalina frasco = 5.000.000 U.
- Megapen frascos = 5.000.000 e 10.000.000 U.

PENICILINA V OU FENOXIMETILPENICILINA POTÁSSICA
- 200.000 U = 125 mg.
- 25.000 a 50.000 U/kg/dia ÷ 2 ou 4 doses VO; máximo = 500.000 U/dose VO.
- Profilaxia da doença reumática: 200.000 U 12/12 horas VO.
- Em 5% dos casos pode ocorrer gastrite, vômitos ou diarreia.
- Penicilina V = Penicigran V comprimido = Meracilina 500.000 UI.
- Pen-Ve-oral suspensão 5 mL = 400.00 UI; comprimido = 500.000 UI.

BENZILPENICILINA POTÁSSICA
- Adolescentes: 200.000 a 400.000 U a cada 6 a 8 horas VO.
- Pentids comprimido = 200.000 U.

OXACILINA
- 100 a 200 mg/kg/dia ÷ 4 ou 6 doses; máximo = 6 g/dia; via IV ou IM.
- Oxacilina = Oxacil = Staficilin-N frasco-ampola = 0,5 g.
- Não usar por via oral: absorção é deficiente.
- Sem meningite, não ultrapassa a barreira hematoencefálica.
- Na meningite, os níveis no LCR variam de acordo com grau de inflamação.
- Na insuficiência renal, dispensa ajuste de dose (metabolização e eliminação extrarrenal).
- Oxacilina sódica = Staficilin 500 mg – frasco com pó para diluição.

> "MRSA" = *Staphilococcus aureus meticilino-resistentes*
> "ORSA" = *Staphilococcus aureus oxacilina-resistentes*
> "MRSA" e "ORSA" são cepas hospitalares resistentes àsi. Alternativas: Vancomicina e Teicoplanin.

CLOXACILINA
- Fora do mercado.

DICLOXACILINA
- 25 a 50 mg/kg/dia ÷ 4 doses via oral.
- Maiores de 40 kg: 125 a 250 mg de 6/6 horas via oral.
- Indicações:
  - *Chlamydia trachomatis; Rickettsia rickettsii*; estreptococos β-hemolíticos, pneumococos e estafilococos, resistentes às penicilinas naturais.
- Amifarin = dicloxacilina suspensão 5 mL = 250 mg; comprimidos = 250 e 500 mg.

AMPICILINA

Menores de 7 dias	50 mg/kg/dia ÷ 2 doses	IV ou IM
Maiores de 7 dias	75 mg/kg/dia ÷ 3 doses	IV ou IM
Maiores de 1 mês	50 a 100 mg/kg/dia ÷ 4 doses	IV ou IM ou VO
Sepse	100 a 200 mg/kg/dia ÷ 4 doses	IV
Meningites	200 a 400 mg/kg/dia ÷ 4 doses	IV

- Evitar a VO: alimentos diminuem a absorção (20% a 30% da dose).
- Por via IV deve diluir em AD, SF ou SG 5%.
- Ampicilina suspensão 5 mL = 250 mg; cápsula = 500 mg.
- Binotal comprimido = 500 mg e 1 g.
- Ampicilina frasco-ampola = 0,5 e 1 g.

CARBENICILINA
- Recém-nascido até 7 dias: 200 mg/kg/dia ÷ 2 doses.
- Recém-nascido com mais de 7 dias: 300 a 400 mg/kg/dia ÷ 3 ou 4 doses.
- Crianças: 50 a 200 mg/kg/dia ÷ 4 a 6 doses.
- Casos graves: 400 a 600 mg/kg/dia ÷ 4 a 6 doses.
- Via de administração: IM ou IV.
- Carbenicilina frasco-ampola = 1 g.

AMPICILINA BENZATINA + AMPICILINA SÓDICA
- Benzotal = Optacilin.
  - Pediátrico: Frascos 2,5 mL = 250 mg (AB = 250 mg + AS = 50 mg).
    Frascos 5,0 mL = 500 mg (AB = 500 mg + AS = 100 mg).
    Frascos 5,0 mL = 1.000 mg (AB = 1.000 mg + AS = 100 mg).

METAMPICILINA
- As mesmas doses da ampicilina.
- Usar IM ou IV.
- Grancilina = Pravacilin – frasco-ampola = 1 g.

AMOXICILINA
- < 30 kg: 40 a 80 mg/kg/dia ÷ 2 ou 3 doses.
- > 30 kg: 500 mg/dose cada 8 horas ou 875 mg cada 12 horas.
- Adolescentes e adultos: 875 ou 1.000 mg cada 12 horas.
- Pode ser usada por VO ou IV.
- Excelente absorção oral, mesmo após as refeições.
- Amoxicilina genérico 5 mL = 125 – 250 – 400 – 500 mg.
- Amoxicilina = Amoxil = Amoxi-ped = Amoxifar = Hiconcil = Penvicilin suspensão 5 mL = 125 – 250 – 500 mg; cápsula = 500 mg.
- Atak = Amoxil BD = Novocilin BD = Sinot suspensão 5 mL = 400 mg; comprimido = 875 mg.
- Novocilin suspensão 5 mL = 250 – 400 mg; cápsula = 500 mg; comprimido = 875 mg.
- Velamox 5 mL = 250 e 500 mg; BD 400 mg/5 mL; comprimido = 500 mg; BD 875mg e 1g; Fa = 1g.

> ☞ *A associação a inibidores de betalactamases (ácido clavulânico) confere atividade bactericida contra hemófilos, enterococos, gonococos e estafilococos resistentes.*

102. BETALACTÂMICOS (LACTAMASES INIBIDORES)

- *Ácido clavulânico:* o mais ativo
- *Tazobactam:* comparável à ampicilina
- *Sulbactam:* o menos ativo

AMOXICILINA + ÁCIDO CLAVULÂNICO OU CLAVULANATO DE POTÁSSIO

> Cada 1,148 mg de amoxicilina tri-hidratada equivalem a 1 mg de amoxicilina anidra
> Cada 1,191 mg de clavulanato de potássio equivalem a 1 mg de ácido clavulânico

- Doses: calculadas com base na amoxicilina.
- Amoxicilina + clavulânico de potássio suspensão 5 mL = 400 mg + 57 mg/5mL.
- Amoxicilina + ácido clavulânico comprimidos = 500 + 125 mg e 875 + 125 mg.
- Atak Clav = Lânico = Novamox 2x = Sinot Clav suspensão 5 mL = 400 mg + clavulanato de potássio = 57 mg; comprimido = 875 mg + ácido clavulânico = 125 mg.
- Clavulin ES suspensão 5 mL = 600 mg + clavulanato de potássio = 42,9 mg.
- Clavulin = Clavoxil
  - Frasco com suspensão 5 mL = 125 mg + clavulanato de potássio = 31,25 mg.
  - Frasco com suspensão 5 mL = 250 mg + clavulanato de potássio = 62,50 mg.
  - Comprimido = 500 mg + ácido clavulânico = 125 mg.
- Clavulin BD:
  - Frasco de 70 mL com suspensão 5 mL = 200 mg + clavulanato de potássio = 28,5.
  - Frasco de 70 mL e 140 mL com suspensão 5 mL = 400 mg + clavulanato de potássio = 57 mg.
  - Comprimido = 875 mg + ácido clavulânico = 125 mg.
- Clavulin injetável:
  - Frascos de 500 mg + ácido clavulânico = 100 mg para uso IV.
  - Frascos de 1.000 mg + ácido clavulânico = 200 mg para uso IV.
- Policlavumoxil:
  - Suspensão 5 mL = 250 mg + clavulanato de potássio = 62,5.
  - Suspensão 5 mL = 500 mg + clavulanato de potássio = 125 mg – retirado do comércio.
  - BD 5 mL = 400 mg + clavulanato de potássio = 57 mg.
  - Comprimido = 500 mg + ácido clavulânico = 125 mg.
  - BD comprimido = 875 mg + ácido clavulânico = 125 mg.
- Sigma Clav BD suspensão 5 mL = 400 mg + clavulanato de potássio = 57 mg.
  - Comprimido = 500 mg + ácido clavulânico = 125 mg.
  - BD comprimido = 875 mg + ácido clavulânico = 125 mg.

SULTAMICILINA TOSILATO (SULBACTAM + AMPICILINA)
- 1ª semana de vida: 75 mg/kg/dia (25 mg Sulbactam + 50 mg Ampicilina/kg/dia) ÷ 2 doses.
- Prematuro = Recém-nascido na 1ª semana de vida.
- Lactentes: 150 mg/kg/dia (50 mg Sulbactam + 100 mg Ampicilina/kg/dia) ÷ 3 ou 4 doses.
- < 30 kg: 25 a 50 mg/kg/dia de ampicilina ÷ 2 doses.
- > 30 kg: 375 a 750 mg de ampicilina cada 12 horas.
- Unasyn suspensão 5 mL = 250 mg de sultamicilina
- Unasyn comprimido revestido = 375 mg de sultamicilina.
- Unasyn frasco-ampola de 0,375 g (SB = 0,125 g + AMP = 0,250 g) para uso IM ou IV.
- Unasyn frasco-ampola de 0,750 g (SB = 0,250 g + AMP = 0,500 g) para uso IM ou IV.
- Unasyn frasco-ampola de 1,5g (SB = 0,5 g + AMP = 1 g) para uso IM ou IV.
- Unasyn fracso-ampola de 3,0 g (SB = 1g + AMP = 2 g) para uso IM ou IV.

AMOXICILINA + SULBACTAM
- Uso pediátrico: 40 a 50 mg/kg/dia (Amoxicilina) VO ou IM ou IV ÷ 2 ou 3 doses.
- Adultos: 1.500 a 2.000 mg/dia (Amoxicilina) VO ou IM ou IV ÷ 2 ou 3 doses.
- Sulbamox BD suspensão 5 mL = 1000 mg + 250 mg Sulbactam – frascos com 30 e 60 mL.
- Sulbamox BD comprimido = 875 mg + 125 mg Sulbactam.
- Trifamox IBL BD 200/50 – 1 mL = 200 mg + 50 mg Sulbactam – frascos com 30 e 60 mL.
- Trifamox IBL 250 – 1 mL = 125 mg + 125 mg Sulbactam – 1 frasco = 60 mL suspensão.
- Trifamox IBL 500 – 1 mL = 250 mg + 250 mg Sulbactam – 1 frasco = 60 mL suspensão.
- Trifamox IBL 500 – comprimido = 250 mg + 250 mg Sulbactam.
- Trifamox IBL BD 875/125 – comprimido = 875 mg + 125 mg Sulbactam.
- Trifamox IBL 1.000 – comprimido = 500 mg + 500 mg Sulbactam.
- Trifamox IBL 750 – 1 frasco-ampola = Amoxicilina 500 mg + Sulbactam 250 mg.
- Trifamox IBL 1.500 – 1 frasco-ampola = Amoxicilina 1.000 mg + Sulbactam 500 mg.

TAZOCIN (PIPERACILINA SÓDICA + TAZOBACTAN SÓDICO)
- Uso exclusivamente hospitalar para crianças maiores de 2 anos de idade, adolescentes e adultos.
- Indicado em infecções graves por bactérias gram-positivas, gram-negativas ou mistas resistentes.
- Nas infecções por bactéria gram-negativas pode ser associado aos aminoglicosídeos.
- Duração do tratamento: 5 a 14 dias.
- Crianças: 112,5 mg/kg/dia (100 mg de piperacilina + 12,5 mg de tazobactan) ÷ 3 ou 4 doses.
- ≥ 40 kg: 12 a 18 g/dia de piperacilina sódica (1,5 a 2.25 g de tazobactan sódico) ÷ 3 ou 4 doses.
- Na insuficiência renal as doses devem ser ajustadas de acordo com o *clearance* de creatinina.
- Usar a via intravenosa exclusivamente.
- Infusão lenta: 20 a 30 minutos ou mais.
- Volume máximo para infusão: 50 mL.
- Frasco de 2,25 (2,0 g + 0,25 g) com pó para dissolver em 10 mL de diluente.
- Frasco de 4,5 (4,0 g + 0,5 g) com pó para diluir em 20 mL de diluente.
- Soluções compatíveis contendo EDTA que podem ser usadas como diluentes: SF 0,9%; SG 5%; água destilada; Ringer Lactato.

103. CEFALOSPORINAS

1ª GERAÇÃO
- Parenteral: cefalotina, cefapirina, cefazolina.
- Por via oral: cefalexina, cefradina, cefadroxil.

2ª GERAÇÃO
- Parenteral: cefuroxima, cefoxitina, cefotetan, cefamandol.
- Por via oral: axetil cefuroxima, cefprozil, cefaclor, loracarbef.

3ª GERAÇÃO
- Parenteral: cefotaxima, ceftriaxona, ceftizoxima, ceftazidima, cefoperazona.
- Por via oral: cefixima, cefetamet pivoxil, cefpodoxima, ceftibuteno.

4ª GERAÇÃO
- Parenteral: cefepima, cefpiroma.

1ª GERAÇÃO
Cefalotina
- < 7 dias: 40 mg/kg/dia ÷ 2 doses IM ou IV.
- > 7 dias: 60 mg/kg/dia ÷ 3 doses IM ou IV.
- > 1 mês: 75 a 125 mg/kg/dia ÷ 4 ou 6 doses IM ou IV.
- Adultos: 500 a 1.000 mg a cada 4 ou 6 horas IM ou IV.
- Adultos graves: até 12 g/dia ÷ 4 doses IV diluído em AD, SF ou SG 5%.
- Cefalotina sódica: frasco de 250 e 500 mg – 1 e 2 g.
- Keflin = Kefalotin = Cefalotil – frasco de 1 g.

Cefazolina
- < 7 dias: 30 mg/kg/dia ÷ 2 doses IM ou IV.
- > 7 dias: 30 a 60 mg/kg/dia ÷ 2 ou 3 doses IM ou IV.
- > 1 mês: 25 a 100 mg/kg/dia ÷ 2 (IM) ou ÷ 4 doses (IV).
- Adultos: 1 a 3 g/dia ÷ 2 doses (IM) ou ÷ 4 doses (IV).
- Cefazol = Cefazolina = Cefamezin = Ceptrat = Cezolin frasco 1 g – uso IM ou IV.
- Kefazol frasco-ampola = 250 – 500 mg e 1 g – uso IM ou IV.

Cefalexina
- 25 a 60 mg/kg/dia ÷ 2 ou 4 doses VO – casos graves: 100 mg/kg/dia.
- Adultos: 250 a 500 mg cada 6 horas ou 1g cada 12 horas – Máximo = 4 g/dia VO.
- Cefalexina suspensão 5 mL = 250 e 500 mg; cápsula = 500 mg.
- Keflex 1 mL = 20 gotas = 100 mg; suspensão 5 mL = 250 e 500 mg; drágeas = 500 mg e 1g.
- Ceporexin suspensão 5 mL = 250 mg; cápsula = 500 mg; comprimido = 1g.

Cefadroxila
- 50 a 100 mg/kg/dia ÷ 2 doses VO.
- Adultos: 1 a 4 g/dia ÷ 2 ou 3 doses VO.
- Cefamox suspensão 5 mL = 250 e 500 mg; cápsula = 500 mg; comprimido = 1g.
- Drocef suspensão 5 mL = 250 mg; comprimido = 500 mg.
- Cefadroxil = Cedroxil suspensão 5 mL = 250 mg; cápsula = 500 mg.

2ª GERAÇÃO
Cefuroxima
- Recém-nascido: 30 a 100 mg/kg/dia ÷ 2 ou 3 doses IM ou IV.
- Nas primeiras semanas de vida, a meia-vida sérica pode ser 3 a 5 vezes maior que a do adulto.
- > 1 mês: 30 a 100 mg/kg/dia ÷ 3 ou 4 doses IM ou IV.

- Adultos: 750 mg/dose a cada 8 horas IM ou IV.
- Gonorreia: 750 mg em cada glúteo – dose única.
- Meningite:
  - Recém-nascido: 100 mg/kg/dia ÷ 2 ou 3 doses IM ou IV.
  - Maiores de 1 mês: 150 a 250 mg/kg/dia ÷ 3 ou 4 doses IV.
  - Adultos: 3 g a cada 8 horas IV.
- Cefuroxima suspensão 5 mL = 250 mg; sachê = 250 mg – diluir o sachê em água ou suco.
- Cefuroxima = Zinacef frasco = 750 mg para uso IV (+ 10 mL AD).
- Cefuroxima = Zinacef frasco = 750 mg para uso IM (+ 3 mL lidocaína sem vasoconstrictor).
- Pode usar AD como diluente, dispensando a lidocaína (risco de anafilaxia).

Axetil Cefuroxima
- < 2 anos: 20 a 30 mg/kg/dia ÷ 2 doses VO. Máximo = 250 mg/dia.
- < 2 anos: 125 mg a cada 12 horas.
- > 2 anos: 250 mg a cada 12 horas.
- > 2 anos com otite média aguda: 15 mg/kg cada 12 horas. Máximo = 500 mg/dose.
- Adultos:
  - 250 mg a cada 12 horas na otite.
  - 500 mg a cada 12 horas na pneumonia.
  - 1.000 mg – dose única na gonorreia.
- Zinnat suspensão – frascos de 50 e 70 mL – 5 mL = 250 mg; sachês = 250 mg para suspensão. Comprimido revestido = 250 e 500 mg.

Cefaclor
- 20 a 40 mg/kg/dia; dose máxima = 1 g/dia ÷ 2 ou 3 doses VO.
- Ceclor suspensão 5 mL = 250 mg e 375 mg.
- Ceclor BD 500 e 750 mg (comprimidos de liberação prolongada).
- Faclor suspensão 5 mL = 187 mg (+ sacarose = 2 g); 5 mL = 250 mg; 5 mL = 375 mg; comprimidos = 500 mg e 750 mg.
- Reflex suspensão 5 mL = 250 e 375 mg; cápsulas = 500 mg; comprimidos AP = 375 mg.

Cefprozil
- < 6 meses: não é recomendado.
- > 6 meses: 30 mg/kg/dia ÷ 2 doses VO.
- Cefprozil = Cefzil suspensão 5 mL = 250 mg; comprimido = 500 mg.

3ª GERAÇÃO
Cefamicinas
- Cefoxitina.
- Cefetamet pivoxil.

Cefoxitina
- Maiores de 3 meses: 20 a 40 mg/kg/dia ÷ 3 ou 4 doses IM ou IV.
- Adultos: 3 a 6 g/dia; máximo = 12 g/dia ÷ 3 ou 4 doses IM ou IV.
- Cefoxitina sódica frasco-ampola = 1 g + ampola = 10 mL de diluente.
- Mefoxin frasco 10 mL = 1 e 2 g uso IV; frasco = 1 g + lidocaína = 2 mL uso IM.

Cefetamet Pivoxil
- 20 mg/kg/dia; máximo = 1 g/dia ÷ 2 doses VO.
- Adultos: 500 mg a cada 12 horas VO.
- Globocef suspensão 5 mL = 250 mg; comprimido = 500 mg.

Cefotaxima
- Prematuro: dose máxima = 50 mg/kg/dia ÷ 2 doses IM ou IV.
- Criança: 50 a 100 mg/kg/dia ÷ 2 a 4 doses IM ou IV.
- Infecções severas: 150 a 200 mg/kg/dia ÷ 2 a 4 doses IM ou IV.
- Adultos: 1 a 2 g a cada 12 horas IM ou IV.
- Claforam frasco-ampola = 0,5 e 1 g – uso IM ou IV.
- Kefoxin = Ceforan frasco-ampola = 1 g – uso IM ou IV.
- Cefotaxima = Cefotax – frasco-ampola = 1 g + ampola = 4 ou 10 mL de diluente.
- Cefoxima frasco-ampola = 500 mg e 1g + ampola com diluente – uso IM ou IV.

Ceftriaxona
- < 14 dias: 20 a 50 mg/kg/dia dose única diária.
- > 14 dias: 20 a 80 mg/kg/dia dose única diária.
- Adultos: 1 a 2 g/dia. Máximo 4 g/dia dose única diária.
- Ceftriax = Ceftriaxona frasco-ampola = 250 – 500 – 1g para uso IV ou IM.
- Rocefin – frascos de 500 mg e 1000 mg uso IV; frascos de 250 – 500 e 1000 mg uso IM.
- Triaxin – frascos de 500 mg e 1g para uso IM.
- Uso IV: diluir em 20 mL SF ou SG 5% ou solução sem cálcio – lento (30 minutos).
- Uso IM: 1 frasco + Lidocaína Sem Vasoconstrictor = 3,5 mL ou 1 frasco + AD = 4 – 5 – 10 mL.

Cefoperazona
- Recém-nascido: 100 mg/kg/dia ÷ 2 doses via IV.
- > 1 mês: 50 a 200 mg/kg/dia ÷ 2 ou 3 ou 4 doses via IV.
- Adultos: 2 a 8 g (até 12 g) /dia ÷ 2 ou 3 ou 4 doses via IV.
- Cefobid frascos de 1 e 2 g para uso IV.

Ceftazidima
- < 7 dias: 60 a 100 mg/kg/dia ÷ 2 ou 3 doses IM ou IV.
- > 7 dias: 60 a 150 mg/kg/dia ÷ 2 ou 3 doses IM ou IV.
- > 1 mês: 90 a 150 mg/kg/dia ÷ 2 ou 3 doses IM ou IV.
- Graves e nas infecções do SNC: 150 mg/kg/dia ÷ 3 doses IV.
- Adultos: 1 a 6 g/dia ÷ 2 ou 3 doses IM ou IV.
- Ação eficaz contra *Pseudomonas aeroginosas*.
- Fortaz frascos de 1 e 2 g para uso IV; frasco de 1 e 2 g para uso IM.
- Ceftazidima = Kefadim = Cefazima = Cetaz frascos de 1 g + ampola com diluente.

Cefixima
- Adolescentes e adultos: 400 mg/dia – dose única diária de 24/24 horas VO. Plenax cápsula = 400 mg.
- Crianças: 8 mg/Kg de 24/24 horas. Plenax susp.:100 e 200 mg/5 mL.

Cefpodoxima
- Até 12 anos: 8 mg/kg/dia; máximo = 200 mg/dia ÷ 2 doses.
- Adolescentes e adultos: 200 a 400 mg/dia ÷ 2 doses.
- Orelox suspensão oral 5 mL = 40 mg; comprimido = 100 mg.

4ª GERAÇÃO
Cefpiroma
- Crianças: em experiência.
- Adultos: 1 a 2 g a cada 12 horas em qualquer condição clínica.
- Uso exclusivo IV diluído em SF 0,9%.
- Alta tolerabilidade para tratamento empírico.
- Cefrom frasco-ampola de 1 e 2 g + ampola com diluente.

Cefepima
- Não usar em menores de 2 meses de idade.
- < 40 kg de peso: 50 mg/kg/dose a cada 8 ou 12 horas via IM ou IV.
- > 40 kg de peso: 500 mg a 1 g a cada 8 ou 12 horas via IM ou IV.
- Infecções graves: 2 g a cada 8 ou 12 horas via IV.
- Maxcef frasco-ampola = 500 mg – 1 e 2 g.

104. CARBAPENÊMICOS
IMIPENEM OU TIENAMICINA
- < 3 meses: não usar.
- > 3 meses: 15 mg/kg a cada 6 horas IM ou IV – diluído e lento (20 a 30 minutos).
- Adultos:
  - Infecção leve: 250 a 500 mg a cada 6 ou 8 horas IV.
  - Infecção moderada: 500 a 1.000 mg a cada 8 a 12 horas IM. Máximo = 2 g/dia.
  - Infecção grave: 500 a 1.000 mg a cada 6 horas. Máximo = 4 g/dia.
- Tienam frasco 120 mL = 500 mg (+ cilastatina sódica = 500 mg) para uso IV.
- Tienam frasco-ampola = 500 mg (+ diluente com Cilastina sódica = 500 mg) para uso IM.
- Cilastina sódica: inibidor enzimático que bloqueia o metabolismo da tienamicina e aumenta sua concentração urinária – na insuficiência renal e nas lesões do SNC podem ocorrer convulsões.

MEROPENEM OU MEROPENEMA
- < 3 meses de idade: não usar.
- > 3 meses de idade: 30 a 120 mg/kg/dia ÷ 3 doses IV.
- Meningite = 120 mg/kg/dia ÷ 3 doses IV.
- Adultos: 1,5 a 3 g/dia ÷ 3 doses IV – diluído e lento (30 minutos).
- Máximo = 6 g/dia nos casos graves.
- Reações adversas (raras): diarreia, vômitos, leucopenia, trombocitopenia, TGO e TGP.
- Menor potencial epileptogênico que o imipenem.
- Resistência cruzada com o imipenem.

PARTE I
123

- Eliminado pela urina (ajustar a dose na insuficiência renal).
- Indicação: meningite por meningococo, pneumococo e *Haemophilus influenzae*.
- Cuidado: não usar com função renal alterada porque não se dispõe de dados confiáveis.
- Meronem – frasco para infusão intravenosa 500 mg e 1g.

105. MONOLACTÂMICOS

AZTREONAN
- < 7 dias: não há informações.
- > 7 dias: 30 mg/kg a cada 6 ou 8 horas.
- > 2 anos: 30 a 50 mg/kg a cada 6 ou 8 horas.
- IM: diluído em 3 mL ou mais de AD.
- IV: diluído em SG 5% ou SF e lento (30 minutos).
- Azactam frasco-ampola de 0,5 e 1g.

106. CLORANFENICOL E DERIVADOS

CLORANFENICOL
- < 14 dias: 25 mg/kg/dia ÷ 2 doses VO ou IV.
- > 14 dias: 25 a 50 mg/kg/dia ÷ 2 doses VO ou IV.
- Indicações: febre tifoide; salmoneloses, osteomielites, sepses por bactérias gram-negativas.
- Altas concentrações no LCR: meningite por bactérias gram-negativas.
- Reações adversas: neurite periférica; cefaleia; confusão mental; oftalmoplegia; náuseas; vômitos; glossite; estomatite; diminuição da síntese de vitamina K causando hemorragias.
- Anemia aplástica ocorre 1 caso em cada 25.000 a 40.000 pacientes em uso de cloranfenicol.
- Crianças: 50 a 100 mg/kg/dia ÷ 3 ou 4 doses VO ou IV.
- Quemicetina xarope 5 mL = 150 mg; cápsula e drágea = 250 e 500 mg; frasco-ampola = 1 g.
- Sintomicetina cápsula = 250 mg; frasco = 1 g.

TIANFENICOL
- 25 a 50 mg/kg/dia ÷ 2 ou 3 doses IM ou via retal.
- Pode usar IV: sem a lidocaína e diluído em SF ou SG 5%.
- Flogotisol supositório lactente = 125 mg; supositório infantil = 250 mg; supositório adulto = 500 mg; frasco de 250 e 750 mg para uso IM.

107. GLICOPEPETÍDEOS

VANCOMICINA
- < 7 dias: 15 mg/kg a cada 24 horas IV.
- 7 a 14 dias: 10 mg/kg a cada 12 horas IV.
- < 1 ano: 10 mg/kg a cada 8 horas IV.
- > 1 ano: 40 mg/kg/dia – máximo = 2 g/dia ÷ 4 doses IV.

- Infundir IV lento (60 minutos ou mais) e diluído em SF ou SG 5% (após diluir com AD).
- Evitar o uso IM (muito dolorosa).
- Reações adversas:
  - "Síndrome do homem vermelho": hipotensão e choque nas infusões rápidas. Raramente: PCR; anafilaxia, eosinofilia, neutropenia, alergias, febre, esclerose de veias e otonefro-otoxicidade leve (em doses elevadas).
- Cuidado: após o preparo armazenar em refrigerador por 14 dias.
- Vancomicina = Vanco = Vancotrat = Vancocid frasco = 500 mg.
- Vancocina frasco = 500 mg e 1 g.

TEICOPLANINA
- < 2 meses: 16 mg/kg como dose de ataque. Depois, 8 mg/kg a cada 24 horas IM ou IV.
- > 2 meses: 3 doses de 10 mg/kg a cada 12 horas. Depois, 6 mg/kg a cada 24 horas IM ou IV.
- 2 a 12 anos: 10 mg/kg 12/12 horas por 1 a 4 dias. Depois, 5 a 10 mg/kg 24/24 horas IM ou IV.
- Adolescentes e adultos: 3 doses de 400 mg ou 6 mg/kg a cada 12 horas ou 24 horas. Depois, 200 mg ou 3 mg/kg a cada 24 horas IM ou IV.
- Via IV: usar direto diluída em AD em 3 a 5 minutos ou diluída com SF 0,9% ou SG 5%.
- Insuficiência renal: reduzir a dose a partir do 5º dia.
- Gravidez e lactação: em estudo.
- Associada a aminoglicosídeo é menos nefrotóxica que a vancomicina.
- Targocid frasco-ampola de 200 e 400 mg + ampola = 3 mL de água destilada.

108. POLIPEPTÍDEOS
Exclusivamente para uso tópico.
- Neomicina.
- Bacitracina.
- Tirotricina.
- Gramicidina.

109. FOSFOMICINA
"Atóxico mesmo em doses altas" (sic).
- 50 a 200 mg/kg/dia ÷ 2 ou 3 doses VO.
- 100 mg/kg/dia ÷ 4 doses IM ou IV.
- Fosfocina suspensão 5 mL = 250 mg – fora do mercado no Brasil.
- Fosfomicina cápsula = 500 mg – fora do mercado do Brasil.
- Fosfomicina frasco = 1 g para uso IV- fora do mercado no Brasil.
- Traturil = Monuril (fosfomicina trometamol – 1 envelope = 3 g de fosfomicina).
- Indicado nas infecções não complicadas do trato urinário baixo.
- 1 envelope dissolvido em água dose única por VO nas ITU baixo não complicadas.
- 2 envelopes com intervalos de 24 horas por VO nas ITU por *Pseudomonas, Proteus e Enterobacter*.

- 2 envelopes, sendo a primeira 3 horas antes das intervenções cirúrgicas e manobras instrumentais e a segunda 24 horas depois.
- Em crianças menores de 12 anos a dose, a eficácia e a segurança ainda não foram estabelecidas.

110. LINCOSAMINAS

LINCOMICINA
- < 1 mês: 10 mg/kg cada 24 horas via IM ou IV.
- > 1 mês: 10 a 20 mg/kg/dia ÷ 2 ou 3 doses via IM ou IV.
- Não usar via oral: pouca absorção.
- Lincomicina ampola 1 mL = 300 mg; 2 mL = 600 mg; 3 mL = 1.000 mg.
- Frademicina = Macrolin = Linco-plus ampolas 1 mL = 300 mg e 2 mL = 600 mg.
- Lincoplax = Lincotax = Neo Linco ampolas 1mL = 300 mg e 2 mL = 600 mg.

CLORIDRATO DE CLINDAMICINA
- 10 a 40 mg/kg/dia ÷ 3 ou 4 doses IM ou IV diluído em AD ou SF ou SG 5%.
- Não usar nos menores de 1 mês.
- Infecções graves: 300 mg/dia ou mais (independente do peso).
- Interações: ampicilina, hidantoína, aminofilina, barbitúricos, gluconato de cálcio e sulfato de magnésio.
- Anaerocid comprimido e cápsula = 300 mg.
- Dalacim C ampolas de 1 mL = 150 mg: cápsula = 300 mg.
- Clindabiotic ampolas 300 e 600 mg.

111. MACROLÍDEOS

ERITROMICINA
- 30 a 50 mg/kg/dia ÷ 2 a 4 doses via oral.
- Graves: 60 a 100 mg/kg/dia ÷ 4 doses VO. Máximo = 4 g/dia.
- Doença reumática: 250 mg a cada 12 horas VO.
- Estearato (menos hepatotóxico – custo maior):
  - Pantomicina = Plenomicina suspensão 5 mL = 125 e 250 mg; drágea e comprimido = 250 e 500 mg.
- Estolato (mais hepatotóxico – custo menor):
  - Ilosone 1 mL = 20 gotas = 100 mg; susp. 5 mL = 125 e 250 mg; cápsula = 250 mg; drágea = 500 mg.
  - Eritrex = Eritrofar = Ilocin suspensão 5 mL = 125 e 250 mg; comprimido = 500 mg.

MIOCAMICINA
- < 40 kg de peso: 30 a 45 mg/kg/dia; máximo = 1.200 mg/dia ÷ 2 ou 3 doses VO.
- > 40 kg de peso: 1.200 a 1.800 mg/dia ÷ 2 ou 3 doses.
- Muito eficaz nas infecções de pele e do TCS.

- Mecacin = Midecamin suspensão 5 mL = 200 mg.
- Midecamin suspensão 5 mL = 200 mg.

ROXITROMICINA
- 5 a 10 mg/kg/dia ÷ 2 doses VO.
- 6 a 8 kg: 25 mg (meio comprimido) a cada 12 horas VO.
- 8 a 12 kg: 37,5 mg (3/4 comprimido) a cada 12 horas VO.
- 12 a 24 kg: 50 mg (1 comprimido) a cada 12 horas VO.
- 24 a 40 kg: 100 mg (2 comprimidos) a cada 12 horas VO.
- Adultos: 150 mg a cada 12 horas VO.
- Hepatotóxico.
- Rulid D comprimido (dispersível em água) = 50 mg.
- Roxitromicina genérico comprimido = 150 e 300 mg.

ESPIRAMICINA
- 40 a 50 mg/kg/dia ÷ 4 doses VO.
- Aumentar a dose até 100 mg/kg/dia ÷ 4 doses VO, se necessário.
- Dose máxima = 3g/dia VO.
- Escolares e adultos: 250 a 500 mg a cada 6 horas VO.
- Aumentar a dose quando necessário (SOS).
- Pode prolongar o tratamento por meses (SOS).
- Muito bem tolerado.
- Não altera o hemograma nem as provas funcionais hepático-renais.
- Periodontil comprimido = 250 mg (+ metronidazol = 125 mg).
- Espiramicina = Rovamicina comprimido 1,5 MUI = 500 mg; cápsula = 750.000 UI = 250 mg.

CLARITROMICINA
- 7,5 mg/kg/dose a cada 12 horas VO ou IV.
- Adultos: 250 e 500 mg a cada 12 horas VO. Máximo = 1.000 mg/dia.
- Clabat = Clamicin = Claritromicina = Klaricid = Clamicin suspensão 5 mL = 125 e 250 mg.
- Klacid UD comprimido de liberação prolongada = 500 mg.

AZITROMICINA
- Dose única VO – 1 hora antes ou 2 horas depois das refeições.
- Crianças:
  - 10 mg/kg a cada 24 horas durante 3 dias; ou
  - 10 mg/kg no 1º dia + 5 mg/kg do 2º ao 5º dia.
- Adultos:
  - 500 mg a cada 24 horas durante 3 dias; ou
  - 500 mg no 1º dia + 250 mg do 2º ao 5º dia.
- *Chlamydia trachomatis* e *Neisseria gonorrhoeae*: dose única = 1 g VO.
- Evitar:
  - Antiácidos (diminui a absorção em 30%).
  - Derivados do ergo (ergotismo).
  - Ciclosporina e digoxina (aumenta a absorção da digital).
- Reações adversas: alterações gastrointestinais; aumento leve de TGO/TGP; alergias.

PARTE I

- Gravidez e lactação: evitar.
- Insuficiência hepática: cautela.
- Insuficiência renal leve: mesma dose.
- Astro = Azi = Novatrex = Zitromax = Azitrax = Azitromin. Suspensão com 5 mL = 200 mg – frascos de 600 mg, 900 mg e 1500 mg; comprimidos = 500 mg.
- Zitromil = Clindal AZ = Selimax: suspensão 5 mL = 200 mg – fa de 600 e 900 mg; comprimido = 500 mg.
- Azi comprimido sulcado de 1 g.

112. RIFAMICINAS

RIFAMPICINA
- Maiores 1 mês: 10 a 20 mg/kg cada 24 horas VO. Máximo = 600 mg cada 24 horas VO.
- Rifampicina suspensão 5 mL = 100 mg; cápsula = 300 mg.
- Rifaldin 1 mL = 41 gotas = 150 mg; suspensão 5 mL = 100 mg; cápsula = 300 mg.

RIFAMICINAS
- 10 a 30 mg/kg a cada 24 horas IM ou IV lento, diluído em SF e dividido em 2 ou 3 doses.
- Rifocina M = Rifamida – ampola para uso IM de 1,5 mL = 75 mg e 3 mL = 150 mg.
- Rifocina = Rifamicina SV – ampola 10 mL = 500 mg para uso IV.

113. TETRACICLINAS
- Não usar em menores de 9 anos de idade:
  - Descoloração irreversível dos dentes.
  - Hipoplasia do esmalte.
  - Atraso do desenvolvimento dos ossos longos.
- Fotossensibilidade: evitar exposição ao sol.
- Cuidados: nefropatias e hepatopatias.
- Potencializa a ação dos anticoagulantes.
- Diminui os níveis da protrombina.
- Evitar a ingestão de leite e de antiácidos: os sais de Ca, Fe, Zn, Al, Mg diminuem sua absorção.
- Pode provocar vômitos, anorexia e superinfecção.

OXITETRACICLINA
- Via oral: 15 a 25 mg/kg/dia ÷ 2 ou 3 doses – dose máxima: 250 mg cada 12 horas.
- Via IM: 5 a 15 mg/kg/dia ÷ 2 doses – dose máxima = 250 mg cada 12 horas.
- Terramicina xarope 5 mL = 125 mg; cápsula = 500 mg; ampola = 50 mg/mL.
- Ambra-sinto T suspensão 5 mL = 100 mg.
- Tetraciclina suspensão 5 mL = 100 – 125 – 500 mg; cápsula = 250 – 500 – 1.000 mg.

CLORIDRATO E FOSFATO DE TETRACICLINA
- Via oral: 25 a 50 mg/kg/dia ÷ 4 doses.
- Via IM: 15 a 25 mg/kg/dia ÷ 2 doses. Máximo = 250 mg/dose.

- Via IV: 10 a 20 mg/kg/dia ÷ 2 doses nos casos graves.
- Tetrex cápsulas = 500 mg.
- Tetraciclina cápsula = 500 mg.

CLORIDRATO DE MINOCICLINA
- 2 a 4 mg/kg seguida de 1 a 2 mg/kg a cada 12 horas VO.
- Mesmas observações feitas para as tetraciclinas em geral.
- Minomax = minociclina comprimido = 100 mg.

CLORIDRATO DE DOXICICLINA
- Indicações: febre tifoide; febre das montanhas rochosas; febre Q; varíola; febre do carrapato por *Rickettsia*; mycoplasma pneumoniae; haemophilus influenzae; psitacose por chlamydia psittaci; linfogranuloma venéreo causado por *Chlamydia trachomatis*; infecções da uretra, colo do útero ou retais causadas por *Chlamydia trachomatis*; tracoma e conjuntivite por *Chlamydia trachomatis*; orquiepididimite aguda por *C. thracomatis*; *N. gonorrhoeae*; granuloma inguinal (Donovanose) por *Calymmatobacterium granulomatis*; uretrite por *Ureaplasma urealyticum*; *Acinetobacter* spp.; *Bacteroides* spp.; *Fusobacterium* spp.; *Shigella* spp.; peste causada por *Yersinia pestis*; tularemia causada por *Francisella Tularensis*; bartonelose por *Bartonella Bacilliformis* e *Campylobacter fetus*; *Neisseria gonorrheae*; infecções respiratórias e urinárias causadas por *Klebsiella* spp.; *Escherichia coli*; *Enterobacter aerogenes*; *Moraxella catarrhalis*; *Streptococcus* spp.; carbúnculo pelo *Bacillus anthracis*.
- Quando a penicilina estiver contraindicada é uma alternativa no tratamento de actinomicose por *Actinomyces* spp.; infecções por *Clostridium* spp.; sífilis por *Treponema pallidum*; bouba por *Treponema pertenue*; listeriose por *Listeria monocytogenes*; gengivite de Plaut-Vincent (ulcerativa aguda com necrose) por *Leptotrichia buccalis* (*Fusobacterium fusiformr*); malária por *Plasmodium falciparum*; leptospirose; cólera; diarreia de viajantes por *E. coli* enterotoxigênica.
- > 8 anos de idade e peso < 50 kg de peso: 4 mg/kg ÷ 2 doses → 2 mg/kg/dia ÷ 2 doses VO.
- > 8 anos de idade e peso > 50 kg: 200 mg/dia ÷ 2 doses → 100 mg a cada 24 horas VO.
- Adolescentes e adultos > 50 kg: 100 mg a cada 12 horas VO.
- Mesmas observações feitas para as tetraciclinas em geral.
- Vibramicina drágea = 100 mg; comprimido solúvel = 100 mg.
- Protectina cápsula = 100 e 200 mg; Uni Doxicilin drágea = 100 mg.

114. SULFAS

SULFADIAZINA
- 75 mg/kg seguidos de 150 mg/kg/dia ÷ 4 doses VO.
- Adultos: 2 a 4 g seguidos de 0,5 a 1 g a cada 6 horas VO.
- Cuidado: cristalúria (dar líquidos à vontade).
- Reações adversas:
  - Litíase urinária, púrpuras, *rash* cutâneo, eritema multiforme, síndrome de Stevens-Johnson, hipoglicemia, icterícia, hepatite, bócio, alergias, eosinofilia e pancitopenia, metemoglobinemia.
- Sulfadiazina comprimido = 500 mg.

SULFADIAZINA + TRIMETOPRIMA
- 2 meses a 1 ano: 2,5 mL a cada 12 horas VO.
- 1 a 5 anos: 5 mL a cada 12 a 24 horas VO.
- 5 a 12 anos: 10 mL a cada 12 a 24 horas VO.
- Adolescentes e adultos: 820 mg SFD + 180 mg TMP 1 VPD ou ÷ 2 doses.
- Triglobe:
  - Suspensão 5 mL = 205 mg (+ trimetroprim =45 mg).
  - Comprimido = 410 mg + trimetoprina = 90 mg.
- Triglobe F 1000 mg comprimido = 820 mg + trimetoprima = 180 mg.

SULFAMETOXAZOL (SMX) + TRIMETOPRIMA (TMP)
- Lactentes de 5 semanas a 6 meses: 100 mg SMX + 20 mg TMP a cada 12 horas.
- Lactentes de 6 meses a 5 anos: 200 mg SMX + 40 mg TMP a cada 12 horas.
- Crianças de 6 a 12 anos: 400 mg SMX + 80 mg TMP a cada 12 horas.
- Adolescentes e adultos: 800 mg SMX + 160 mg SMX a cada 12 horas
- Dose média: 30 a 100 mg SMX/kg/dia ÷ 2 doses ou 6 a 20 mg TMP/kg/dia ÷ 2 doses.
- Via oral ou parenteral.
- Subtrax: suspensão 400 mg + 80 mg/5 mL.
- Bactrim = Benectrin:
  - Suspensão 5 mL = 200 mg SMX + 40 mg TMP; comprimido = 400 mg SMX + 80 mg TMP; Ampola para uso IV com 5 mL = 400 mg SMX + 80 mg TMP.
- Bactrim F:
  - Suspensão 5 mL = 400 mg SMX + 80 mg TMP.
  - Comprimido = 800 mg SMX + 160 mg TMP.
- Infectrim:
  - Suspensão 5 mL = 200 mg SMX + 40 mg TMP.
  - Comprimido = 400 mg SMX + 80 mg TMP.
  - F comprimido = 800 mg SMX + 160 mg TMP.
- Assepium:
  - Suspensão 5 mL = 200 mg SMX + 40 mg TMP.
  - Comprimido = 400 mg SMX + 80 mg TMP.
- Espectrin = Trimexazol:
  - Suspensão 5 mL = 200 mg SMX + 40 mg TMP.
  - Comprimido 400 SMX + 80 mg TMP.
  - Comprimido = 800 mg SMX + 160 mg TMP.

115. ANTISSÉPTICOS DAS VIAS URINÁRIAS
ÁCIDO NALIDÍXICO
- \> 3 meses: 33 a 55 mg/kg/dia ÷ 4 doses VO.
- Terapia de longo prazo: 33 mg/kg/dia ÷ 4 doses VO.
- Adultos: 0,5 a 1 g a cada 6 horas VO.
- Reações adversas:
  - Vômito, diarreia, cefaleia, tonturas, sonolência, psicose tóxica, convulsões, vertigens.
- Efeito adverso: hipertensão intracraniana.
- Wyntomilon suspensão 5 mL = 250 mg; comprimido = 500 mg.

NITROFURANTOÍNA
- \> 1 mês: 5 a 7 mg/kg/dia ÷ 4 doses VO – dose máxima = 400 mg/dia.
- Profilaxia: 1 a 2,5 mg/kg/dia ÷ 2 doses ou dose única diária VO.
- Adultos: 100 mg cada 6 horas VO.
- Pode provocar neuropatia periférica progressiva em idosos ou nefropatas.
- Efeitos adversos: vômitos, diarreia, cefaleia, sonolência, tonturas, mialgias, icterícia, febre, alergias (pneumonia eosinofílica).
- Hantina suspensão 5 mL = 25 mg; cápsula = 100 mg.
- Macrodantina cápsula = 100 mg.
- Manipulação:
  - Nitrofurantoína ———————— 5 a 7 mg/kg
  - Xarope ———— q.s.p. ———————— 10 mL
  - Total ————————————————— 100 mL.

FENAZOPIRIDINA
- Adultos: 200 mg a cada 8 horas VO.
- Não usar em crianças, na gravidez e na lactação.
- Analgésico e antisséptico das vias urinárias.
- Pyridium drágea 100 e 200 mg.

	Fenazopiridina	SMX	TMP
Urobactrex = Urobactrim = Uropol	50 mg	400 mg	80 mg
Urobactrex D = Urobactrim F = Uropol F = Urizal 800	100 mg	800 mg	160 mg

ÁCIDO PIPEMÍDICO
- Adultos: 400 mg a cada 12 horas VO durante 10 a 30 dias.
- Não usar em crianças, na gravidez e na lactação.
- Uritrat = uroxina comprimido = 400 mg.
- Balurol cápsula = 200 e 400 mg.

METENAMINA
- Acima de 12 anos e adultos: 1 comprimido a cada 8 horas VO durante 10 a 30 dias.
- Não usar em crianças, na gravidez e na lactação.
- Sepurim drágea = 120 mg (+ cloreto de metiltionínio = 20 mg).
- Cuidado: contém corante amarelo de tartrazina que pode causar reações alérgicas.

FOSFOMICINA TROMETAMOL
- Monuril granulado – 1 envelope = 3 e 8 g de fosfomicina.
- Traturil granulado – 1 envelope = 8 g de fosfomicina.
- Diluir em 50 a 75 mL de água ou suco.
- Indicada no tratamento de curta duração das ITU baixas (cistites e uretrites não gonocócicas).
- Geralmente é utilizada em dose única.
- Infecções por *Pseudomonas, Proteus e Enterobacter*: 2 doses com intervalos de 24 horas.
- Adolescentes e adultos: 1 envelope à noite antes de urinar.
- < 12 anos de idade: ainda não foi liberado.

PARTE I

116. INCONTINÊNCIA URINÁRIA
CLORIDRATO DE OXIBUTININA
- < 5 anos: doses ainda não estabelecidas.
- > 5 anos: 2,5 mg 12/12 horas, aumentando para 5 mg 12/12 horas por 1 mês.
- Retemic comprimido = 5 mg.
- Manipulação:
  - Cloridrato de oxibutinina ——— 5 mg/5 mL
  - Xarope ——— q.s.p. ——— 300 mL

117. QUINOLONAS
- Devem ser evitadas em crianças, na gravidez e na lactação.
- Indicações em pediatria:
  - Infecção hospitalar.
  - Otite média crônica por pseudomonas.
  - Fibrose cística com pneumonia.
  - "Osteomielite do calçado".
  - Neutropenia (prevenir infecções).
- A absorção diminui na presença de:
  - Antiácidos (sucralfato e sais de alumínio e magnésio).
  - Suplementos de ferro, cálcio e zinco.
- Eliminadas principalmente pelos rins e metabolizadas em parte pelo sistema citocromo P-450, interferindo no metabolismo da teofilina, ciclosporina etc.
- Contraindicadas na meningite: não ultrapassam a barreira hematocefálica – Exceção: Ofloxacina.

OFLOXACINA
- 7,5 mg/kg/dia ÷ 2 doses VO.
- Adultos: 200 a 400 mg a cada 12 horas VO.
- Ofloxacina = Oflox = Floxstat comprimidos 200 e 400 mg.

CIPROFLOXACINA
- É a mais usada em pediatria.
- É a mais ativa contra gram-negativos e pseudomonas aeruginosas.
- 15 mg/kg/dia ÷ 2 ou 3 doses VO.
- Pode ser dado direto IV lento (30 minutos) ou diluído em SF ou SG 5% ou Ringer Lactato.
- Adultos:
  - Infecção leve: 250 mg a cada 12 horas VO.
  - Infecção média: 500 mg a cada 12 horas VO ou IV.
  - Infecção grave: 750 mg a cada 12 horas VO ou IV.
- Cipro comprimido = 250 – 500 – 750 mg; solução para infusão 100 mL = 200 mg.
- Ciprofloxacino suspensão genérico 5 mL = 500 mg.
- Manipulação:
  - Ciprofloxacina ——— 15mg/kg
  - Xarope ou Suspensão com sabor ——— q.s.p. ——— 10 mL.

NORFLOXACINA
- Adultos: 400 mg a cada 12 horas VO durante 7 a 10 dias.
- Noracin = Floxacin = Floxinol = Uroflox comprimido = 400 mg.

LAMEFLOXACINA
- 400 mg a cada 24 horas VO (dose única diária).
- Infecção urinária: 7 a 10 dias.
- Blenorragia: 1 a 2 dias.
- Osteomielite: 60 a 90 dias.
- Maxaquin comprimido = 400 mg.

LEVOFLOXACINO
- Adultos: 250 a 500 mg a cada 12 ou 24 horas de acordo com o tipo e a gravidade da infecção.
- < 18 anos: contraindicado (risco de dano nas cartilagens de crescimento).
- Levofloxacino genérico comprimidos de 250 e 500 mg.
- Levaquin = Tavanic comprimidos = 250 e 500 mg.
- Levoxin = Livepax 500 mg – comprimidos.
- Tamiram 250 mg – 500 mg – 750 mg – comprimidos.

118. METRONIDAZOL
- Bactericida de eleição nas infecções por anaeróbios.
- Reações adversas (altas doses):
  - Gosto metálico na boca, vômitos, diarreia, urticária, xerostomia, cefaleia, náusea, vertigens, leucopenia, alergias, anafilaxia e urina escura (metabólito do metronidazol).
- Flagyl pediátrico = metronidazol suspensão – 1 mL = 40 mg (suspensão a 4%).
- 15 a 20 mg/kg/dia ÷ 2 doses – 7 a 10 dias.
- > 12 anos: 250 mg 3 VPD – 7 a 10 dias.
- Flagyl = Metronidazol injetável frasco 100 mL = 500 mg (solução 0,5%).
  7,5 mg = 1,5 mL/kg – dose máxima: 500 mg = 100 mL a cada 8 horas IV lento (sem diluição).
- Flagyl = Metronidazol 250 mg
  - Tricomoníase: 1 comprimido a cada 12 horas – 10 dias – tratar o casal.
  - Giardíase: 1 comprimido a cada 12 horas – 5 dias.
  - Amebíase intestinal: 2 comprimidos a cada 6 horas – 5 a 7 dias.
  - Amebíase hepática: 2 comprimidos a cada 6 horas – 7 a 10 dias.
- Flagyl = Metronidazol 400 mg
  - Tricomoníase:
    2 comprimidos a cada 24 horas – 7 dias; ou 5 comprimidos dose única – tratar o casal.
  - *Gardnerella vaginalis*:
    2 a 3 comprimidos cada 24 horas – 7 dias; ou 5 comprimidos dose única – repetir após 48 horas – tratar o casal.

- Infecções por anaeróbios:
  < 12 anos: 7,5 mg/kg a cada 8 horas – 10 dias ou mais.
  > 12 anos: 1 comprimido = 400 mg a cada 8 horas – 10 dias ou mais.
- Flagyl injetável frasco 100 mL = 500 mg (solução 0,5%)
  7,5 mg = 1,5 mL/kg – dose máxima: 500 mg = 100 mL a cada 8 horas IV lento (sem diluição).

119. PARASITOSE INTESTINAL

OXIURUS OU ENTEROBIUS VERMICULARES
- *Prurido anal:* Proctyl pomada ou Nestosyl creme ou pomada ou Synalar retal pomada.

Pamoato de Pirvínio
- 5 a 10 mg/kg dose única – dose máxima = 350 a 700 mg.
- Repetir o tratamento após 15 a 20 dias.
- Recaídas: 1 dose por mês durante 6 meses.
- Tratar todos em casa.
- Observação normal: fezes vermelhas.
- Pyr-pam suspensão 5 mL = 50 mg; drágea = 100 mg.

Embonato de Pirvínio
- 1 mL = 10 mg/kg dose única – dose máxima = 600 mg.
- Adolescentes: 10 mg/kg de peso dose única – dose máxima = 6 comprimidos.
- Repetir o tratamento após 7 a 10 dias.
- Recaídas: 1 dose com intervalos de 20 dias – total = 6 doses.
- Tratar todos em casa.
- Observação normal: fezes vermelhas.
- Pyverm suspensão 1 copo-medida = 10 mL = 100 mg; comprimido = 100 mg.

Albendazol
- < 2 anos: 200 mg dose única – repetir após 14 dias.
- > 2 anos: 400 mg dose única – repetir após 14 dias.
- Albendazol = Zolben = Amplozol = Alin suspensão 10 mL = 400 mg; comprimido = 400 mg
- Bentiamin = Parasin = Vermital suspensão 10 mL = 400 mg; comprimido = 400 mg.
- Zentel = Helmintel suspensão 10 mL = 400 mg; comprimidos = 200 e 400 mg.
- Monozol suspensão 5 mL = 400 mg; comprimido = 400 mg.

Mebendazol
- Qualquer idade: 100 mg 2 VPD – 4 dias seguidos – repetir após 14 dias.
- Mebendazol = Pluriverm = Pantelmin suspensão 5 mL = 100 mg; comprimido = 100 mg.
- Necamin = Contrelmin = Vermirax = Vermil = Panfugam 5 mL = 100 mg; comprimido = 100 mg.
- Sirben = Kindelmin suspensão 5 mL = 100 mg; comprimido = 100 mg.
- Licor de cacau 5 mL = 100 mg.

TRICHURIS TRICHIURA OU *TRICHOCEPHALUS TRICHIURUS*
Albendazol
- < 2 anos: 200 mg/dia – 3 dias seguidos – repetir o tratamento após 10 dias.
- > 2 anos: 400 mg/dia – 3 dias seguidos – repetir o tratamento após 10 dias.
- Diarreia com sangue: albendazol 200 a 400 mg dose única – repetir após 3 a 5 dias.
- Albendazol = Zolben = Amplozol = Alin suspensão 10 mL = 400 mg; comprimido = 400 mg
- Bentiamin = Parasin = Vermital suspensão 10 mL = 400 mg; comprimido = 400 mg.
- Zentel = Helmintel suspensão 10 mL = 400 mg; comprimidos = 200 e 400 mg.
- Monozol suspensão 5 mL = 400 mg; comprimido = 400 mg.

Mebendazol
- Qualquer idade: 100 mg cada 12 horas – 3 dias seguidos – repetir após 7 dias.
- Mebendazol = Pluriverm = Pantelmin suspensão 5 mL = 100 mg; comprimido = 100 mg.
- Necamin = Contrelmin = Vermirax = Vermil = Panfugam 5 mL = 100 mg; comprimido = 100 mg.
- Sirben = Kindelmin suspensão 5 mL = 100 mg; comprimido = 100 mg.
- Licor de cacau 5 mL = 100 mg.

Cambendazol
- 5 mg/kg dose única – repetir após 10 dias.
- Cambem suspensão 5 mL = 30 mg; comprimido = 180 mg.
- Exelmin:
  - Suspensão – frasco = 30 mL com 150 mg + mebendazol = 400 mg.
  - Comprimido = 75 mg + mebendazol = 200 mg.

Pamoato de Oxipirantel
- Indicado na parasitose isolada.
- Dose única ÷ 2 tomadas após as refeições.
- < 2 anos: 6 a 8 mg/kg dose única – repetir após 10 dias.
- > 2 anos: 5 mL ou 1/2 comprimido.
- 2 a 6 anos: 10 mL ou 1 comprimido.
- 7 a 12 anos: 20 mL ou 2 comprimidos.
- Tricocel suspensão frasco 20 mL = 220 mg; comprimido = 107 mg.

PROLAPSO RETAL

Clister de retenção para manipulação:

Hexilresorcinol ——————————— 2 g (0,2%)
Goma ——————————— 100 mL
SF 0,9% ——————————— 900 mL

Aplicar 30 a 40 mL/kg. Máximo = 300 mL.

Sonda retal com vaselina – introduzir no máximo 8 cm.

Hexa-hidrato de Piperazina
- 50 a 100 mg/kg/dia – dose máxima = 3 g/dia ÷ 2 doses – 5 dias – repetir após 7 dias, ou
- 150 mg/kg – dose máxima = 4 g – dose única – repetir após 7 dias.
- Não tem sido encontrada no comércio.
- Manipulação:
  - Hexa-hidrato de piperazina ———— 500 mg.
  - Suspensão ———— q.s.p. ———— 5 mL.
  - Total ———————————— 100 mL.
- Suboclusão intestinal por áscaris: hidratação venosa + antiemético IV + antiespasmódico IV + sonda nasogástrica + aspiração gástrica + óleo mineral = 5 a 10 mL de hora em hora até eliminar pelo ânus + piperazina pela sonda, após eliminar o óleo pelo ânus.

ASCARIS LUMBRICOIDES

Levamisol
- < 1 ano: 20 a 40 mg dose única – repetir após 21 dias.
- 1 a 7 anos: 40 a 80 mg dose única – repetir após 21 dias.
- \> 7 anos: 80 a 150 mg dose única – repetir após 21 dias.
- Ascaridil comprimidos = 80 e 150 mg.
- Cofasol xarope pediátrico frasco com 30 mL = 80 mg; comprimidos = 80 e 150 mg.

Mebendazol
- Qualquer idade: 100 mg 2 VPD – 3 dias seguidos – repetir o tratamento após 21 dias.
- Mebendazol = Pluriverm = Pantelmin suspensão 5 mL = 100 mg; comprimido = 100 mg.
- Necamin = Contrelmin = Vermirax = Vermil = Panfugam 5 mL = 100 mg; comprimido = 100 mg.
- Sirben = Kindelmin suspensão 5 mL = 100 mg; comprimido = 100 mg.
- Licor de cacau 5 mL = 100 mg.

Albendazol
- < 2 anos: 200 mg dose única – repetir após 21 dias.
- \> 2 anos: 400 mg dose única – repetir após 21 dias.
- Albendazol = Zolben = Amplozol = Alin suspensão 10 mL = 400 mg; comprimido = 400 mg
- Bentiamin = Parasin = Vermital suspensão 10 mL = 400 mg; comprimido = 400 mg.
- Zentel = Helmintel suspensão 10 mL = 400 mg; comprimidos = 200 e 400 mg.
- Monozol suspensão 5 mL = 400 mg; comprimido = 400 mg.

Pamoato de Pirantel
- 10 mg/kg; máximo = 1 g – dose única – repetir após 30 dias SOS.
- Ascarical frasco com 45 mL com 250 mg/15 mL; comprimido = 250 mg.

Ancylostoma duodenale *e* Necator americanus
- Tratar a anemia com ferro.

Albendazol
- < 2 anos: 200 mg dose única – repetir após 7 dias.
- > 2 anos: 400 mg dose única – repetir após 7 dias.
- Albendazol = Zolben = Amplozol = Alin suspensão 10 mL = 400 mg; comprimido = 400 mg
- Bentiamin = Parasin = Vermital suspensão 10 mL = 400 mg; comprimido = 400 mg.
- Zentel = Helmintel suspensão 10 mL = 400 mg; comprimidos = 200 e 400 mg.
- Monozol suspensão 5 mL = 400 mg; comprimido = 400 mg.

Cambendazol
- 5 mg/kg dose única – repetir após 10 dias.
- Cambem suspensão 5 mL = 30 mg; comprimido = 180 mg.
- Exelmin:
  - Suspensão – frasco = 30 mL com 150 mg + mebendazol = 400 mg.
  - Comprimido = 75 mg + mebendazol = 200 mg.

Mebendazol
- Qualquer idade: 100 mg 2 VPD – 4 dias seguidos.
- Repetir mais 2 vezes com intervalos de 5 dias.
- Mebendazol = Pluriverm = Pantelmin suspensão 5 mL = 100 mg; comprimido = 100 mg.
- Necamin = Contrelmin = Vermirax = Vermil = Panfugam 5 mL = 100 mg; comprimido = 100 mg.
- Sirben = Kindelmin suspensão 5 mL = 100 mg; comprimido = 100 mg.
- Licor de cacau 5 mL = 100 mg.

Pamoato de Pirantel
- 10 a 20 mg/kg a cada 24 horas – 3 dias.
- Ascarical suspensão – frasco = 45 mL com 250 mg/15 mL; comprimido = 250 mg.

STRONGILOIDES STERCORALIS
Albendazol
- < 2 anos: 200 mg a cada 24 horas – 3 dias – repetir após 7 dias.
- > 2 anos: 400 mg a cada 24 horas – 3 dias – repetir após 7 dias.
- Albendazol = Zolben = Amplozol = Alin suspensão 10 mL = 400 mg; comprimido = 400 mg
- Bentiamin = Parasin = Vermital suspensão 10 mL = 400 mg; comprimido = 400 mg.
- Zentel = Helmintel suspensão 10 mL = 400 mg; comprimidos = 200 e 400 mg.
- Monozol suspensão 5 mL = 400 mg; comprimido = 400 mg.

Cambendazol
- 5 mg/kg dose única – repetir após 10 dias.
- Cambem suspensão 5 mL = 30 mg; comprimido = 180 mg.
- Exelmin:
  - Suspensão – frasco = 30 mL com 150 mg + mebendazol = 400 mg.
  - Comprimido = 75 mg + mebendazol = 200 mg.

Tiabendazol
- 25 mg/kg/dia – dose máxima = 3 g/dia ÷ 2 doses durante 3 a 5 dias; ou
- 50 mg/kg dose única – dose máxima = 3 g.
- Repetir mais 2 vezes com intervalos de 7 dias.
- Cuidado: droga hepatotóxica.
- Thiabem suspensão 5 mL = 250 mg; comprimido = 500 mg.
- Helmiben = Octelmin suspensão 5 mL = 166 mg + mebendazol = 100 mg.
- Helmiben = Octelmin comprimido = 166 mg + mebendazol = 100 mg.
- Helmiben NF comprimido = 332 mg + mebendazol = 200 mg.

Ivermectina
- Dose única VO.
- 15 a 24 kg: 1/2 comprimido
- 25 a 35 kg: 1 comprimido.
- 36 a 50 kg: 1 e 1/2 comprimido.
- 51 a 65 kg: 2 comprimidos.
- 66 a 79 kg: 2 e 1/2 comprimidos.
- > 80 kg: 3 comprimidos dose única.
- Ivermectina = Leverctin = Revectina comprimido = 6 mg.

HYMENOLEPSIS NANA
Cambendazol
- Exelmin suspensão – frasco com 30 mL = 150 mg + mebendazol = 400 mg – total = 550 mg. Comprimido = 75 mg + mebendazol = 200 mg – total = 275 mg.
- 2 a 5 anos: 5 mL 2 VPD (após as refeições) – 3 dias.
- 6 a 10 anos = 7,5 mL 2 VPD (após as refeições) – 3 dias.
- > 11 anos = 15 mL 2 VPD (após as refeições) – 3 dias.

Praziquantel
- 15 a 20 mg/kg dose única em jejum – dose mínima = 150 mg – dose máxima = 600 mg.
- Só alimentar após 2 horas – repetir após 10 dias.
- Cestox comprimido = 150 mg.
- Cisticid comprimido = 500 mg.

Niclosamida ou Clorossalicilamida
- 2 a 8 anos: 500 mg em jejum – 6 dias seguidos.
- > 8 anos e adultos: 1 g em jejum – 6 dias seguidos.
- Atenase comprimido = 500 mg – mastigar com cuidado em jejum.

TAENIA (SAGINATA OU SOLIUM)
Albendazol
- < 2 anos: 200 mg a cada 24 horas – 3 dias – repetir após 7 dias.
- > 2 anos: 400 mg a cada 24 horas – 3 dias – repetir após 7 dias.
- Albendazol = Zolben = Amplozol = Alin suspensão 10 mL = 400 mg; comprimido = 400 mg

- Bentiamin = Parasin = Vermital suspensão 10 mL = 400 mg; comprimido = 400 mg.
- Zentel = Helmintel suspensão 10 mL = 400 mg; comprimidos = 200 e 400 mg.
- Monozol suspensão 5 mL = 400 mg; comprimido = 400 mg.

Mebendazol
- 200 mg – 2 VPD – 5 dias seguidos.
- Qualquer idade: 200 mg cada 12 horas 5 dias seguidos.
- Repetir mais 2 vezes com intervalos de 7 dias.
- Mebendazol = Pluriverm = Pantelmin suspensão 5 mL = 100 mg; comprimido = 100 mg.
- Necamin = Contrelmin = Vermirax = Vermil = Panfugam 5 mL = 100 mg; comprimido = 100 mg.
- Sirben = Kindelmin suspensão 5 mL = 100 mg; comprimido = 100 mg.
- Licor de cacau 5 mL = 100 mg.

Cambendazol
- 5 mg/kg dose única – repetir após 10 dias.
- Cambem suspensão 5 mL = 30 mg; comprimido = 180 mg.
- Exelmin:
  - Suspensão – frasco = 30 mL com 150 mg + mebendazol = 400 mg.
  - Comprimido = 75 mg + mebendazol = 200 mg.

Niclosamida ou Clorossalicilamida
- > 2 anos: meio comprimido 2 VPD – intervalo de 1 hora em jejum.
- 2 a 8 anos: 1 comprimido 2 VPD – intervalo de 1 hora em jejum.
- > 8 anos e adultos: 2 comprimidos 2 VPD – intervalo de 1 hora em jejum, após mastigação.
- Dar leite de magnésia (laxativo) 1 hora após.
- Atenase comprimido = 500 mg.

Praziquantel
- > 2 anos: 5 a 10 mg/kg em jejum (só alimentar após 2 horas) – dose única.
- Dose máxima: 600 mg. Dose mínima = 150 mg.
- Repetir após 10 dias.
- Cestox comprimido = 150 mg.
- Cisticid comprimido = 500 mg.

Óleo de Semente de Abóbora
- 10 a 30 mL em jejum – 3 dias seguidos.

DIFILOBOTRÍASE OU TÊNIA LONGA OU TÊNIA DO PEIXE (FISH TAPEWORM)
Praziquantel
- 10 a 20 mg/kg dose única.
- Cestox comprimido = 150 mg.

Niclosamida ou Clorossalicilamida
- 2 a 8 anos: 1 comprimido em jejum – 6 dias.
- > 8 anos: 2 comprimidos em jejum – 6 dias.
- Atenase comprimido = 500 mg.
- > 8 anos: 2 comprimidos em jejum – 6 dias.

ESQUISTOSSOMA MANSONI (FASE INTESTINAL OU HEPATOESPLÊNICA)

Albendazol
- < 2 anos: 200 mg dose única – repetir após 21 dias.
- > 2 anos: 400 mg dose única – repetir após 21 dias.
- Albendazol = Zolben = Amplozol = Alin suspensão 10 mL = 400 mg; comprimido = 400 mg
- Bentiamin = Parasin = Vermital suspensão 10 mL = 400 mg; comprimido = 400 mg.
- Zentel = Helmintel suspensão 10 mL = 400 mg; comprimidos = 200 e 400 mg.
- Monozol suspensão 5 mL = 400 mg; comprimido = 400 mg.

Oxamniquine
- Crianças: 20 mg/kg ÷ 2 doses (intervalo = 3 horas) após alguma refeição.
- Adultos: 13 a 15 mg/kg – dose única.
- Hepatotóxico (controle: TGO + TGP).
- Inibe a hematopoiese (controle: hemoglobina).
- Mansil suspensão 5 mL = 250 mg; cápsula = 250 mg.

Praziquantel
- 30 mg/kg/dia ÷ 2 doses (intervalo de 4 horas) durante 6 dias seguidos.
- Ministério da Saúde – Programa de Controle da Esquistossomose – 2005:
- < 15 anos: 60 mg/kg dose única.
- > 15 anos: 50 mg/kg dose única.
- Cestox comprimido = 150 mg.
- Cisticid comprimido = 500 mg.

GIARDIA LAMBLIA

> ☞ "Giardíase assintomática dispensa tratamento" (sic).

Mentha Crispa
- < 2 anos: 25 gotas 3 VPD – 5 dias.
- > 2 anos: 1 medida 3 VPD – 5 dias.
- Adultos: 2 cápsulas 3 VPD – 5 dias.
- Medicação em experiência.
- Giamebil gotas – líquido – cápsulas.

Albendazol
- < 2 anos: 200 mg dose única diária 5 dias seguidos.
- > 2 anos: 400 mg dose única diária 5 dias seguidos.
- Albendazol = Zolben = Amplozol = Alin suspensão 10 mL = 400 mg; comprimido = 400 mg
- Bentiamin = Parasin = Vermital suspensão 10 mL = 400 mg; comprimido = 400 mg.
- Zentel = Helmintel suspensão 10 mL = 400 mg; comprimidos = 200 e 400 mg.
- Monozol suspensão 5 mL = 400 mg; comprimido = 400 mg.

Metronidazol
- 15 a 20 mg/kg/dia ÷ 2 doses – 7 a 10 dias.
- > 12 anos: 250 mg 3 VPD – 7 a 10 dias.
- Flagyl suspensão 5 mL = 200 mg; comprimido = 250 e 400 mg.
- Metronidazol suspensão 5 mL = 200 mg; comprimido = 200 e 400 mg.

Nimorazol (Nitrimidazina)
- 15 a 20 mg/kg/dia ÷ 2 ou 3 doses – 5 a 7 dias.
- Também é tricomonicida.
- Naxogin xarope 5 mL = 125 mg; comprimido = 500 mg.

Tinidazol
- 50 mg/kg em dose única diária após o jantar – dose máxima = 2 g – 3 dias.
- Amebicida, tricomonicida e giardicida.
- Contraindicações: alergia, discrasias sanguíneas, doença neurológica ativa.
- Reações adversas: náuseas, vômitos, cefaleia, tonturas, boca seca com gosto metálico.
- Pletil suspensão 5 mL = 500 mg; drágea = 200 mg; comprimido = 500 mg.
- Amplium = Facyl 500 = Fasigyn drágea = 500 mg.

Furazolidona
- 10 mg/kg/dia ÷ 2 doses (após as refeições) – 7 dias.
- Efeitos colaterais raros: náuseas e vômitos.
- Furazolidona = Giarlam suspensão 5 mL = 50 mg; comprimido = 200 mg.

Secnidazol
- < 12 anos: 30 mg ou 1 mL/kg dose única – dose máxima = 900 mg ou 30 mL.
- > 12 anos: 4 comprimidos de 500 mg ou 2 comprimidos de 1 g em dose única.
- Tratamento completo da giardíase e da amebíase intestinal em dose única.
- Na amebíase hepática: 5 a 7 dias de tratamento – dose máxima = 1,5 g/dia.
- Secnidal = Secni-plus 450 mg (frasco de 15 mL); comprimido = 500 mg.
- Secnidal = Secni-plus 900 mg (frasco de 30 mL); comprimido = 1.000 mg.
- Secfar = tecnid 450 mg (frasco = 15 mL) e 900 mg (frasco = 30 mL); comprimido = 1.000 mg.
- Secnizol suspensão frasco 30 mL = 900 mg; comprimidos = 500 e 1.000 mg.

ENTAMOEBA HISTOLYTICA

> ☞ *Há 7 espécies que são parasitas naturais do tubo digestivo humano. Apenas a entamoeba histolytica é patogênica e impõe tratamento.*

- Dispensam tratamento:
  - *Entamoeba coli.*
  - *Entamoeba hartmanni.*
  - *Entamoeba gingivalis.*
  - *Endolimax nana.*
  - *Iodamoeba bütschlii.*
  - *Dientamoeba fragilis.*

Metronidazol
- 20 a 40 mg/kg/dia ÷ 3 a 4 doses – 10 dias.
- > 12 anos: 1 comprimido de 250 mg 3 VPD ou 1 comprimido de 400 mg 2 VPD – 10 dias.
- Flagyl suspensão 5 mL = 200 mg; frasco com 100 mL = 500 mg; comprimidos = 250 e 400 mg.
- Canderme suspensão 5 mL = 200 mg.
- Metronidazol suspensão 5 mL = 200 mg.

Etofamida
- < 40 kg: 20 a 25 mg/kg/dia ÷ 3 doses – 3 a 5 dias.
- > 40 kg: 500 mg – 2 VPD – 3 a 5 dias.
- < 7 anos: 100 mg – 3 VPD – 3 a 5 dias.
- > 7 anos: 200 mg – 3 VPD – 3 a 5 dias.
- Kitnos suspensão 5 mL = 100 mg; comprimidos = 200 e 500 mg.

Teclosan
- < 40 kg: 2,5 mg/kg – 3 VPD – 5 dias.
- > 40 kg: 100 mg – 3 VPD – 5 dias ou 500 mg – 3 VPD – 3 dias.
- Falmonox suspensão 5 mL = 50 mg; comprimido = 100 e 500 mg.

Tinidazol
- 50 mg/kg em dose única diária após o jantar – dose máxima = 2 g – 3 dias.
- Amebicida, tricomonicida e giardicida.
- Contraindicações: alergia, discrasias sanguíneas, doença neurológica ativa.
- Reações adversas: náuseas, vômitos, cefaleia, tonturas, boca seca com gosto amargo ou metálico.
- Pletil suspensão 5 mL = 500 mg; drágea = 200 mg; comprimido = 500 mg.
- Amplium = Facyl 500 = Fasigyn drágea = 500 mg.

Secnidazol
- < 12 anos: 30 mg ou 1 mL/kg dose única – dose máxima = 2 g.
- > 12 anos: 4 comprimidos de 500 mg ou 2 comprimidos de 1 g em dose única.
- Tratamento completo da giardíase e da amebíase intestinal em dose única.
- Na amebíase hepática: 5 a 7 dias de tratamento – dose máxima = 1,5 g/dia.

- Secnidal = Secni-plus 450 mg (frasco de 15 mL); comprimido = 500 mg.
- Secnidal = Secni-plus 900 mg (frasco de 30 mL); comprimido = 1.000 mg.
- Secfar = tecnid 450 mg (frasco = 15 mL) e 900 mg (frasco = 30 mL); comprimido = 1.000 mg.
- Secnizol suspensão frasco 30 mL = 900 mg; comprimidos = 500 e 1.000 mg.

Mentha Crispa
- < 2 anos: 25 gotas 3 VPD – 10 dias.
- > 2 anos: 1 medida 3 VPD – 10 dias.
- Adultos: 2 cápsulas 3 VPD – 10 dias.
- Medicação em experiência.
- Giamebil gotas; líquido; cápsulas.

BALANTIDIUM COLI
- É o maior protozoário parasita do homem.
- Mesmo tratamento da amebíase: metronidazol, secnidazol etc.

BLASTOCYSTIS HOMINIS
- Pode provocar náuseas, vômitos, diarreia e dor abdominal.
- Mesmo tratamento da giardíase: metronidazol ou tinidazol etc.

CRYPTOSPORIDIUM PARVUM
- Imunocompetentes: diarreia autolimitada em ± 14 dias.
- Imunodeprimidos: diarreia crônica grave.
- Espiramicina: 50 mg/kg/dia ÷ 2 ou 3 doses – 10 a 15 dias. Dose de manutenção: 20 mg/kg/dia.
- Espiramicina = Rovamicina comprimido = 1,5 MUI = 500 mg.
- Alternativa: Roxitromicina durante até 4 semanas.

DIENTAMOEBA FRAGILIS
- Raramente pode provocar febre baixa, vômitos, diarreia, dor abdominal, astenia e prurido anal.
- Tratar como na giardíase com metronidazol, tinidazol etc.

ISOSPORA BELLI (COCCIDIOSE OU ISOSPORÍASE)
- Protozoose intestinal rara nos imunocompetentes, mas comum nos imunodeprimidos, nas aves, nos animais domésticos e nos selvagens.
- Nos imunocompetentes:
  - Sulfametoxazol-trimetoprim durante 10 dias ou metronidazol durante 20 dias ou
  - Furazolidona: Giarlam suspensão 5 mL = 50 mg; comprimido = 200 mg.
    < 8 anos: 200 mg/dia ÷ 2 doses após as refeições – 10 dias.
    > 8 anos: 400 mg/dia ÷ 2 doses após as refeições – 10 dias.
- Nos imunossuprimidos (aidéticos) dobrar as doses ou Sulfametoxazol (50 mg/kg/dia) + trimetoprim (10 mg/kg/dia) durante 4 semanas e metade desta dose nas 4 semanas seguintes ou sulfadiazina (100 mg/kg/dia) + pirimetamina (25 mg/kg/dia) durante 6 a 8 semanas.

MICROSPORIDIOSE (ENTEROCYTOZOON BIENEUSI; ENCEPHALITOZOON INTESTINALIS)
- Protozoários da ordem dos microsporida e dos *phylum* microspora.
- Infectam insetos, peixes e todos os animais do reino.
- Nos imunodeprimidos provocam diarreia leve ou moderada.
- Albendazol 5 a 10 dias. Repetir a medicação nas recaídas.

120. PARASITOSE EM GERAL

LARVA MIGRANS CUTÂNEA
- Thiabendazol: 25 mg/kg/dia ÷ 2 doses após as refeições – 5 dias. Dose máxima: 1 g/dia.
- Manipulação: Thiabendazol ---------250 mg/5 mL + suspensão *q.s.p.*-----------50 a 150 mL.
- Thiaben suspensão 5 mL = 250 mg; comprimido = 500 mg.
- Thiabendazol tópico: thiabena = Derms pomada (+ neomicina).
- Foldan pomada, loção e sabonete.
- Alternativas: ivermectina ou albendazol.

TOXOPLASMOSE (TOXOPLASMA GONDII)
- O tratamento atua, principalmente, na forma taquizoíta. Não atua na forma encistada.
- Os títulos de anticorpos não são indicadores úteis da resposta terapêutica, de modo que um aumento de anticorpos após o tratamento não significa fracasso terapêutico.

Pirimetamina
- Dose de ataque: 1 mg/kg (máximo = 50 mg) 2VPD – 2 dias.
- Manutenção: 1 mg/kg (máximo = 25 mg) em dias alternados.
- Podem ocorrer distúrbios gastrointestinais, cefaleia, paladar ruim.
- Antagonista do ácido fólico – supressão da medula óssea: pancitopenia (dose-dependente).
- Hemograma completo + contagem de plaquetas 2 vezes por semana.
- Daraprim comprimido = 25 mg.
- Fansidar comprimido = 25 mg (+ sulfadoxina = 500 mg).
- Fansidar ampola = 25 mg (+ sulfadoxina = 500 mg).
- Os efeitos adversos podem ser reduzidos pelo uso de ácido folínico que, ao contrário do ácido fólico, não inibe a ação da pirimetamina sobre os taquizoítas.
- Ácido folínico (folinato cálcico ou sódico) ou leucovorina (sódica ou cálcica):
  - Leucovorim cálcico ampola 1 mL = 8 mg; frasco (pó) = 50 mg para diluir em AD.
  - Folicorin ampola 1 mL = 3 mg.
  - Fauldleuco ampolas 1 mL = 3 mg; 2 mL = 15 mg; 5 mL = 50 mg; 30 mL = 300 mg.
  - Tevafolin ampola 5 mL = 50 mg.
  - Recém-nascido: 1 mg/dia IM.
  - Latentes e maiores: 5 mg/dia IM.
  - Casos leves: de 4/4 dias.
  - Casos graves: diariamente, nas primeiras semanas.

Sulfadiazina
- Dose de ataque: 75 mg/kg. Dose máxima = 4 g/dia.
- Manutenção: 100 mg/kg/dia ÷ 2 ou 3 doses. Dose máxima = 6 g/dia.
- Triglobe suspensão 5 mL = 205 mg (+ trimetroprim = 45 mg).
- Sulfadiazina comprimido = 500 mg.

Espiramicina
- Antibiótico macrolídeo menos ativo, porém menos tóxico que o esquema pirimetamina + sulfadiazina. Por isso, tem sido usado em gestantes e lactentes com infecção congênita.
- 40 a 50 mg/kg/dia ÷ 4 doses VO.
- Dose máxima = 3g/dia VO.
- Escolares e adultos: 250 a 500 mg a cada 6 horas VO.
- Aumentar a dose quando necessário (SOS).
- Pode prolongar o tratamento por meses (SOS).
- Muito bem tolerado.
- Não altera o hemograma nem as provas funcionais hepático-renais.
- Espiramicina = Rovamicina comprimido 1,5 MUI = 500 mg; cápsula = 750.000 UI = 250 mg.
- 100 mg/kg/dia ÷ 4 doses – dose máxima = 3 g/dia.
- Espiramicina = Rovamicina comprimido = 1,5 MUI = 500 mg; cápsula = 750.000 UI = 250 mg.

Clindamicina
- Por via sistêmica ou via intraocular tem sido testada em associação a corticosteroide nos pacientes com toxoplasmose ocular que não respondem ao esquema pirimetamina + sulfadiazina.
- 10 a 40 mg/kg/dia ÷ 3 ou 4 doses IM ou IV diluído em AD ou SF ou SG 5%.
- Não usar nos menores de 1 mês.
- Infecções graves: 300 mg/dia ou mais (independente do peso).
- Interações:
  - Ampicilina, hidantoína, aminofilina, barbitúricos, gluconato de cálcio e sulfato de magnésio.
- Dalacim C ampola 1 mL = 150 mg.

TRATAMENTO DA TOXOPLASMOSE ADQUIRIDA
- "A maioria dos imunocompetentes com a forma linfadenopática não requer tratamento"(sic).
- Sintomas intensos e persistentes ou lesões de órgãos vitais indicam a necessidade de tratamento nestes pacientes durante 2 a 6 semanas até que os sintomas cedam.

TRATAMENTO DA TOXOPLASMOSE OCULAR
- A hipersensibilidade tem sido considerada na patogenia da recidiva da forma ocular. Por isso, recomenda-se corticosteroide associado ao esquema pirimetamina + sulfadiazina ou clindamicina.
- O uso de corticosteroide deve ser reservado para os casos de coriorretinite com envolvimento da mácula e/ou do nervo ótico e/ou do feixe maculopapilar.
- Prednisona: 1,5 mg/kg/dia – dose máxima = 75 mg/dia VO.
- Reduzir a dose quando a lesão parecer bem demarcada e tiver início a pigmentação.

TRATAMENTO DA TOXOPLASMOSE NO IMUNOCOMPROMETIDO
- Altas doses nos aidéticos com encefalite.
- Pirimetamina: 2,5 mg/kg/dia.
- Ácido folínico: até 0,5 mg/kg/dia.
- Sulfadiazina: 100 a 150 mg/kg/dia.
- Alergia ou intolerância à sulfa: clindamicina em altas doses + pirimetamina + ácido folínico.
- Duração: até 4 a 6 semanas após a resolução clínica.
- Tratamento crônico em seguida: doses menores de pirimetamina isolada ou associada à sulfadiazina em doses igualmente menores, durante toda a vida nos aidéticos e, pelo menos, 6 meses nos outros imunocomprometidos.

TRATAMENTO DA TOXOPLASMOSE NA GESTANTE
- Infecção primária recente na gestante deve ser tratada para impedir a infecção no feto.
- O tratamento com espiramicina não altera o curso da infecção no feto.
- Espiramicina: 750 mg a cada 6 horas VO.
- Alternativa: pirimetamina = 25 mg em dias alternados + sulfadiazina = 4 g/dia ÷ 2 ou 3 doses.
- Hemograma completo + contagem de plaquetas 2 vezes por semana.

TRATAMENTO DA TOXOPLASMOSE CONGÊNITA
- Recém-nascidos com aparência sadia e diagnóstico suspeito, mas não confirmado por teste sorológico inicial devem ser tratados com pirimetamina + sulfadiazina + ácido folínico durante 21 dias e, depois, mantidos com espiramicina ou sulfadiazina isolada até que o diagnóstico seja estabelecido.
- Duração do tratamento: 6 meses ou mais.
- Pirimetamina: 1 mg/kg a cada 2 dias.
- Ácido folínico: 5 mg em dias alternados.
- Sulfadiazina: 100 mg/kg/dia ÷ 2 doses.
- Ciclos de 21 dias deste esquema podem ser alternados com ciclos de 4 a 6 semanas de espiramicina na dose de 100 mg/kg/dia ÷ 3 doses.
- Pode-se acrescentar prednisona na dose inicial de 1,5 mg/kg/dia na presença de coriorretinite aguda com o envolvimento da mácula.
- Hemograma completo + contagem de plaquetas 2 vezes por semana.

MALÁRIA
Cloroquina
- Tratamento via oral: 10 mg/kg mais 5 mg/kg após 6 – 24 e 48 horas.
- Tratamento via IM: 2 a 3 mg/kg – pode repetir após 6 horas – dose máxima = 5 mg/kg/dia.
- Profilaxia: 2 semanas antes e durante 6 a 8 semanas após a visita à área de malária.
  - < 1 ano = 37,5 mg/semana.
  - 1 a 3 anos = 75 mg/semana.
  - 4 a 6 anos = 100 mg/semana.
  - 7 a 10 anos = 150 mg/semana.
  - 11 a 16 anos = 225 mg/semana.
- Cloroquina comprimido = 150 – 250 – 300 mg; ampola 3 mL = 150 mg.
- Diclokin comprimido = 150 mg; ampola 3 mL = 150 mg.
- Palux comprimido = 250 mg (= 155 mg cloroquina base); ampola = 150 mg.

Sulfato de Hidroxicloroquina
- 8 mg/kg/semana – dose máxima = 400 mg/semana.
- Reuquinol = Plaquinol comprimido = 400 mg.

Pirimetamina

Profilaxia da malária	mg/semana
< 4 anos	12,5
4 a 6 anos	25
7 a 9 anos	25 a 37,5
10 a 14 anos	50
1 semana antes mais 6 a 8 semanas após a visita à área endêmica.	

- Tratamento: dose de ataque = 1 mg/kg – dose máxima = 50 mg 2VPD – 2 dias.
- Manutenção: 1 kg/kg – dose máxima = 25 mg em dias alternados.
- Podem ocorrer distúrbios gastrointestinais, cefaleia, paladar ruim.
- Antagonista do ácido fólico: supressão da medula óssea; pancitopenia (dose-dependente).
- Hemograma completo + contagem de plaquetas 2 vezes por semana.
- 1 semana antes mais 6 a 8 semanas após a visita à área endêmica.
- Daraprim comprimido = 25 mg.
- Fansidar comprimido = 25 mg (+ sulfadoxina = 500 mg).
- Fansidar ampola = 25 mg (+ sulfadoxina = 500 mg).

> **Ácido folínico**
> *Diminui e neutraliza a ação tóxica, antagonista do ácido fólico, provocada por drogas como a pirimetamina, metotrexate, trimetoprim etc.*

- Os efeitos adversos podem ser reduzidos pelo uso de ácido folínico que, ao contrário do ácido fólico, não inibe a ação da pirimetamina sobre os taquizoítas.
- Ácido folínico (folinato cálcico ou sódico) ou leucovorina (sódica ou cálcica):
  - Leucovorim cálcio ampola 1 mL = 8 mg; frasco (pó) = 50 mg para diluir em AD.
  - Folicorin ampola 1 mL = 3 mg.
  - Fauldleuco ampolas 1 mL = 3 mg; 2 mL = 15 mg; 5 mL = 50 mg; 30 mL = 300 mg.
  - Tevafolin ampola 5 mL = 50 mg.
  - Recém-nascido: 1 mg/dia IM.
  - Latentes e maiores: 5 mg/dia IM.
  - Casos leves: de 4/4 dias.
  - Casos graves: diariamente, nas primeiras semanas.

Mefloquina
- Lariamar comprimido = 250 mg.
- < 45 kg: 25 mg/kg/semana.
- > 45 kg: 1.250 a 1.500 mg/semana.

Primaquina
- Primaquina comprimido = 15 mg.
- Tratamento: 0,3 mg/kg/dia. Dose máxima = 15 mg/dia – 14 dias.
- Profilaxia: 0,9 mg/kg/semana. Dose máxima = 15 mg/semana – 8 semanas seguidas.

TRATAMENTO DAS PARASITOSES EM GERAL
Ivermectina
- Ivermectina = Vermectil = Revectina = Leverctin – 1 comprimido = 6 mg.
- Tratamento em dose única das seguintes parasitoses: estrongiloidíase, oxiuríase, tricocefalíase, ascaridíase, oncocercose, filariose, pediculose, escabiose, larva *migrans* cutânea.

Peso em kg	Dose única oral
< 15	150 a 200 mcg/kg
15 a 24	1/2 comprimido
25 a 35	1 comprimido
36 a 50	1 1/2 comprimido
51 a 65	2 comprimidos
66 a 79	2 1/2 comprimidos
> 80	3 comprimidos

Nitazoxanida
- \> 1 ano: 7,5 mg/kg cada 12 horas – 3 dias seguidos – nos imunocompetentes.
- \> 12 anos: 500 mg – 2 VPD – 3 dias seguidos nos imunocompetentes.
- Administrar junto com os alimentos melhora a absorção.
- Indicado no tratamento de todas as helmintíases, bem como nas gastrenterites virais causadas por Rotavírus e Norovírus e nas diarreias causadas por *Entamoeba histolytica*, *Giardia lamblia* ou *intestinalis*, *Blastocistis hominis*, *Balantidium coli*, *Isospora belli* e *Crysptosporidium parvum*.
- Interações com anticoagulantes como a varfarina e com o anticonvulsivante fenitoína.
- Usar com cautela nas doenças hepáticas, biliares e renais.
- Reações adversas: náuseas, cefaleia, anorexia, vômitos, dor abdominal e epigastralgia podem ocorrer em até 8% dos pacientes.
- O comprimido contém corante eudracolor amarelo.
- A suspensão contém o corante vermelho nº 33 que altera a cor da urina.
- Nitazoxanida = Annita = Tanisea suspensão 5 mL = 100 mg; comprimido = 500 mg.
- Azox = Annita = Nitazoxanida = Tanisea suspensão 5 mL = 100 mg – frascos de 45 e 100 mL.
- Azox = Annita = Nitazoxanida = Tanisea comprimido = 500 mg.

121. ANEMIA
- Hipocromia: hemácias descoradas (deficiente em hemoglobina).
- Hipercromia: Hemácias com aumento da espessura das células. (Sem aumento da concentração de hemoglobina.)
- Microcitose: hemácias com VCM diminuído.
- Macrocitose: hemácias com VCM aumentado.

- *Anisocitose:* hemácias com tamanhos diversos.
- *Poiquilocitose:* hemácias com formas diversas.

	Valores normais
Ferro sérico	60 a 140 mcg/mL.
Ferritina sérica	10 a 150 ng/mL ou 15 a 300 mcg/L

ANEMIA FERROPRIVA
- Hipocromia + microcitose + anisocitose + poiquilocitose.
- Fe^{+++} sérico normal ou variável.
- Ferritina sérica diminuída (valores inferiores a 10 ou 12 ng/mL).
- Diferençar de: talassemia; anemia sideroblástica e hipovitaminose B6.
- Tratamento: dieta hiperproteica + vitamina C + sais de ferro.

	Dose de Fe+++ elementar
Profilaxia	1 a 2 mg/kg/dia ÷ 2 doses
Tratamento	4 a 5 mg/kg/dia ÷ 2 doses

Sulfato Ferroso
- **Sulfato ferroso: 5 mg = 1 mg Fe^{+++} elementar.**
- Sulfato ferroso:
  - 1 mL = 20 gotas = 25 mg Fe^{+++}
  - Líquido 5 mL = 25 mg Fe^{+++}.
  - Drágeas = 40 – 50 – 80 – 105 mg Fe^{+++}.
- Fer in sol: 1 conta-gota = 0,6 mL = 15 mg Fe^{+++}.
- Anemifer:
  - Líquido 5 mL = 50 mg Fe^{+++} (+ B12 + ácido fólico).
  - Drágea = 100 mg Fe^{+++} (+ vit. C + B12 + ácido fólico
- Combiron: Drágea = 80 mg Fe^{+++} (+ vit. B1 + B2 + B5 + B12 + PP).
- Iberol:
  - Gotas 1 mL = 25,1 mg Fe^{+++}.
  - Líquido 5 mL = 26,25 mg Fe^{+++} (+ vit. C + B1 + B2 + B5 + B6 + B12 + PP).
  - Drágea = 105 mg Fe^{+++} (+ vit. C + B1 + B2 + B5 + B6 + B12 + PP).
- Iberin fólico = Rubrobion fólico: drágea = 105 Fe^{+++} (+ vit. C = 100 mg + ác. fólico = 800 mcg).

Citrato Férrico Amoniacal
- Citrato de ferro amoniacal: 100 mg = 60 mg Fe^{+++} elementar.
- Rubrargil: líquido 5 mL = 60 mg Fe^{+++} elementar. (+ vit. B12 + sulfato cúprico + extratos de fígado e de mucosa gástrica).

Citrato de Cálcio Ferroso
- Citrato de cálcio ferroso: 20 mg = 1 mg Fe^{+++} elementar.
- Rarical: suspensão 5 mL = 25 mg Fe^{+++} elementar (+ A = 5.000 UI + D3 = 500 UI + E = 2,25 mg + B1 + B2 + B5 + Ca = 85 mg + flúor).
- Rarical: drágea = 25 mg Fe^{+++} elementar (+ A = 4.000 UI + D3 = 400 UI + B1 + B2 + B5 + B6 + PP + Ca = 85 mg + flúor).

Ferro Aminoácido Quelado
- Ferro aminoácido quelado: 5 mg = 1 mg Fe^{+++} elementar.
- Folifer Ferro: gotas – 250 mg/mL = 50 mg de Fe+++ elementar/mL = 2,5 mg de Fe+++elementar/gota
- Folifer:
  - Gotas 1mL = 6 mg Fe^{+++} elementar + ác. fólico = 0,2 mg (contém corante).
  - Suspensão 5 mL = 30 mg Fe^{+++} elementar + ác. fólico = 5 mg (contém corante).
  - Comprimido = 30 mg Fe^{+++} elementar + ác. fólico = 5 mg.
- Ferrini:
  - Gotas 1 mL = 20 gotas = 6 mg Fe^{+++} elementar.
  - Líquido 5 mL = 15 mg Fe^{+++} elementar.
  - Comprimido = 30 mg Fe^{+++} elementar.
- Ferrini Fólico:
  - Gotas 1mL = 6 mg Fe^{+++} elementar + ác. fólico = 0,2 mg.
  - Líquido 5 mL = 15 mg Fe^{+++} elementar + ác. fólico = 2,5 mg.
  - Comprimido = 30 mg Fe^{+++} elementar + ác. fólico = 5 mg.

Ferro Proteinsuccinilato
- Ferro proteinsuccinilato: 15 mL = 800 mg do sal = 40 mg Fe^{+++} elementar.
- Fisiofer solução oral (frasco = 150 mL) – 15 mL = 40 mg Fe^{+++} elementar.
- Fisiofer flaconetes (caixa com 10 flaconetes de 15 mL) – 15 mL = 40 mg Fe^{+++} elementar.

Ferro Quelato Glicinato ou Glicinato Férrico ou Bisglicinato Ferroso
- Ferro quelato glicinato: 5 mg = 1 mg $Fé^{+++}$ elementar.
- Combiron gotas 1 mL = 10 gotas = 25 mg Fe^{+++} elementar (+ B1 + B2 + B3 + B5 + B12).
- Combiron suspensão 5 mL = 26,20 mg Fe^{+++} elementar (+ B1 + B2 + B3 + B5 + B12).
- Folifer (bisglicinato ferroso) – 1gota = 2,5 mg de Fe^{+++} elementar (+ frutose + fruto-oligossacarídeo).
- Grow Ferro – 1 gota = 5 mg de ferro elementar.
- Keferim gotas – 1 mL = 2,5 mg de ferro elementar.
- Novoferped gotas – 1 mL = 10 gotas = 50 mg Fe^{+++} elementar.
- Novoferped suspensão – 5 mL = 50 mg Fe^{+++} elementar.
- Neutrofer Neonatal – 1 gota = 2,5 mg Fe^{+++} elementar.
- Neutrofer – 1 gota = 2,5 mg Fe^{+++} elementar.
- Neutrofer flaconete 5 mL = 15 mg Fe^{+++} elementar.
- Neutrofer comprimido = 150 – 300 – 500 mg (= 30 – 60 – 100 mg Fe^{+++} elementar).
- Neutrofer fólico gotas 1 mL = 20 gotas = 50 mg Fe^{+++} elementar (+ ác. fólico = 0,2 mg).
- Neutrofer fólico flaconete 5 mL = 15 mg Fe^{+++} elementar (+ ác. fólico = 2,5 mg).
- Neutrofer fólico comprimido = 30 mg Fe^{+++} elementar (+ ác. fólico = 5 mg).
- Vi-Ferrin gotas 1 mL = 21 mg Fe^{+++} elementar (+ ác. fólico = 0,25 mg + vit. B12 = 7,5 mcg).
- Vi-Ferrin elixir 15 mL = 41,66 mg Fe^{+++} elementar (+ ác. fólico = 5 mg + vit. B12 = 15 mcg).
- Vi-Ferrin comprimido = 41,66 mg Fe^{+++} elementar (+ ác. fólico = 5 mg + vit. B12 = 15 mcg).

Complexo Macromolecular Polimerizado de Hidróxido de Ferro Polimaltosado Não Ionizado

- Dexfer = Myrafer gotas – 1 gota = 5 mg de Fe^{+++} elementar.
- Dexfer solução 5 mL = 50 mg de Fe^{+++} elementar.
- Noripurum = Nutrinfan Fe = Ultrafer – 1 gota = 2,5 mg Fe^{+++} elementar.
- Noripurum = Ultrafer xarope 5 mL = 50 mg Fe^{+++} elementar.
- Noripurum comprimido = 100 mg Fe^{+++} elementar.
- Noripurum ampola 2 mL = 100 mg Fe^{+++} elementar para uso IM.
- Noripurum ampola 5 mL = 100 mg Fe^{+++} elementar para uso IV.
- Noripurum fólico comprimido = 100 mg Fe^{+++} elementar (+ ac. fólico = 0,35 mg).
- Noripurum vitaminado comprimido = 132 mg Fe^{+++} elementar (+ vit. C + complexo B).
- Noripurum injetável – ampola 5 mL = 100 mg para uso exclusivo por via IM.

Ferro Injetável	
DT = 2,2 x kg x (17 – HB)	
DT = dose total de Fe^{+++} elementar (mg)	2,2 (constante) – 17(constante)
kg = peso em kg	HB = hemoglobina (g%)

Concentrado de Hemácias

- 10 mL/kg/transfusão.
- Indicação: quando a hemoglobina < 5 g% e/ou a hematimetria < $2.000.000/mm^3$.
- Após compensar a falência cardíaca, se esta estiver presente.

Compatibilidade sanguínea nas transfusões de sangue									
		DOADOR							
R E C E P T O R		O –	O +	B –	B +	A –	A +	AB –	AB +
	AB +	X	X	X	X	X	X	X	X
	AB –	X		X		X		X	
	A +	X	X			X	X		
	A –	X				X			
	B +	X	X	X	X				
	B –	X		X					
	O +	X	X						
	O –	X							

ANEMIA MEGALOBLÁSTICA

- Macrocítica (VCM > 110) e hipercrômica.
- Anisocitose e poiquilocitose.
- Pancitopenia com neutrófilos hipersegmentados.
- Reticulócitos diminuídos.
- Baixos níveis plasmáticos de vitamina B12 e/ou de ácido fólico.
- Punção medular: hiperplasia eritroide.
- Usar ácido fólico + vitamina c + vitamina B12.
- Ácido fólico: 5 a 10 mg/dia.

- Vitamina C: 200 a 500 mg/dia.
- Vitamina B12: 100 mcg 3 vezes por semana até aumentar os eritrócitos. Depois, 100 mcg 1 vez por semana durante 3 a 4 meses. Finalmente, mais 100 mcg a cada 3 meses por toda a vida.
- Ácido fólico comprimido = 5 mg.
- Enfol gotas 1 mL = 20 gotas = 0,2 mg; líquido 5 mL = 1 mg; comprimido = 5 mg.
- Folacin 1 gota = 10 mcg – 100 gotas = 1000 mcg = 1 mg; líquido 5 mL = 2 mg.
- Folifer 1 mL = 20 gotas = 0,2 mg (+ Fe^{+++} elementar = 6 mg) – 1 gota = 10 mcg. Prematuros de 0-11meses: 4 gotas; 1-3 anos: 9 gotas; 4-6 anos: 11 gotas; 7-10 anos: 17 gotas.
- Folifer suspensão 5 mL = 2,5 mg (+ Fe^{+++} elementar = 15 mg).
- Folifer comprimido = 5 mg (+ Fe^{+++} elementar = 30 mg).
- Ferrini fólico gotas 1mL = 0,2 mg (+ Fe^{+++} elementar = 6 mg).
- Ferrini fólico líquido 5 mL = 2,5 mg (+ Fe^{+++} elementar = 15 mg).
- Ferrini fólico comprimido = 5 mg + (30 mg Fe^{+++} elementar).
- Neutrofer fólico gotas 1 mL = 20 gotas = 0,2 mg (+ Fe^{+++} elementar = 50 mg).
- Neutrofer fólico flaconete 5 mL = 2,5 mg (+ Fe^{+++} elementar = 15 mg).
- Neutrofer fólico comprimido = 5 mg (+ Fe^{+++} elementar = 30 mg).
- Noripurum fólico comprimido = 0,35 mg (+ Fe^{+++} elementar = 100 mg)

122. VITAMINAS – CÁLCIO – ZINCO – LACTOFERRINA

Lipossolúveis	Hidrossolúveis
Vitamina A Retinol = Betacaroteno	Vitamina B1 = Tiamina
	Vitamina B2 = Riboflavina
Vit. D2 = Calciferol Vit. D3 = Colecalciferol	Vit. B3 = PP = Niacina = Ácido nicotínico
	Vitamina B5 = Ácido pantotênico
Vit. E = Tocoferol	Vitamina B6 = Piridoxina
	Vitamina B7 = Vit. B8 = Vit. H = Biotina
Vit. K = Fitomenadiona	Vitamina B9 = Ácido fólico = Folacina = Ácido pteroilglutâmico
	Vitamina B12 (Hidroxicobalamina e Cianocobalamina)
	Inositol = álcool semelhante a um açúcar (fator de crescimento para animais e microrganismos)
	Vitamina C = Ácido ascórbico

VITAMINA A = RETINOL = BETACAROTENO
- ER = Equivalente Retinol = 5 UI.
- 1 UI = 0,3 mcg Retinol = 0,6 mcg betacaroteno.
- **Carências graves:**
  - < 1 ano: 5.000 a 10.000 U/dia VO ou IM.
  - 1 a 8 anos: 5.000 a 15.000 U/dia VO ou IM.
  - > 8 anos: 50.000 a 100.000 U/dia VO ou IM.
- **Prevenção:** Arovit – 2 gotas/dia.
- **Hipervitaminose A aguda:** fadiga, cefaleia, vômitos, abaulamento de fontanela (hipertensão intracraniana).

- **Hipervitaminose A crônica:** fadiga, inércia, hiperexcitabilidade, distúrbios do sono, anorexia, náuseas, vômitos, edema de papila, diplopia, prurido, alopecia, descamação da pele, queilite, hipoprotrombinemia, epistaxes, hepatomegalia, artralgias, hiperostose cortical de ossos longos, soldatura precoce das epífises.
- Arovit – 1 gota = 5.000 U; ampola 1 mL = 300.000 U; drágeas = 50.000 U.
- Aderogyl D3 – 1 gota = 250 U (+ D3 = 100 U); ampola 3 mL = 13.200 U (+ D3 = 66.000 U).
- Adeforte 1 mL = 20 gotas = 20.000 U (+ D3 = 1.600 U + E = 30 mg); 7 a 11 meses: 6 gts/dia; 1 a 3 anos = 7 gts/dia; 4 a 6 anos = 8 gts/dia; 7 a 10 anos = 9 gts/dia. ampola 3 mL = 100.000 U (+ D3 = 50.000 U + E = 30 mg).
- Ad-til solução oral – 1 mL = 40 gotas = 50.000 U (+ D2 = 10.000 U).
- Cetiva AE – 1 mL = 40 gotas = 5.000 U (+ C= 65 mg + E = 30 mg).
- Gaduol – 1 mL = 50.000 U(+ D2 = 10.000 U).
- Tri-Vi-Sol 0,6 mL = 2.000 U (+ D3 = 400 U + C = 35 mg).
- Tri-Vi-Flúor 0,6 mL = 3.000 U (+ D3 = 400 U + C = 60 mg + flúor).
- Poly-Vi-Flúor 0,6 mL = 3.000 U (+ D3 = 400 U + C = 60 mg + B1 + B2 + PP + flúor).
- Protovit plus 1 mL = 3.000U (+ D2 = 900 U + C = 80 mg + E = 15 mg + B1 + B2 + B3 + B5 + B6 + B8).
- Puravit Ade – 1 gota = 375 mcg (+ D = 5 mcg + E = 2,7 mg).
- Rarical suspensão 5 mL = 5.000 U (+ D3 = 500 U + E = 2,25 mg + Fe^{++} = 25 mg + B1 + B2 + B5 + PP + flúor).
- Revitam Junior 1 mL = 1250 U (+ D3 = 400 U + C = 35 mg + E = 4 U + B1 + B2 + B5 + B6 + B9 + B12 + H + PP).

VITAMINA D

- 40 UI = 1 mcg.
- 1 mg = 40.000 UI de vitamina D2 (ergocalciferol) ou de vitamina D3 (colecalciferol).
- Endógena: pró-vitamina D (7-deidrocolesterol) na epiderme.
  - Sob a ação dos raios ultravioletas → forma ativa (vitamina D3 ou colecalciferol).
- Exógena: pró-vitamina D (ergosterol) nos vegetais, cereais, frutas.
  - Sob a ação dos raios ultravioletas → forma ativa (vitamina D2 ou ergocalciferol).
  - Também presente no leite, gema de ovo, óleo de fígado, óleo de peixe etc.
- Profilaxia do raquitismo:
  - Prematuros e RN de baixo peso: 400 UI/dia.
  - Lactentes normais após 1 mês: 200 a 400 UI/dia.
- Tratamento do raquitismo: 2.000 a 5.000 UI/dia até a cura.
- Necessidades diárias para adolescentes e adultos:
  - 0 a 12 meses = 400 UI.
  - 1 a 18 anos = 600 UI. Adultos = 600 UI.
  - Idosos = 25.000 a 50.000 por semana.
  - Addera D3 200 UI – 400 UI – 600 UI/gota.
  - Addera cápsulas moles 1.000 UI – 2.000 UI – 5.000 UI de vit. D3.
  - Addera cápsulas moles 7.000 UI – 10.000 UI – 50.000 UI. de vit. D3.
  - Aderogil D3 (600 UI/gota) ou 25 gotas = 15.000 UI de vit. D3.
  - Aidê 3 – 1 gota = 200 UI de vit. D3.
  - AltaD – 1 gota = 200 UI – comprimidos = 1.000 UI – 7.000 UI – 15.000 UI e 50.000 UI de vit. D3.

- D Previ – 1 gota = 400 UI – 500 UI – 600 UI – 1.000 UI – 5.000 UI de vit. D3 (colecalciferol).
- D-Previ – comprimidos = 7.000 UI e 50.000 UI.
- Depura Kids – 1 gota = 200 UI = 5 mcg de vit. D3 (colecalciferol).
- Depura 500 UI – 1 gota = 500 UI de vit. D3 (colecalciferol).
- Depura 7.000 UI – 1 comprimido = 7.000 UI de vit. D3 (colecalciferol).
- Detamax – 0,1 mL = 200 UI de vit. D3 (colecalciferol) – contém uma seringa dosadora.
- Devera – 1 gota = 200 UI = 5 mcg de vit. D3 (colecalciferol).
- Desol – 1 gota = 200 UI = 5 mcg de vit. D3 (colecalciferol).
- Doss – 1 gota = 1.000 UI D3 (colecalciferol) e comprimido = 5.000 UI – 7.000UI – 50.000 UI.
- Dose D – 1 gota = 200 UI = 5 mcg de vit. D3 (colecalciferol) – 1 comprimido = 200 UI de vit. D3.
- Grow D – 1 gota = 200 UI = 5 mcg de vit. D3 (colecalciferol).
- Maxxi D3 Kids – 1 gota = 200UI de vit. D3 (colecalciferol).
- Nutrinfan D – 1 gota = 200 UI de vit. D3 (colecalciferol).
- TriDevit – 1 gota = 200 UI = 5 mcg de vit. D3 (colecalciferol).
- Vitax D3 – 1 gota = 200 UI = 5 mcg de vit. D3 (colecalciferol).
- Viter Sol D gotas – 1 gota = 200 UI de vit. D3.
- Viter Sol D – 1 cápsula gelatinosa = 200 UI de vit. D3 (colecalciferol) – 100% da IDR.

- Tratamento da Hipovitaminose D.

Idade	Dose diária (ui) recomendada	Dose diária máxima (ui)	Efeitos adversos (uso em excesso)
0 a 6 meses	10 mcg = 400 UI	25 mcg = 1.000 UI	Hipercalcemia
7 a 12 meses	10 mcg = 400 UI	37,5 mcg = 1.500 UI	Poliúria
1 a 3 anos	15 mcg = 600 UI	62,5 mcg = 2.500 UI	Confusão
4 a 8 anos	15 mcg = 600 UI	75 mcg = 3.000 UI	Anorexia
9 a 18 anos	15 mcg = 600 UI	100 mcg = 4.000 UI	Vômitos
19 a 50 anos	15 mcg = 600 UI	100 mcg = 4.000 UI	Desmineração óssea
51 a 70 anos	15 mcg = 600 UI	100 mcg = 4.000 UI	Hipercalciúria
71 anos ou mais	20 mcg = 800 UI	180 mcg = 7.200 UI	

VITAMINA E = TOCOFEROL

- 1 U = 1 mg.
- Cetiva AE = Cenalfan gotas 1 mL = 40 gotas = 30 mg (+ A = 5.000 U + C = 65 mg).
- Cenalfan drágeas = 20 mg (+ A = 25.000 U + C = 500 mg).
- Ephynal cápsula = Vita E 400 = Zirvit E cápsula = 400 mg.
- Vitamina E cápsula = 400 mg.
- Manipulação: Vitamina E ——— q.s.p. ——— 15 mg/gota – total = 20 mL.
- Prematuros e RN de baixo peso:
  - Profilaxia da anemia: 2 a 10 gotas/dia VO.
  - Tratamento da anemia: 25 U/dia VO.
- Pré-natal: iniciar na 34ª semana de gestação = 100 mg/dia durante, pelo menos, 6 semanas.

VITAMINA K = FITOMENADIONA
- Kanakion – 1 gota = 1 mg; ampola 1 mL = 10 mg.
- Doença hemorrágica do RN:
  - Prevenção: 1 mg = 0,1 mL por via IM ou IV.
  - Tratamento: 5 a 10 mg via IV – repetir após 4 horas SOS.

VITAMINA C = ÁCIDO ASCÓRBICO
- Lactentes alimentados com leite de vaca: 35 a 50 mg/dia VO.
- Escorbuto = 300 a 1.000 mg/dia VO, IM ou IV por 15 dias.
- Estados de carência = 200 a 500 mg/dia VO, IM ou IV.
- Vitamina C = Redoxon = Cewin 1 mL = 20 gotas = 200 mg.
- Cebion gotas 100 e 200 mg/mL; comprimido = 500 mg; comprimido efervescente = 1 e 2 g.
- Cetiva AE 1 mL = 40 gotas = 65 mg (+ A = 5.000 U + E = 30 mg).
- Vitamina C comp. = 500 mg; comprimido efervescente = 500 e 1.000 mg; ampola = 100 e 500 mg.
- Cewin comprimido = 500 mg; comprimido efervescente = 500 e 1.000 mg.
- Redoxon Zinco comprimido efervescente = 1 g (+ Zinco = 10 mg).
- Cebion Cálcio comprimido efervescente = 500 mg (+ cálcio = 280 mg).
- Energil C comprimidos efervescentes = 1 g.
- Targifor C comprimido efervescente = 500 mg (+ aspartato de arginina = 500 mg).

VITAMINA B1 = TIAMINA
- Estados de carência: 5 a 10 mg/dose a cada 8 horas.
- Beribéri: até 300 mg/dia VO, IM, IV.
- Belexa xarope 5 mL = 5 mg (+ B2 + B5 + B6 + B12 + PP).
- Benerva = Beneum comprimido = 300 mg.
- Neurivit 100 mg comprimido = 100 mg.
- Vitamina B1 = Tiamina comprimido = 100 e 300 mg; ampola = 100 mg.
- Acesyl ampola de 1 mL = 100 mg.

VITAMINA B2 = VITAMINA G = RIBOFLAVINA
- Nos estados de carência podem ocorrer glossite, queilite, lesões na face e alterações visuais.
- É comercializada sempre em associação a outras vitaminas do complexo B.

VITAMINA B3 = PP = NIACINA = ÁCIDO NICOTÍNICO
- Estados de carência leve pode ocorrer: anorexia, fraqueza muscular, erupções cutâneas e diarreia.
- Deficiência grave causa a Pelagra: diarreia, dermatite e demência.

VITAMINA B5 = ÁCIDO PANTOTÊNICO
- Essencial à ativação da coenzima A, indispensável ao metabolismo dos carboidratos.
- É comercializada sempre em associação a outras vitaminas do complexo B.

VITAMINA B6 = PIRIDOXINA
- Lactentes: 0,1 a 0,5 mg/dia VO como dose profilática.
- Maiores: 0,5 a 1,5 mg/dia VO como dose profilática.
- Estados de carência: 10 a 50 mg/dia VO, associada às outras vitaminas do complexo B.
- Anemia (hipocrômica ou megaloblástica) refratária = 100 a 200 mg/dia VO ou IM.
- Convulsão piridoxina-dependente no recém-nascido = 100 a 200 mg/dia IV ou IM ou VO.
- Neurite periférica induzida por drogas (convulsões) = 100 a 200 mg/dia VO ou IM ou IV.
- Vitamina B6 gotas e suspensão é comercializada em associação a outras vitaminas.
- Neuri B6 comprimido = 40 mg.
- Seis B comprimido = 100 e 300 mg.
- Manipulação = vitamina B6 comprimido = 40 a 300 mg; ampola 2 mL = 300 mg.
- Dexadoze = Citoneurim ampola 3 mL = 100 mg (+ B1 = 100 mg + B12 = 1.000 e 5.000 mcg).
- Citoneurim drágea = 100 mg (+ B1 = 100 mg + B 12 = 5.000 mcg).
- Citoneurim drágea = 200 mg (+ B1 = 100 mg + B 12 = 50 mcg).
- Esclerovitan drágea = 400 mg (+ A + E); Esclerovitan plus cápsula = 100 mg (+ A + E).

VITAMINA B7 = VITAMINA B8 = VITAMINA H = BIOTINA
- Essencial ao metabolismo de proteínas, carboidratos e gorduras.
- A deficiência provoca inflamação e hipersensibilidade da pele, anorexia, mialgias, náuseas, problemas mentais, hipercolesterolemia, anemia e queda do cabelo.
- Dose diária recomendada nos casos de carência: 0,3 a 0,6 mg.
- É comercializada sempre em associação a outras vitaminas do complexo B

VITAMINA B9 = ÁCIDO FÓLICO
- Anemia megaloblástica = 1 a 10 mg/dia até a cura ($\pm$ 3 meses).
- Folacin – 1 gota = 10 mcg; 5 mL = 100 gotas = 1.000 mcg = 1 mg; líquido 5 mL = 2 mg.
- Endofolin 1 mL = 20 gotas = 0,2 mg (+ vit. C = 200 mg).
- Endofolin líquido 5 mL = 2 mg (+ vit. C = 200 mg); comprimido = 2 e 5 mg.
- Anemofer líquido 5 mL = 1 mg (+ Fe^{++} elementar = 50 mg).
- Ácido fólico = Folim comprimido = 5 mg.
- Anemofer drágea = 2 mg (+ Fe^{++} elementar = 50 mg).
- Neutrofer fólico gotas 1 mL = 20 gotas = 0,2 mg (+ 50 mg Fe^{+++} elementar).
- Neutrofer fólico flaconete 5 mL = 2,5 mg (+ 15 mg Fe^{+++} elementar).
- Neutrofer fólico comprimido = 5 mg (+ 30 mg Fe^{+++} elementar).
- Noripurum fólico comprimido = 0,35 mg (+ Fe^{++} elementar = 100 mg).
- Noripurum vitaminado comprimido = 2 mg (+ 132 mg Fe^{++} elementar + vit. C + complexo B).

VITAMINA B12 = CIANOCOBALAMINA = HIDROXICOBALAMINA
- Estados de carência: 100 mcg/dia – 7 a 10 dias – uso exclusivamente IM.
- Anemia perniciosa sem complicações: 100 mcg/dia – total: 1.000 a 5.000 mcg por mês IM.
- Anemia perniciosa complicada: 1.000 mcg/semana "n" meses, até curar – mais 1.000 mcg a cada 15 a 30 dias por 12 meses seguidos – tratamento de manutenção: 1.000 mcg por mês.
- Citoneurin drágea = 5.000 mcg + B1 = 100 mg + B6 = 100 mg.
- Citoneurin ampola de 1 mL = 1000 mcg + B1 = 100 mg + B6 = 100 mg.
- Citoneurin ampola de 2 e 3 mL = 5000 mcg + B1 = 100 mg + B6 = 100 mg.
- Rubranova ampola 3 mL = 5.000 mcg + B1 = 100 mg + B6 = 100 mg.
- Rubranova ampola 3 mL = 15.000 mcg + B1 = 100 mg + B6 = 100 mg.

- Solução injetável de vitamina B12 ampola = 1.000 mcg + B1 = 100 mg + B6 = 100 mg.
- Solução injetável de vitamina B12 ampola = 5.000 mcg + B1 = 100 mg + B6 = 100 mg.
- Solução injetável de vitamina B12 ampola = 15.000 mcg + B1 = 100 mg + B6 = 100 mg.
- Trirubim ampola = 5.000 e 10.000 mcg.
- A vantagem da hidroxicobalamina é o menor índice de excreção: níveis sanguíneos mais altos.

CÁLCIO

- Calceos Kids (Calcio + Fósforo + Magnésio + Zinco + B12 + D3).
  - Crianças de 7 a 11 meses: até 5 mL ao dia antes das refeições.
  - Crianças – 1 a 10 anos: até 10 mL ao dia antes das refeições.
- Calcichell (cálcio aminoácido quelato) – pó em envelopes = 250 e 500 mg:
  - Dissolver o conteúdo do envelope para 150 mL de água filtrada.
  - Profilaxia – crianças e adolescentes: 250 a 500 mg/dia.
  - Tratamento – 1 a 5 anos: 800 mg/dia.
              6 a 10 anos: 1.200 mg/dia.
              Adolescentes: 1.500 mg/dia.
- Grow Cálcio 5 mL: cálcio = 180 mg; zinco = 5,1 mg; vit. D = 5 mcg; vit. B12 = 1,2 mcg. Crianças entre 4 e 10 anos: dose máxima = 5 mL ao dia.
- Inellare comprimido mastigável (colecalciferol = 2,5 mcg + carbonato de cálcio = 400 mg). Indicado para adolescentes entre 9 e 18 anos como estimulante do incremento de massa óssea. Dose de 1 a 2 comprimidos ao dia.
- Kalyamon Kids – 10 mL: cálcio = 212 mg + fósforo = 144 mg + zinco = 4 mg + B12 = 3 mcg + D3 = 200 UI. Nas dietas pobres em cálcio (alergia ao leite de vaca; vegetarianos):
  - 7 a 11 meses = 20 mL/dia.
  - 1 a 3 anos = 25 mL/dia.
  - 4 a 6 anos = 30 mL/dia.
  - 7 a 10 anos = 35 mL/dia.
- Repocal: cálcio quelato glicinato envelope de 250 e 500 mg de Ca^{++} elementar.
  - Crianças e adolescentes: 250 a 500 mg de Ca^{++} elementar por dia.
  - Adultos: 500 a 1.000 mg de Ca^{++} elementar por dia.

ZINCO

- Dosagem do zinco sérico: segundo o International Zinc Consultive Group (IZiCG), é considerado deficiência de zinco as concentrações séricas < 65 µmol/L.
- A deficiência de zinco pode causar: queda de cabelo; alopecia; anorexia; perda de peso; diarreia; retardo do crescimento; hipogonadismo; resposta imune comprometida; dificuldade de cicatrização; maior risco de aborto e de parto prematuro.
- Suplementação de zinco na diarreia aguda e persistente segundo a OMS:
  - 0 a 6 meses: 2,5 mg de zinco elementar 1 vez ao dia durante até 14 dias.
  - 7 a 11 meses: 4,0 mg de zinco elementar 1 vez ao dia durante até 14 dias.
  - 1 a 3 anos: 4 mg de zinco elementar 1 vez ao dia durante até 14 dias.
  - 4 a 6 anos: 5 mg de zinco elementar 1 vez ao dia durante até 14 dias.
  - 7 a 10 anos: 5 mg de zinco elementar 1 vez ao dia durante até 14 dias.
  - Adolescentes: 7 mg de zinco elementar 1 vez ao dia durante até 14 dias.
- Bio Zinc gotas – 1 mL = 25 gotas = 10 mg – 1 gota = 0,4 mg de zinco elementar.
  - < 6 meses: 5 gotas ao dia.
  - > 6 meses: 5 gotas ao dia.
  - 1 a 3 anos: 10 gotas.

- Bio Zinc Kids (gluconato de zinco) – 4 mg/mL ou 1 gota = 0,2 mg de zinco elementar.
  - < 6 meses: 20 gotas ao dia
  - > 6 meses: 40 gotas ao dia.
- Grow Zinco (gliconato de zinco) – 4 mg/mL com seringa dosadora.
- Unizinco (sulfato de zinco heptahidratado) – solução 1 mL = 4 mg de zinco elementar. Contém 1 copo dosador para 2 mL – 4 mL – 6 mL – 8 mL e 10 mL – comprimido = 20 mg de zinco elementar.
- Unizinco pré (óxido de zinco – 1 gota = 0,5 mg de zinco elementar.
  - ≤ 11 meses = 4 gotas ao dia
  - a partir de 12 meses = 8 gotas ao dia.
- Nutrizinco (sulfato de zinco) – 10 mg/mL ou 1 gota = 0,5 mg de zinco elementar.
  - 0-6 meses: 5 gotas ao dia.
  - 7 meses a 3 anos: 8 gotas ao dia.
  - 4 a 10 anos: 10 gotas ao dia.
  - a partir dos 10 anos de idade: 14 gotas ao dia.
- Zinco Pro (óxido de zinco) – 3,5 mg de zinco elementar por sachê + *Lactobacillus acidophilus*.
- Zincopro – crianças: 1 sachê (zinco = 3,5 mg) 2 vpd. Adultos: 1 cápsula (7,5 mg) 2vpd.

LACTOFERRINA
- É uma glicoproteína encontrada no leite materno que favorece a formação da microbiota nativa de recém-natos a termo e prematuros.
- Liga-se ao ferro, impedindo o uso do mesmo pelos patógenos.
- Tem ação bacteriostática e bactericida comprovada.
- Não contém glúten, açúcares e lactose.
- Lacfer AD – 1 gota: lactoferrina = 48 mg + vitaminas A = 666 UI + vitamina D = 400 UI.
- Dose: até 6 gotas ao dia.

123. POLIVITAMÍNICOS – MINERAIS – OREXÍGENOS
- Apetibê suspensão: buclisina + carnitina + gaba + lisina + B1 + B2 + B6 + B12.
- Apetivin BC suspensão: ciproeptadina + C + B1 + B2 + B6 + PP.
- Beritin BC: ciproeptadina + B1+ B2 + B6 + PP + C.
- Beneroc Júnior gotas (Complexo B Bayer).
- Buclivit suspensão: buclisina + lisina + triptofane + B6 + B12.
- Bucliplex suspensão: carnitina + lisina +triptofane + B1 + B2 + B5 + B6 + B 12 +PP + C.
- Carnabol suspensão e comprimido: carnitina + lisina + cafeína + B1 + B2 + B6 + B12 + PP.
- Cobactin xarope e microcomprimido: cobamamida (coenzima B12) + ciproeptadina.
- Cobaglobal xarope e microcomprimido: cobamamida (coenzima B12) + ciproeptadina.
- Cobavital xarope e microcomprimido: cobamamida (coenzima B12) + ciproeptadina.
- Clusivol composto – 10 mL: A = 2.500 U + D3 = 200 U + C = 32,5 mg + B1 + B2 + B5 + B6 + B12 + PP + Fe + Ca + Mg + Zn + Mn + aminoácidos.
  - 6 meses a 1 ano: 1 mL/dia.
  - 1 a 3 anos: 1,5 mL/dia.
  - 4 a 6 anos: 2 mL/dia.
  - 7 a 10 anos: 2,5 mL/dia.
  - 11 a 14 anos: 3 mL/dia.
- Clusivol comprimido: A = 5.000 U + D3 = 400 U + C = 73,1 mg + B1 + B2 + B5 + B6 + B12 + PP + Fe + Ca + Mg + Zn + Mn + aminoácidos.

- Coenzima B12 cápsula: cobamamida (coenzima B12) = 1 mg.
- Catalizan suspensão e comprimido: vitaminas + sais minerais.
- Centrum A-Z cápsula: A + D + E + K + C + B1 +B2 + B3 + B5 + B6 + B7 + B9 + B12 + Ca + Mg + Fe + Zn + Mn + Se + Cu + Cr + I.
- Complexo B + Vitamina C: suspensão e comprimido.
- Complexo B gotas, suspensão, drágea e ampola.
- Dayvit Kids 1+: A + C + D + E + B1 + B2 + B3 + B5 + B12 + M + Fe + Zn + Cu + Se
  - Dose: 4 mL por dia a partir de 1 ano de idade.
- Defatig drágeas: aspartato de potássio + aspartato de magnésio + B1 + B2 + B6.
- Enzicoba: cobamamida (coenzima B12) – microcomprimido de 1 e 5 mg. Lactentes: 0,5 mg/kg/dia; crianças: 2 a 5 mg/dia.
- Enzivital suspensão e comprimido: coenzima B12 + carnitina + lisina + B1 + B2 + B6.
- Ferrovitan: colina + ferro + cobre + selênio + zinco + A + D + B9.
  - Dose: > 6 meses = 2 mL/dia
- Forten frascos de 10 mL: arginina + fosfoserina + fosfotreonina + glutamina + triptofane + B12. Pode ser usado por diabéticos.
  - Crianças: 1 frasco por dia em jejum durante até 3 semanas.
  - Adultos: 1 ou 2 frascos por dia durante até 3 semanas.
- Gaballon xarope, comprimido: gaba + lisina + B1 + B5 + B6.
- Grow Vit BB: A + C + D + E + B1 + B2 + B5 + B8 – Lactentes: 6 a 12 gotas ao dia
- Grow Vit 10 mL: carboidratos = 6 g = 24 Kcal; ferro = 9 mg; zinco = 5,6 mg; ácido fólico; ácido pantotênico; vitaminas A; B1; B2; PP; B6; B12; C; D; E.
  - Crianças de 1 a 3 anos = 2,5 mL.
  - 4 a 6 anos = 5 mL.
  - 7 a 10 anos = 10 mL ao dia.
- Iberol suspensão 5 mL = 26,25 mg Fe^{++} elementar + B1 + B2 + B5 + B6 + B12 + PP + C.
- Kiddi suspensão: lisina + vitaminas + cálcio + fósforo – não contém corantes.
- Neutrofer PREV: A + D + Zn + Fe. Dose: 1 mL/dia dos 7 meses até os 2 anos de idade.
- Neutrofer POLI: B1 + B2 + B12 + B3 (niacina) + B5 (ác. pantotênico) + Zn. A partir de 2 anos de idade: 1 mL/dia.
- Nutrimaiz SM cápsula e suspensão 5 mL = buclisina + carnitina + ác. glutâmico + B1 + B2 + B6 + B12 + Ca + Mg + 2,5 mg Fe^{++} elementar.
- Nutrinfan suspensão: C + A + D + E + B1 + B2 + B6 + B12 + ác. fólico + niacina.
  - 1 a 3 anos: 2,5 mL ao dia.
  - 4 a 10 anos: 5 mL ao dia.
- Nutrinfan gotas: C + A + D + E + B1 + B2 + B5 +B8 0 a 12 meses: 6 a 12 gotas ao dia.
- Oligovit UP cápsulas: A + D + E + K + C + B1 + B2 + B6 + PP + ácido fólico + B5 (ácido pantotênico) + Ca + Mg + Fe + I + Mn + Cu + Cr + Se + Mb + Zn.
- Ômega A-Z cápsulas: A + D + E + K + C + B1 +B2 + B3 + B5 + B6 + B7 + B9 + B12 + Ca + Mg + Fe + Zn + Mn + Se + Cu + Cr + I.
- Oscal Kids: D + C + K + B12 + Cálcio + Magnésio.
  - Crianças 4 a 10 anos: 2,5 a 5 mL antes das refeições 2 VPD.
- Pharmaton Kiddi: lisina + B1+ B2 + B6 + PP + C + D3 + E + Cálcio.
- Poly-Vi-Flúor* – 0,6 mL: Fluoreto de sódio = 0,5 mg + B1 + B2 + PP + A = 3.000 U + D = 400 U + C = 60 mg.
- Poliplex suspensão 15 mL: A = 2.500 U + D3 = 200 U + C = 32,5 mg + 4 mg Fe^{++} elementar + B1 + B2 + B6 + PP + Ca + Mg + Zn + Mn + Cu.

- Pondusvitan suspensão e comprimido: buclisina + complexo B.
- Profol suspensão e comprimido: buclisina + lisina + triptofano + B6 + B12:
  - < 1 ano = 2,5 mL; 1 a 5 anos = 5 mL.
  - > 5 anos = 10 mL – 1 hora antes do almoço e do jantar.
- Propan suspensão: buclizina + lisina + B1 + B2 + B6 + B12 + PP.
- Protovit Plus 1 mL = 3.000U (+ D2 = 900 U + C = 80 mg + E = 15 mg + B1 + B2 + B3 + B5 + B6 + B8).
- Puravit Multi (A + C + D3 + E + Ca + B1 + B2 + B5 + B6 + B12 + PP + ácido fólico + zinco).
  - 1 a 3 anos: 2,5 mL ao dia.
  - 4 a 10 anos: 5 mL ao dia.
- Puravit ADZ (A + D + Zn) – 1 a 36 meses ou mais: 1 gota ao dia.
- Quitlis (B1+ B2 + B5+B6 + B12 + C + D + E + Ca + Mg): 1 a 3 anos: 2,5 mL; 3 a 6 anos: 1 copo-medida 1VPD; 7 a 10 anos: 1 copo-medida 2 VPD.
- Revitam Junior – 1 mL: A = 1250 U + D = 400 U + E = 4 U + C = 35 mg + B1 + B2 + B3 + B5 + B6 + B7 + B9 + B12. Dose diária:
  - 6 meses a 1 ano = 1 mL.
  - 1 a 3 anos = 1,5 mL.
  - 4 a 6 anos = 2 mL.
  - 7 a 10 anos = 2,5 mL.
  - 11 a 14 anos = 3 mL.
- Revitam Cálcio: 1-3 anos = 2,5 mL; 4-6 anos = 5 mL; 7-11 anos = 7,5 mL; 11 anos = 10 mL. Citrato de cálcio + cálcio citrato malato + A + D3 + E + C + B1 + B3 + B2 + B6 + B12. Dose diária:
  - 1 a 3 anos = 2,5 mL.
  - 4 a 6 anos = 5 mL.
  - 7 a 11 anos = 7,5 mL.
  - adolescentes = 10 mL.
- Repocal: cálcio quelato glicinato envelope de 250 e 500 mg de Ca^{++} elementar.
  - Crianças e adolescentes: 250 a 500 mg de Ca^{++} elementar por dia.
  - Adultos: 500 a 1.000 mg de Ca^{++} elementar por dia.
- Tri-Vi-Flúor* – 0,6 mL: fluoreto de sódio = 0,5 mg + A = 3.000 U + D = 400 U + C = 60 mg.
- Tri-Vi-Sol – 0,6 mL: A = 2.000 U + D = 400 U + C = 35 mg. (*Lactentes e maiores = 0,6 mL/dia, onde o flúor < 0,7 ppm na água).
- Teragran júnior – 5 mL: A = 5.000 U + D3 = 400 U + C = 50 mg + B1 + B2 + B5 + B6 + PP.
- Teragran-M drágea: A = 8.000 U + D2 = 400 U + C = 200 mg + E = 30 mg + B1 + B2 + B5 + B6 + PP + Fe + Ca + Mg + Mn + Zn + Cu + I + K.
- Teragran-M pré-natal (adolescentes grávidas): 1 drágea 2 a 3 VPD.
- Trimetabol suspensão: metopina + carnitina + lisina + B1 + B6 + B12.
- Triotônico líquido e drágea: carnitina + lisina + valina + B1 + B2 + B5 + B6 + PP + C + Fe + Ca + Mg + Zn + Mn + Na + K + F + I.
- Vitaminer S suspensão: D2 + B1 + B2 + B5 + B6 + B12 + PP + Fe + Mg + Mn + Zn + P + aminoácidos.
- Vitawin 1: A + C + D – dose diária de 0,5 mL = 10 gotas numa colher de café.
- Vitawin 2: A + C + D + Ca + Fe + Zn + Ác. Fólico – dose diária de 1 mL no suco de frutas.
- Vitawin Kids: C+ D + Ca + Fe – dose diária de 5 mL no copo-medida sem diluir.
- Vitergan Zinco Plus: A = 600 mcg + C = 600 mg + E = 200 UI + Cu = 1 mg = 1000 mcg + Se = 100 mcg + Zn = 30 mg

- Vi-syneral plus 5 mL: A = 5.000 U + D2 = 500 U + E = 1 U + C = 75 mg + B1 + B2 + B5 + B6 + B12 + PP + sais minerais.
- Zirvit B: A + C + D3 + E + K2-7 + B1+ B2 + B3+ B5 + B6 + B8 + B9 + B12 + Ca + Fe + Cu + I + Se + Zn.
  - 0 a 6 meses: 1 mL ao dia.
  - 7 a 11 meses: 2 mL ao dia.
- Zirvit Kids: A + C + D3 + K+ B1+ B2 + B3+ B5 + B6 + B9 + B12 + Ca + Mg + Fe + Cu + Zn.
  - 1 a 3 anos: 3 mL ao dia.
  - 4 a 10 anos: 5 mL ao dia.
- Zirvit Multi comprimido: A = 600 mcg RE + E = 10 UI + D3 = 2 mcg + C = 45 mg + B1 = 1,2 mg + B2 = 1,3 mg + B6 = 1,3 mg + B12 = 1,2 mcg + K = 65 mcg + ác. fólico = 240 mcg + ác. pantotênico = 5 mg + biotina = 30 mcg + nicotinamida = 16 mg + ferro = 14 mg + cálcio = 120 mg + fósforo = 85 mg + cobre = 900 mcg + cromo = 35 mcg + iodo = 130 mcg + magnésio = 120 mg + manganês = 2,3 mg + molibdênio = 45 mcg + selênio = 34 mcg + zinco = 7 mg. Adolescentes e adultos: 1 comprimido ao dia, antes do almoço ou do jantar.
- Zirvit Plus comprimido: A + C + E + Zn + Cu + Se.

	Centrum homem	% VDR	Zirvit Multi	% VDR	V. Happy Homem	V. Happy Mulher	Vitergan Zinco Plus
Vitamina A = Retinol ER = 5 UI = 1,5 mcg retinol	500 mcg ER	83%	600 mcg ER	100%	600 mcg ER	400 mcg ER	10.000 UI = 600 mcg ER
Vitamina B1 = Tiamina	1,2 mg	100%	1,2 mg	100%	1,2 mg	1,0 mg	
VIT. B2 = Riboflavina	1,3 mg	100%	1,3 mg	100%	1,3 mg	1,1 mg	
VIT. B3 = Nicotinamida = Niacina	16 mg	100%	16 mg	100%	16 mg	14 mg	
VIT. B5 = Ác. Pantotênico	5 mg	100%	5 mg	100%	5 mg	5 mg	
Vitamina B6 = Piridoxina	1,3 mg	100%	1,3 mg	100%	1,3 mg	1,3 mg	
Vitamina B9 = Ác. Fólico	200 mcg	83%	240 mcg	100%	200 mcg	240 mcg	
Vitamina B12 Cianocobalamina	2,4 mcg	100%	1,2 mcg	50%	2,4 mcg	2,4 mcg	
Vit. C = Ác. ascórbico	45 mg	100%	45 mg	100	45 mg	45 mg	600 mg
Vit. D – 40 UI = 1 mcg Colecalciferol = D3 Ergocalciferol = D2	200 UI = 5,0 mcg	100%	80 UI = 2 mcg	40%	200 UI = 5 mcg	200 UI = 5 mcg	
Vitamina E – 1UI = 1,49 mg Tocoferol = Alfatocoferol	6,7 mg	67%	10 UI = 14,9 mg	100%	10 mg	10 mg	200 UI = 298 mg
Vitamina H = Biotina	30 mcg	100%	30 mcg	100%	30 mcg	30 mcg	
Vitamina K1 e K2-7	30 mcg	46%	65 mcg	100%	30 mcg	25 mcg	
Cálcio	250 mg	25%	120 mg	12%			
Cobre	450 mcg	50%	900 mcg	100%	450 mcg	300 mcg	1.000 mcg = 1 mg

(Continua)

	Centrum homem	% VDR	Zirvit Multi	% VDR	V. Happy Homem	V. Happy Mulher	Vitergan Zinco Plus
Cromo	25 mcg	71%	35 mcg	100%	25 mcg	25 mmcg	
Ferro	3,5 mg	25%	14 mg	100%	3,5 mg	14 mg	
Iodo	33 mcg	25%	130 mcg	100%	33 mcg	33 mcg	
Magnésio	120 mg	46%	120 mg	46%			
Manganês	2,3 mg	100%	2,3 mg	100%	1,66	1,66	
Molibdênio	23 mcg	51%	45 mcg	100%	23 mcg	23 mcg	
Selênio	20 mcg	59%	34 mcg	100%	20 mcg	8,5 mcg	100 mcg
Zinco	7 mg	100%	7 mg	100%	7 mg	5 mg	30 mg
Colina			5,5 mg	1%			
Fósforo			85 mg	12%			

124. ANTIOXIDANTES (LUTEÍNA + ZEAXANTINA + VITAMINAS + MINERAIS)

- Os antioxidantes protegem as células dos danos causados pelos radicais livres, prevenindo doenças, retardando o envelhecimento e a progressão de doenças degenerativas, bem como atuando como agente anti-inflamatório no organismo humano.
- Neovite Maxi e Vielut – 1 cápsula por dia nas doenças degenerativas.

	Neovit Maxi	Vielut
Vitamina A = Retinol ER = 5 UI = 1,5 mcg retinol	600 mcg ER	600 mcg ER
Vit. B2 = Riboflavina	1,3 mg	1,3 mg
Vit. C = Ác. ascórbico	45 mg	45 mg
Vitamina E – 1UI = 1,49 mg Tocoferol = Alfatocoferol	10 UI = 14,9 mg	
Cobre	900 mcg	900 mcg
Selênio	34 mcg	34 mcg
Zinco	7 mcg	7 mcg
Luteína	10 mg	10 mg
Zeaxantina	2 mg	2 mg

125. FÁRMACOS ESPECIAIS (PIRACETAM – RACECADOTRILA – ALOPURINOL – COLCHICINA – PENICILAMINA)

PIRACETAM
- Neuropsicoestimulante indicado nos distúrbios do aprendizado.
- Melhora a memória, a atenção, a concentração, a vigilância e a sociabilidade da criança.
- Contraindicações: hipersensibilidade e insuficiência renal grave.
- Geralmente é bem tolerado.

- Reações adversas: raramente pode ocorrer cefaleia, s. extrapiramidal, vertigens ou convulsões.
- Crianças: 60 mg/kg/dia ÷ 3 doses VO, IM, IV.
- Adultos: 400 a 800 mg a cada 8 horas VO. Injetável: 1 a 3 g cada 8 horas IM ou IV direto ou em perfusão.
- Nootropil = Nootron cápsula = 800 mg; ampola 5 mL = 1.000 mg.
- Nootron xarope 5 mL = 300 mg.
- Manipulação: Piracetam = 400 mg. + Xarope *q.s.p.* 5 mL – Total = 150 mL.

RACECADOTRILA
- Indicada para o controle da diarreia aguda secretória com excessão da cólera.
- Reações adversas raras: sonolência, náusea, vômitos, vertigens e cefaleia.
- Crianças: 1,5 mg/kg cada 8 horas, a partir dos 3 meses de idade.
- Crianças com peso entre 7 e 14 kg: 1 sachê = 10 mg cada 8 horas.
- Crianças com peso entre 14 e 25 kg: 1 sachê = 30 mg cada 8 horas.
- Crianças com peso entre 26 e 40 kg: 2 sachês = 60 mg cada 8 horas.
- Adultos: 1 cápsula = 100 mg cada 8 horas.
- Tiorfan 10 mg e 30 mg (sachê para uso pediátrico) e 100 mg (cápsula).

ALOPURINOL
- Hipouricemiante indicado no tratamento da gota.
- Crianças: 10 mg/kg/dia.
- Adultos: 100 a 300 mg/dia; máximo: 600 a 900 mg/dia.
- Biodisponibilidade por via oral de 90%.
- Pico plasmático em 3 a 4 horas.
- Metaboliza-se quase por completo no fígado.
- Eliminado por via renal.
- Principal metabólito ativo: aloxantina.
- Alopurinol e aloxantina inibem:
   1. A síntese de purinas (precursoras do ácido úrico).
   2. A xantinooxidase que converte a hipoxantina → xantina → ácido úrico.
- Indicações:
   1. Hiperuricemias primárias e secundárias.
   2. Nefrolitíase por ácido úrico.
   3. Nefropatia por ácido úrico no tratamento da leucemia.
- Reações adversas: náuseas, vômitos, dor abdominal, diarreia, urticária, febre, artralgias, síndrome de Stevens-Johnson, síndrome de Lyell, vasculite, nefrite, vertigem, sonolência, cefaleia, discrasias sanguíneas, hepatite, aumento transitório de TGP e TGO, alopecia, formação de cálculos de xantina.
- Cuidados:
   - Pode ocorrer um ataque agudo de gota no início do tratamento.
   - Evitar alimentos com alto teor de purinas (peixes).
   - Evitar o uso de álcool (diminui os reflexos).
   - Hidratação generosa.
   - Manter a urina bem diluída e com pH entre 6,4 e 6,8.

PARTE I

- Interações:
  - Citostáticos (discrasias sanguíneas).
  - Potencializa a ação da teofilina, clorpropamida, azatioprina, dicumarínicos e mercaptopurina.
  - Sulfopirazona, probenecid e benzobromarona diminuem a ação do alopurinol.
  - Ampicilina e amoxicilina aumentam a incidência de reações alérgicas.
- Contraindicações: hipersensibilidade ao alopurinol; gravidez e lactação.
- Zyloric comprimido = 100 e 300 mg.
- Manipulação:
  - Alopurinol: 100 a 300 mg ou mais.
  - Excipiente em *q.s.p.* 1 cápsula.

COLCHICINA
- Anti-inflamatório indicado na gota aguda e crônica e na poliartrite da sarcoidose e da psoríase.
- Tratamento: 0,5 mg de hora/hora ou de 2/2 horas.
- Profilaxia: 0,5 a 1 mg/dia.
- Colcitrat comprimido = 0,5 mg.
- Colchis comprimido = 0,5 e 1,0 mg.

PENICILAMINA
- Quelante, antirreumático e antiurolitiásico.
- Permite a quelação do mercúrio, chumbo, cobre, ferro e, provavelmente, outros metais pesados.
- Diminui o fator reumatoide IgM e os complexos imunes no soro e no líquido sinovial.
- Combina-se com a cistina para formar a penicilaminacisteína que é excretada na urina, evitando a formação de cálculos de cistina e dissolvendo os cálculos de cistina após tratamento prolongado.
- É metabolizada no fígado e excretada por via renal e fecal.
- Indicada no tratamento da doença de Wilson, artrite reumatóide e da cistinúria com cálculos.
- Reações adversas: leucopenia, trombocitopenia, anemia, glossite, gengivoestomatite, febre, artralgias, *rash* cutâneo, urticária, adenomegalias, hematúria, adinamia, aumento do peso, adinamia, visão turva, mialgia, hemoptíase, dispneia, disfagia, dificuldade para mastigar e falar, prurido, colúria, anorexia, náuseas, vômitos, neurite periférica por aumentar a excreção ou atuar como antagonista da piridoxina (vitamina B6).
- Interações: imunossupressores (exceto os glicocorticoides), depressores da medula óssea e sais de de ouro. Os suplementos de ferro podem diminuir os efeitos da penicilamina.
- Contraindicações: agranulocitose, anemia aplástica e insuficiência renal.
- Doença de Wilson:
  - Crianças = 30 a 40 mg/kg/dia ÷ 3 ou 4 doses – dose máxima = 1,5 g/dia.
  - Adultos = 1 a 1,5 g/dia ÷ 2 ou 3 doses.
- Cistinúria:
  - Recém-nascidos e crianças menores = 30 mg/kg/dia ÷ 4 doses.
  - Crianças maiores e adultos = 1 a 4 g/dia ÷ 4 doses.
- Cuprimine cápsulas = 250 mg.

126. ÁCIDO VANILMANDÉLICO NO FEOCROMOCITOMA

- Metabolito derivado das catecolaminas extremamente aumentadas no feocromocitoma.
- Encontra-se muito aumentado nas amostras isoladas de urina se o tumor estiver presente.
- Valores normais (mg/g de creatinina):
  - < 6 meses 5,5 a 26,0.
  - 7 a 11 meses: 6,1 a 20,0.
  - 1 a 2 anos: 2,5 a 21,0.
  - 3 a 8 anos: 1,5 a 12,0.
  - 9 a 12 anos: 2,0 a 9,0.
  - Adultos: 1,1 a 4,1.
- Valores normais na urina de 24 horas em adolescentes e adultos: < 136 mg.

127. COVID-19 (VÍRUS SARS-CoV-2)

PERÍODO DE INCUBAÇÃO: 5-7 DIAS

Fase 1
- Replicação viral não inflamatória.
- Primeiros 5 dias de sintomas.
- Febre, tosse seca, cefaleia persistente, desconforto na garganta, mialgias, astenia, náuseas, vômitos, diarreia, anosmia, ageusia, dor torácica.

Fase 2A
- Replicação viral em declínio e início da inflamação pulmonar.
- Início entre o quinto e sétimo dia de sintomas.
- Febre, tosse sem dispneia, sem desconforto respiratório, mialgias, astenia, náuseas, vômitos, diarreia, tomografia: infiltrado em "vidro fosco" no pulmão.

Fase 2B
- Replicação viral mínima, mas ainda presente; inflamação pulmonar acentuada, com hipóxia e tormenta de citocinas.
- Início entre o 7º e o 10º dia de sintomas.
- Hipóxia, dispneia importante, desconforto respiratório, com Sat. $O_2 \leq 93\%$, exames laboratoriais alterados, tomografia: aumento crescente do infiltrado em "vidro fosco" nos pulmões.

Fase 3
- Coagulação intravascular disseminada e sepse.
- Início entre o 10º e o 15º dia de sintomas.
- Dispneia severa, Sat. $O_2 \leq 90\%$.
- Dímero alto (normal: até 500 ng/mL).
- Exames laboratoriais alterados de acordo com as complicações,
- Tomografia do tórax: infiltrado em "vidro fosco", comprometendo mais de 30% dos pulmões, podendo revelar outras complicações (brocopneumonias, derrames pleurais e/ou pericárdicos).

DÍMEROS-D OU D-DÍMEROS
- São substâncias derivadas do metabolismo da fibrina (fibrinólise).
- Aumenta na CIVD (coagulação intravascular disseminada) e na Covid-19 grave.
- Valores normais: < 500 mg/dL.
- Valores aumentados traduzem a presença de tromboses ou CID.
- Níveis séricos de 1.000 mg/dL ou mais estão associados a prognóstico ruim.

RT – PCR: Pesquisa direta do vírus no *swab* das secreções nasais e do orofaringe					
É o teste padrão-ouro para diagnóstico de infecção ativa nos suspeitos/sintomáticos					
R = Reagente NR = Não reagente					
SINTOMAS	RT – PCR	IgM/IgA	IgG	INTERPRETAÇÃO	
SIM	NEGATIVO	NR	NR	Outras viroses? Falso negativo? Falso reagente? Janela imunológica?	
SIM	POSITIVO	NR	NR	Doença ativa. Transmissão provável.	
SIM	POSITIVO	R	NR	Doença ativa. Transmissão provável.	
SIM	POSITIVO	R	R	Doença ativa. Transmissão provável.	
SIM	POSITIVO	NR	R	Doença ativa. Transmissão provável.	
NÃO	POSITIVO	NR	NR	Infecção assintomática. Transmissão possível.	
NÃO	POSITIVO	R	NR	Infecção assintomática. Transmissão possível.	
NÃO	POSITIVO	NR	R	Infecção assintomática. Transmissão possível: baixa probabilidade.	
NÃO	POSITIVO	R	R	Infecção assintomática. Transmissão possível: baixa probabilidade.	
NÃO	NEGATIVO	R	R	Infecção assintomática prévia. Não transmitindo.	
NÃO	NEGATIVO	R	NR	Falso-reagente? Não transmitindo; repetir sorologia após 14 dias e/ou RT-PCR se ficar sintomático.	
NÃO	NEGATIVO	NR	R	Infecção prévia. Não transmitindo.	
NÃO	NEGATIVO	NR	NR	Nunca teve infecção ou contato prévio: susceptível.	

TRATAMENTO "*OFF LABEL*"

Fase 1
- **Regra de ouro: Iniciar o mais precoce possível, logo após aos primeiros sintomas**.

Nitazoxanida
- Crianças ≥ 1 ano de idade: 7,5 a 9 mg/kg/dose de 12/12 horas 6 dias.
- Adolescentes e Adultos: 500 mg de 8/8 horas – 5 a 8 dias.
- Nitazoxanida genérico ou Anitta comprimidos de 500 mg.
- Nitazoxanida genérico suspensão 20 mg/mL = Azox = Tanisea = Pará = Mínti.

Ivermectina
- Alternativa à nitazoxanida na fase 1.
- Crianças com 20 Kg de peso ou mais. Dose única diária durante 5 dias com intervalos de 24 horas.

- Associar à azitromicina.
- 20 a 60 kg: 1 comprimido
- 61 kg ou mais: 2 comprimidos.
- Ivermectina = Leverctin = Revectina comprimido = 6 mg.
- **Na prevenção: 1 dose única ou 2 doses com intervalos de 24 horas a cada 15 a 30 dias, de acordo com o risco de exposição.**

Azitromicina
- Crianças: 7,5 mg/kg de 24/24 horas 7 dias.
- Adultos: 500 mg 24/24 horas 7 dias.
- Azitromicina genérico = Astro = Azi comprimido = 500 mg.
- Azitromicina genérico suspensão 5 mL = 200 mg.
- Azitromicina genérico = Astro = Azi – frascos 600 – 900 e 1.500 mg – todos com 200 mg/5 mL.

Zinco
- 0 a 6 meses: 2,5 mg de zinco elementar 1 vez ao dia durante até 14 dias.
  7 a 11 meses: 4,0 mg de zinco elementar 1 vez ao dia durante até 14 dias.
  1 a 3 anos: 4 mg de zinco elementar 1 vez ao dia durante até 14 dias.
  4 a 6 anos: 5 mg de zinco elementar 1 vez ao dia durante até 14 dias.
  7 a 10 anos: 5 mg de zinco elementar 1 vez ao dia durante até 14 dias.
  Adultos e adolescentes: 25 a 50 mg de zinco elementar por dia durante 5 dias ou 7 a 14 mg de zinco elementar por dia durante até 14 dias.
- Bio Zinc gotas – 1 mL = 25 gotas = 10 mg – 1 gota = 0,4 mg de zinco elementar. < 6 meses: 5 gotas ao dia – > 6 meses: 5 gotas ao dia – 1 a 3 anos: 10 gotas.
- Bio Zinc Kids (gluconato de zinco) – 4 mg/mL ou 1 gota = 0,2 mg de zinco elementar. < 6 meses: 20 gotas ao dia – > 6 meses: 40 gotas ao dia.
- Grow Zinco (lactato de zinco) – 4 mg/mL com seringa dosadora.
- Unizinco (sulfato de zinco heptahidratado) – solução 1 mL = 4 mg de zinco elementar. Contém 1 copo dosador para 2 mL – 4 mL – 6 mL – 8 mL e 10 mL.
- Nutrizinco (sulfato de zinco) – 10 mg/mL ou 1 gota = 0,5 mg de zinco elementar. 0-6 meses: 5 gotas ao dia; 7 meses a 3 anos: 8 gotas ao dia; 4 a 10 anos: 10 gotas ao dia; a partir dos 10 anos de idade: 14 gotas ao dia.
- ZincoPro (óxido de zinco) – 3,5 mg de zinco elementar por sachê + *Lactobacillus acidophilus*.
- Zincopro – crianças: 1 sachê (zinco = 3,5 mg) 2 vpd. Adultos: 1 cápsula (7,5 mg) 2 vpd.
- Vitergan plus zinco – 1 comprimido = 30 mg de zinco elementar por dia nos adolescentes.
- Centrum = Zirvit multi – 2 comprimidos por dia = 14 mg de zinco elementar nos adolescentes.
- Zinco Quelado 25 e 50 mg de zinco elementar = 1 cápsula ou comprimido por dia nos adolescentes.

Vitamina D
- Crianças: 600 a 1.000 UI – 1 vez ao dia 14 dias.
- Adolescentes e adultos: 50.000 UI dose única – repetir com intervalos de 7 dias.
- Addera 200 UI – 400 UI – 600 UI – 1.000 UI/gota – 10.000 UI/mL = 500 UI/gota.
- Aidê = Dose D = Grow D = Nutrifan D – 1 gota = 200 UI de vitamina D3.
- D Previ = Doss – 1 gota = 1.000 UI de vit. D3 (colecalciferol).
- D Previ = Doss = Addera = Alta comprimido = 50.000 UI.

Cloridrato de Bromexina
- Mucolítico com efeito antiviral inibindo a ligação do vírus ao receptor TMPRSS2 nos alvéolos.
- Usar mesmo sem tosse.
- Lactentes: 10 gotas a cada 8 horas.
- 1 a 5 anos: 20 gotas ou 2,5 mL xarope a cada 8 horas.
- 6 a 10 anos: 5 mL xarope a cada 8 horas.
- > 10 anos: 10 mL xarope pediátrico ou 5 mL xarope adulto a cada 8 horas.
- Adolescentes e adultos: 8 mg de 6/6 horas.
- Bisolvon solução 1 mL = 15 gotas = 2 mg; xarope pediátrico 5 mL = 4 mg; adulto 5 mL = 8 mg.

Pelargonium sidoides (Kaloba-Imunoflan-Umcklan)

Uso opcional como imunomodulador e (*off label*) na prevenção e tratamento. Estudo *in vitro* comprova a inibição de coronavirus não Covid-19; acelera o batimento ciliar; aumenta a produção de interferon e a mobilização de macrófagos.
- Cada mL (21 gotas) contém:
    Extrato etanólico das raízes de *Pelargonium siloides* (EPs 7630) .... 825 mg.
- Duração média do tratamento: 7 dias.
- 1 a 6 anos: 5 a 10 gotas 3 VPD.
- 6 a 12 anos: 10 a 20 gotas 3 VPD.
- > 12 anos e adolescentes: 20 a 30 gotas (equivale a 1 comprimido) 3 VPD.
- Cada 5 gotas do produto contém 0,03 mL de etanol.
- Xarope e solução oral devem ser evitados: contém 4% e 4,5%, respectivamente, de álcool.
- Adulto: 1 comprimido de 8/8 horas enquanto durar o risco elevado.
- Kaloba (Altana Pharma Ltda.) = Imunoflan (Cliquefarma) = Umckan (FQM).
- Cada comprimidos equivale a 20 a 30 gotas.

FASE 2

Sulfato de hidroxicloroquina
- É alternativa *off label* para a fase 1 e recomendado também na fase 2 da doença.
- Crianças – 7,5 mg/kg de 12/12 horas no primeiro dia – dose máxima = 400 mg/dia.
  Manutenção: 7,5 mg/kg de 24/24 horas por 4 dias ou mais.
- Adultos – 400 mg 12/12 horas no primeiro dia.
  Manutenção = 400 mg 24/24 horas 4 por dias ou mais.
- Contraindicação: retinopatia; prolongamento do intervalo QT no EKG.
- Associar azitromicina e outras drogas pode ser cardiotóxica: prolongamento do intervalo QT.
- Reuquinol = Plaquinol comprimido = 400 mg.
- Sulfato de hidrocloroquina genérico – comprimido = 400 mg.
- Manipulação:
    - Sulfato de hidrocloroquina ———— 150 mg.
    - Suspensão ———— q.s.p. ———— 5 mL.

Enoxaparina
- Indicado na fase 2b, durante 7 a 14 dias nos pacientes com fatores de risco.
- Heparina de baixo peso molecular.
- Uso opcional.
- Clexane – 1 dose diária via SC: < 80 kg = 40 mg; 80 a 100 kg = 60 mg; > 100 kg = 80 mg.

Corticoides
- Indicado na fase 2b se a PCR > 7mg/L
- Dexametasona – 4 a 8 mg/dia ÷ 4 doses por 5 dias ou mais nos adolescentes e adultos.
- Prednisolona – 2 mg/kg/dia no primeiro dia. Manutenção: 1 mg/kg/dia por 5 dias ou mais.
- Nos adolescentes e adultos: 80 mg no primeiro dia. Manutenção: 40 mg por dia 5 dias.
- Adolescentes e adultos com dificuldade respiratória e internados:
  Metilpredinisolona: 40 a 80 mg de 24/24 horas IV ("Pulsoterapia") por 3 dias.
- Depo Medrol frasco 2 mL = 80 mg.
- Solu Medrol frascos de 1 mL = 40 mg; 2 mL = 125 mg; 8 mL = 500 mg.
- Succinato Sódico de Metil Predinisolona – frasco-ampola de 40 – 125 – 500 – 1g.
- Preni = Percoide = Prednisolona = prednisolon = Oralpre solução 3 mg/mL.

Antibióticos
Indicados na fase 2b (inflamatória hipóxica) em casos de consolidação na TC, leucocitose com neutrofilia e PCR aumentado, durante 7 a 14 dias.

Ceftriaxona
- < 14 dias: 20 a 50 mg/kg/dia dose única diária.
- > 14 dias: 20 a 80 mg/kg/dia dose única diária.
- Adultos: 1 a 2 g/dia. Máximo 4 g/dia dose única diária.
- Ceftriax = Ceftriaxona frasco-ampola = 250 – 500 – 1g para uso IV ou IM.
- Rocefin – frascos de 500 mg e 1.000 mg uso IV; frascos de 250 – 500 e 1.000 mg uso IM.
- Triaxin – frascos de 500 mg e 1 g para uso IM.
- Uso IV: diluir em 20 mL SF ou SG 5% ou solução sem cálcio – lento (30 minutos).
- Uso IM: 1 frasco + lidocaína sem vasoconstritor = 3,5 mL ou 1 frasco + AD = 4 – 5 – 10 mL.
- Nos adultos êm sido usados também: levofloxacin; cefuroxima + claritromicina e outros.

Amoxicilina
- < 30 kg: 40 a 80 mg/kg/dia ÷ 2 ou 3 doses.
- > 30 kg: 500 mg/dose cada 8 horas ou 875 mg cada 12 horas.
- Adolescentes e adultos: 875 ou 1.000 mg cada 12 horas.
- Pode ser usada por VO ou IV.
- Excelente absorção oral, mesmo após as refeições.
- Amoxicilina genérico 5 mL = 125 – 250 – 400 – 500 mg.
- Amoxicilina = Amoxil = Amoxi-ped = Amoxifar = Hiconcil = Penvicilin suspensão 5 mL = 125 – 250 – 500 mg; cápsula = 500 mg.
- Atak = Amoxil BD = Novocilin BD = Sinot suspensão 5 mL = 400 mg; comprimido = 875 mg.
- Novocilin suspensão 5 mL = 250 – 400 mg; cápsula = 500 mg; comprimido = 875 mg.
- Velamox 5 mL = 250 e 500 mg; BD 400 mg/5 mL; comp. = 500 mg; BD 875 mg.

ESQUEMA DE PROFILAXIA "OFF LABEL" PARA PROFISSIONAIS DE SAÚDE
- Vitamina D: 25.000 a 50.000 UI de 7/7 dias, considerando-se exposição, comorbidades e idade.
- Zinco quelado: 25 a 30 mg ao dia, considerando-se exposição, comorbidades e idade.
- Ivermectina: 1 comprimido = 6 mg ao dia 4 dias seguidos.
  Manutenção: 1 comprimido = 6 mg para cada 30 kg de peso de 15/15 dias.

PARTE II

1. MICROBIOTA – PRE/PROBIÓTICOS – SIMBIÓTICOS

MICROBIOTA
- Bactérias intestinais com funções metabólicas, protetoras e tróficas.
- Inibem a síntese de colesterol.
- Atuam como barreira contra microrganismos patogênicos e oportunistas.
- Pode ser melhorada com a ingestão de prebióticos e de probióticos.

PREBIÓTICOS
- Prebióticos são carboidratos não digeríveis que estimulam seletivamente o crescimento e a atividade das bactérias benéficas no intestino, aumentando a eficiência da microbiota.
- Exemplos: fibras alimentares; Inulina; Goma Acácia; Goma Guar; GOS; FOS.
- GOS e LcFOS são prebióticos derivados da lactose e da frutose, respectivamente.
- **GOS = Galacto-oligossacarídeos de Cadeia Curta.**
- **LcFOS = Fruto-oligossacarídeos de Cadeia Longa.**
- Altas concentrações no colostro e no leite materno sob a forma de oligossacarídeos.
- Estimulam seletivamente o crescimento de bactérias benéficas (bifidobactérias e lactobacilos).
- Reduz a proporção de patógenos potenciais na microbiota, efeitos observados em prematuros, recém-nascidos a termo, lactentes com flora mista e crianças com flora intestinal já estabelecida.
- Aumenta os níveis de IgA secretora, favorecendo a imunidade intestinal.
- Reduz a prevalência de infecções e de alergias, como a dermatite atópica.
- Os prebióticos podem ser adicionados às fórmulas infantis de 1º e 2º semestres.
- **Ver Parte I – tema: "FIBRAS VEGETAIS".**

PROBIÓTICOS
- São microrganismos vivos que, em quantidades adequadas, podem beneficiar a microbiota.
- Produzem bacteriocinas, peróxidos de hidrogênio e biossurfactantes.
- Inibem a aderência das bactérias patogênicas ao epitélio intestinal.

Lactobacillus Reuteri DSM 17938
- É uma bactéria cultivada a partir de amostras do leite humano de mães na Cordilheira dos Andes.
- Estudos randomizados comprovaram sua eficácia contra as cólicas dos recém-nascidos e lactentes.
- Colidis – dose única diária: 5 gotas VO nos lactentes e crianças menores que não mamam o LM.
- Provance – 1 comprimido mastigável dose única diária nas crianças maiores e nos adolescentes.

Saccharomyces Boulardii – 17 Liofilizado
- Floralon 200 mg/envelope.
- Floratil 100 mg/cápsula.
- Floratil 200 mg envelope e 200 mg/cápsula.

- Floratil AT 250 mg/envelope.
- Floratil AT 250 mg/cápsula.
- Lactipan pó oral = 200 mg/envelope; cápsulas = 100 e 200 mg.
- Crianças (Prevenção ou Tratamento):
  - Diarreia aguda = 100 a 250 mg – 2 VPD durante 5 dias.
  - Diarreia crônica = 200 mg – 1 VPD até curar a diarreia.

Saccharomyces Cerevisiae
- Florax SM pediátrico – 1 caixa = 5 flaconetes de 5 mL.
- Florax SM adulto – 1 caixa = 5 flaconetes = 5 mL.
- 1 flaconete puro ou diluído em água ou suco 1 a 2 VPD.
- Pode usar em todas as idades porque é virtualmente atóxico.

Lactobacillus Acidophillus
- Flora B – 5 gotas 1 VPD.
- Leiba – 1 sachê = 1g dissolvido em água ou suco de frutas 1VPD.
- ZincoPro – 1 sachê = 2g (+ Zn = 3,5 mg) – dissolvido em água 1 VPD.
- ZincoPro – 1 cápsula = *Lactobacillus Acidophillus* (+ Zn = 7 mg).
- Lactivos – 1 sachê dissolvido em água 1 VPD. Contém: cálcio, magnésio, vitaminas B1, B2, B6, C, frutose, goma acácia e fibras dietéticas.
- Pode usar em todas as idades porque é virtualmente atóxico.

Lactobacillus Acidophillus + *Bifidobacterium Lactis*
- Bidrilac – 1 sachê dissolvido em água ou suco de frutas 1 VPD.
- Contribui para o equilíbrio da flora intestinal.
- Efeitos benéficos nas diarreias agudas.
- Ajuda na erradicação do *Helicobacter pylori*.
- Pode usar em todas as idades porque é virtualmente atóxico.

Lactobacillus Acidophillus NCFM + *Bifidobacterium Lactis* Bi-07
- Umbi – 1 sachê com 2 g dissolvido em água ou suco de frutas 1 VPD.
- Contribui para o equilíbrio da flora intestinal.

Lactobacillus Acidophillus + *Lactobacillus Paracasei*
- Lacto B.
- < 2 anos: 1/2 a 1 sachê ao dia.
- > 2 anos: 1 a 2 sachês ao dia.
- Adultos: 1 a 2 sachês ao dia.

L. Acidophillus + *L. Paracasei* + *L. Rhamnosu* + *Bifidobacterium Lactis*
- Lacto Pró = Beneflora = Probiatop.
- Tem sido indicado para crianças com dermatite alérgica.
- < 2 anos: 1/2 a 1 sachê ao dia.
- > 2 anos: 1 a 2 sachês ao dia.
- Adultos: 1 a 2 sachês ao dia.

Bacillus Clausii
- Enterogermina – flaconete com 5 mL da suspensão com esporos do *Bacillus clausii*.
- Crianças e adultos: 1 a 3 flaconetes ao dia via oral. Misturar com água, sucos, frutas, chá ou leite.

L. Acidophillus + L. Paracasei + L. Lactococcus Lactis + Bifidobacterium Bifidum + Bifidobacterium Lactis
- Multi-Bi – cápsulas = 335 mg – 1 a 2 cápsulas por dia.
- Flora 5 – sachês com 2 g.
- < 2 anos: 1/2 a 1 sachê ao dia.
- > 2 anos: 1 a 2 sachês ao dia.
- Adultos: 1 a 2 sachês ao dia.

SIMBIÓTICOS
- São uma combinação de suplementos nutricionais composta de prebióticos e probióticos.

Lactobacillus Acidophillus + Goma Acácia
- Lactivos – contém cálcio quelato + magnésio quelato + vitaminas C, B1, B2, B6 + fibras.
- < 2 anos: 1/2 a 1 sachê ao dia.
- > 2 anos e adultos: 1 a 2 sachês ao dia.

L. Acidophillus + Bifidobacterium Lactis + FOS
- Simbiofos – associação de prebiótico (Fruto-oligossacarídeo) e probióticos.
- Contêm fibra alimentar: 3,4 g/sachê
- < 2 anos: 1/2 a 1 sachê ao dia.
- > 2 anos e adultos: 1 a 2 sachês ao dia.

Bacillus Lactis + L. Paracasei + FOS
- Simbiotil – associação de prebiótico (FOS) e probióticos.
- Contêm fibra alimentar (FOS).
- < 2 anos: 1/2 a 1 sachê ao dia.
- > 2 anos e adultos: 1 a 2 sachês ao dia.

L. Acidophillus + L. Rhamnosus + B. Bifidum + FOS
- *Atillus multi* (contém fibra + cálcio quelato + magnésio + selênio + zinco + B12+C+D+E+K).
- 1 sachê (7g) ao dia, diluído em água, suco, leite, iogurte.
- Não pode diluir em líquidos quentes.

L. Acidophillus + L. Rhamnosus + L. Paracasei + L. Lactis + FOS
- Simbioflora.
- 1 sachê (6g) ao dia, diluído em água ou suco ou leite ou iogurte.
- Não pode diluir em líquidos quentes.

2. COLESTIRAMINA

- Diluir em água, suco de goiaba, maçã ou caju.
- Não é absorvida no tubo digestivo.
- Neutralização das enterotoxinas (exotoxinas) em infecções intestinais.
- Diminui os níveis séricos do colesterol total e do LDL.
- Ação obstipante frequente – diarreia rara.
- Contraindicação: obstrução biliar com ausência de bile no intestino.
- Reações adversas: alergias, anorexia, vômitos, flatulência, carência de vitaminas A, D, E, K e ácido fólico, hipoprotrombinemia, hemorragias, osteoporose, acidose hiperclorêmica, artrite, mialgias, anemia, edema, disúria, cefaleia, vertigens, parestesias; aumento da libido etc.
- 0,5 a 2 g/kg/dia ÷ 3 doses.
- Questran light – 1 sachê = 4,68 g.

3. TUBERCULOSE

ESQUEMA I (SEM MENINGITE)

	mg/kg/dia	Dose máxima mg/dia
Isoniazida	10	400
Rifampicina	10	600
Pirazinamida	35	2.000

- 1ª fase – duração: 2 meses.
- 2ª fase – duração: 4 meses – igual à 1ª fase sem a PZA.
- As drogas devem ser dadas 1 VPD.
- A RMP deve ser dada em jejum (os alimentos prejudicam sua absorção).
- Casos graves (miliar, óssea, ganglionar, urinária): manter a INH na mesma dose por mais de 6 meses, totalizando 1 ano de tratamento.

ESQUEMA II (MENINGITE TUBERCULOSA)

	mg/kg/dia	Dose máxima mg/dia
Isoniazida	20	400
Rifampicina	20	600
Pirazinamida	35	2.000

- 1ª fase – duração: 2 meses.
- 2ª fase – duração: 4 meses – igual à 1ª fase sem a PZA.
- 3ª fase – duração: 6 meses – INH = 10 mg/kg/dia.
- Prednisona: 1 a 2 mg/kg/dia no 1º mês e doses decrescentes semanais no 2º mês.

ESQUEMA III (INSUCESSOS)

	mg/kg/dia	Dose máxima mg/dia
Estreptomicina	20	1.000
Pirazinamida	35	2.000
Etionamida	12	750
Etambutol	25	1.200

- 1ª fase – duração: 3 meses.
- 2ª fase – duração: 9 meses – igual à 1ª fase sem a STM e a PZA.
- O esquema III raramente é usado em crianças em decorrência dos excelentes resultados obtidos com os esquemas I e II.
- Os efeitos adversos do tratamento são raros na criança (± 2%).
- Adultos: os mesmos esquemas usados em pediatria com doses máximas. No esquema II (meningite) a pirazinamida é substituída pelo etambutol: 1.600 mg/dia na 1ª fase. Assim sendo, a 2ª fase = 1ª fase sem o etambutol.

Rifampicina
- Urina, suor e saliva ficam com cor laranja ou vermelha.
- Reações adversas: alergias, desconforto abdominal, miopatia com mialgia, artralgias, icterícia, hepatite, anemia hemolítica, leucopenia, trombocitopenia.
- Diminui a ação da fenitoína, teofilina, β-bloqueadores e de outras drogas.
- Evitar em hepatopatias, obstrução biliar, gestação, lactação e várias interações medicamentosas.
- Rifaldin = Rifampicina suspensão 5 mL = 100 mg; cápsula = 300 mg.

Isoniazida ou Hidrazida
- Reações adversas: neurites periférica e ótica (usar vitamina B6), ataxia, distúrbios mentais, vertigens, tremores, hiper-reflexia, convulsões, alergias, artralgias, presença de FAN.
- Contraindicações: discrasias sanguíneas, insuficiências hepática e renal.
- Isoniazida ou Hidrazida comprimido = 100 mg.

Pirazinamida
- Reações adversas: anorexia, artralgias, manifestações gastrointestinais, gota (inibe a excreção de uratos), hepatotoxicidade com aumento de TGO/TGP e até necrose hepática, torna o diabetes melito de difícil controle.
- Cuidado: resistência bacteriana precoce.
- Pirazinamida suspensão 5 mL = 150 mg; comprimido = 500 mg.

Etambutol
- Reações adversas: náuseas, vômitos, alterações visuais com diminuição da acuidade e até cegueira, daltonismo etc.
- Etambutol suspensão 5 mL = 125 mg; comprimido = 400 mg.

Estreptomicina
- Reações adversas: otoneurotóxica: lesão do ramo vestibular do nervo auditivo (cuidado nas disfunções renais), vertigens, surdez, parestesias, tremores, alergias, vômitos e anorexia. Raramente: miocardite, anemia hemolítica e necrose hepática.
- Usada também no tratamento da Brucelose.
- Sulfato de estreptomicina frasco = 1 g.

Etionamida
- Reações adversas: anorexia, vômitos, diarreia, acne, estomatite, polineuropatia periférica, impotência, ginecomastia, hepatite, alergias etc.
- Etionamida comprimido = 250 mg.

QUIMIOPROFILAXIA
- É o uso de isoniazida para prevenir a tuberculose.

Quimioprofilaxia Primária
- É a prevenção da infecção. Por exemplo: recém-nascido com mãe tuberculosa.
- INH = 10 mg/kg/dia – 2 meses – depois, fazer o PPD:
  - PPD reator = manter a HIN mais 6 meses.
  - PPD não reator = suspender a HIN e fazer o BCG ID.
- Alterações radiológicas ou sintomas presentes = tratamento.

Quimioprofilaxia Secundária
- É a prevenção da doença nos infectados.
- Crianças vacinadas com o BCG ID podem ser infectadas e adoecer, embora com menor propensão que as não vacinadas.
- Usar INH = 10 mg/kg/dia – 6 meses:
  1. Nas que apresentem viragem recente do PPD.
  2. Nas infectadas e imunodeficientes por doenças e/ou por tratamentos.
  3. Nas comunicantes de tuberculose bacilífera ou não, principalmente se intradomiciliar, PPD reator forte, assintomáticas, recém-nascido normal, vacinadas ou não com o BCG ID.

LAVADO GÁSTRICO
1. Em jejum antes de se levantar para evitar que passe para o duodeno.
2. Passar SNG ou SOG – aspirar sem forçar e colocar o líquido aspirado no frasco esterilizado.
3. Usando seringa adaptada à sonda, introduzir ± 20 mL de SF 0,9% pouco aquecido em banho-maria, retirando-o em seguida para o frasco esterilizado – repetir o procedimento 1 ou 2 vezes.
4. Nas crianças maiores, introduzir ± 100 mL de SF 0,9% lentamente e depois aspirar totalmente. Se vomitar, recolher o material numa cuba esterilizada e juntar ao colhido pela aspiração gástrica.
5. Nebulização prévia com SF 0,9% aumenta a positividade do exame.
6. Nas crianças maiores de 6 anos, tentar colher escarro.
7. Solicitar os exames: pesquisa de BAAR, cultura e antibiograma.

4. FUNGICIDAS DE USO SISTÊMICO

GRISEOFULVINA
- < 2 anos: 10 mg/kg/dia VO ÷ 2 doses ou dose única diária, após as refeições.
- > 2 anos: 20 a 25 mg/kg/dia VO ÷ 2 doses ou dose única diária, após as refeições.
- Adolescentes e adultos: 500 mg 1 ou 2 VPD, após as refeições – dose máxima = 1 g/dia.
- Micoses de pele, couro cabeludo, unhas e pés.
- Evitar dirigir autos e operar máquinas.
- Aumenta os efeitos do álcool.
- Contraindicações: gravidez, lactação e hepatopatias.
- Em geral é bem tolerado.
- Doses altas podem provocar cefaleia, tonturas, fadiga, epigastralgias e fotossensibilidade ↑.
- Griseofulvina = Grifulvin comprimido = 250 e 500 mg.
- Sporostatin U/F = Fulcin comprimido sulcado = 500 mg.

ANFOTERICINA B
- Dose inicial = teste de tolerância: 1 mg + 20 mL SG 5% IV em 30 minutos.
- Em seguida: 0,1 a 0,25 mg/kg/dia até 1 mg/kg/dia em dias alternados.
- Dose máxima = 1,5 mg/kg/dia em dias alternados.
- Diluir bem a dose diária em SG 5% e infundir IV lento em 2-6 horas.
- Duração do tratamento: em geral, durante alguns meses.
- Droga neuro-otonefrotóxica.
- Pode provocar hipotensão, broncospasmo e hipocalcemia.
- Contraindicações: gravidez, lactação e insuficiência renal.
- Fungizon frasco = 50 mg.
- Abelcet ampola de 20 mL = 100 mg.

FLUCONAZOL
- > 1 ano: 1 a 3 mg/kg/dia na candidíase de mucosa.
- Candidíase sistêmica e infecção criptocócica: 6 a 12 mg/kg/dia.
- Candidíase de mucosa em adolescentes e adultos: 150 mg em dose única. Repetir após 5 a 7 dias. Tratamento conjunto de eventual parceiro sexual na candidíase genital.
- Imunocomprometidos: 3 a 12 mg/kg/dia, dependendo da extensão e da neutropenia.
- Na insuficiência renal a dose deve ser reduzida.
- Pode ser usado por VO ou IV lento, diluído em SF ou Ringer Lactato.
- Duração média do tratamento: 7 a 30 dias.
- Ao passar para a via oral ou vice-versa não mudar a dose.
- Geralmente é bem tolerado.
- Pode provocar vômitos, diarreia, flatulência, dores abdominais, alergias etc.
- Contraindicações: disfunções renais, gravidez e lactação.
- Triazol frasco para infusão IV com 100 mL = 200 mg; cápsulas = 50 – 100 – 150 mg.
- Zoltec frasco para infusão IV com 100 mL = 200 mg; cápsulas = 50 – 100 – 150 mg.
- Zolstatin frasco para infusão IV com 100 mL = 200 mg; cápsulas = 50 – 100 – 150 mg.
- Fluconazol genérico = Candizol = Flucovil = Flucomed = Unizol cápsula = 150 mg.

CETOCONAZOL
- 20 kg: 50 mg cada 24 horas VO.
- De 20 a 40 kg: 100 mg cada 24 horas VO.
- \> 40 kg: 200 mg cada 24 horas VO.
- Imunodeprimidos: dobrar as doses supracitadas.
- Duração do tratamento

Micoses superficiais	2 a 8 semanas
Onicomicoses	6 a 12 meses
Candidíase crônica	6 a 12 meses
Candidíase sistêmica	4 a 8 semanas
Paracoccidioidomicose	6 a 12 meses
Histoplasmose	6 a 12 meses

- Cetonax = Cetonil = Ketonan = Nizoral = Candoral = Nizoretic = Micoral comprimido = 200 mg.

NISTATINA

Prematuros e PIG	1 mL de 6/6 horas VO
Lactentes	1a 2 mL de 6/6 horas VO
Maiores de 1 ano	1a 6 mL de 6/6 horas VO
Adultos	1a 2 drágeas de 6/6 horas VO

- Nistatina = Micostatin solução oral 1 mL = 100.000 U; pastilha = 200.000 U; drágea = 500.000 U.

CLORIDRATO DE TERBINAFINA

	Dose única diária
Menores de 20 kg	62,5 mg
De 20 a 40 kg	125 mg
Maiores de 40 kg	250 mg

- Duração do tratamento: 2 a 6 semanas.
- Lamisil = Funtyl comprimidos = 125 e 250 mg.

ITRACONAZOL
- Indicação: tratamento da esporotricose transmitida por gatos e cães.
- Dose: 5 mg/kg de 24/24 horas, imediatamente após uma refeição.
- Dose máxima: 100 mg/dia.
- Adolescentes e adultos: 100 mg/dia.
- Duração do tratamento: 2 a 4 semanas.
- Itraconazol genérico cápsula 100 mg = Sporanox = Itraspor = Itrazol = Traconal = Neo Itrax.
- Manipulação:
  - Itraconazol ———— 50 a 100 mg.
  - Suspensão ——— q.s.p. ——— 10 mL.

5. ANTIVIRAIS DE USO SISTÊMICO

FOSFATO DE OSELTAMIVIR
- É um precursor do Carboxilato de Oseltamivir, um inibidor potente e seletivo das enzimas neuraminidases (glicoproteínas encontradas na superfície dos vírus da gripe *Influenza* A e B, indispensáveis para infectar as células e se expandir pelo organismo).
- Ação comprovada contra os vírus da *Influenza* tipos A e B.
- Não deve ser usado para tratar outras viroses.
- Contraindicação: menores de 1 ano de idade.
- Reações adversas: náuseas e vômitos passageiros que cessam logo após a primeira dose.
- Superdosagem: doses únicas de até 1.000 mg foram bem toleradas em pacientes adultos.

Doses
Adolescentes e adultos: 75 mg – 2 VPD
Crianças com 15 kg: 30 mg – 2 VPD 15 a 23 kg: 45 mg-- 2 VPD 23 a 40 kg: 60 mg – 2 VPD > 40kg: 75 mg – 2 VPD
Tamiflu cápsulas = 75 mg e suspensão oral = 12 mg/mL.

CLORIDRATO DE CITARABINA (ARA C)
- 75 a 100 mg/m²/dia diluídos em SF ou SG 5% IV bem lento.
- Pode provocar febre, vômitos, diarreia, anorexia, mioartralgias, pancitopenia, megaloblastose, imunossupressão, faringite, pneumonia, alopecia, eritemas, disfunção hepática, tromboflebites, vasculites, hemorragias, dor ocular, fotofobia, lacrimejamento, visão turva, cefaleia, sonolência, disfunções cerebral e cerebelar, disritmia leve.
- Síndrome da Citarabina: febre, mialgias, dor óssea, dor torácica, eritema e conjuntivite. Início 6 a 12 horas após começar o tratamento.
- Contraindicações: gravidez, lactação e aplasia da medula óssea por drogas.
- Citarabina ampola = 100 – 500 mg e 1 g.
- Aracytin frasco (PÓ) = 100 mg + ampola com 1 mL do diluente

ACICLOVIR
- Por via oral:
  - < 2 anos: 100 mg – 5 VPD (6, 10, 14, 18 e 22 horas).
  - > 2 anos: 200 mg – 5 VPD (6, 10, 14, 18 e 22 horas).
  - Adultos: 200 a 400 mg – 5 VPD (6, 10, 14, 18 e 22 horas).
- Indicações: varicela-zóster e herpes simples (tipos I e II).
- Pode provocar vômitos, diarreia, dor abdominal, cefaleia, fadiga, anemia, trombocitopenia, reação neurológica leve e reversível, aumento leve de TGO, TGP, bilirrubinas, ureia e creatinina.
- Por via IV:
  - Recém-nascidos: 10 mg/kg a cada 8 horas nas infecções por herpes simples.
  - 3 meses a 12 anos: 250 mg/m²/dose a cada 8 horas – durante 5-10 dias.
- Na meningoencefalite e nos imunodeprimidos: 500 mg/m²/dose a cada 8 horas.

- Diluir em SF ou AD – infundir lento em 60 minutos ou mais.
- Condição indispensável: função renal normal (hidratação generosa).
- Evitar o TCS: necrose.
- Pode provocar insuficiência renal aguda, sonolência, agitação, confusão, tremores, convulsões, coma, psicose, anemia, leucopenia, trombocitopenia, febre, vômitos, alergias etc.
- Uso oftálmico: aplicar no saco conjuntival – 5 VPD (6, 10, 14, 18 e 22 horas).
- Zovirax = Univir comprimido = 200 mg; creme 5%; frasco = 250 mg para infusão venosa.
- Zovirax pomada oftálmica 3%.
- Aciclovir = Aviral = Exavir comprimido = 200 mg; creme 5%.

RIBAVIRIN
- 7 a 10 mg/kg/dia VO ÷ 4 doses.
- Virazole xarope 5 mL = 50 mg; cápsula = 100 e 250 mg.

AMANTADINA
- 1 a 9 anos: 4 a 9 mg/kg/dia ÷ 2 ou 3 doses – dose máxima = 150 mg/dia VO.
- 9 a 12 anos: 200 mg/dia ÷ 2 doses VO.
- Também pode ser usado como antiparkinsoniano.
- Mantidan comprimido = 100 mg.

PENCICLOVIR
- Herpes genital: 125 mg VO – 2 VPD – 5 dias.
- Herpes-zóster: 250 mg VO – 3 VPD – 7 dias.
- Famvir comprimido = 125 e 250 mg; Famvir P creme 1% (só usar em adultos).

DIDANOSINA
- Dose média: 120 mg/m² de superfície corporal cada 12 horas VO.
- Videx comprimido = 25 – 100 – 200 mg.
- Videx EC cápsulas = 250 e 400 mg.

6. IMUNOLOGIA
A reação imunológica aos antígenos é complexa e ocorre por 2 vias principais:

1. **Imunidade humoral:** diferenciação de linfócitos B, formação de plasmócitos e síntese de anticorpos humorais.
2. **Imunidade celular:** sensibilização de linfócitos T produtores de linfocinas, que, liberadas em cascatas, desencadeiam uma série de reações estimuladoras da imunidade celular. Um fator até então desconhecido, denominado **fator de transferência**, atua no tratamento da baixa resistência imunológica, especificamente na diferenciação de linfócitos T, formando plasmócitos e sintetizando anticorpos específicos, na ativação de linfócitos T com liberação de linfocinas como terapia auxiliar das amigdalites, faringites, otites e de outras infecções, como viroses, herpes simples e zóster, complicações bacterianas de viroses respiratórias na criança e no idoso.

FATOR DE TRANSFERÊNCIA
- Imunomodulador indicado na baixa resistência imunológica.
- < 10 anos: 1 a 2 gotas pela manhã e à tarde por via oral.
- > 10 anos: 3 gotas pela manhã e à tarde por via oral.
- Imunotransferan SL gotas.
- Imunotransferan SL ampola 10 mL = 2 mg.

7. TIMOMODULINA
- É um peptídeo hormonal de baixo p.m., obtido pela lise parcial ácida do timo de bezerro.
- Apresenta completa ausência de toxicidades aguda e crônica.
- Agente mielomodulador, age na produção, maturação e ativação dos linfócitos T e macrófagos, além de promover aumento das células CD3 e CD4, dos neutrófilos e dos níveis salivares de IgA.
- Indicada como medicação coadjuvante em infecções recorrentes (respiratórias e na pele), na prevenção da asma brônquica e nas dermatites atópicas.
- Contraindicações: alergia, gravidez e lactação.
- Reações adversas: não têm sido observadas.
- Nas doenças exantemáticas (sarampo e varicela) diminuiu significativamente o número de dias de febre e de internação.
- Crianças: 2,4 a 4,0 mg/kg/dia = 0,6 a 1,0 mL/kg/dia.
- Leucogen xarope e cápsulas:
  - 1 ano: 5 mL 1 VPD.
  - 1 a 6 anos: 7,5 mL 1-2 VPD.
  - 6 a 12 anos: 15 mL 1-2 VPD.
  - > 12 anos: 15 a 30 mL 1 VPD ou 1 a 3 cápsulas por dia VO ou sublingual.
- Leucogen xarope 5 mL = 1 g de lisado ácido de timo de vitelo = 20 mg de timomodulina.
- Leucogen cápsula = 4 g de lisado ácido de timo de vitelo = 80 mg de timomodulina.
- Timomodulina genérico xarope 5 mL = 20 mg; cápsula = 80 mg.

8. ANTÍGENOS

CONTRA PICADAS DE INSETOS
- Urtivac oral – crianças: 3 gotas 12/12 horas; adultos: 6 gotas 12/12 horas
- Insetivac SL 1ª – 2ª – 3ª séries para menores de 7 anos de idade – esquema na bula.
- Insetivac SC 1ª – 2ª – 3ª séries para maiores de 7 anos e adolescentes – esquema na bula.

MISTOS (ALIMENTOS, POEIRA, FUNGOS, ÁCAROS, EPITÉLIOS DE CÃO E GATO)
- Aminovac = fora do mercado.

BACTERIANOS CONTRAINFECÇÕES RESPIRATÓRIAS
- Gotas inócuas.
- Não ingerir de imediato.
- Não usar na vigência de tuberculose ou de febres.
- Duração do tratamento: 4-6 semanas.
- Multigen:
  - < 7 anos: 2 gotas sublingual em jejum.
  - > 7 anos: 15 gotas sublingual em jejum e à noite.
- Microvacin:
  - 1 cápsula sublingual por dia (em jejum) no 1º mês.
  - 1 cápsula sublingual em dias alternados a partir do 2º mês.
- Broncho-Vaxom = Paxoral sachês ou cápsulas (crianças) = 3,5 mg; cápsulas (adultos) = 7,0 mg.
  - 1 cápsula (ou 1 sachê) de 3,5 mg (crianças) ou de 7 mg (adultos) ao dia por via oral em jejum, até o desaparecimento dos sintomas, por um período mínimo de 10 dias, seguido de uma pausa de 20 dias. Este esquema pode ser repetido nos 2 meses seguintes. Reações adversas em 3% a 4% dos pacientes são de pouca importância (exantemas, urticária, broncospasmos, febre, fadiga). O conteúdo da cápsula pode ser dissolvido no leite ou no suco de frutas.

9. PRINCIPAIS ALÉRGENOS

ALIMENTOS INFANTIS
- Leite de vaca – clara de ovo – soja – trigo – amendoim – peixe.

SEMENTES OLEAGINOSAS
- Amendoim – avelã – castanha do Pará – amêndoa – coco.

CEREAIS
- Trigo – aveia – milho – gergelim – trigo negro.

FRUTOS DO MAR
- Peixe – camarão – mexilhão – atum – salmão.

POEIRA DOMÉSTICA
- Ácaros + *Dermatophagoides pteronyssinus* – *Dermatophagoides farinae* – pó caseiro – barata.

EPITÉLIOS DE ANIMAIS
- Gato – cão – cavalo – vaca.

FUNGOS
- *Penicillium* – *Cladosporium* – *Aspergillus* – Alternaria.

POLENS
- Grama – capim – árvores.

10. SOROLOGIA PARA HEPATITE A

Marcador viral		Interpretação
Anti-VHA total	Anti-VHA IgM	
(+)	(+)	Infecção recente pelo vírus da hepatite A
(+)	(−)	Infecção passada pelo vírus da hepatite A – imunizado
(−)	(−)	Sem contato com o vírus da hepatite A – não imune

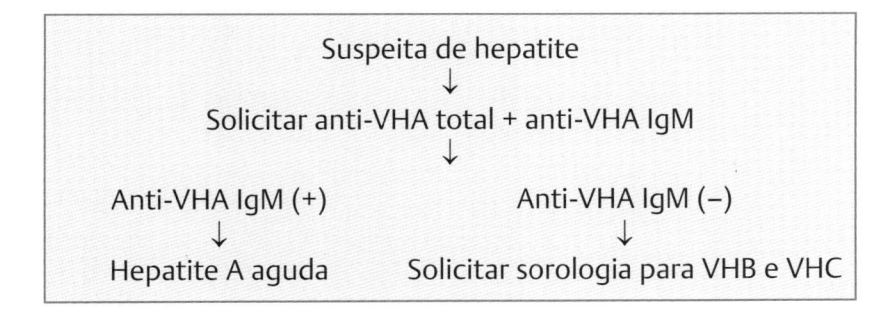

```
                    Suspeita de hepatite
                            ↓
           Solicitar anti-VHA total + anti-VHA IgM
                            ↓
     Anti-VHA IgM (+)              Anti-VHA IgM (−)
            ↓                              ↓
     Hepatite A aguda        Solicitar sorologia para VHB e VHC
```

11. SOROLOGIA PARA HEPATITE B

Marcador	Significado
HBs Ag	É o primeiro marcador no curso da infecção. Declina a níveis indetectáveis rapidamente.
Anti-HBc Ig M	Sugere infecção recente. Encontrado no soro até seis meses após a infecção. Na forma crônica, pode estar presente enquanto houver replicação viral.
Anti-HBc Ig G*	É marcador de longa duração, presente nas infecções passadas e crônicas. Representa contato prévio com o vírus.
HBe Ag	É marcador de replicação viral. Sua positividade indica alta infecciosidade.
HBV-DNA (quantitativo)	Níveis de HBV-DNA durante a fase de replicação intensa do vírus, em geral, estão acima de 100 mil cópias/mL. Níveis abaixo de 100 mil cópias/mL podem ser detectados em qualquer fase da doença, mesmo na convalescência.
Anti-HBe	Surge após o desaparecimento do HBeAg, indicando o fim da fase de replicação.
Anti-HBs	Anticorpo contra o antígeno de superfície do VHB induzido especificamente pela vacinação proporciona proteção contra a infecção. Sua positividade sérica pode também ser resultante natural de infecção pelo VHB.

*Pouco disponível comercialmente. Pode ser substituído pelo anti-HBc total, que se apresenta positivo nos quadros agudos, crônicos e passados.

12. IMUNOGLOBULINA G HUMANA

- Usar sempre por via IM.
- Infecções recorrentes:
  - < 20 kg: 5 mL + 2 mL de 4-4 semanas.
  - > 20 kg: 10 mL + 5 mL de 4-4 semanas.
- A proteção dura 3-4 semanas.
- Hipo ou agamaglobulinemia: 1 mL/kg + 0,5 mL/kg de 4/4 semanas.
- Profilaxia da hepatite A:
  - < 20 kg: 2 mL.
  - > 20 kg: 5 mL.
  - Até 14 dias após o contágio – proteção de 3 a 4 meses.
  - Repetir a dose na exposição prolongada.
- Gama-Venina frasco 50 mL = 2.500 mg de imunoglobulina G humana.
- Gamaglobulina Humana – frasco ampola 10 mL = 500 mg

13. IMUNOGLOBULINA G HUMANA ANTITETÂNICA

- Profilaxia: 250 a 500 UI IM (crianças = adultos).
- Tratamento: 50 a 300 UI/kg IM (crianças = adultos).
- Reações adversas: dor local, febre, alergias, reações cutâneas, circulatórias e respiratórias se usada, inadvertidamente, por via IV.
- Tetanobulin = Tetanogamma.
- Frascos de 250 UI.

14. IMUNOGLOBULINA ESPECÍFICA ANTIVARICELA-ZÓSTER

- Está indicada para os comunicantes suscetíveis dos seguintes grupos:
  1. Imunocomprometidos.
  2. Grávidas, principalmente no 1º trimestre.
  3. Recém-nascidos de mães com varicela até 48 horas após o parto.
  4. Recém-nascidos prematuros < 28 semanas de gestação, hospitalizados, independentemente de antecedente materno de varicela.

15. VACINAÇÃO

CALENDÁRIO NACIONAL DE VACINAÇÃO DA CRIANÇA (PNI) – 2017

Ao nascer	BCG ID (**1**) – dose única Hepatite B (HB) (**2**) – 1ª dose
2 meses	Pentavalente (DPT + HB + Hib) (**3**) – 1ª dose V. inativada da pólio (VIP) (**4**) – 1ª dose V. oral de rotavírus (VORV) (**5**) – 1ª dose Pneumocócica 10 valente (**5**) – 1ª dose
3 meses	Meningocócica C conjugada (**7**) – 1ª dose
4 meses	Pentavalente (DPT + HB + Hib) – 2ª dose V. inativada da pólio (VIP) – 2ª dose V. oral de rotavírus (VORV) – 2ª dose Pneumocócica 10 valente – 2ª dose
5 meses	Meningocócica C conjugada – 2ª dose
6 meses	Pentavalente (DTP + HB + Hib) – 3ª dose V. inativada da pólio (VIP) – 3ª dose
9 meses	Febre amarela (**8**) – dose inicial
12 meses	Tríplice viral (SRC) – (**9**) – 1ª dose Pneumocócica 10 valente – reforço Meningocócica C – reforço
15 meses	V. oral da poliomielite (VOP) (**5**) – 1º reforço Hepatite A (**11**) – dose única Tríplice bacteriana (DPT) (**12**) – 1º reforço Tetraviral (SRCV) (**13**) – dose única
4 anos	Tríplice bacteriana (DPT) – 2º reforço V. oral da poliomielite (VOP) – 2º reforço Febre amarela – reforço
9 anos	HPV quadrivalente (**14**) Influenza (**15**) – 2 doses ou dose única
10 a 19 anos Adolescentes	Hepatite B – 3 doses (de acordo c/a situação vacinal) Tríplice viral (SRCV) – 2 doses Vacina dupla (DT) – 3 doses – reforço a cada 10 anos Febre amarela – 1 dose – reforço único após 10 anos
Gestante	Hepatite B (HB) – 3 doses Dupla (DT) – 2 doses ou DTPa (adulto) – 1 em dose em cada gestação entre 27ª e 36ª semanas de gestação

(**1**) **BCG ID:** administrar dose única, o mais precocemente possível, preferencialmente, nas primeiras 12 horas após o parto, ainda na maternidade. Crianças com baixo peso ao nascer, adiar a vacinação até atingir 2 kg. Na rotina dos serviços, a vacina é disponibilizada para crianças até 4 anos 11 meses e 29 dias ainda não vacinadas. Crianças vacinadas na faixa etária preconizada, e que não apresentam cicatriz vacinal após 6 meses da aplicação da vacina, devem ser revacinadas apenas mais uma vez. Contatos prolongados de portadores de hanseníase: vacinação seletiva nas seguintes situações:
- Menores de 1 ano de idade:
  - Não vacinados: administrar 1 dose de BCG.
  - Comprovadamente vacinados: não administrar outra dose de BCG.
  - Comprovadamente vacinados que não apresentem cicatriz vacinal: administrar 1 dose de BCG, 6 meses após a dose de rotina.
- Maiores de 1 ano de idade:
  - Sem cicatriz: administrar 1 dose.
  - Vacinados com 1 dose: administrar outra dose com intervalo mínimo de 6 meses após a dose anterior.
  - Vacinados com 2 doses: não administrar outra dose do BCG.

Crianças expostas ao HIV:
- Crianças filhas de mãe HIV positiva podem receber a vacina, o mais precocemente possível, até os 18 meses de idade, se assintomáticas e sem sinais de imunodeficiência.

- Crianças filhas de mãe HIV positiva e com idade entre 18 meses e 4 anos, 11 meses e 29 dias, não vacinadas, somente podem receber a vacina BCG após sorologia negativa para HIV.
- A partir dos 5 anos de idade, portadores de HIV não devem ser vacinados, mesmo que assintomáticos e sem sinais de imunodeficiência. Entretanto, os portadores de HIV que são contatos intradomiciliares de paciente com hanseníase devem ser avaliados do ponto de vista imunológico para a tomada de decisão. Pacientes sintomáticos ou assintomáticos com contagem de LT CD4+ abaixo de 200/mm³ não devem ser vacinados.

(2) **Hepatite B:** para os recém-nascidos administrar 1 dose ao nascimento, o mais precocemente possível, nas primeiras 24 horas, preferencialmente nas primeiras 12 horas após o nascimento, ainda na maternidade.
- Esta dose pode ser administrada até 30 dias após o nascimento.
- Completar o esquema de vacinação contra a hepatite B com a combinada: vacina pentavalente (DTP + HB + Hib) aos 2 – 4 – 6 meses de idade.
- Para crianças que iniciam esquema vacinal a partir de 1 mês de idade até 4 anos, 11 meses e 29 dias, administrar 3 doses da vacina pentavalente (vacina adsorvida contra difteria, tétano, pertussis, hepatite B (recombinante) e *Haemophilus influenzae* B (conjugada) com intervalos de 60 dias entre as doses.
- Em recém-nascidos de mães portadoras da hepatite B, administrar a vacina e a imunoglobulina humana anti-hepatite B, preferencialmente nas primeiras 12 horas, podendo a imunoglobulina ser administrada no máximo até 7 dias de vida. Recomenda-se administrar a imunoglobulina humana anti-hepatite B em grupo muscular diferente daquele onde foi administrada a vacina contra a hepatite B, anotando na caderneta de vacinação o local de aplicação.

(3) **Pentavalente:** administrar 3 doses aos 2-4-6 meses de idade, com intervalos de 60 dias entre as doses. Considerar o intervalo mínimo de 30 dias entre as doses apenas para as crianças acima de 6 meses de idade. Na rotina dos serviços, em crianças de até 4 anos, 11 meses e 29 dias, que vão iniciar esquema vacinal, administrar 3 doses com intervalos de 60 dias entre as doses (mínimo de 30 dias). Esta vacina é contraindicada a partir de 7 (sete) anos de idade.

(4) **VIP (vacina inativada contra poliomielite):** administrar 3 doses via oral aos 2-4-6 meses de idade, com intervalo de 60 dias. Em situação epidemiológica de risco, o intervalo mínimo pode ser de 30 dias entre as doses.

(5) **VOP (vacina atenuada contra a poliomielite):** administrar o primeiro reforço aos 15 meses de idade, e o segundo reforço aos 4 anos de idade. O esquema vacinal está indicado para crianças até 4 anos, 11 meses e 29 dias de idade. Recomenda-se **repetir** a dose se a criança cuspir, vomitar ou regurgitar. Esta vacina é contraindicada para crianças imunodeprimidas; crianças internadas; crianças em contato domiciliar com pessoas imunodeprimidas; bem como que tenham histórico de paralisia flácida associada à dose anterior da VOP. Os indivíduos com 5 anos de idade ou mais, residentes no Brasil, que viajam para países com recomendação da vacinação contra a poliomielite:
- Sem comprovação vacinal: administrar 3 doses da VOP, com intervalos de 60 dias entre as doses (mínimo de 30 dias).
- Com esquema incompleto: completar esquema com VOP.
- Gestantes e imunodeprimidos e/ou seus contatos devem receber esquema com a VIP.
- Para aqueles indivíduos que receberam 3 doses ou mais de VOP ou VIP, caso a última dose tenha sido administrada há mais de 12 meses, garantir antes da viagem uma única dose de reforço com VOP ou VIP.

(6) **VORH:** administrar 2 doses aos 2-4 meses de idade. A primeira dose pode ser administrada a partir de 1 mês e 15 dias até 3 meses e 15 dias. A segunda dose pode ser administrada a partir de 3 meses e 15 dias até 7 meses e 29 dias. Manter intervalo mínimo de 30 dias entre as doses. Recomenda-se **não repetir** a dose se a criança cuspir ou vomitar ou regurgitar após a vacinação.

(7) **Pneumocócica 10 valente:** administrar 2 doses aos 2-4 meses de idade, com intervalo de 60 dias entre as doses (mínimo de 30 dias), em crianças menores de 1 ano de idade. Administrar um reforço preferencialmente aos 12 meses de idade, considerando o intervalo de 6 meses após o esquema básico, intervalo mínimo de 60 dias após a última dose, podendo ser administrado até os 4 anos, 11 meses e 29 dias de idade. Crianças entre 12 meses e 4 anos, 11 meses e 29 dias de idade, sem comprovação vacinal, administrar uma única dose.

(8) **Meningocócica C (conjugada):** administrar 2 doses aos 3-5 meses de idade, com intervalo de 60 dias entre as doses, em crianças menores de 1 ano de idade. Administrar um reforço preferencialmente aos 12 meses de idade. Crianças que iniciam o esquema básico após 5 meses de idade, considerar o intervalo mínimo de 30 dias entre as doses e administrar a dose de reforço com intervalo de 60 dias após a última dose, podendo ser administrada até 4 anos, 11 meses e 29 dias de idade. Crianças entre 12 meses e 4 anos, 11 meses e 29 dias de idade sem comprovação vacinal, administrar uma dose única. Vacinar os adolescentes de 12 e 13 anos de idade.

(9) **Febre amarela:** indicada para residentes ou viajantes para áreas com a recomendação da vacina (pelo menos 10 dias antes da viagem na primovacinação): todos os estados das regiões Norte e Centro-Oeste, Minas Gerais e Maranhão; alguns municípios do Piauí, Bahia, São Paulo, Paraná, Santa Catarina e Rio Grande do Sul; Rio de Janeiro; Amazonas; Pará; Mato Grosso e Espírito Santo. Indicada também para pessoas que se deslocam para países em situação epidemiológica de risco.
- Administrar 1 dose a partir dos 9 meses de idade e 1 reforço aos 4 anos de idade (intervalo mínimo de 30 dias entre as doses).
- A partir dos 5 anos de idade, aqueles que receberam uma dose da vacina antes de completar 5 anos de idade, devem receber 1 dose de reforço, com o intervalo mínimo de 30 dias entre as doses.
- A partir dos 5 anos de idade, naqueles que nunca foram vacinados ou sem o comprovante de vacinação, administrar a primeira dose da vacina e 1 dose de reforço 10 anos após essa dose.
- A partir dos 5 anos de idade, naqueles que receberam 1 dose da vacina após completar os 5 anos de idade, administrar o reforço 10 anos após a referida dose.
- A partir dos 5 anos de idade, todos aqueles que receberam 2 doses da vacina devem ser considerados vacinados e não devem receber mais nenhuma dose.
- Esta vacina não está indicada para gestantes, mulheres amamentando, crianças com até 6 meses de idade e indivíduos com 60 anos ou mais, que ainda não receberam a vacina da febre amarela e vai recebê-la pela primeira vez. Em situação de risco para contrair a doença, o médico ou enfermeiro deverá avaliar o risco/benefício da vacinação.
- Em menores de 2 anos de idade primovacinados não administrar a vacina da febre amarela simultaneamente com a vacina tríplice viral (SRC) e/ou tetra viral (SRCV) e/ou varicela. Estabelecer o intervalo mínimo de 30 dias, salvo em situações especiais, que impossibilitem manter o intervalo indicado.

(10) **SRC:** administrar a 1ª dose aos 12 meses de idade com a vacina tríplice viral, e a 2ª dose aos 15 meses de idade com a tetra viral (SRCV), sendo que esta (SRCV) poderá ser administrada enquanto a criança for menor de 2 anos de idade nas crianças que já tenham recebido a 1ª dose da vacina tríplice viral.
- Para as crianças acima de 2 anos de idade, administrar a 2ª dose com a vacina tríplice viral observando o intervalo mínimo de 30 dias entre as doses.
- Considerar vacinada a criança que comprovadamente tenha feito 2 doses de vacina com o componente sarampo, rubéola e caxumba.

- Em situação de bloqueio vacinal em crianças menores de 12 meses, administrar 1 dose entre 6 meses e 11 meses de idade. Essa dose não é considerada válida para a rotina.
- Em caso de esquema vacinal incompleto completar o esquema, de acordo com a faixa etária.
- Não administrar simultaneamente com a vacina da febre amarela (atenuada) em crianças menores de 2 anos de idade, estabelecendo o prazo mínimo de 30 dias, salvo em situações especiais que impossibilitem manter o intervalo de 30 dias.
- Vacinar os jovens entre 20 e 29 anos de idade.

(11) **Hepatite A:** crianças de 15 meses devem receber uma dose até a idade de 4 anos, 11 meses e 29 dias. O PNI não disponibilizará a vacina da hepatite A para as crianças acima de 4 anos, 11 meses e 29 dias nem para as que já receberam uma dose em clínica particular.

(12) **DPT:** administrar o 1º reforço aos 15 meses de idade com intervalo mínimo de 6 meses após a 3ª dose do esquema básico, e o 2º reforço aos 4 anos de idade, observando-se o intervalo mínimo de 6 meses entre os reforços.
- Crianças entre 4 anos de idade e 6 anos, 11 meses e 29 dias, sem nenhum reforço, administrar **apenas** 1(um) reforço.
- Crianças entre 5 anos de idade e 6 anos, 11 meses e 29 dias, sem histórico de vacinação com a penta valente, devem receber 3 doses com intervalos de 60 dias (mínimo de 30 dias) entre as doses.
- Nos comunicantes domiciliares e escolares de casos de difteria ou coqueluche menores de 7 anos de idade, não vacinados ou com esquema incompleto ou com situação vacinal desconhecida, atualizar esquema.
- **Esta vacina é contraindicada para crianças a partir de 7 anos de idade.**

(13) **SRCV:** tetra viral (sarampo + rubéola + caxumba + varicela). Administrar 1(uma) dose aos 15 meses de idade até 4 anos, 11 meses e 29 dias, em crianças que já tenham recebido a 1ª dose da vacina tríplice viral.
- O PNI não disponibilizará a vacina tetra viral para as crianças que não receberam a 1ª dose da tríplice viral nem para aquelas acima de 2 anos de idade.

(14) **HPV:** meninas entre 9 e 14 anos de idade. Meninos entre 12 e 13 anos de idade. Jovens HIV positivos entre 9 e 26 anos de idade. Administrar 2 doses da vacina HPV com intervalo de 6 meses entre as doses.
- Não administrar a vacina em meninas grávidas, nem nas que tiveram reação grave à dose anterior ou a algum componente da vacina.

(15) **Influenza:** a vacina da influenza é oferecida anualmente durante a Campanha Nacional de Vacinação contra a Gripe para as crianças de 6 meses a menores de 5 anos de idade e para crianças a partir dos 5 anos de idade portadoras de doenças crônicas ou condições clínicas especiais.

Campanhas nacionais de vacinação para crianças

1. Vacina oral da poliomielite inativada (VIP): menores de 5 anos
2. Vacina da gripe *influenza* e H1N1: 6 meses a 5 anos

Pacientes maiores de 7 anos de idade sem comprovação de vacinas

BCG ID: dose única na 1ª visita ao posto de saúde. Revacinar somente se, após 6 meses, não apresentar a cicatriz vacinal. Adiar em caso de lesões extensas na pele ou com HIV+ ou nos imunodeprimidos.

Hepatite B: prioridade para crianças até 2 anos de idade e profissionais da área de saúde. Intervalo mínimo de 30 dias entre a 1ª e a 2ª dose e de 6 meses entre a 1ª e a 3ª dose. Contraindicada em caso de reação anafilática à vacina.

Tríplice viral (SRC): dose única. Contraindicada nas reações de anafilaxia ao ovo; uso de imunoglobulinas de sangue e derivados; uso de imunodepressores e na gravidez.

Poliomielite (VIP): vacinar na 1ª visita ao posto de saúde – esquema de 3 doses: 0 – 2 – 8 meses – 2 gotas ou 0,1 mL via oral. Contraindicação: vômitos e diarreia.

Vacina tríplice (DTP): só até os 6 anos, 11 meses e 29 dias de idade (3 doses com intervalos de 30 a 60 dias. A partir dos 7 anos de idade indicar a vacina dupla (DT). VACINA DUPLA(DT) tipo adulto (DT): dose única na 1ª visita ao posto de saúde. Reforços a cada 10 anos e a partir dos 20 anos de idade apenas 1 dose da vacina dTpa (adulto) com reforço a cada 10 anos com prioridade para os profissional de saúde.

Haemophilus influenzae B: não faz parte do PNI. Prioridade para crianças até 23 meses e 29 dias. Maior de 1 ano aplicar apenas 1 dose mesmo sem esquema completo.

Febre amarela: nos viajantes e residentes em áreas endêmicas dose única. Repetir a cada 10 anos.

A Sociedade Brasileira de Pediatria recomenda:

1. **BCG ID:** uma 2ª dose está indicada quando, após 6 meses da vacinação, não se observa cicatriz no local da aplicação. Em comunicantes domiciliares de hanseníase, independente da forma clínica, uma segunda dose deve ser aplicada com intervalo mínimo de 6 meses após a 1ª dose.
2. **Hepatite B:** a 1ª dose deve ser feita nas primeiras doze horas de vida. A 2ª dose com 1 ou 2 meses de idade e a 3ª dose aos 6 meses de idade. O Programa Nacional de Imunizações (PNI) de 2012 incorporou a vacina combinada DTP + HB + Hib aos 2 – 4 – 6 meses de idade. Dessa forma, os lactentes assim vacinados recebem 4 doses da vacina contra a HB. Aqueles que forem vacinados em clínicas privadas podem manter o esquema de 3 doses, sendo a 1ª dose ao nascimento, a 2ª dose aos 2 meses, e a 3ª dose aos 6 meses de idade. Nestas 2ª e 3ª doses podem-se utilizar vacinas combinadas acelulares DTPa + IPV + Hib + HB. Crianças com peso de nascimento igual ou inferior a 2 kg ou idade gestacional inferior a 33 semanas devem receber um total de 4 doses (0-2-4-6 meses de idade). Crianças maiores de 6 meses de idade e adolescentes não vacinados devem receber 3 doses da vacina no esquema 0 – 1 – 6 meses ou 0 – 2 – 6 meses ou 0 – 2 – 6 meses. A vacina combinada A + B (apresentação adulto) pode ser utilizada na primovacinação de crianças de 1 a 15 anos de idade, em 2 doses com intervalo de 6 meses. Acima de 16 anos de idade, o esquema deve ser de 3 doses (0 – 1– 6 meses). Em circunstâncias excepcionais, em que não exista tempo suficiente para completar o esquema de vacinação padrão de 0 – 1 – 6 meses, pode ser utilizado um esquema de 3 doses (0 – 7 – 21 dias). Nestes casos uma 4ª dose deverá ser feita, 12 meses após a 1ª dose, para garantir a indução de imunidade de longo prazo.

3. **DTP ou DTPa:** quando possível, substituir a vacina DTP (células inteiras) pela DTPa (acelular), com a mesma eficácia e menor reatogenicidade. Refortrix (GSK):DTPa. Refortrix IPV: DTPa + VIP. (A SBIm recomenda um reforço dos 4 aos 5 meses de idade e, ainda, um reforço com dTpa a partir dos 9 anos de idade a cada 10 anos).
4. **dT/dTpa:** adolescentes e adultos com esquema primário de DTP ou DTPa completo devem receber reforços com dT a cada 10 anos, sendo que preferencialmente o 1º reforço deve ser realizado com dTpa. No caso de esquema primário para tétano incompleto ou desconhecido um esquema de 3 doses deve ser indicado, sendo a 1ª dose com dTpa e as demais com dT. As 2 primeiras doses devem ter um intervalo de 2 meses (4 semanas no mínimo) e a 3ª dose um intervalo de 6 meses após a 2ª dose. Alternativa: 3 doses com intervalos de 2 meses entre elas (4 semanas no mínimo).
5. **Hib:** a vacina Penta do MS (difteria + tétano + coqueluche + hepatite B + *Haemophilus influenzae* B (conjugada) é recomendada em 3 doses (2 – 4 – 6 meses de idade). Quando utilizadas as vacinas combinadas com componente Pertussis acelular (DTPa + Hib + IPV ou DTPa +Hib ou DTPa + Hib + IPV + HB etc.), disponíveis em clínicas privadas, uma 4ª dose da Hib deve ser aplicada aos 15 meses de vida para contribuir em diminuir o risco de ressurgimento das doenças invasivas causadas pelo Hib em longo prazo. (Indicada para idosos acima dos 60 anos com fatores de risco conhecidos para doença invasiva e deve ser aplicada em dose única, de acordo com as recomendações dos CRIEs). Infarix penta (GSK): DTPa + Hib conjugada. (A SBIm recomenda 1 dose da HB ao nascer + 1 dose da hexavalente aos 4 meses de idade + 1 dose de hexavalente 6 meses de idade e 1 reforço com a pentavalente entre 15 e 18 meses de idade).
6. **VIP/VOP:** as 2 primeiras doses (4 – 6 meses de idade) devem ser feitas, obrigatoriamente, com a vacina inativada (VIP). A recomendação para as doses subsequentes é que sejam feitas, preferencialmente, também com a vacina inativada (VIP). Nesta fase de transição da vacina atenuada (VOP) para a vacina inativada (VIP) é aceitável o esquema atual recomendado pelo PNI que oferece 2 doses iniciais de VIP seguidas de 3 doses de VOP (2-4-6-15-18 meses; 4-5 anos de idade. As doses de VOP podem ser administradas na rotina ou nos dias nacionais de vacinação. Crianças podem receber doses adicionais de vacina VOP nas campanhas, desde que já tenham recebido pelo menos 2 doses de VIP anteriormente. Infanrix hexa (GSK): DTPa + Hib + VIP +HB. (A SBIm recomenda 3 doses iniciando aos 2 meses de idade).
7. **Pneumocócica conjugada:** é indicada para todas as crianças até 5 anos de idade. Recomendam-se 3 doses da vacina pneumocócica conjugada (2-4-6 meses de idade) e 1 dose de reforço entre 12 e 15 meses de idade. Crianças saudáveis que fizeram as 4 primeiras doses com a vacina 7 ou 10 VALENTE podem receber 1 dose adicional com a vacina 13-valente até os 5 anos de idade. Crianças com risco aumentado para doença pneumocócica invasiva (DPI), entre 2 e 18 anos de idade, devem receber 1 dose adicional com a vacina 13 valente. Para crianças e adolescentes com risco aumentado para DPI (ver recomendações dos CRIE – Centro de Referência de Imunobiológicos Especiais), recomenda-se também a vacina pneumocócica polissacarídica 23 valente, mesmo que tenham recebido a vacina pneumocócica conjugada anteriormente. Esta vacina deverá ser aplicada após intervalo mínimo de 2 meses da vacina pneumocócica conjugada. Uma única dose de revacinação com a vacina pneumocócica polissacarídica 23 valente deve ser administrada 5 anos após a 1ªdose para as pessoas com risco aumentado de DPI.
8. **Meningocócica conjugada:** recomenda-se o uso rotineiro da vacina meningocócica conjugada para crianças maiores de 2 meses de idade e adolescentes. A única vacina meningocócica conjugada licenciada para uso no primeiro ano de vida no Brasil é a vacina meningocócica C conjugada. A vacina meningocócica ACWY conjugada ao toxoide tetânico (ACWY + TT) está licenciada a partir de 12 meses de idade, e a vacina meningocócica ACWY conjugada ao mutante diftérico (ACWY + CRM) está licenciada a partir de 2 anos de idade. No primeiro ano de vida são recomendadas 2 doses da vacina meningocócica C conjugada (3 – 5 meses). A dose de reforço, entre 12 e 15 meses de idade, pode ser feita com a vacina meningocócica C conjugada ou preferencialmente com a vacina meningocócica ACWY conjugada (ACWY + TT), assim como as doses entre 5 e 6 anos de idade e aos 11 anos de idade (ACWY +TT ou ACWY + CRM). A recomendação de doses de reforço 5 anos depois (entre 5 e 6 anos de idade para os vacinados no primeiro ano de vida) e nos adolescentes (a partir dos 11 anos de idade) é baseada na rápida diminuição dos títulos de anticorpos associados à proteção, evidenciada com todas as vacinas meningocócicas conjugadas. Menveo (GSK): conjugada meningocócica ACWY. (A SBIm recomenda 2 doses iniciando aos 3 meses de idade com reforço dos 12 aos 15 meses de idade e um outro reforço dos 5 aos 6 anos de idade. Para os não vacinados anteriormente: 2 doses com intervalo de 5 anos).
9. **Meningicócica B recombinante:** recomendada para crianças a partir de 2 meses de idade e adolescentes. Para os lactentes que iniciam a vacinação entre 2 e 5 meses de idade, recomendam-se 3 doses, sendo a 1ª dose a partir dos 2 meses de idade e com pelo menos 2 meses de intervalo entre elas e a dose de reforço entre 12 e 23 meses de idade. Para lactentes que iniciam a vacinação entre 6 e 11 meses de idade, são recomendadas 2 doses com intervalo de 2 meses entre elas, com 1 dose de reforço no segundo ano de vida. Para as crianças que iniciam a vacinação entre 1 e 10 anos de idade, são indicadas 2 doses com intervalo mínimo de 1 mês entre elas. Não há dados disponíveis para adultos acima dos 50 anos de idade. Não se conhece a duração da proteção conferida pela vacina. Bexsero (GSK): adsorvida recombinante meningocócica B. Para os não vacinados anteriormente, de 12 a 23 meses e 29 dias: 3 doses; de 24 meses a 19 anos de idade: 2 doses.
10. **Rotavírus:** existem 2 vacinas disponíveis. A vacina monovalente incluída no PNI, indicada em 2 doses, seguindo os limites de faixa etária: 1ª dose aos 2 meses de idade (mínimo 1 mês e 15 dias e máximo 3 meses e 15 dias) e a 2ª dose aos 4 meses (mínimo de 3 meses e 15 dias e máximo de 7 meses e 29 dias). A vacina pentavalente, disponível na rede privada, é indicada em 3 doses (2-4-6 meses). A 1ª dose no máximo até 3 meses e 15 dias de idade, e a 3ª dose no máximo aos 7 meses e 29 dias de idade. O intervalo mínimo é de 4 semanas entre as doses. Se a criança vomitar, regurgitar ou cuspir durante a administração da vacina ou depois dela, a dose não deve ser repetida. Recomenda-se completar o esquema com a vacina do mesmo laboratório.
11. **Influenza:** indicada para todas as crianças a partir dos 6 meses de idade. A primovacinação de crianças com idade inferior a 9 anos deve ser feita com 2 doses com intervalo de 1 mês. A dose para aquelas com idade entre 6 e 35 meses é de 0,25 mL e depois dos 3 anos de idade é de 0,5 mL por dose. Crianças com mais de 9 anos de idade devem receber apenas 1 dose de 0,5 mL na primovacinação. A vacina deve ser feita anualmente e como a influenza é uma doença sazonal, a vacina deve ser realizada antes do período de maior prevalência da gripe.
12. **Sarampo, rubéola, caxumba e varicela:** vacinas tríplice viral (SRC) ou quádrupla viral (SRCV). Aos 12 meses de idade deve ser feita na mesma visita à 1ª dose da vacina tríplice viral (SRC) e varicela, em administrações separadas, ou com a vacina quádrupla viral (SRCV). A vacina quádrupla viral se mostrou associada a uma maior incidência de febre nos lactentes que receberam a 1ª dose desta vacina, quando comparados aos que recebem as vacinas tríplice viral e varicela separadas, na 1ª dose. Aos 15 meses de idade deverá ser feita a 2ª dose, preferencialmente, com a vacina quádrupla viral (SRCV), com intervalo mínimo de 3 meses da última dose de SRC e varicela ou SRCV. Em situações de risco, como, por exemplo, surto ou exposição domiciliar ao sarampo, ou surtos ou contato íntimo com caso de varicela, é possível vacinar crianças imunocompetentes de 6 a 12 meses de idade com a 1ª dose da vacina SRC ou com a vacina monovalente contra varicela em crianças imunocompetentes entre 9 e 12 meses de idade. Nesses casos, a dose aplicada antes de 12 meses de idade não será considerada, e a aplicação de mais 2 doses após a idade de 1 ano será necessária. A vacina varicela em dose única mostrou-se altamente eficaz para a prevenção de formas graves da doença.

Entretanto, devido à possibilidade da ocorrência de formas leves da doença em crianças vacinadas com apenas 1 dose da vacina varicela, sugere-se a aplicação da 2ª dose da vacina. Crianças que receberam apenas 1 dose da vacina contra a varicela, e apresentem contato domiciliar ou em creche com indivíduo com a doença, devem antecipar a 2ª dose, respeitando o intervalo mínimo de 1 mês entre as doses. A vacinação pode ser indicada na profilaxia pós-exposição dentro de 5 dias após o contato, preferencialmente nas primeiras 72 horas.

13. **Hepatite A:** a vacinação compreende 2 doses a partir dos 12 meses de idade. O intervalo mínimo entre as doses é de 6 meses. Está indicada na profilaxia pós-exposição para os indivíduos suscetíveis com idade entre 1 e 40 anos, em substituição ao uso de imunoglobulina, desde que administrada até, no máximo, 2 semanas após o contato. Crianças e adolescentes não vacinados previamente contra hepatites A e B podem receber a vacina combinada A+B na primovacinação, no esquema de 3 doses.
14. **Febre amarela:** indicada para residentes ou viajantes para as áreas endêmicas com recomendação da vacina (pelo menos 10 dias antes da viagem): todos os estados das regiões Norte e Centro Oeste; Minas Gerais e Maranhão; alguns municípios de Piauí, Bahia, São Paulo; Paraná; Santa Catarina e Rio Grande do Sul e países em situação de risco. De acordo com o MS, indica-se um esquema de 2 doses aos 9 meses e 4 anos de idade, sem necessidade de doses de reforço. Em situações excepcionais (p. ex.: surtos) a vacina pode ser administrada aos 6 meses de idade com reforço aos 4 anos de idade e sem necessidade de doses adicionais de reforço. A OMS recomenda atualmente apenas uma dose, sem necessidade de reforço a cada 10 anos. Para viagens internacionais prevalecem as recomendações da OMS com comprovação de apenas 1 dose. Em mulheres lactantes, inadvertidamente vacinadas, o aleitamento materno deve ser suspenso, preferencialmente, por 28 dias após a vacinação e durante no mínimo 15 dias. A vacina não deve ser administrada no mesmo dia que a vacina tríplice viral (SRC) devido ao risco de interferência na imunogenicidade. E recomenda-se que essas vacinas sejam aplicadas com intervalo de 30 dias entre elas.
15. **Papilomavirus humano (HPV):** existem 2 vacinas disponíveis no Brasil. A vacina com os VLP (partículas semelhantes ao vírus – "vírus-like particle") dos tipos 16 e 18 que está indicada para meninas maiores de 9 anos de idade, adolescentes e mulheres, em 3 doses. A 2ª dose deve ser feita 1 mês após a 1ª dose, e a 3ª dose deve ser aplicada 6 meses após a 1ªdose. A vacina com os VLP dos tipos 6, 11, 16, e 18 está indicada para meninos, meninas, adolescentes e adultos jovens de 9 a 26 anos de idade em 3 doses. A 2ª dose deve ser feita 2 meses após a 1ª dose, e a 3ª dose 6 meses após a 1ª dose. O PNI adotou no Brasil, a partir de 2014, esquema de vacinação estendido: 0-6-60 meses com a vacina quadrivalente (6, 11, 16, 18). A partir do ano de 2016, de acordo com o PNI, a população-alvo da vacinação com a vacina HPV são todas as adolescentes do sexo feminino após completar 9 anos de idade.
16. **Manter os adolescentes e os adultos com esquema de vacinação completo indicado para a idade pode levar à redução no risco de infecção na criança.**

CALENDÁRIO DE VACINAÇÃO DO ADOLESCENTE (1)

11-19 Anos (1)	Hb – 1ª dose
	dT/dTpa – 1ª dose (**2**)
	Febre Amarela-Reforço (**3**)
	SCR – Dose Única (**4**)
1 mês após a 1ª dose da HB	HB – 2ª dose
6 meses após a 1ª dose da HB	HB – 3ª dose
2 meses após a 1ª dose da DT	dT/dTpa – 2ª Dose
4 meses após a 1ª dose da DT	dT/dTpa – 3ª Dose
A cada 10 anos por toda a vida	dT/dTpa – Reforço (**5**)
	Febre Amarela – Reforço
A partir de 9 anos	HPV (meninos e meninas)
12-13 anos	Febre amarela (**6**)
Anualmente	Influenza e meningite C
Entre 20 e 29 anos	Tríplice viral

(1) Adolescente que não tiver comprovação de vacina anterior seguir este esquema. Se apresentar documento de esquema incompleto, completar o esquema já iniciado.
(2) Adolescentes que já receberam 2 doses ou mais das vacinas DTP ou DT, aplicar uma dose de reforço de DT a cada 10 anos. Em caso de ferimentos graves antecipar a dose de reforço para 5 anos.
(3) Adolescente que resida ou for viajar para área endêmica ou de transição ou de risco potencial deve ser vacinado dias antes da viagem.
(4) Adolescente com 2 doses comprovadas de SCR, não precisa receber esta dose.
(5) Adolescente grávida, que esteja com a vacina em dia, mas recebeu sua última dose há mais de 5 anos, precisa de uma dose de reforço. A dose deve ser aplicada no mínimo 20 dias antes da data provável do parto. Em caso de ferimentos graves, a dose de reforço deve ser antecipada para 5 anos após a última dose.
(6) Indicada para residentes e viajantes para áreas de risco de acordo com o MS e a OMS.

CALENDÁRIO DE VACINAÇÃO DO PREMATURO (SBIM – 2015)

BCG ID (1)	Em recém-nascidos com peso maior ou igual a 2.000 g
Hepatite B (2)	Aplicar a 1ª dose nas primeiras 12 horas de vida
Palivizumabe (3) Profilaxia do vírus sincicial respiratório (VSR)	Recomendado para prematuros e crianças com maior risco
Pneumocócica conjugada (4)	Iniciar o mais precocemente possível (aos 2 meses), respeitando a idade cronológica: 3 doses (2-4-6 meses) e um reforço entre 12 e 15 meses
Influenza (5)	A partir dos 6 meses de idade com intervalo de 30 dias entre elas
Poliomielite (6)	Utilizar somente vacina inativada (VIP) em RN internados na unidade neonatal
Rotavírus (7)	Não utilizar a vacina em ambiente hospitalar
DTP – DTPw e DTPa (8)	Utilizar preferencialmente vacinas acelulares
Haemophilus influenzae tipo B (9)	A combinação da vacina tríplice bacteriana acelular (DTPa) com a Hib e outros antígenos é preferencial, pois permite a aplicação simultânea e se mostra eficaz e segura para os RNPT
(10 a 13)	Ler as observações abaixo

(1) **BCG ID:** deve ser aplicada, o mais precocemente possível, de preferência ainda na maternidade, nos recém-nascidos com peso maior ou igual a 2.000 g.

(2) **Hepatite B:** os RN de mães portadoras do vírus da hepatite B devem receber ao nascer, além da vacina, Imunoglobulina Específica para hepatite B (HBIG) na dose de 0,5 mL via IM, logo após o nascimento, até, no máximo, o 7º dia de vida. A vacina deve ser aplicada via IM no vasto lateral da coxa e a HBIG na perna contralateral. Em função da menor resposta à vacina em bebês com menos de 2 kg, recomenda-se completar o esquema de 4 doses.

(3) **Palivizumabe:** anticorpo monoclonal contra o Vírus Sincicial Respiratório (VSR) deve ser utilizado durante o período de maior circulação do VSR (março a setembro, exceto na região Norte, onde esse período ocorre entre janeiro e fevereiro). É recomendado até 1 ano de idade para crianças nascidas com idade gestacional inferior a 29 semanas, e até 6 meses de idade para crianças nascidas com idade gestacional de 29-32 semanas. Para crianças cardiopatas ou portadoras de doença pulmonar crônica, desde que em tratamento clínico nos últimos 6 meses (O2, broncodilatador, diurético ou corticoide inalatório), independentemente da idade gestacional ao nascer, recomenda-se até os 2 anos de vida. Deve ser aplicado também nos bebês hospitalizados que estejam contemplados nestas recomendações. A dose é de 15 mg/kg de peso por via IM em até 5 doses mensais consecutivas durante a estação de circulação do vírus. São disponibilizados nos CRIE.

(4) **Vacina pneumocócica conjugada:** RN pré-termo (RNPT) e de baixo peso (PIG) ao nascer apresentam maior risco para doença pneumocócica invasiva, que aumenta quanto menor a idade gestacional e o peso ao nascer. O esquema deve ser iniciado o mais precocemente possível, de acordo com a idade cronológica.

(5) **Influenza:** respeitar a idade cronológica e a sazonalidade da circulação do vírus.

(6) **Poliomielite:** A SBIm recomenda que todas as doses sejam com a VIP. Não utilizar a vacina oral atenuada (VOP) em crianças hospitalizadas.

(7) **Rotavírus:** por se tratar de vacina de vírus atenuados, a vacina rotavírus só deve ser realizada após a alta hospitalar, respeitando-se a idade máxima limite para administração da 1ª dose (3 meses e 15 dias de idade).

(8) **Tríplice bacteriana:** a utilização de vacinas acelulares reduz o risco de eventos adversos.

(9) *Haemophilus influenzae:* na rede pública, para os RNPT extremos, a DPTa é disponibilizada pelos Centros de Referência para Imunobiológicos Especiais (CRIE) e, nesses casos, a conduta do MS é adiar a aplicação da vacina Hib para 15 dias após o DPTa. O reforço da vacina deve ser aplicado nessas crianças aos 15 meses de idade.

(10) **Recém-nascido hospitalizado:** deverá ser vacinado com as vacinas habituais, desde que clinicamente estável. Não usar vacinas de vírus vivos atenuados: VOP e rotavírus.

(11) **Profissionais de saúde e cuidadores:** todos os funcionários da Unidade Neonatal, pais e cuidadores devem ser vacinados contra influenza, varicela (se suscetíveis) e receber uma dose da vacina tríplice acelular do tipo adulto, para evitar a transmissão dessas infecções ao recém-nascido.

(12) **Vacinação em gestantes e puérperas:** a imunização da gestante para influenza (em qualquer idade gestacional) e pertussis (a partir da 20ª semana de gestação) constitui excelente estratégia na prevenção dessas doenças em recém-nascidos nos primeiros 6 meses de vida, época que eles ainda não estão adequadamente imunizados. A prevenção do tétano neonatal não deve ser esquecida, e o momento do puerpério é oportuno para receber as vacinas contra as doenças para as quais a puérpera seja suscetível: hepatites B e A, rubéola, sarampo, caxumba e varicela.

(13) **Vacinação de contaminantes:** a prevenção de doenças infecciosas em lactentes jovens e prematuros pode ser obtida com a vacinação de crianças adolescentes e adultos que têm contato frequente com eles (mãe, pai, irmãos, avós, babás e outros) e que podem ser fontes, principalmente, das seguintes infecções imunopreveníveis: coqueluche, influenza, varicela, sarampo, caxumba e rubéola. A vacinação desses contaminantes, inclusive a mãe, se não ocorreu antes da gravidez ou durante a mesma, deve-se dar o mais precocemente possível após o nascimento do bebê, de preferência, no período do puerpério.

CONTRAINDICAÇÃO ABSOLUTA DA VACINAÇÃO

1. Reação grave de hipersensibilidade a algum componente vacinal ou à vacina aplicada anteriormente. Exemplo: proteína do ovo (influenza e febre amarela).
2. Gestantes não devem receber vacinas de vírus ou bactérias vivas atenuadas.
3. Crise convulsiva ou síndrome hipotônico-hiporresponsiva até 72 horas após a vacina tríplice de células inteiras (DTP). Neste caso, deve-se utilizar a vacina dupla ou a tríplice acelular.
4. Encefalopatia nos primeiros 7 dias após vacina contendo o componente pertussis. Neste caso, usar a vacina dupla bacteriana infantil nas doses subsequentes.

CONTRAINDICAÇÃO RELATIVA DA VACINAÇÃO

1. Doença febril. Neste caso, deve-se adiar a vacinação para que os sinais e sintomas não se confundam com os efeitos adversos da vacinação.
2. Imunossupressão contraindica o uso de vacina de vírus vivos atenuados. No caso dos corticoides, devem-se avaliar o tempo e a dose do mesmo. Sempre que o tempo de tratamento com prednisona for superior a 2 semanas, e a dose maior ou igual a 2 mg/kg/dia para crianças menores de 10 kg ou acima de 20 mg/dia nas crianças maiores de 10 kg e nos adultos, recomenda-se esperar um mês após o término da corticoterapia. Tratamentos inferiores há 2 semanas, em dias alternados ou em baixas doses, não são contraindicação à vacinação.

CONTRAINDICAÇÃO FALSA DA VACINAÇÃO

1. Reação local a uma dose da vacina.
2. Desnutrição: a resposta vacinal é adequada e não há aumento de reações adversas.
3. Uso de antibióticos e/ou fungicidas não interfere na resposta às vacinas.
4. Uso de corticoide por via inalatória.
5. Prematuridade: as vacinas devem ser dadas de acordo com a idade cronológica da criança. Apenas em relação à vacina contra a hepatite B, quando uma dose extra deve ser administrada, caso o RN tenha menos de 2 kg.
6. Convalescença de doenças agudas (IVAS mesmo persistindo com tosse ou coriza).
7. Aleitamento materno: não são contraindicadas para as mulheres que estão amamentando.
8. Internação Hospitalar: é uma excelente oportunidade de atualização do calendário vacinal, desde que não existam contraindicações. Deve-se lembrar, entretanto, que vacinas de vírus vivos atenuados (Rotavírus e Sabin) não devem ser utilizadas em ambiente hospitalar.

EVENTOS ADVERSOS NA VACINAÇÃO

☞ *Todos os eventos adversos devem ser notificados*

Varicela
- Erupção leve no local da vacina 8 a 19 dias após a vacinação em 3,5% dos vacinados.
- Erupção variceliforme 5 a 26 dias após a vacinação.
- Raramente podem ocorrer encefalite, ataxia, eritema polimorfo, anafilaxia e plaquetopenia.

Febre Amarela
- Disseminação do vírus nos imunodeprimidos.

Vacina Tríplice (DTP)
- A maioria das reações é atribuída ao componente pertussis da vacina.
- Em caso de reações graves, utilizar a vacina pertussis acelular nas doses subsequentes.
- Febre e sonolência.
- Choro compulsivo e persistente (mais de 3 horas) nas primeiras 24 horas.
- Episódio hipotônico-hiporresponsivo com palidez e cianose com duração de minutos ou horas, e choque ocorre nas primeiras 24 horas após a vacinação.
- Convulsão e encefalite.

Hepatite B
- Púrpura trombocitopênica idiopática pode-se manifestar até 2 meses após a vacinação.
- Imunoglobulina G humana (*Standard*) na pré-exposição à hepatite B:
  - 0,02 mL/kg IM = proteção de até 3 meses.
  - 0,06 mL/kg IM = proteção de até 5 meses.
- Imunoglobulina G humana (*Standard*) na pós-exposição à hepatite B:
  - 0,02 mL/kg IM até 14 dias após a exposição (eficácia de 85%).
- Imunoglobulina G humana – frasco de 2 mL = 320 mg para uso IM.
- Imunoglobulina G humana – frascos com 0,5 – 5 – 10 – 20 g para uso IV.

16. USO EM DERMATOLOGIA
ANTIBIÓTICOS – SULFAS – ENZIMAS
Bacitracina
- Cicatrene creme (+ neomicina + DL-treonina + L-cisteína + glicina).
- Cicatrizan creme, pó (+ neomicina + L-cisteína).
- Nebacetin pomada (+ neomicina).

Neomicina
- Neomicina pomada = Neocetrin = Neopon = Neogecim pomada (+ bacitracina).
- Cicatrene creme (+ bacitracina + treonina + cisteína + glicina).
- Esperson N pomada (+ desoximetasona).
- Cicatrizan creme, pó (+ bacitracina + cisteína).
- Trofodermin creme, *spray* (+ clostebol).
- Locorten creme, pomada (+ flumetasona).
- Novacort = Naderm creme e pomada (+ cetoconazol + betametasona).
- Novaderm creme (+ clostebol).
- Drenison N creme, pomada (+ flurandrenolida).
- Oncilon-A "M" creme, pomada (+ acetonida de triancinolona + nistatina + gramicidina).
- Mud creme, pomada (+ triancinolona + nistatina + gramicidina).
- Trok N (+ cetoconazol + betametasona).
- Thiabena pomada (+ tiabendazol).
- Xilodase (+ lidocaína + hialuronidase).

Eritromicina
- Eritrex A solução tópica e creme.
- Eryacnen gel.
- Ilosone tópico solução.

Gramicidina
- Oncilon-A "M" creme, pomada (+ acetonida de triancinolona + nistatina + neomicina).
- Oncilon A creme, pomada (+ triancinolona + neomicina).
- Oncilon A solução tópica 0,2% (+ triancinolona + ác. salicílico + cloreto de benzalcônio).

Tirotricina
- Dermatone pomada, pó (+ iodeto de bismutila + sulfanilamida + óxido de zinco + vitamina D).

Cloranfenicol
- Farmicetina P7 pomada (+ dicloridrato monoidratado de lauroguadina).
- Fibrinase pomada = Fibrase com cloranfenicol pomada (+ fibrinolisina + desoxirribonuclease).
- Iruxol = Kollagenase com cloranfenicol pomada (+ colagenase).

Polimixina B
- Terramicina com polimixina B pomada tópica (+ oxitetraciclina).
- Terra-Cortil pomada (+ oxitetraciclina + hidrocortisona).
- Anaseptil pó (+ neomicina + bacitracina + sais de zinco).

Gentamicina
- Gentamicina = Gentagran = Garamicina creme.
- Celestoderm creme, pomada, loção (+ betametasona).
- Diprogenta creme, pomada (+ betametasona).
- Emecort creme, pomada (+ metilprednisolona).
- Pan-Emecort creme (+ metilprednisolona + hidroxiquinoleína).
- Quadriderm creme (+ betametasona + tolnaftato + clioquinol).
- Trok G creme, pomada (+ betametasona).

Sulfacetamida (Sulfanilamida)
- Paraqueimol pomada (+ trietanolamina).

Sulfadiazina de Prata
- Dermazine (sulfadiazina de prata 1% = 1 g/100 g).
- Manipulação:
  - Sulfadiazina de prata 1 ou 2%.
  - Creme base em *q.s.p.* 20 – 50 – 100 g.

Mupirocina
- Mupirocina creme dermatológico.
- Bactroban pomada 2%.

Ácido Fusídico
- Verutex creme 2%.
- Ácido Fusídico creme 2% (20 mg/g).
- Verutex B = Dermorutex B creme (ácido fusídico 2% + valerato de betametasona 0,1%).

Retapamulina 1%
- Altargo pomada.

Rifampicina
- Rifocina *spray*.
- Rifocort pomada (+ prednisolona).

Rifamicina
- Arrif *spray*.

Fibrinolisina – Desoxirribonuclease – Colagenase – Hialuronidase
- Fibrase pomada – fora do mercado.
- Iruxol monopomada.
- Fibrinase pomada = Fibrase pomada (cloranfenicol + fibrinolisina + desoxirribonuclease).
- Kollagenase pomada (+ cloranfenicol).
- Xilodase (+ lidocaína + hialuronidase).

ANESTÉSICOS TÓPICOS
Cloridrato de Lidocaína
- Medicaína 5% creme dermatológico (+ prilocaína 25 mg/g).
- Xilodase pomada (+ neomicina + hialuronidase).
- EmLa = Medicaína creme (+ prilocaína) – pode usar em mucosa.
- Procto-Glyvenol (+ tribenosídeo) creme para tratamento local das hemorroidas e fissuras anais.
- Hemocort pomada (+ acetato de hidrocortisona + subgalato de bismuto).

Cloridrato de Cinchocaína
- Indicação: prurido anal; eczema anal; fissura anal; hemorroidas.
- Proctyl pomada (+ policresuleno).

Benzocaína
- Nestosyl creme, pomada (+ neomicina + óxido de zinco + triancinolona).
- Andolba creme dermatológico e aerossol (+triclosana e mentol).

Prilocaína
- Medicaína 5% creme dermatológico (+ lidocaína 25mg/g)
- Emla creme (+ lidocaína).
- Aplicar camada espessa sobre a pele cobrindo-a com bandagem oclusiva durante 1 a 3 horas.
- A duração da anestesia, após a retirada da bandagem, é de 1 hora.
- Cuidado: não usar em menores de 3 meses de idade. Não usar nos lactentes em uso de substâncias indutoras de metemoglobinemias.

ANTIVIRAIS TÓPICOS

Aciclovir
- Zovirax = Aviral = Exavir = Univir creme 5%.

Penciclovir
- Famvir P creme 1% (adulto).

Idoxuridina (Idu) 5-Iodo-2-Desoxiuridina
- Uso tópico no herpes simples. Aplicar 3 a 4 VPD até 3 a 5 dias após cessar os sintomas.
- Herpesine – 1 frasco com 10 mL de diluente + 1 comprimido = 10 mg.
- Dissolver o comprimido no diluente. Aplicar com o estilete de plástico anexo 3-4 VPD.

ANTIMICÓTICOS TÓPICOS

Amorolfina
- Loceryl Creme 0,25%; Loção; Esmalte 5% (50 mg/mL).
- Amorolfina Esmalte 5% genérico.
- Cloridrato de Amorolfina ——— 50 mg.
  Veículo (Esmalte) ——— q.s.p. ——— 1 mL.
- Loceryl Esmalte é o mais recomendado pelos dermatologistas no Brasil. Frasco = 2,5 mL. Acompanha *kit* com 10 espátulas, 30 lixas e 30 compressas embebidas em álcool isopropílico.
- Cuidado: não há dados de uso com segurança em menores de 12 anos, grávidas e na lactação.
- Reações Adversas: sensação de ardência; dermatite de contato (rara).
- Nas onicomicoses usar 1-2 vezes por semana até 6 meses nas mãos e 9-12 meses nos pés.

Cetoconazol
- Cetonax = Nizoral = Arcolan creme, xampu.
- Cetoderm = Micoral = Nizoretic creme.
- Capel shampoo.
- Novacort creme e pomada (+ betametasona + neomicina).
- Trok creme, pomada (+ betametasona).
- Trok N creme, pomada (+ betametasona + neomicina).

Buclosamida
- Jadit H solução (+ hidrocortisona + ácido salicílico).
- Jadit *spray* (+ ácido salicílico).

Bifonazol
- Mycospor creme; solução e *spray*.

Sertoconazol
- Zalain creme, solução, gel e pó.

Oxiconazol
- Oceral = Oxipelle creme e solução.

Tioconazol
- Tralen creme, loção 1%, esmalte (loção 28%), *spray* e pó.
- Tioconazol + Tinidazol creme vaginal genérico (20 mg/g + 30 mg/g).

Miconazol
- Daktarin loção cremosa, gel oral e pó.
- Micoless loção.
- Vodol creme, loção e pó.
- Micofim creme.

Tinidazol
- Tinidazol + Tioconazol creme vaginal genérico (20 mg/g + 30 mg/g).

Isoconazol
- Icaden creme e solução.
- Icacort creme (+ valerato de diflucortolona).

Clotrimazol
- Clotrimazol creme.
- Baycuten N creme (+ dexametasona).
- Clotrimazol + acetato de dexametasona creme genérico.
- Canesten creme, solução, *spray* e pó.
- Dermobene creme e solução.
- Clotrimix = Clomazen = Kinasten creme.
- Manipulação:
  - Miconazol ——————— 2%.
  - Clotrimazol ——————— 1%.
  - Creme *q.s.p.* ——————— 20 – 30 – 50g.

Ácido Undecilênico
- Andriodermol líquido, pó (+ ácido propiônico + hexilresorcinol).
- Derlex líquido (+ triacetina + hexaclorofeno).
- Tolmicol creme, loção e pó.

Tolnaftato
- Tinaderm creme e loção.
- Quadriderm creme e pomada (+ gentamicina + betametasona).
- Permut = Quadriderm creme e pomada (+ clioquinol + gentamicina + betametasona).

Nistatina
- Nistatina creme (25.000 UI g) = 100.000 UI/4 g.
- Neo Mistatin (100.000 UI 4g).
- Benzevit creme (+ óxido de zinco).
- Dermodex pomada (+ óxido de zinco).
- Mud = Oncilon A "M" creme, pomada (+ neomicina + gramicidina + triancinolona).
- Manipulação:
  - Nistatina ——————— 25.000 UI/g.
  - Creme *q.s.p.* ——————— 20 – 30 – 50 g.

Clioquinol
- Clioquinol creme.
- Drenifórmio creme (+ fludroxicortida).

Ciclopiroxolamina
- Loprox = Fungirox creme, solução e esmalte.
- Micolamina esmalte 8%; loção *spray* 1%; loção cremosa 1%.
  Lixar as unhas comprometidas e aplicar 1 VPD – 6 a 12 meses.

Econazol
- Candicort creme e pomada (+ triancinolona).
- Limpelle creme.

Terbinafina
- Lamisil = Terfin creme 1%, solução, *spray* e gel.
- Funtyl creme.
- Cloridrato de terbinafina creme 1%.

Solução de Iodo 1%
- Hebrin loção (+ óleo de cade + ácido salicílico + álcool).
- Manipulação ("Fórmula 1 – 2 – 3"):
  - Iodo metaloide = 1 g.
  - Ácido salicílico = 2 g.
  - Ácido benzoico = 3 g.
  - Álcool 70% em *q.s.p.* 50 – 100 mL.

Erigeron Bonariensis L
- Fitoderm creme e loção.
- Primeiro antimicótico fitoterápico com ação fungicida, fungistática, bactericida e bacteriostática.

- Aplicar 3 VPD.

	Candidíase	Ceratofitoses (Ptiríase versicolor)	Dermatofitoses (*Tineas*)	Onicomicoses
Tempo	21 dias	30 dias	60 dias	90 – 120 dias

CORTICOSTEROIDES TÓPICOS

Aceponato de Metilprednisolona
- Corticoide tópico de 4ª geração (não halogenados).
- Advantan creme; loção e solução capilar.

Betametasona
- Valerato de betametasona loção capilar.
- Betaderm creme, pomada e loção capilar.
- Betnovate creme, pomada e loção capilar.
- Betnovate N creme, pomada e loção capilar (+ neomicina).
- Betnovate Q creme, pomada e loção capilar (+ quinofórmio).
- Diprosone creme, pomada, loção.
- Diprosalic pomada e solução tópica (+ ácido salicílico).
- Manipulação:
  - Dipropionato de betametasona ——————— 0,05%.
  - Ácido salicílico ——— 3%. Pomada ——— q.s.p. ——— 30 ou 50 g.
- Manipulação:
  - Dipropionato de betametasona ——————— 0,05%.
  - Ácido salicílico ——— 2%. Solução ——— q.s.p. ——— 30 ou 50 mL.
- Diprogenta creme, pomada (+ gentamicina).
- Dermorutex B creme dermatológico (+ ácido fusídico 2%)
- Trok creme e pomada (+ cetoconazol).
- Trok-N creme e pomada (+ neomicina).
- Trok-G creme e pomada (+ gentamicina).
- Postec pomada (+ hialuronidase) – indicado nas irritações do prepúcio, a partir de 1 ano de idade por até 15 dias somente.

Clobetasona
- Eumovat creme, pomada.

Dexametasona
- Dexametasona creme e pomada.
- Dexacort creme e pomada (+ neomicina).

Desoximetasona
- Esperson pomada – Esperson N pomada (+ neomicina).

Desonida
- Adinos (gel creme).
- Adinos Gen creme (+ sulfato de gentamicina).
- Desonol creme, loção cremosa, pomada e loção capilar.

Fluprednideno
- Emecort creme (+ gentamicina).
- Pan-Emecort creme (+ gentamicina + viofórmio).

Furoato de mometasona 0,1%
- Corticoide tópico de 4ª geração (não halogenados).
- Dermotil = Elocon = Resgat = Topison creme e pomada.

Fludroxicortida
- Drenison creme, pomada.
- Drenison N creme, pomada (+ neomicina).
- Drenifórmio creme (+ clioquinol).

Fluocinolona
- Synalar creme (0,25%) e creme infantil (0,1%).
- Synalar retal pomada, solução e pomada.
- Flutivate (0,5%) creme.

Hidrocortisona
- Locoid creme, emulsão dermatológica.
- Berlison creme e pomada.
- Stiefcortil creme, pomada e loção capilar.
- Hipoglós com hidrocortisona pomada.
- Terracortril creme (+ polimixina B + oxitetraciclina).
- Hidynh creme, pomada e loção.
- Therasona creme, unguento.

Propionato de Clobetasol
- Manipulação:
  - Propionato de Clobetasol ———————— 0,02%.
  - Ácido salicílico ———————— 3%.
  - Pomada ———— q.s.p. ———— 30 a 50 g.
- Propionato de clobetasol shampoo, creme, pomada e loção dermatológica.
- Psorex = Propiosol creme, pomada e loção capilar.
- Therapsor creme e solução capilar.

Propionato de Fluticasona
- Corticoide tópico de 4ª geração (não halogenados).
- Flutivate creme e pomada.

Prednicarbato
- Corticoide tópico de 4ª geração (não halogenados).
- Dermatop creme e pomada.

Pivalato de Flumetasona
- Losalen pomada = 0,02% (+ ácido salicílico 3%).

Triancinolona
- Theracort creme e unguento (= 0,25 mg de acetonido de triancinolona).
- Theracort F creme e unguento (= 5 mg de acetonido de triancinolona).
- Candicort creme e pomada (+ econazol).
- Nestosyl creme e pomada (+ neomicina + óxido de zinco + benzocaína).
- Mud creme e pomada (+ neomicina + gramicidina + nistatina)

Valerato de Diflucortolona
- Nerisona creme, pomada, unguento.

Tacrolimo Monoidratado
- É um agente imumodulador indicado no tratamento da dermatite atópica, aliviando o prurido e combatendo as lesões e a hiperemia, nos casos resistentes aos corticoides tópicos.
- Tarfic pomada 0,03%: nas crianças acima dos 2 anos e adolescentes até os 15 anos de idade.
- Tarfic pomada 0,1%: nos adolescentes com 16 anos ou mais e adultos.
- Aplicar pela manhã e à noite nas áreas afetadas.
- Geralmente os sintomas cedem em até 1 semana.
- Após essa fase aguda, diminuir a aplicação para 1 vez ao dia, 2 vezes na semana, etc.

(A hidratação profunda com Cetaphil creme ou loção, p. ex., deve ser mantida em todos os casos).

USO TÓPICO ANAL-RETAL
- Hemorroidas, sangramento, eczema, fissura, prurido e dores.
- Hemocort pomada (acetato de hidrocortisona + subgalato de bismuto + óx. de zinco e lidocaína).
- Proctyl pomada (policresuleno a 50% + cloridrato de cinchocaína).
- Procto-Glyvenol (+ tribenosídeo) creme para tratamento local das hemorroidas e fissuras anais.
- Cloridrato de Lidocaína gel e creme; Xylocaína pomada – usados na proctoscopia.

TRATAMENTO DA QUEDA DE CABELO
1. Shampoo Antiqueda: Bio Extractus – Revitrat (Dermage) – La Roche Posay.
2. Nutri-Care D da Inneov (Nestlé & L'Oréal): óleo de semente de groselha negra + ômega 3 de óleo de peixe + licopeno de tomate + vit. C + vit. E. Adolescentes e adultos: 2 cápsulas por dia. Deve ser evitado em pacientes alérgicos a peixes e crustáceos.
3. Fórmula com vitaminas + sais minerais + oligoelementos: Zirvit multicomprimidos e Zirvit Kids suspensão – Centrum drágeas – ômega A-Z – Vitergan Zinco Plus comprimidos.
4. Fórmula para manipulação:
   - Minoxidil Sulfato ———————— 0,5% a 1% na criança e 5% no adulto.
   - D-Pantenol ———————— 1,0%.
   - Veículo Alcoólico ———— q.s.p. ———— 50 – 100 mL de loção capilar.

PREVENÇÃO E TRATAMENTO DA FISSURA MAMÁRIA NA AMAMENTAÇÃO
- Massê = Millar = Sensifemi = lanolina pura.
- Hidratante natural, protege e cicatriza fissuras nos mamilos e auréolas.
- Durante o pré-natal para preparar os mamilos.

PREVENÇÃO DO ERITEMA SOLAR
- Photoderm Kid loção.
- Protetor solar Kids FPS 50 ou 60 da AVON ou da NIVEA.
- Protetor solar FPS 50 ou 60 do La Roche Posay.
- Sun Kids protetor solar FPS 60.

TRATAMENTO DO ERITEMA SOLAR
- Amilia Repair: loção prebiótica, hipoalergênica, repara, hidrata, refresca e acalma.
- Uvless creme = saiu do mercado.
- Aloax gel (Aloe vera + carbopol+ mentol + metilparabeno + trietanolamina+glicerina). Tratamento das queimaduras de 1º e 2º graus provocadas por exposição ao sol, água quente e fogo, bem como das lesões causadas por prurido: picadas de inseto etc. Passar na área lesionada 2 a 4 VPD.
- Osmogel gel (glicerina + polietilenoglicol + octilenoglicol + carbopol + hidróxido de sódio e água). É um hidrogel que promove alívio e hidratação da pele após queimaduras solares de 1º grau.

TRATAMENTO DA QUERATOSE E DO FOTOENVELHECIMENTO
- Vitacid (Tretinoína creme 0,05% e Gel 0,025%).
- Fórmula para manipulação:
  - Tretinoína ——————————— 0,25 mg ou 0,5 mg
  - Excipiente ——— q.s.p. ——— 1,0 g de creme.
  - Total ——————————— 20 ou 25 g.
- Evitar o uso em menores de 12 anos.

SABONETE INFANTIL
- Cetrilan sabonete infantil em barra.
- Cetrilan sabonete líquido infantil (cetrimida + pantenol + extrato de mel + vit. E + B3 + B5)
- Dermacyd sabonete líquido infantil (prevenção de assaduras, irritações e brotoejas).
- Dove baby sabonete líquido.
- Lucretin sabonete líquido infantil (prevenção de assaduras, irritações e brotoejas).
- Kronel sabonete líquido infantil (prevenção de assaduras, irritações e brotoejas).
- Proderm sabonete líquido infantil (prevenção de infecções, micoses, assaduras e brotoejas).
- Semilla Sabonete Mousse – frasco com 150 mL para o banho do bebê.
- Semilla Sachê Refrescante para banho do bebê – dissolver bem o conteúdo na água do banho.

EMOLIENTES – CICATRIZANTES – ANTISSÉPTICOS – ANTI-INFLAMATÓRIOS

- Aloax gel (Aloe vera + carbopol + mentol + metilparabeno + trietanolamina + glicerina). Tratamento das queimaduras de 1º e 2º graus provocadas por exposição ao sol, água quente e fogo, bem como das lesões causadas por prurido: picadas de inseto etc. Passar na área lesionada 2 a 4 VPD.
- Amilia Repair (cicatrizante, hidrata e acalma).
- Babix emoliente, creme, shampoo e sabonete (benzalcônio + óxido de zinco + vit. A + vit. D + antimicrobianos + etc.).
- Bebedermis higibaby, shampoo e talco (benzalcônio + óxido de zinco).
- Bepantriz pomada (dexpantenol 50 mg/g).
- Bepantol pomada e solução (dexpantenol = vitamina B5).
- Bepantol Derma (creme para proteção e hidratação da pele e dos lábios).
- Bepantol baby creme – para prevenir assaduras (dexpantenol = vitamina B5).
- Caladryl creme (calamina + cloridrato de difenidramina).
- Cetrilan creme e loção (cetrimida + óleo de calêndula + óleo de amêndoa doce).
- Cetrilan sabonete líquido infantil (cetrimida + pantenol + extrato de mel + vit. E + B3 + B5).
- Cutisanol gel (peróxido de zinco + lisozima + neomicina).
- Confiare Prevent (óxido de zinco + extrato de camomila).
- Dermacyd (lactoserum + ácido láctico + ácido fosfórico).
- Dermodex Prevent pomada (óxido de zinco).
- Dermofibrin pomada (fibrinolisina + desoxirribonuclease).
- Dersani loção oleosa, baby, pomada, creme e hidrogel (gel cicatrizante).
- Dermatrol = Dersani loção oleosa (AGE, TCM, vitamina A, vitamina E e lecitina de soja).
- Drapolene creme (cloreto de benzalcônio 0,1 mg/g + cetrimônio 2,0 mg/g).
- Ducilamina loção (calamina 16%).
- Ecosensiv talco cremoso (a. vera + ó. de amêndoas + camomila + alantoína + aveia + D-pantenol).
- Glossaliv (retinol + vit. D + óxido de zinco).
- Hipoglós pomada (vit. A + vit. D + óxido de zinco + ácido bórico).
- Kollagenase = Colagenase (0,6 U/g) pomada cicatrizante.
- Murazyme pomada (lisozima).
- Novaderm creme = trofodermin creme (clostebol).
- Reparil (escina + dietilamina salicilato).
- Semilla Gel Oleoso – usar com algodão limpo para a higiene do bebê nas trocas de fraldas.
- Semilla Creme – indicado na prevenção de assaduras do bebê.
- Trombofob gel e pomada (heparina sódica + nicotinato de benzila).

ANTISSÉPTICOS PARA ASSEPSIA DAS MÃOS E DA PELE

- Merthiolate (digliconato de clorexidina 10 mg/mL)
- Cloridrato de terbinafina gel.
- Clorexidina degermante.
- Povidine degermante.
- Licor de Hoffman: éter etílico (35%) + álcool etílico absoluto (65%). Útil na remoção da oleosidade ou de resíduos do esparadrapo na pele.
- Removex (frasco com 100 mL) = Licor de Hoffman.

HIDRATANTES TÓPICOS
- Amilia Repair: loção prebiótica, hidratante e cicatrizante.
- Bepantol Sensicalm.
- Cetaphil sabonete líquido e em barra; loção hidratante; loção de limpeza e creme hidratante.
- Creme universal Merck.
- Cetrilan loção e sabonete em barra (cetrimida + óleo de calêndula + óleo de amêndoa doce).
- Cetrilan sabonete líquido infantil (cetrimida + pantenol + extrato de mel + vit. E + B3 + B5).
- Dove baby creme; sabonete em barra; sabonete líquido; shampoo e condicionador.
- Dardia creme facial.
- Dersani creme hidratante.
- Dersani loção (óleo vegetal à base de AGE + vit. A + vit. E + TCM + ácido linoleico).
- Dersani baby (óleo vegetal à base de AGE + vit. A + vit. E + lecitina + ácido linoleico).
- Emoderm creme (óleos vegetais + ureia 5%).
- Fisiogel loção cremosa hipoalergênica (caprililglicol + carbômero sódico + ceramida 3 + esqualano + glicerina + goma xantana + hidroxietilcelulose + lecitina hidrogenada + manteiga de Karité + pentileno- glicol + triglicerídeos).
- Hidrafil loção.
- Hidrakids loção hidratante.
- Kalima loção hidratante e sabonete hidratante.
- Klaviê Clinical creme; loção e sabonete líquido – indicado para pele muito seca e atópica.
- Lucretin sabonete líquido infantil para higiene corporal diária.
- Millar (lanolina pura) para tratar, proteger e hidratar a mama das nutrizes: atóxico para o bebê.
- Oilatum sabonete, creme e loção cremosa.
- Osmogel gel (glicerina + polietilenoglicol + octilenoglicol + carbopol + hidróxido de sódio e água). É um hidrogel que promove alívio e hidratação da pele após queimaduras solares de 1º grau.
- Proderm creme e emulsão.
- Saniskin loção (óleo vegetal + lecitina de soja + AGE + vit. A + vit. E).
- Sanicorpore–banho no leito (AGE + vit. A + vit. E + álcool cetoestearílico + lecitina de soja etc.)
- Ureadin 3 (loção de ureia a 3%).
- Ureadin 10 (loção de ureia a 10%).
- Umiditá AI loção hidratante e sabonete líquido cremoso.
- Fórmula para manipulação:
  - Ureia ——————————— 0,3 g (3%) ou 0,5 g (5%) ou 1 g (10%) ou 2 g (20%).
  - Excipiente ——— q.s.p. ——— 10 a 100 g de creme.

Ictiose
- Fórmula para manipulação:
  - Ureia ——————————— 10%.
  - Óleo de Amêndoas Doce ——— 10%.
  - Vitamina A ——————— 1%.
  - Vitamina E ——————— 1%.
  - Excipiente ——— q.s.p. ——— 10 a 50 g de creme.

QUERATOLÍTICOS – SEBOSTÁTICOS – ANTISSÉPTICOS – ANTI-INFLAMATÓRIOS

- Duofilm solução =Salic.
- Verrux (colódio lacto-salicilado: ácido salicílico 0,2 g/mL + ácido láctico 0,15 mL/mL).
- Duofilm plantar solução (ácido salicílico 27% + ácido láctico 5%).
- Diprosalic pomada e solução (dipropionato de betametasona+ ácido salicílico).
- Manipulação: pomada de dipropionato de betametasona = 0,05% + ácido salicílico 3%.
- Manipulação: solução de dipropionato de betametasona = 0,05% + ácido salicílico 2%.
- Manipulação: Vaselina salicilada a 20% – 50 g – indicada na hiperqueratose plantar.
- Manipulação: Ureia a 20% + Ác. salicílico a 5% – pomada – 50 g.
- Fórmula:
  - Propionato de Clobetasol ———————— 0,02% a 0,05%.
  - Ácido Salicílico ———————— 3%.
  - Pomada ———— q.s.p. ———— 30 a 50 g.
- Reparil Gel (escina + salicilato de dietilamônio).
- Merthiolate (digluconato de clorexidina – 10 mg/mL).
- Polytar shampoo (alcatrão de pinho e mineral + óleo de cade).
- Theratar gel (alcatrão 1,75%).
- Salisoap shampoo (ácido salicílico + enxofre).
- Dermotivin Sabonete Líquido (Aloe barbadensis extract + Calendula officinalis extract + etc.). Enxaguar bem, após aplicar no rosto e no pescoço 2 VPD. Desobstrui os poros e reduz a oleosidade.

ANTIACNEICOS

- Cleany Concentrado: gel de limpeza para peles oleosas e acneicas, com ácidos hialurônico e salicílico e zinco PCA.
- Cleany Controle: gel de limpeza antioleosidade para peles mista e oleosa, com ácido hialurônico e zinco PCA, sem ácido salicílico.
- Enxofre: Salisoap sabonete – usar 2 VPD.
- Clindamicina: Clindacne gel – usar 2 VPD.
- Nicotinamida gel 4%: Papuless gel – passar à noite antes de dormir.
- Ácido Azelaico: Azelan gel – aplicar 2 VPD nos comedões, pústulas, pápulas e cistos.
- Triclosan + Camomila:
  - Theracne Sabonete Barra – usar na face 1 a 2 VPD.
  - Theracne Espuma – usar na face 1 a 2 VPD.
  - Theracne Gel Esfoliante – usar 1 a 3 vezes por semana à noite.
- Adapaleno creme ou gel – 2 VPD nos comedões, pústulas e pápulas na face e no tórax.
- Loção alba – 30 mL: aplicar em fina camada em cima das lesões 1 VPD.
- Fórmula para manipulação – usar 2 VPD.
  - Eritromicina ———————— 2%.
  - Peróxido de benzoila ———— 5%.
  - Gel ———— q.s.p. ———— 100 mL U
- Usar protetor solar diariamente

REPELENTE DE INSETOS PARA BEBÊ
- Icaridina 20%: Exposis infantil gel e *spray* – proteção comprovada por 10 horas. – Liberado a partir dos 6 meses de idade.
- Icaridina 25%: Exposis Extreme *spray* – uso em adolescentes e adultos.
- Icaridina 10%: SBP *spray* – liberado a partir dos 2 meses de idade.
- Os demais só a partir dos 2 anos de idade – proteção comprovada de apenas 4 horas:
- Off Kids Loção.
- Lafe's Natural Bodycare Orgânico Bebê Inseto Repelente.
- Citronat Vansil spray.
- Citronela Spray.
- Loção Antimosquito Johnson's.
- Repelex Super Kids.
- Pulseira repelente antimosquito Hello kitty.
- Suplemento de Vitaminas do Complexo B em dose adequada pode mudar o odor do suor e da pele, confundindo os insetos e funcionando como Repelente de Insetos.

ESCABIOSE (SARCOPTES SCABIEI)
FTIRÍASE, PEDICULOSE: *PEDICULUS CAPITIS-PEDICULUS PUBIS* = "CHATO"
ESCABICIDAS, PEDICULICIDAS, LARVICIDAS

> ☞ *Tratar concomitantemente todas as pessoas da casa, mesmo as assintomáticas. Usar um sabonete e/ou uma loção. Duração do tratamento: 4 semanas em dias alternados, para evitar recaídas e reações adversas.*
>
> ☞ *Ver "Ivermectina (Revectina)" – pode ser usada por via oral a partir dos 15 kg de peso.*

Benzoato de Benzila
- Evitar: "Queima como fogo" (*sic*).
- Acarsan = Miticoçan líquido e sabonete.

Hexaclorocicloexano
- Não deve ser usado: neurotóxico.

Monossulfiram
- Não usar bebida alcoólica 2 dias antes e até 2 dias após o tratamento.
- Diluir: 1 parte da solução para 2 ou 3 partes de água.
- Após o banho, enxugar bem o corpo e aplicar do pescoço para baixo.
- Usar diariamente até curar.
- Tetmosol solução e sabonete.
- Tiosol solução.

Deltametrina
- Escabiose: aplicar 1 VPD por 4 dias – repetir o tratamento com intervalos de 7 dias até curar.
- Escabin = Deltacid loção, shampoo e sabonete.
- Escabron creme, loção, shampoo e sabonete.
- Pediculose: aplicar por 4 dias – repetir o tratamento com intervalos de 7 dias até curar.

Deltametrina + Butóxido de Piperonila
- Pediculose: aplicar 1 VPD por 4 dias – repetir o tratamento com intervalos de 7 dias até curar.
- Escabiose: aplicar 1 VPD por 4 dias – repetir o tratamento com intervalos de 7 dias até curar.
- Deltacid plus loção, shampoo e sabonete.
- Nopucid composto loção, shampoo, *spray*.

Bioaletrina (Depaletrina) + Butóxido de Piperonila
- Vápio aerossol – aplicar 1 VPD com intervalos de 7 dias até curar.

Permetrina
- Tratamento da escabiose em dose única.
- Enxaguar 8 a 14 horas após a aplicação.
- Repetir com intervalos de 3 dias até curar e para evitar reinfecção.
- Não usar bebida alcoólica 2 dias antes e até 2 dias após o tratamento.
- Nedax plus loção (5%) e sabonete (5%).
- Pioletal loção 10 mg/mL (pediculose) e loção 50 mg/mL (escabiose).
- Nedax shampoo (1%) – seguro após 1 mês de idade.

Tiabendazol
- Foldan sabonete, loção cremosa (50 mg/mL) e pomada (50 mg/grama).
- Thiabena pomada (+ neomicina).

> ☞ *Pediculose capitis: tratar concomitantemente todas as crianças da sala de aula e pessoas da casa, mesmo as assintomáticas. A professora pode agendar uma solução caseira: 1 litro d'água numa vasilha + sal de cozinha até saturar + 3 colheres de sopa com vinagre. Molhar bem os cabelos e colocar uma touca ou toalha por 2 horas. E seguida, remover as lêndeas com pente fino molhado com vinagre. Por fim, lavar com qualquer shampoo.*
>
> ☞ *Duração do tratamento: 10 dias seguidos – repetir o procedimento coletivo após 30 dias.*

17. USO EM OFTALMOLOGIA

TETRACAÍNA
- Colírio anestésico (+ fenilefrina).

DEXPANTENOL
- Indicado nas queimaduras e lesões da córnea, da conjuntiva e das pálpebras.
- Epithelize colírio e gel = Epitegel.

EPITEZAN = REGENCEL POMADA OFTÁLMICA
- Indicado nas lesões do tecido ocular.
- Acetato de retinol + aminoácidos + metionina + cloranfenicol.

NITRATO DE PRATA 1%
- Profilaxia da oftalmia gonocócica do recém-nascido.
- Pingar 1 gota em cada olho logo após o parto.

VITELINATO DE PRATA
- Argirol 10% Oculum colírio.
- Alternativa ao uso do nitrato de prata 1%.

SULFATO DE ZINCO
- Sulfato de zinco composto colírio (+ citrato de sódio).
- Vilma colírio (+ nafazolina + ácido bórico).

AZUL DE METILENO
- Oftasol colírio (+ NaCl + $NaHCO_3$).

NAFAZOLINA
- Lerin colírio (+ sulfato de berberina + fenolsulfonato de zinco).
- Neovastrictol colírio (+ neomicina + antazolina + sulfato de zinco).
- Fluovaso colírio (+ neomicina + fluocinolona + sulfato de zinco).

HIPROMELOSE
- Filmcel Oculum colírio.
- Lacribell = Lacrima Plus solução oftálmica lubrificante estéril (+ dextrana 70).
- Trisorb solução oftálmica lubrificante estéril (+ dextrana 70 + glicerol).

CARBÔMER (ÁCIDO POLIACRÍLICO)
- Substituto da lágrima indicado em casos de ressecamento ocular.
- Forma uma película protetora da conjuntiva e da córnea.
- Vidisic gel.

CARMELOSE SÓDICA
- Neo Fresh = Lacrifilm = Ecofilm.
- Optive (+hialunorato de sódio + conservantes).
- Carmelose sódica genérica colírio.
- Solução oftálmica lubrificante e hidratante da superfície ocular.
- Alívio da ardência, irritação, secura ocular, sensação de areia e de corpo estranho causado por poeira, fumaça, sol, vento, ar seco e ar-condicionado.

CARBOXIMETILCELULOSE SÓDICA
- Ecofilm colírio carboximetilcelulose sódica.
- Carboximetilcelulose colírio genérico.

GUAR HIDROXIPROPIL + AMINOMETILPROPANOL + ÁCIDO BÓRICO
- Systane UL solução oftálmica.
- Lubrificante ocular de alta *performance*.

HIALURONATO DE SÓDIO
- Solução para lubrificação ocular sem conservantes.
- Hylo gel – solução para lubrificação ocular.
- Hyabak (+ trometamol + Na Cl + ácido clorídrico + água destilada).
- Artelac Rebalance (+ Nutriente Lacrimal).

DICLOFENACO SÓDICO
- Still colírio e pomada oftálmica – 1 gota 4-5 VPD.

CETOROLACO TROMETAMOL
- Uso pediátrico acima de 3 anos de idade.
- Indicado na redução da dor e da ardência ocular após cirurgia da córnea e para alivio do prurido ocular na conjuntivite alérgica sazonal – 1 gota cada olho de 8/8 horas por, no máximo, 7 dias.
- Cetrolac solução oftálmica.
- Acular solução oftálmica.

CIPROFLOXACINO
- Biamotil = Ciloxan colírio e pomada.
- Cilodex = Biamotil-D = Cylocort colírio e pomada oftálmica (+ dexametasona).

MOXIFLOXACINO
- Vigamox colírio – acima de 1 ano de idade.

OFLOXACINO
- Ofloxacino 0,3% solução oftálmica estéril (genérico).

ACETATO DE PREDNISOLONA 1%
- Oftpred colírio.

DEXAMETASONA
- Cilodex colírio e pomada (+ ciprofloxacino).
- Dexametasona colírio (+ neomicina).
- Dexametasona pomada oftálmica.
- Maxidex (pomada oftálmica).
- Dexaminor colírio e pomada.
- Decadron colírio (+ neomicina).
- Dexametasona colírio (+ neomicina).
- Nepodex colírio e pomada oftálmica (+ polimixina B + neomicina).
- Tobradex colírio e pomada (+ tobramicina).
- Trobacin-D suspensão oftálmica e pomada oftálmica (+ tobramicina).

FLUORMETALONA
- Florate colírio.

PARTE II

RIMEXOLONA
- Vexol colírio.

NEOMICINA
- Conjuntin colírio (+ polimixina B).
- Neosporin colírio (+ polimixina B + gramicidina).
- Nepodex colírio, pomada oftálmica (+ polimixina B + dexametasona).
- Maxitrol colírio, pomada (+ polimixina B + dexametasona).
- Decadron colírio (+ dexametasona).
- Flumex N colírio (+ fluorometolona + benzalcônio).

CLORANFENICOL
- Clorfenil colírio e pomada.
- Cloroptic colírio e pomada.
- Dexafenicol colírio e pomada (+ dexametasona).
- Fenidex colírio (+ tetrizolina + dexametasona).
- Hipoglós oftálmico pomada (+ hidrocortisona + vitamina A + vitamina D).
- Isoptofenicol colírio e pomada (+ metilcelulose).
- Sulnil colírio, pomada (+ sulfacetamida).
- Epitezan = Regencel pomada oftálmica (+ metionina + aminoácidos + vitamina A).

FRAMICETINA
- Ofticor colírio (+ polimixina B + dexametasona).
- Oftrim colírio (+ polimixina B + gramicidina).

GARAMICINA
- Garamicina colírio.
- Gentamicina colírio e pomada solução oftálmica.
- Genoptic colírio.
- Garasone colírio (+ betametasona).
- Gentacort colírio e pomada (+ betametasona).

POLIMIXINA B
- Conjuntin colírio (+ neomicina).
- Neosporin colírio (+ neomicina + gramicidina).
- Nepodex colírio e pomada oftálmica (+ neomicina + dexametasona).
- Tetroftal colírio (+ tetraciclina).
- Terramicina com polimixina B pomada oftálmica (+ oxitetraciclina).

TOBRAMICINA
- Tobramicina 0,3% colírio.
- Tobrex = Tobragan colírio e pomada.
- Tobradex colírio e pomada (+ dexametasona).
- Tobracin-D suspensão oftálmica e pomada oftálmica (+ dexametasona).

SULFACETAMIDA
- Blefacil colírio.
- Sulfanil colírio e pomada.
- Isopto Cetapred colírio e pomada (+ prednisolona).

TRATAMENTO DAS BLEFARITES ASSOCIADAS À SEBORREIA
Blephagel
- Etoxipolipropilenoglicol + poliglicol + borato de sódio + p-hidroxibenzoato.
- Higiene das pálpebras e dos cílios.
- Usar pela manhã e à tarde ou quantas vezes for necessário.

Shampoo Neutro para Bebê (Granado) ou Infantil (Johnson & Johnson)
- Diluir e água filtrada, aplicar em gaze e fazer a higiene dos cílios 3 VPD – 30 dias – SOS.

Nepodex
- Nepodex colírio (polimixina B + neomicina + dexametasona) – 1 gota 3 VPD em AO – 7dias.
- Nepodex pomada (polimixina B + neomicina + dexametasona) – à noite em AO – 30 dias.

TRATAMENTO DAS CONJUNTIVITES ALÉRGICAS
Difumarato de Emedastina 0,05%
- \> 3 anos: 1-2 gotas 2 ou 3 VPD.
- Emadine colírio.

Cloridrato de Olopatadina 0,1%
- \> 3 anos: 1 gota 2 VPD com a criança acordada.
- Adultos: 1-2 gotas 2 VPD – intervalos de 6 a 8 horas.
- Patanol colírio.

N-Acetil Aspartilglutamato de Sódio
- 1 ou 2 gotas 4 VPD.
- Naabak = Naaxia colírio.

PROFILAXIA DAS CONJUNTIVITES ALÉRGICAS
Cromoglicato Dissódico
- 1-2 gotas – 4 VPD.
- Evitar lentes de contato: contêm cloreto de benzalcônio.
- Cromolerg = Maxicrom colírio 2% e 4% (+ benzalcônio + edetato dissódico).
- Cromoglicato dissódico 4% solução oftalmológica.

Trometamina de Lodoxamida
- 1-2 gotas em cada olho 4 VPD.
- Pode usar corticosteroides concomitantemente (SOS).
- Alomide solução oftálmica.

ANTIVIRÓTICOS PARA USO OFTALMOLÓGICO

Aciclovir
- Zovirax pomada oftálmica 3% para herpes.

Idoxuridina (Idu): 5-Iodo-2-Desoxiuridina
- Pomada oftálmica de IDU.
- Dendrid colírio e pomada oftálmica

18. USO EM OTORRINOLARINGOLOGIA

CLORIDRATO DE NAFAZOLINA E DERIVADOS
- Podem causar dependência física, arritmias e síndrome extrapiramidal.
- Cloridrato de Nafazolina:
  - Adnax (+ cloridrato de difenidramina).
  - Conidrin (+ pirilamina + timerosal).
  - Hidrocin (+ neomicina + dexametasona).
  - Nasoinstil (+ tirotricina). Neosoro (+ cloreto de benzalcônio + cloreto de sódio).
- Cloridrato de Oximetazolina: Afrin infantil, adulto.
- Cloridrato de Fenoxazolina: Aturgyl infantil, adulto.
- Cloridrato de Xilometazolina: Otrivina.

CLORIDRATO DE FENILEFRINA
- Neo-sinefrina 0,125% – 0,5% (+ cloreto de benzalcônio).
- Decadron solução nasal (+ neomicina + dexametasona).
- Rinosbon (+ dexametasona + clorfenamina + benzalcônio).
- Prenefrin (+ prednisolona + mepiramina + benzalcônio).

CLORETO DE BENZALCÔNIO
- Rinosbon (+ dexametasona + fenilefrina + clorfeniramina).
- Rinofluimucil (+ N-acetilcisteína + sulfato de tuaminoeptano + acetato de fludrocortisona).
- Fluimucil solução nasal (+ N-acetilcisteína).
- Neosoro = Rinoflux = Rino-ped (+ cloreto de sódio a 0,9%).
- Neo-sinefrina 0,125% – 0,5% (+ fenilefrina).

CLORETO DE SÓDIO 0,9%
- Rinosoro Gotas = Snif SC Gotas = Sorine SSC Gotas.
- Rinosoro jet infantil = Sorine SSC jet infantil = Clinaris *spray* (jato contínuo suave).
- Rinosoro SIC 0,9% *spray* = Sorine SSC *spray* = Snif SC *spray* = Fluimare *spray*.
- Rinosoro SIC 3% *spray* = Sorine H = Snif 3% = Fluimare HT 3% = Neosoro H (3%) *spray*.
- Salsep ($\geq$ 2 anos) – Salsep 360 ($\leq$ 2 anos) – Salsep Jet – Salsep Jet Kids.
- Maxidrate gel e *spray* (+ propilenoglicol + hietelose + hidróxido de sódio + ácido clorídrico). Indicado para hidratar a mucosa nasal ressecada e irritada – 1 a 3 jatos cada narina à vontade.
- Maresis *spray* nasal = Naso Clear *spray* (+ fosfato de sódio monobásico + hidróxido de sódio + solução salina de água do mar, rica em oligoelementos, sem aditivos e conservantes.

HIALURONATO DE SÓDIO 0,04%
- Indicado na hidratação da mucosa nasal ressecada.
- Contém: cloreto de sódio, cloreto de benzalcônio, trolamina, glicerol, edetato dissódico.
- Sinusec *spray* – uso em crianças e adolescentes.

LIDOCAÍNA
- Otomicina gotas otológicas (+ cloranfenicol).
- Adermycon C gotas otológicas (+ cloranfenicol + clorfenesina).
- Otofenicol-D gotas otológicas (+ cloranfenicol + dexametasona).
- Lidosporin gotas otológicas (+ polimixina B).
- Otosynalar = Elotin = Otocort (+ neomicina + fluocinolona).
- Otosporin (+ neomicina + hidrocortisona).
- Panotil (+ polimixina B + neomicina + nitrofurazona + fludrocortisona).

TETRACAÍNA
- Oto-biotic gotas otológicas (+ cloranfenicol + sulfacetamida + ácido bórico + ureia).
- Oto-Betnovate (+ betametasona + clorfenesina).

ÁCIDO TRICLOROACÉTICO
- Ácido Tricloroacético – solução a 20% ou mais (até 40%) para cauterização em epistaxes.

BENZIDAMINA
- Flogoral colutório, *spray*, pastilha e pasta dental.

HEXAMIDINA
- Hexomedine colutório (+ tetracaína.).

REMOVEDORES DE CERA
- 5 gotas em cada ouvido 3 VPD nos 5 dias antes da lavagem dos ouvidos.
- Oticerim (hiperol: resultante da reação da ureia + perborato de sódio + água oxigenada).
- Otocer (hidroxiquinolina).
- Cerumin (trietanolamina + hidroxiquinolina).

DICLORIDRATO DE BETAISTINA
- É um potente antagonista dos receptores H3, fraco agonista dos receptores H1 e sem efeito nos receptores H2 da histamina.
- Produz vasodilatação com aumento do fluxo sanguíneo do sistema arterial vertebrobasilar com melhora da microcirculação na orelha interna, cóclea, arcadas arteriovenosas da *stria vascularis* e ligamento espiral da cóclea.
- Indicado na doença degenerativa cerebrovascular em idosos e nas vertigens decorrentes de distúrbios da microcirculação na orelha interna com ou sem sinais cocleares, nos zumbidos e nas vertigens da síndrome de Ménière.
- Interações: histamina e atropina devem ser evitadas.
- Reações adversas: epigastralgia, náuseas, vômitos. Diarreia, cefaleia e sonolência são raras.
- Cuidado nos asmáticos: pode ocorrer broncospasmo.

- Contraindicação: gravidez e lactação.
- Posologia: 8 a 16 mg de 8/8 horas ou 24 mg de 12/12 horas – dose máxima = 48 mg/dia.
- Duração do tratamento: 2 a 3 meses.
- Labirin = Betaserc comprimidos de 8 – 16 – 24 mg.
- Betina comprimidos de 16 – 24 mg.

TRIANCINOLONA ACETONIDA
- Oncilon A em orabase pomada.
- Acetonida de Triancinolona em orabase pomada.
- Triancinolona Acetonida em orabase pomada.
- Mud Oral pomada em orobase.
- Oncileg A pomada em orobase.

BETAMETASONA
- Oto-Betnovate (+ clorfenesina + tetracaína).
- Diprosalic (dipropionato de betametasona + ácido salicílico) solução tópica.
- Dipropionato de betametasona + ácido salicílico genérico solução tópica.

TRATAMENTO DA RINITE ALÉRGICA

Azelastina
- \> 6 anos: 1 *puff* = 0,14 mL = 0,14 mg em cada narina de 24/24 horas.
- \> 6 anos: 1 *puff* = 0,14 mL = 0,14 mg em cada narina de 12/12 horas.
- Efeito colateral: sonolência.
- Rino-Lastin (solução nasal – 1 mg/mL – uso tópico).
- Rino-Azetin (solução nasal – 1 mg/mL – uso tópico).
- Azelast (solução nasal – 1 mg/mL – uso tópico).

Levocabastina
- \> 6 anos: 1 *puff* em cada narina de 12/12 horas.
- Livostin (solução nasal – 0,54 mg/mL – uso tópico).

Cromoglicato Dissódico
- Tratamentos sintomático e profilático da rinite alérgica.
- Interações: não há relatos.
- Componentes: cloreto de benzalcônio, ácido etilenodiaminotetracético e feniletanol.
- Contraindicação: hipersensibilidade aos componentes da fórmula.
- Reações adversas: irritação da mucosa e sensação de queimação, mas são raras, leves e locais.
- Lactentes e crianças menores: Rilan nasal 2% = Intal nasal 2% – 2 inalações 4-6 VPD.
- Adultos e crianças maiores: Rilan nasal 4% = Intal nasal 4% – 2 inalações 4-6 VPD.

Nedocromil Sódico
- 2 *puffs* cada narina 2 a 4 VPD.
- Tilade solução com propelente 2 mg/*puff*.

N-Acetil Aspartilglutamato de Sódio
- Rhinaaxia solução nasal – adolescentes ≥ 50 kg de peso = 5 *puffs* por dia em cada narina.

Dipropionato de Beclometasona
- \> 6 anos: 1 *puff* 2-4 VPD – dose máxima = 8 *puffs* por dia.
- Beclosol nasal *spray* = Clenil nasal aquoso = Aldecina nasal *spray* 1 *puff* = 50 mcg.

Propionato de Fluticasona
- \> 4 anos: 1 *puff* em cada narina a cada 24 horas.
- \> 12 anos: 2 *puffs* em cada narina a cada 24 horas.
- Plurair = Flixonase spray nasal aquoso = Flixotide nasal *spray* = Flutican – 1 *puff* = 50 mcg.
- Frascos com 60 e 120 doses.

Furoato de Fluticasona
- \> 2 anos: 1 *puff* em cada narina a cada 24 horas.
- Particularmente indicado para o controle dos sintomas nasais e oculares da rinite alérgica.
- Avamys nasal *spray* – 1 *puff* = 27,5 mcg.

Riancinolona (Acetonido)
- \> 4 anos: 1 *puff* em cada narina 1 VPD.
- \> 6 anos: 1-2 puffs em cada narina 3-4 VPD.
- Nasacort *spray* nasal = Asmacort = Airclin spray nasal 1 *puff* = 55 mcg.

Furoato de Mometasona
- \> 2 anos: 1 *puff* = 50 mcg em cada narina a cada 24 horas.
- \> 12 anos: 2 *puffs* em cada narina a cada 24 horas.
- Nasonex = Nites = Ventus = Monax spray 1 *puff* = 50 mcg.

Budesonida
- < 2 anos: 1 *puff* de 32 mcg 2 VPD.
- \> 6 anos: 1 *puff* de 64 mcg ou 2 *puffs* de 32 mcg 2 VPD.
- Adultos: 1 *puff* de 100 mcg 2 VPD.
- Budecort Aqua *spray* nasal = 32 e 64 mcg – 120 doses.
- Noex *spray* nasal = 32 e 64 mcg → 60 doses – 50 e 100 mcg → 100 doses.
- Busonid *spray* nasal (120 doses) 32 mcg – 50 mcg – 64 mcg – 100 mcg.

Ciclesonida
- \> 6 anos: 1 *puff* = 50 mcg cada narina dose única diária.
- Adolescentes e adultos: 2 *puffs* cada narina 1 ou 2 VPD = 100 ou 200 mcg/dia.
- Omnaris *spray* nasal com 60 ou 120 doses – 1 *puff* = 50 mcg de ciclesonida.

Celulose Micronizada
- Celulose natural de origem vegetal com alta pureza e total segurança para uso tópico nasal.
- Forma uma fina camada de gel, semelhante ao muco, que atua na mucosa nasal como uma barreira contra alérgenos, polinose, ácaros de poeira e epitélio de animais.
- Como a rinite é fator de risco para a asma brônquica, pode ajudar no controle desta.
- Não contém zinco nem conservantes.

- Não cria dependência.
- Sem ação sistêmica, não produz sonolência ou qualquer sedação do SNC.
- Seguro para lactentes, lactantes, gestantes e idosos.
- Pode ser usado após o uso de outras medicações tópicas nasais.
- O alívio dos sintomas pode ocorrer em até 6 minutos (77% dos usuários).
- Normalmente ocorre uma grande melhora 3 horas após o uso.
- Aplicar 1 jato ou mais em cada narina 2 VPD ou mais vezes, após assoar o nariz.
- Repetir a aplicação após assoar o nariz.
- Nasaleze *spray* nasal – 1 jato = 2,5 mg de celulose micronizada.
- Filtrair Defense *spray* nasal – contém celulose em pó natural + pó de hortelã + pó de alho. "Funciona como uma barreira para resfriados e gripes". Usar 2 a 3 VPD.
- Filtrair Prevent *spray* nasal – contém celulose em pó natural + pó de hortelã. "Funciona como uma barreira contra antígenos e alérgenos". Usar 2 a 3 VPD.

ANTIBIÓTICOS DE USO NASAL OU OTOLÓGICO

Ciprofloxacino
- Ofoxin solução otológica.
- Otociriax = Cipro HC = Ciloxan solução otológica (+ hidrocortisona).
- Maiores de 2 anos: 3 gotas no ouvido afetado 2-3 VPD – 5-10 dias.

Neomicina
- Otosynalar = Otocort = Elotin (+ fluocinolona + polimixina B + lidocaína).
- Panotil (+ polimixina B + neomicina + nitrofurazona + fludrocortisona + lidocaína).
- Otodol (+ nitrofurazona + fludrocortisona + lidocaína).
- Otosporin (+ polimixina B + hidrocortisona).
- Decadron nasal (+ dexametasona + fenilefrina).
- Otoxilodase (+ hialuronidase + lidocaína).

Cloranfenicol
- Cloranfenicol solução otológica.
- Otopen solução otológica.
- Otomicina solução otológica (+ lidocaína).
- Otofenicol-D (+ dexametasona + lidocaína).
- Adermicon-C (+ clorfenesina).
- Otobiotic (+ sulfacetamida + ureia + ác. bórico + tetracaína).

Gramicidina
- Fonergin colutório, pastilha e *spray* (+ framicetina + prednisolona + amilocaína + procaína).

Tirotricina
- Gurgol para nebulizações, gotas nasais, pastilhas, *spray* (+ mentol + formaldeído + lidocaína).
- Oturga solução otológica (+ ácido salicílico + ácido bórico).
- Amidalin pastilhas (antisséptico bucofaríngeo).
- Malvatricin.

Aloe Vera
- Indicado para o alívio rápido da dor e cicatrização de aftas e ulcerações na mucosa oral.
- Aloclair plus gel e *spray* (ácido hialurônico+ propilenoglicol + cloreto de benzalcônio + etc.).

19. USO EM GINECOLOGIA

ÁCIDO METACRESOLSULFÔNICO + FORMALDEÍDO
- Albocresil solução, gel e óvulos.
- Substância em solução concentrada altamente ácida (pH < 0,6).
- Absoluta tolerância pelo tecido sadio.
- Ação hemostática após vasoconstrição = hemostasia inicial.
- Ação germicida.
- Remove o tecido necrosado e promove a cicatrização (aumenta a irrigação local).
- Remove a flora vaginal patológica (monília, *trichomonas* etc.).
- Restabelece o meio ácido vaginal normal.
- Evitar o uso na gravidez e na menstruação.
- Evitar relações sexuais e proteger os olhos (ácido).
- Não usar outros medicamentos tópicos.
- Evitar o uso bucal (agride o esmalte dos dentes).
- Indicações:
  - Hemostasia de hemorragias capilares.
  - Remoção de tecidos necrosados.
  - Estimulante da granulação de feridas e queimaduras.
  - Regeneração tecidual em inflamações crônicas.
  - Úlceras venosas e úlceras de decúbito.
  - Fissuras anais, balanites.
  - Aftas, estomatites, pólipos e gengivites.
  - Granulações excessivas.
- Hemostasia:
  1. Colocar uma mecha de gaze ou algodão embebida em solução concentrada sobre o sítio da hemorragia e fazer leve pressão por 1 a 2 minutos, após enxugar bem o local.
  2. Tocar as lesões superficiais ou profundas (úlceras, feridas e queimaduras) com solução concentrada, durante 1 a 3 minutos – 1-2 vezes/semana.
  3. Material: luvas, espéculo, pinça, mechas de algodão.
- Solução diluída: 5 a 15 mL/litro de água fervida morna.
- Solução concentrada: diluir com água fervida morna (solução 1:1 a 1:5).

NISTATINA
- Nistatina = Micostatin creme vaginal 25.000 UI/g.
- Colpistatin creme vaginal – 25.000 UI/g (benzoilmetronidazol 62,5 mg/g + cl. de benzalcônio).
- Manipulação: Nistatina creme vaginal 25.000 UI/g – total= 60g.

NISTATINA + METRONIDAZOL + BENZALCÔNIO
- Biovagin = Ginestatin = Colpistatin = Nistazol creme vaginal.
- Colpistar creme vaginal (+ lisozima).
- Vagibiotic = Colpatrin creme vaginal (+ ureia).

NISTATINA + NEOMICINA + TIROTRICINA + ÁCIDO BÓRICO
- Colpagex-N creme vaginal.

ANFOTERICINA B + TETRACICLINA
- Talsutin creme vaginal: fora do mercado.
- Tetraciclina com Anfotericina creme vaginal = Terricin AT.

MEPARTRICINA + TETRACICLINA
- Tricangene-A creme vaginal.

SULFAS
- Vagi-sulfa creme (+ ureia).

BENZIDAMINA
- Flogo-rosa líquido e em pó (envelopes).
  1 envelope (pó) para 1 litro de água fervida – Higiene vaginal 2 VPD durante 10 dias seguidos.

METRONIDAZOL
- Metronidazol gel 100 mg/g.
- Tricocet ginecológico gel.
- Flagyl ginecológico geleia.
- Colpistatin creme vaginal – (Nistatina 25.000 UI/g + cloreto de benzalcônio 1,25 mg/g).

FUNGICIDAS
- Clotrimazol: Clotrimazol 1% ou 2% creme = Canesten creme = Tricosten creme vaginal.
- Nitrato de Fenticonazol 0,02 g/g: Ginna creme vaginal.
- Tioconazol + tinidazol creme vaginal genérico.
- Terconazol: Gyno-fungix = gyno-fungistat creme vaginal.
- Miconazol: Gyno-daktarin creme vaginal.
- Isoconazol: Gyno-icaden creme vaginal.
- Nimorazol + Clotrimazol + Lisozima: Floregin composto creme.

ESTROGÊNIO
- Estriol creme vaginal genérico 1mg/g – tubo com 50 g.
- Premarin creme vaginal (desde abril 2014 fora do comércio).
- Estriol creme vaginal.
- Uvestrion creme vaginal.
- Stele creme vaginal.
- Indicado na sinéquia de pequenos lábios, comum nas meninas em idade pré-escolar.

CLORIDRATO DE LIDOCAÍNA
- Usos uretral e anal em adultos e crianças maiores de 5 anos de idade.
- Lidogel = Cloridrato de Lidocaína geleia 2% genérico.

20. SUTURAS

SERTIX = FIO + AGULHA
- "0-0" é o mais grosso.
- "10-0" é o mais fino (cirurgia dos olhos).

TIPOS DE FIOS
- Categute = "intestino de carneiro".
- Categute simples (absorvível).
- Categute cromado (menos absorvível).
- Fio de algodão.
- Fio de linho.
- Fio de seda.
- Fio de mononáilon.
- Fio de vicryl = sintético absorvível (polissacarídeos).

PELE
- Sertix mononáilon com agulha cortante "4-0" ou "5-0".

TCS
- Sertix de "categute" simples ou de vicryl "4-0" ou "5-0".

MUCOSA
- Sertix tamanho "3-0" ou "4-0" ou "5-0" de "categute" simples ou de algodão, seda ou linho.

MÚSCULO
- "Categute" cromado.

21. SURFACTANTES PULMONARES

SURFACTANTE (FRAÇÃO FOSFOLIPÍDICA DE PULMÃO BOVINO)
- 50 mg/kg = 4 mL/kg/dose intratraqueal ou intrabronquial nos prematuros.
- Pode repetir até 3 doses de 50 mg.
- Survanta frasco-ampola com 4 mL = 100 mg.

SURFACTANTE (FRAÇÃO FOSFOLIPÍDICA DE PULMÃO PORCINO)
- 100 a 200 mg/kg = 1,25 a 2.5 mL via intratraqueal ou intrabronquial nos prematuros.
- Pode repetir 1 ou 2 doses suplementares com intervalos de 8 a 12 horas.
- Curosurf – frascos de 1,5 e 3,5 mL com 80 mg/mL.

22. SALA DE PARTO

PARTOS DE ALTO RISCO

1. Doenças maternas:
   - Toxemia gravídica.
   - Infecções agudas: corioamnionite etc.
   - Doenças crônicas: hipertensão arterial, diabetes, nefropatias, cardiopatias, pneumopatia etc.
2. Problemas fetais:
   - Eritroblastose fetal.
   - Retardo do crescimento intrauterino.
   - Eliminação de mecônio.
   - Arritmias fetais.
   - Prematuridade.
   - Pós-maturidade.
   - Coeficiente lecitina-esfingomielina (L/E) imaturo.
3. Problemas com o parto:
   - Trabalho de parto precipitado.
   - Trabalho de parto anormalmente prolongado.
   - Cesariana.
   - Gestação múltipla.
   - Anomalias da Apresentação: pélvica, transversa, mista.

CUIDADOS NA SALA DE PARTO

- História clínica com o obstetra e o anestesista.
- Berço, incubadora e panos na mão, devidamente aquecidos.
- Fonte de O_2 – fluxo adequado enchendo o balão?
- Máscaras faciais – tamanho adequado?
- Laringoscópio:
  - Lâminas # 0 (prematuro).
  - Lâminas # 1 (a termo).
  - Pilhas de reserva.
- Tubos de Cole para intubação – 2 tubos para cada diâmetro interno:
  - Recém-nascido a termo: tubos de 3,5 mm.
  - > 1.250 g de peso: tubos de 3,0 mm.
  - < 1.250 g de peso: tubos de 2,5 mm.

MATERIAL PARA CATETERISMO DA VEIA UMBILICAL

- Sondas de nelaton tamanhos 3,5 e 5.
- Adrenalina 1:10.000.
- Glicose 50%.
- Gluconato de cálcio 10%.
- $NaHCO_3$ 8,4% diluído ao meio com SG 10%.
- Soro fisiológico.
- Atropina.
- Naloxona.

DURANTE O PARTO OBSERVAR
- Tipo de anestesia.
- Drogas usadas.
- Quantidade de sangue perdido.
- Frequência cardíaca fetal.
- Grau de transfusão placentária.
- Transfusão placentária **excessiva** pode causar:
  - Taquicardia e taquipneia.
  - Sobrecarga cardíaca.
  - Policitemia.
  - Aumento da viscosidade sanguínea.
  - Hiperbilirrubinemia.
  - Aumento da irritabilidade ou depressão do SNC.
- Transfusão placentária **insuficiente** pode causar:
  - Hipovolemia relativa.
  - Agravamento de membranas hialinas.

IMEDIATAMENTE APÓS O PARTO
- Colocar o recém-nascido no berço aquecido.
- Aspirar delicadamente a boca, orofaringe e as narinas.
- Enxugar bem o corpo.
- Índice de Apgar.

ÍNDICE DE APGAR

Após 1 minuto
- Reflete o pH do sangue do cordão.
- Reflete o grau de asfixia intraparto.

Após 5 minutos
- Guarda melhor relação com o prognóstico definitivo.

Apgar	"0"	"1"	"2"
Frequência cardíaca	Ausente	< 100 bpm	> 100 bpm
Respiração	Ausente	Lenta – irregular	Choro forte
Tônus muscular	Flácido	Flexão discreta	Ativo
Reflexos	Ausentes	Caretas	Tosse
Cor da pele	Pálida	Acrocianose e/ou tórax rosado	Rosada

REANIMAÇÃO
1. Aspiração de VAS.
2. Enxugar, aquecer e evitar manobras invasivas.
3. Evitar aspiração gástrica nos 10 minutos iniciais (pode ocorrer estimulação vagal com arritmias).
4. Estimular com delicadas palmadas nas regiões plantares.
5. O_2 (fluxo contínuo) em máscara facial.
6. Se necessário, ventilar com máscara e balão.

7. Cuidado: balão tipo ambu não deixa passar o O_2, se a pressão for insuficiente.
8. Intubação:
   - Se não melhorar após ventilação com máscara ou ambu.
   - Verificar se a ventilação é adequada.
   - Observar se o MV é simétrico nos 2 HT.
   - Promover 30 a 40 ipm com pressão mínima (20-25 cmH_2O) para obter um MV audível e ventilação adequada.
9. Massagem cardíaca:
   - Quando a FC < 60 bpm após várias incursões com O_2 a 100%.
   - Posicione-se junto aos pés do recém-nascido e coloque os polegares na junção do 1/3 médio com o 1/3 inferior do esterno.
   - Os demais dedos abraçam o tórax e apoiam o dorso.
   - Comprimir o esterno até 2/3 da distância que vai até a coluna vertebral ± 100 vezes por minuto.
   - A eficácia da mesma pode ser verificada pela presença de pulso femoral ou no coto umbilical.
10. Cateterismo da veia umbilical:
    - A veia umbilical deve ser cateterizada porque é a mais acessível.
    - Após assepsia, introduzir o cateter até a luz da veia cava inferior (8 a 10 cm), o que se consegue sem dificuldades em 60% a 70% dos casos.

MEDICAÇÃO

Glicose
- 0,5 a 1 g/kg ou 2 a 4 mL solução 25% sempre que a FC < 100 bpm ou ausente ou na ausência de respiração 5 minutos após o parto (nesses casos fazer também $NaHCO_3$).

$NaHCO_3$
- 2 a 5 mEq/kg ou "BE" × kg × 0,3 (diluir ao meio com SG 25%).

Adrenalina Solução 1:10.000
- 0,1 a 1 mL na veia umbilical ou intracardíaca (assistolia).

Gluconato de Cálcio 10%
- Bradicardias ou baixo rendimento cardíaco: 1 a 2 mL/kg/dose.

Atropina
- Bradicardia de suposta origem vagal: 0,01 a 0,03 mg/kg IV.
- Atropina ampolas 1 mL = 0,25 – 0,5 – 1 mg.
- Cuidado: pode ocorrer hipertermia nos RN com lesão cerebral.

Dopamina
- 5 a 10 mcg/kg/minuto – Revivam – 1 ampola = 10 mL = 50 mg.
- 1 ampola + 240 mL SF ou Ringer = solução onde 1 mL = 60 microgotas = 200 mcg.
- Soluções alcalinas inativam a dopamina.
- Fazer 5 a 10 mcg/kg/minuto = 1,5 a 3 microgotas/kg/minuto da solução supradescrita.

Naloxona
- Narcam ampola 2 mL = 0,04 mg.
- 0,01 mg/kg/dose IV ou IM – repetir após 5 minutos (SOS).
- Dependendo da dose de narcótico e do tempo decorrido após a aplicação, repetir a cada 1 a 2 horas, SOS.
- Suspender após 2 a 3 aplicações, se não houver melhora clínica.
- Usar com cautela nos filhos de mães toxicômonas porque pode desencadear a síndrome aguda da privação de tóxicos.

CARDIOVERSÃO
- Fibrilação ventricular.
- Taquicardia atrial paroxística (TAP).
- 1 watt/kg até o máximo de 10 watts/kg.

PERDA DE SANGUE – HIPOTENSÃO ARTERIAL – CHOQUE
- Ringer Lactato ou sangue total: 10 a 20 mL/kg ou
- Albumina humana: 1 g/kg.
  - Solução 20% – 1 mL = 0,2 mg.
  - Solução 25% – 1 mL = 0,25 mg.

CHOQUE NO RECÉM-NASCIDO
- Asfixia intraparto.
- Hemorragia.
- Doença das membranas hialinas.
- Hipoglicemia como principal causa de choque no recém-nascido é rara.
- Sinais precoces:
  - Taquicardia, taquipneia, palidez, pulso fraco, diminuição da perfusão periférica, acidose metabólica, hipóxia, CID (pode ser um sinal precoce de choque no recém-nascido).
  - Recomenda-se em todo recém-nascido doente a determinação da PA (método da palpação ou do *flush* ou de Doppler) ou a monitorização intra-arterial com o auxílio de um transdutor.

PRESSÃO ARTERIAL DO RECÉM-NASCIDO NAS PRIMEIRAS HORAS

Peso	Sistólica	Diastólica	Média
1 a 2 kg	49 a 59	26 a 31	35 a 40
2 a 3 kg	50 a 64	50 a 64	41 a 45
> 3 kg	67 a 70	67 a 70	50 a 54

CHOQUE NA ASFIXIA INTRAPARTO
- Vasoconstrição inicial seguida de vasodilatação periférica e hipotensão arterial após o aquecimento, a oxigenação e a correção da acidose.

CHOQUE NA DOENÇA DE MEMBRANAS HIALINAS
- Tal como na asfixia intraparto, o choque manifesta-se após a correção da acidose e da hipóxia.
- A DMH impõe o uso de expansores de volume; caso contrário, a DMH agrava-se.

CHOQUE NAS HEMORRAGIAS
- Hematócrito baixo.
- Examinar a placenta: ruptura de vasos prévios (umbilicais e placentários).
- Placenta prévia.
- Descolamento da placenta.
- Coagulopatias.
- Transfusão feto-fetal (gêmeos).
- Transfusão feto-materna – pode ser comprovada no esfregaço do sangue pelo método de Kleihauer-Bethke, que revela a presença de hemácias fetais.
- Hemorragia intraventricular.
- Hemorragia intra-abdominal devida à laceração do fígado. Ocorre em recém-nascido com hepatomegalia, mãe diabética ou na eritroblastose fetal ou na apresentação pélvica:
  - Coloração azulada da parede abdominal.
  - Raios X simples = nível líquido.
  - Paracentese = presença de líquido sanguinolento.

TRATAMENTO DO CHOQUE NO RECÉM-NASCIDO
- Infusão de um expansor na dose inicial de 10 mL/kg: Ringer Lactato ou Albumina Humana 25% (diluída para 5%) ou sangue total.
- $NaHCO_3$ para corrigir a acidose metabólica que ocorre à medida que a perfusão vai melhorando.

23. IDADE GESTACIONAL

> ☞ *Capurro somático: A + B + C + D + G + 204 = IG em dias.*
>
> ☞ *Capurro somatoneurológico: A + B + C + D + E + F + 200 = IG em dias.*

A) Textura da pele:
- 0 = muito fina, gelatinosa.
- 5 = fina e lisa.
- 10 = algo mais grossa com leve descamação superficial.
- 15 = grossa, marcas superficiais, descamação nas mãos.
- 20 = grossa, enrugada, marcas profundas.

B) Forma da orelha:
- 0 = chata, disforme, pavilhão não encurvado.
- 8 = pavilhão parcialmente encurvado.
- 16 = pavilhão parcialmente encurvado na parte superior.
- 20 = pavilhão totalmente encurvado.

C) Glândulas mamárias:
- 0 = não palpáveis.
- 5 = palpáveis – menor que 5 mm.
- 10 = palpáveis – entre 5 e 10 mm.
- 15 = palpáveis – maior que 10 mm.

D) Pregas plantares:
- 0 = sem pregas.
- 5 = marcas mal definidas na parte anterior da planta.
- 10 = marcas bem definidas na 1/2 anterior + sulcos no 1/3 anterior.
- 15 = sulcos na 1/2 anterior.
- 20 = sulcos em mais da 1/2 anterior.

E) Sinal do cachecol:
- 0 = cotovelo alcança a linha axilar anterior do lado oposto.
- 6 = cotovelo entre a linha axilar anterior do lado oposto e a linha média.
- 12 = cotovelo ao nível da linha média.
- 18 = cotovelo entre a linha média e a linha axilar anterior do mesmo lado.

F) Posição da cabeça ao levantar o recém-nascido:
- 0 = cabeça totalmente deflexionada – ângulo cervicotorácico de 270°.
- 4 = ângulo cervicotorácico entre 180 e 270° graus.
- 8 = ângulo cervicotorácico de 180°.

G) Formação do mamilo:
- 0 = apenas visível.
- 5 = aréola visível com leve pigmentação – diâmetro < 0,75 cm.
- 0 = aréola pigmentada com borda visível não levantada – diâmetro < 0,75 cm.
- 15 = aréola pigmentada com borda saliente – diâmetro > 0,75 cm.

24. ICTERÍCIA NEONATAL

INÍCIO NA PRIMEIRA SEMANA
- Fisiológica.
- Incompatibilidade sanguínea materno-fetal.
- Anemias hemolíticas genéticas:
  - Esferocitose congênita, eliptocitose hereditária.
  - Anemia de Cooley, anemia de hemácias falciformes.
- Filho de diabética.
- Sepse.
- TORCH (toxoplasmose, rubéola, citomegalovirose e herpes).
- Listeriose.
- Pós-hemorragia fechada (céfalo-hematoma etc.).
- Intoxicações (novobiocina, vitamina K).

INÍCIO APÓS PRIMEIRA SEMANA
- Fisiológica.
- Prolongada na amamentação (intolerância ao pregnanediol).
- Hipotireoidismo.
- Atresia de vias biliares.
- Síndrome da bile espessa.
- Galactosemia.
- Anemias hemolíticas genéticas.
- Familiar não hemolítica (doença de Gilbert, síndrome de Grigler-Najjar).

PROLONGADA

Tipo Enzimático
- Fisiológica prolongada.
- Prolongada na amamentação (intolerância ao pregnanediol).
- Hipotireoidismo.
- Familiar não hemolítica.

Tipo Hemolítico
- Anemias hemolíticas genéticas.

Tipo Hepatocelular ou Obstrutivo
- Atresia de vias biliares.
- Síndrome da bile espessa.
- Hepatite neonatal.
- Sepse neonatal.
- Sífilis congênita.
- Toxoplasmose congênita.
- Galactosemia congênita.

	Hemolítica	Enzimática	Hepatocelular	Obstrutiva
Bilirrubina predominante	Indireta	Indireta	Direta	Direta
Transaminases	Normais	Normais	Aumento precoce	Aumento tardio
Anemia + reticulose + policromatofilia	Presentes	Ausentes	Ausentes	Ausentes
Medula óssea	Hiperplasia normoblástica	Normal	Normal	Normal
Hepatomegalia	Geralmente presente	Ausente	Inconstante	Presente
Esplenomegalia	Presente	Ausente	Geralmente presente	Presente
Cor das fezes	Normal ou rósea	Normal ou clara	Clara	Branca
Estercobilina nas fezes	Aumentada	Variável	Variável	Ausente
Bilirrubina na urina	Ausente	Ausente	Presente	Presente
Urobilinogênio na urina	Aumentado	Direta	Variável	Ausente

ANAMNESE
- Idade gestacional.
- Grupo sanguíneo dos pais.
- Número de gestações anteriores.
- Pré-natal (exames, doenças, remédios usados).
- Condições do parto.
- Ocorrências após o parto.
- Início da icterícia.

EXAME FÍSICO
- Estado geral, palidez, hipocromia de mucosas, lesões de pele.
- Lesões oculares, rinite, dificuldade respiratória.
- Hepatomegalia, esplenomegalia, cor das fezes etc.

EXAMES
- Hemograma e coagulograma completos.
- Contagem de reticulócitos.
- Hematoscopia (morfologia de hemácias e plaquetas).
- *Coombs* direto, se positivo, identificar o antígeno (RH? ABO?).
- Tipagem sanguínea dos pais.
- Bilirrubina total e frações – transaminases (TGO + TGP).
- Fosfatase alcalina, ureia, creatinina, glicose.
- Proteína total e frações – T4 e TSH.
- Sorologia para lues – pesquisa de TORCH.
- Hemocultura e antibiograma.
- Pesquisa de bilirrubina e urobilinogênio na urina.
- Pesquisa de estercobilina nas fezes.
- US abdome.
- Raios X (tórax e ossos longos).
- Prova da Rosa-Bengala com Iodo-131 (radioativo).
- Cintilografia das vias biliares intra e extra-hepáticas.

LAPAROTOMIA
- Biópsia hepática direta.
- Vesícula biliar presente: colangiograma.
- Vesícula biliar ausente: explorar as vias biliares externas.

25. HIPOGLICEMIA

Pré-termo	< 20 mg%
A termo	< 30 mg%
Pós-termo	< 40–50 mg%

RECÉM-NASCIDO COM RISCO DE HIPOGLICEMIA
- Pode apresentar bom estado geral nas primeiras horas.
- Filho de diabética (GIG).
- PIG (desnutrição intrauterina).
- Sepse neonatal.
- Asfixia neonatal.
- Incompatibilidade RH
- Dextrostix ou haemoglukotest na 3ª, 6ª, 12ª, 24ª horas de vida.
- Iniciar precocemente SG 10% de 2-2 horas (VO ou gavagem) até normalizar a glicemia através da alimentação (leite materno) no 2º ou 3º dia de vida.
- Recém-nascido com asfixia deve receber SG 10% IV na veia umbilical, após as medidas de reanimação.

RECÉM-NASCIDO, LACTENTE OU DESNUTRIDO COM HIPOGLICEMIA
- Pode apresentar abalos musculares, tremores, apneia, crises oculógeras, convulsões, hipotermia, palidez, letargia, dificuldade para alimentar, regurgitações.

HIPOGLICEMIA SINTOMÁTICA EM RECÉM-NASCIDO
1. Coleta de sangue para exames: glicose, cálcio, magnésio, hematócrito, bilirrubinas, tipagem sanguínea, *Coombs* direto etc.
2. Glicose 25% = 2 a 4 mL/kg IV lento (1 mL/minuto).
3. Manter infusão contínua de SG 10%: 4 a 8 mg/kg/minuto.
4. Alguns recém-nascidos com hiperinsulinismo necessitam de SG 15%.
5. Aumentar a concentração de glicose e a velocidade de infusão SOS.
6. Mobilizar as reservas de glicogênio: glucagon = 15 mcg/kg de 4/4 horas IV SOS.
7. Se não estabilizar a glicemia: hidrocortisona: 7 mg/kg/dia ÷ 4 ou 6 doses IV SOS.
8. Nas crianças maiores, tentar prednisona: 1 mg/kg/dia ÷ 4 doses VO ou adrenalina ou diazóxido ou hormônio do crescimento sob supervisão do endocrinologista.

HIPOGLICEMIA EM LACTENTES E MAIORES
- *Causas:* jejum prolongado, desnutrição grave, sepse, diarreia protraída, hipoinsulinismo, insulinoterapia (erros), intoxicações exógenas etc.
- *Sinais:* palidez, tonturas, sudorese, cefaleia, fome, taquicardia, sono, ansiedade, convulsões.

PREPARO DE SORO GLICOSADO 6%, 7%, 8% ETC.

> ☞ Para preparar 250 mL de soro, usar 5,54 mL de glicose 50% para cada 1% a mais que os 5% do SG 5%.

Exemplo: Preparar 250 mL de SG 12%
- 12% − 5% = 7%.
- Para cada 1% a mais que os 5% → 5,54 mL.
- Para 7% a mais que os 5% → X.

- X = 38,78 mL de glicose 50%.
- 250 mL − 38,78 mL = 211,22 mL de SG 5%.
- De modo que 38,78 mL glicose 50% + 211,22 mL de SG 5% = 250 mL SG 12%.

Prova
- Se 100 mL de glicose 50% → 50 g.
- 38,78 mL de glicose 50% → X; X = 19,38 g.
- Se 100 mL de SG 5% → 5 g.
- 211,22 mL de SG 5% → Y; Y = 10,561 g.
- Logo, se em 250 mL do soro → 29,941 g (19,38 g + 10,561 g).
- Em 100 mL do soro → Z; Z = 11,98% ≅ 12%.

Com frascos de 500 mL do SG 5% é possível preparar soluções a		
25%	→	Retirar 223 mL e colocar 223 mL de glicose 50%
15%	→	Retirar 112 mL e colocar 112 mL de glicose 50%
12,5%	→	Retirar 84 mL e colocar 84 mL de glicose 50%
10%	→	Retirar 56 mL e colocar 56 mL glicose 50%
7,5%	→	Retirar 28 mL e colocar 28 mL glicose 50%

26. HIPOCALCEMIA

Cálcio total	< 7 mg/100 mL
Cálcio ionizado	< 4 mg/100 mL ou < 8 mEq/L

PRECOCE (INÍCIO ATÉ O 3º DIA DE VIDA)

Causas de Origem Materna
- Diabetes, toxemia, hiperparatireoidismo.
- Deficiência de cálcio ou vitamina D.

Causas Relacionadas com o Parto
- Asfixia e prematuridade.

Causas Pós-Natais
- Hipoglicemia → estresse → catecolaminas → cortisol.
- Hipoxia, sepse, choque, traumatismo cerebral.
- Tratamento da acidose metabólica com $NaHCO_3$.
- Hiperventilação → alcalose respiratória.
- Hipoparatireoidismo transitório funcional.
- Aporte ausente ou inadequado de cálcio nos primeiros dias de vida.
- Excesso relativo de calcitonina em relação ao paratormônio (nos primeiros dias de vida).

TARDIA (INÍCIO APÓS O 3º DIA DE VIDA)
- Hiperfosfatemia – dieta rica em fosfato: leite de vaca = relação Ca/P baixa.
- Leite materno: relação Ca/P ideal = 2,25.
- Imaturidade renal ou das paratireoides do recém-nascido.
- Catabolismo aumentado.
- Deficiência de magnésio.
- Hipoproteinemia.
- Má-absorção de cálcio e/ou de magnésio.
- Deficiência materna de vitamina D e cálcio.
- Disfunção hepática ou renal com baixo metabolismo da vitamina D.
- Excesso de Na+ → perda de Ca++.
- Fototerapia com luz branca.
- Infusão venosa de lipídios.
- Uso de furosemida.
- Hipoparatireoidismo:
  1. Materno.
  2. Transitório idiopático (primário congênito).
  3. Permanente: ausência congênita das paratireoides (raro, familiar ou parte da S. de Di George).

DIAGNÓSTICO
- Sinais frequentes (inespecíficos):
  - Abalos musculares – irritabilidade – movimentos incoordenados – tetania.
- Sinais clássicos (menos frequentes):
  - Chvostec.
  - Trosseau.
  - Espasmos (visceral, carpopodal, laringospasmo, broncospasmo).
- Dosar o cálcio de rotina na 3ª, 6ª, 12ª, 48ª horas de vida nos filhos de diabéticas, nos prematuros, nos recém-nascidos a termo com asfixia intraparto, mesmo se assintomáticos.

DIAGNÓSTICO DIFERENCIAL
- Hipoglicemia.
- Hipomagnesemia.
- Sepse com meningite.
- Hemorragia intracraniana.
- Anoxia perinatal grave.
- Anomalias do SNC.

TRATAMENTO E CUIDADOS
- Gluconato de cálcio a 10% IV.
- Bradicardia e outras arritmias na infusão venosa rápida.
- Necrose tecidual grave, se extravasar para o TCS.
- Avançar o cateter via umbilical além do fígado, até a veia cava inferior, para evitar necrose hepática.

- Não misturar gluconato de cálcio com $NaHCO_3$.
- O cálcio potencializa a ação dos digitais: monitorizar a FC.
- Cálcio por via umbilical só gota/gota lento. Em animais de laboratório ocorre enterocolite necrosante, se a infusão for rápida.
- A elevação da calcemia, obtida pela infusão direta IV, diminui em 50% após 30 minutos, em razão da captação óssea de cálcio.

1 mL de Gluconato de Cálcio a 10% contém
100 mg de gluconato de cálcio
10 mg de Ca^{++} elementar
0,5 mEq de gluconato
0,5 mEq de Ca^{++} elementar

Assintomática
- Filhos de diabéticas; prematuros < 1,5 kg; asfixiados.
- Acidose metabólica; dificuldade respiratória.
- Dar leite materno (pobre em fosfato).
- Infusão de gluconato de cálcio 10%:
  35 a 70 mg/kg/dia de Ca^{++} elementar IV ou VO ou gavagem por 48-72 horas.

Sintomática
- Gluconato de cálcio 10% = 1 a 2 mL/kg IV lento (1 mL/minuto).
- Dose máxima: 5 mL (pré-termo) – 10 mL (a termo).
- Repetir a dose, se necessário.
- Monitorizar (EKG) – suspender se notar bradicardia ou arritmia.

$$DC = VEC (Ca\ N - Ca\ E) \div 100$$

DC = déficit de cálcio (mg Ca^{++} elementar).
VEC = volume extracelular = 25% do peso (gramas).
Ca N = cálcio normal = 10 mg/100 mL.
Ca E = cálcio encontrado (mg/100 mL).
Exemplo: recém-nascido com 4 kg, Ca E = 5 mg%.
DC = 25% de 4.000 g (10 – 5) ÷ 100 = 50 mg Ca^{++} elementar.
- Manutenção: doses, vias, administração, controles e tempo, como na hipocalcemia assintomática.

Tardia ou Prolongada
- Leite materno mais 35 a 70 mg/kg/dia de Ca^{++} elementar ÷ 6 doses nos intervalos das mamadas durante 2-4 semanas ou mais, SOS (grande depressão das paratireoides).

Associada à Hipomagnesemia
- O uso isolado de Mg^{++} costuma corrigir também a calcemia, dispensando o uso de cálcio.

Associada à Deficiência de Vitamina D

- Deficiência materna: usar gluconato de cálcio 10%, quando sintomática, mais vitamina D2 = 8.000 a 16.000 UI/dia com diminuição lenta da dose a partir da melhora clínica.
- Deficiência no metabolismo da vitamina D por disfunção renal ou hepática. Usar as formas hidroxiladas de vitamina D:
  - 25-hidroxicolecalciferol na dose de 2 g/kg/dia por 2-5 dias ou;
  - 1,25-hidroxicolecalciferol na dose de 0,5 g/kg/dia por 2 dias.

Hipocalcemia Persistente

- Suplemento de cálcio adequado?
- Hipomagnesemia associada?
- Outras causas?
- Nas deficiências do metabolismo da vitamina D: usar vitamina D2 = 10.000 a 25.000 UI/dia.
- Usar 3-6 mL de hidróxido de magnésio que forma com o PO_4 um complexo inabsorvível: $Mg_2(PO_4)_3$.

27. HIPOMAGNESEMIA

Magnésio normal (valores sem consenso)
1,5 a 2,8 mg/100 mL = 0,75 a 1,4 mEq/L ou 2,4 a 3,6 mg/100 mL = 1,2 a 1,8 mEq/L
Valores < 1,5 mg/100 mL = 0,75 mEq/L devem ser considerados

- Sulfato de magnésio 50%: 0,1 a 0,2 mL/kg a cada 8-12 horas IV ou IM.
- Dosar o magnésio a cada 24 horas nas formas transitórias durante 2-3 dias.
- Nas formas idiopáticas o tratamento é prolongado.
- Geralmente associada à hipocalcemia (causas e sintomatologia comuns).
- Diminuição do aporte:
  - Deficiência materna de magnésio.
  - Diabetes materno.
  - Retardo do crescimento intrauterino.
  - Má-absorção intestinal específica de magnésio.
  - Cirurgias intestinais.
- Perda de magnésio:
  - Hiperfosfatemia (ingestão aumentada).
  - Hiperparatireoidismo materno.
  - Diarreia/desnutrição.
  - Doença hepatobiliar.
  - Exsanguineotransfusão com sangue citratado.

28. HIPERMAGNESEMIA

- Uso de antiácido com magnésio.
- Uso de sulfato de magnésio na eclâmpsia.

- Sinais:
  - Sonolência.
  - Retardo na eliminação de mecônio.
  - Hipotonia.
  - Hiporreflexia.
  - Depressão respiratória – apneia.
- Tratamento:
  - Hidratação + diuréticos + ventilação.
  - Exsanguineotransfusão com sangue citratado (perda de magnésio).

29. PREMATUROS – ALIMENTAÇÃO

- Pesar diariamente.
- Estatura e perímetro cefálico: medida semanal.

NECESSIDADES HÍDRICAS
- ± 60 a 70 mL/kg/dia.
- As necessidades hídricas aumentam com:
  - Fototerapia.
  - Baixo grau de umidade.
  - Prematuridade (quanto maior, maior a perda insensível).

NECESSIDADES ENERGÉTICAS
- 60 a 75 kcal/kg/dia para manter o peso.
- 100 a 120 kcal/kg/dia para promover o crescimento.

NECESSIDADES DE PROTEÍNAS
- 2,25 a 3,5 g/kg/dia.
- < 2 g/kg/dia → desnutrição e hipoproteinemia.
- > 4 g/kg/dia → acidose metabólica = sonolência.
  Nitrogênio ureico e aminoácidos aumentam no sangue e na urina.

> Nitrogênio ureico = 16% do peso das proteínas

TIPO DE PROTEÍNAS
- Prematuros carecem de enzimas* necessárias nas transaminações de:
  - Fenilalanina* → tirosina → ácido homogentísico.
  - Metionina* → cisteína.

AMINOÁCIDOS ESSENCIAIS PARA OS PREMATUROS
- Tirosina – Cisteína – Taurina.
- O leite de vaca é rico em fenilalanina e metionina porque a caseína predomina sobre as proteínas do soro, o que explica a ocorrência frequente de acidose metabólica (sonolência) e aumento do nitrogênio ureico e da amônia nos prematuros alimentados com a proteína do leite de vaca.

- O leite materno e os leites com predomínio das proteínas do soro sobre a caseína são mais ricos em cisteína e contêm menos fenilalanina e metionina, de modo que os prematuros toleram mais as proteínas do soro – até 4,5 g/kg/dia – do que a caseína.

RELAÇÃO PROTEÍNAS DO SORO: CASEÍNA NO LM E NO LV
- Proteínas do soro: Lactoalbumina (principal) e β-lactoglobulina (quantidade irrelevante).
- Leite Materno = proteínas do soro (60%) + caseína (40%).
- Leite de Vaca = proteínas do soro (18%) + caseína (82%).

NECESSIDADES DE GORDURAS
- 40% a 50% do total das calorias.
- 2% a 3% do total das calorias devem ser dadas sob a forma de TCL para se atender às necessidades de ácidos graxos essenciais, principalmente o ácido linoleico.
- Se a oferta de gorduras representar menos de 40% do total das calorias, a quantidade de proteínas ou de carboidratos deverá ser aumentada.
- Aumentar proteínas → acidose (sonolência).
- Aumentar carboidratos → hiperosmolaridade + diurese osmótica.
- Se a oferta de gorduras representar mais de 50% do total das calorias → cetose.

NECESSIDADES DE CARBOIDRATOS
- O suficiente para completar 100 a 120 kcal/kg/dia: ± 11-16 g/kg/dia.
- Usar glicose 10% nas soluções dadas por via oral ou parenteral.
- É bem tolerada exceto nos:
  - < 1.000 g de peso.
  - > 1.000 g de peso, mas doentes.
- Carboidratos mais utilizados nas fórmulas lácteas:
  - Lactose (glicose + galactose) – Sacarose (glicose + frutose) – Maltose (glicose + glicose).
- Mesmo na prematuridade extrema a intolerância à lactose é rara.

NECESSIDADES DE OLIGOELEMENTOS
- Na = 2 a 3 mEq/kg/dia.*
- Cl = 2 mEq/kg/dia.*
- K = 2 mEq/kg/dia.*
- *O leite materno e a maioria das fórmulas lácteas contêm o suficiente.
- Outros oligoelementos (Mg, Cu, I, Zn, Mn): na maioria dos leites em quantidades adequadas.

NECESSIDADES TOTAIS DE CÁLCIO
- 150 a 220 mg/kg/dia de Ca^{++} elementar
- Conteúdo de Ca^{++} elementar (mg/100 mL):
  - Leite materno = 35.
  - Demais leites = 35 a 85.

- Usar o gluconato de cálcio 10% como suplemento, diluído no leite materno e distribuído nas diversas mamadas ao longo do dia, de modo a assegurar os 150 a 220 mg/kg/dia de Ca^{++} elementar.

40 mg Ca++ elementar = 2 mEq Ca++ elementar
1 mL gluconato de cálcio 10% = 10 mg ou 0,5 mEq Ca^{++} elementar
10 mL gluconato de cálcio 10% = 1 g = 100 mg Ca^{++} elementar = 5 mEq Ca^{++} elementar

NECESSIDADES DE FÓSFORO
- São desconhecidas.
- Relação cálcio-fósforo ideal = 2:1 (leite materno).

NECESSIDADES DE FERRO
- 2 mg/kg/dia após 6 a 8 semanas de idade ou 2 kg de peso.
- As reservas de ferro esgotam-se quando se reinstala a eritropoiese entre 6-8 semanas de vida, mas há risco de anemia hemolítica nos prematuros alimentados com leite rico em ferro, em virtude da deficiência de vitamina E.

NECESSIDADES DE VITAMINA E
- 25 U/dia nos < 2.000 g de peso a partir do 1º dia de vida até atingirem 2.000 g de peso.
- As necessidades do prematuro são maiores: reservas menores e má-absorção intestinal.
- Síndrome da Carência de Vitamina E: anemia hemolítica + edema + trombocitose.

NECESSIDADES DE VITAMINA K
- 0,5 a 1,3 mg IM dose única como profilaxia da DHRN.
- DHRN = Doença Hemorrágica do Recém-Nato.
- Logo em seguida, passa a ser produzida pela flora intestinal.
- 1 a 2 mg IM – dose semanal – após antibiótico de amplo espectro e na NPP.
- NPP = Nutrição Parenteral Prolongada.

NECESSIDADES DE VITAMINAS
- O leite materno e os demais leites só atendem às necessidades diárias de vitaminas na quantidade de 750 a 1.000 mL/dia.
- Nos prematuros < 2.500 g são descritos raquitismo e anemia megaloblástica.
- Vitamina D: 400 UI por dia nos ≤ 1.000 g por via enteral e 160 UI por dia via parenteral.
- Ácido fólico = 50 mcg por dia.

ALIMENTAÇÃO INTERMITENTE POR GAVAGEM
- Prematuros < 32 semanas.
- Sucção ou deglutição precária.
- Taquipneia.
- Prematuros entre 32-36 semanas exigem, geralmente, uma combinação de gavagem com seio materno ou mamadeira.

- Marcar na sonda a distância do apêndice xifoide ao nariz e daí ao ouvido.
- Desviar a cabeça para o lado.
- Introduzir a sonda de polietileno 5 ou 8 pela narina ou pela boca.
- Auscultar a região gástrica para avaliar a posição do cateter.
- Verificar o Volume do Resíduo Gástrico (VRG).
- Devolver o material aspirado ao estômago para evitar espoliação.
- Soro glicosado 10%, gluconato de cálcio ou leite devem ser injetados por uma seringa ligada à SNG, mas sempre por ação da gravidade.

GAVAGEM PARA PREMATUROS < 1.200 G

Idade (horas)	Volume (mL)	Intervalos (horas)	Tipo de alimento
4 a 12	1 a 2	2/2	AD → SG 10%
12 a 24	2 a 4	2/2	SG 10%
24 a 48	3 a 6	2/2	1 leite + 1 SG 10%
48 a 72	4 a 8	2/2	1 leite + 1 SG 10%
> 72	5 a 10	2/2	Leite
Resíduo gástrico esperado = 1 a 2 mL			

GAVAGEM PARA PREMATUROS COM 1.200 A 1.500 G

Idade (horas)	Volume (mL)	Intervalos (horas)	Tipo de alimento
4 a 12	5 a 15	2/2 ou 3/3	AD → SG 10%
12 a 24	5 a 15	2/2 ou 3/3	1 leite + 1 SG 10%
24 a 48	10 a 25	2/2 ou 3/3	1 leite + 1 SG 10%
48 a 72	15 a 35	2/2 ou 3/3	Leite
> 72	20 a 45	2/2 ou 3/3	Leite
Resíduo gástrico esperado = 2 mL			

GAVAGEM PARA PREMATUROS COM 1.500 A 2.000 G

Idade (horas)	Volume (mL)	Intervalos (horas)	Tipo de alimento
4 a 12	5 a 15	2/2 ou 3/3	AD → SG 10%
12 a 24	5 a 15	3/3 ou 4/4	1 leite + 1 SG 10%
24 a 48	10 a 25	4/4	1 leite + 1 SG 10%
48 a 72	15 a 35	4/4	Leite
> 72	20 a 45	4/4	Leite
Resíduo gástrico esperado = 3 mL			

APÓS 72 HORAS DE VIDA, AUMENTAR O VOLUME DE CADA REFEICÃO

Peso	mL/dia
< 1.200 g	1 a 2
1.200 a 1.500 g	2 a 3
1.500 a 2.000 g	5 a 15
Volume máximo: 150 a 175 mL/kg/dia	

Volume do estômago
Prematuro de 800 g = 3 mL
RN a termo com 4.000 g = 40 mL
Sempre que o resíduo gástrico ultrapassar 25% da refeição prevista, deduzí-lo do volume que seria administrado

ALIMENTAÇÃO NASOGÁSTRICA CONTÍNUA

- Prematuros < 1.000 g.
- Sonda (cateter) de nelaton ou polietileno número 5 através do nariz ou da boca até o estômago como descrito para a gavagem.
- Trocar a sonda (cateter) cada 24 a 48 horas.
- Trocar a conexão entre a bomba de infusão e a SNG cada 8 a 12 horas.
- Mesmo esquema de alimentação intermitente por gavagem com o detalhe de o leite ser administrado contínua e lentamente, mediante uma bomba de infusão.
- Velocidade de 0,5 a 1 mL/kg/hora.
- A cada 3-4 horas introduzir uma quantidade de leite fresco na bomba.
- Medir o VRG cada 2 a 4 horas, modificando o volume das refeições seguintes, tal como na alimentação intermitente por gavagem, pois o VRG não deve ultrapassar o volume fornecido por hora.

ALIMENTAÇÃO NASOJEJUNAL CONTÍNUA

- Quando as necessidades calóricas não forem atendidas por gavagem, em razão de retenção gástrica, regurgitações ou refluxo gastroesofágico.
- Sonda de demora transpilórica (nasojejunal).
  - Material: silastic com ponta de tungstênio.
  - Comprimento: distância da ponta do nariz ao joelho.
- RN em decúbito lateral direito, deixando a sonda passar pelo piloro e chegar ao duodeno.
- Confirmação:
  - Líquido aspirado com cor amarela.
  - Radiografia.
  - pH do líquido aspirado.
- Mesmo esquema da gavagem, apenas o leite é dado contínua e lentamente, através de uma bomba de infusão.
- Velocidade de infusão: 0,5 a 1,0 mL/HORA.
- Prescrever volume, velocidade e cuidados (bomba, sonda e conexões).
- A SNG não deve ser trocada com frequência como na gavagem, mas o leite e as conexões devem ser trocados como na ANG contínua.

- Medir o VRG de 4/4 horas.
- Leite no estômago sugere sonda mal posicionada, íleo ou oclusão intestinal.
- Evitar volumes e velocidades excessivos: podem provocar diarreia e/ou oclusão intestinal.
- Aumentar progressivamente a velocidade de infusão até atender às necessidades hídricas e calóricas do prematuro.

ALIMENTAÇÃO COM MAMADEIRA
- Prematuro maior (mais forte).
- 34 ou mais semanas de gestação.
- Prematuros de 32 ou 33 semanas podem exigir uma combinação de gavagem com mamadeira ou seio materno.
- A primeira mamada deve ser de água destilada (AD). Se não aspirar nem regurgitar, usar leite.

ALIMENTAÇÃO NO SEIO MATERNO
Colostro
- Rico em anticorpos.
- Possui mais proteínas, mais sais minerais e menos carboidratos que o leite materno.
- A ação laxativa do colostro favorece a eliminação de mecônio.

Leite Materno
- Começa a ser produzido entre 12 horas e 4 dias de vida.
- "Não há comprovação da sua superioridade para os prematuros" (sic).
- Nos recém-nascidos a termo, a primeira mamada pode ser dada na sala de parto.

Administração de Líquidos
- Indicada na desidratação, na icterícia, nos riscos de hipoglicemia.
- Desnecessária nos recém-nascidos normais com mais de 37 semanas.
- Recomendável naqueles com menos de 37 semanas, até haver leite em quantidade suficiente.

Contraindicações
- Doença materna crônica ou debilitante ou grave.
- Presença de determinados medicamentos ou drogas no leite materno.

Problemas mais Frequentes
- Fissuras/rágades: manter o aleitamento + tratamento local (Massê creme ou Millar pomada).
- Ingurgitamento das mamas: manter o aleitamento + expressão manual.
- Mastite: alimentar apenas no seio sem infecção + antibioticoterapia.

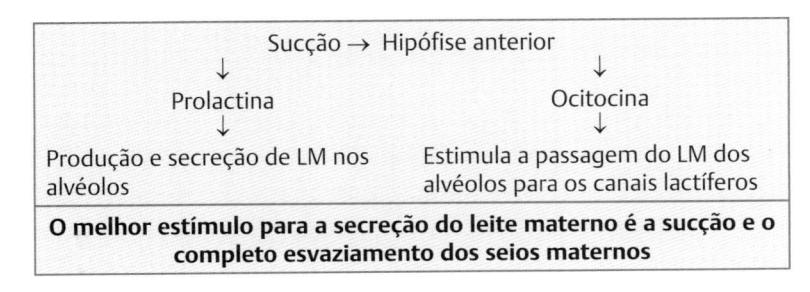

Sucção → Hipófise anterior	
↓	↓
Prolactina	Ocitocina
↓	↓
Produção e secreção de LM nos alvéolos	Estimula a passagem do LM dos alvéolos para os canais lactíferos
O melhor estímulo para a secreção do leite materno é a sucção e o completo esvaziamento dos seios maternos	

RESUMO DA ALIMENTAÇÃO NOS PREMATUROS < 1.250 – 1.500 G

1. Soro glicosado 10% = 65-90 mL/dia IV.
2. Manter a HV até que a gavagem forneça 100 mL/dia de leite, diminuindo a velocidade da HV à medida que aumenta a quantidade de leite por gavagem.
3. Eletrólitos na HV a partir do 2º dia.
4. Após o 3º dia, se não receber calorias suficientes por gavagem, iniciar NPT periférica com proteínas, gorduras e carboidratos.
5. Dextrostix na 1ª, 2ª, 4ª horas de vida e, posteriormente, SOS.
6. Dar o leite via oral tão logo o recém-nascido esteja em condições de usar a via entérica.
7. Vitaminas e oligoelementos nas doses recomendadas, assim que as refeições forem bem toleradas.
8. Dextrostix antes das refeições nos prematuros que estejam recebendo apenas alimentação oral sem infusão simultânea de glicose (SG 10%), mesmo que assintomáticos.

30. LEITE MATERNO

- Valor calórico = 67 kcal/100 mL.
- Proteínas = 1,2 g/100 mL.
- Gorduras = 3,8 g/100 mL (35% a 55% das calorias).
- Carboidratos = 7,0 g/100 mL.
- Proteínas do soro (60% das proteínas): Lactoalbumina (principal) e β-lactoglobulina (resíduos).
- Caseína (40% das proteínas).
- Quando o leite materno for acidificado no estômago, a caseína se precipita, formando coalhada e soro do leite (líquido sobrenadante).

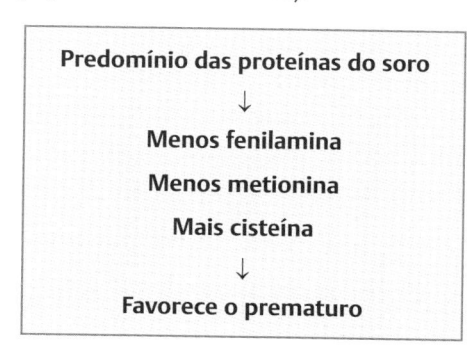

```
Predomínio das proteínas do soro
            ↓
      Menos fenilamina
      Menos metionina
        Mais cisteína
            ↓
     Favorece o prematuro
```

SUPLEMENTAÇÃO CALÓRICA DO LEITE MATERNO

- Prematuros alimentados com leite materno carecem de suplementos de cálcio, sódio e vitaminas.
- O valor calórico do leite materno deve ser aumentado com acréscimo de proteínas (caseinato de cálcio) ou gorduras (TCM) ou com polímeros da glicose.
- Para aumentar o valor calórico do leite materno, o prematuro precisa alcançar a taxa de crescimento intrauterino sem aumentar o volume de ingestão acima de 150 a 170 mL/kg/dia, o que pode provocar distensão abdominal + vômitos etc.

SUPLEMENTAÇÃO CALÓRICA DO LEITE MATERNO COM PROTEÍNAS
- No prematuro pequeno que não ganha peso adequado ou apresenta hipoproteinemia quando alimentado com leite materno deve receber suplemento proteico de até 2 g/kg/dia ou mais.
- No recém-nascido que precisa de uma restrição crônica de líquidos e, por isso, não recebe o mínimo de 2,25 g/kg/dia de proteínas, usar módulo de caseinato de cálcio.
- Módulo de caseinato de cálcio:
  - Acrescentar 1-1,5 g/kg/dia misturado de uma só vez ao leite preparado para o dia inteiro, porque a quantidade de caseinato de cálcio acrescentada em cada refeição será sempre muito pequena.
- Intolerância à proteína e ingestão insuficiente de água e de eletrólitos podem causar aumento do nitrogênio ureico ou distúrbios hidroeletrolíticos nos recém-nascidos que recebem leite com alto valor calórico e/ou naqueles com restrição de líquidos.

SUPLEMENTAÇÃO CALÓRICA DO LEITE MATERNO COM CARBOIDRATOS
- A lactose, em geral, é bem tolerada pelo prematuro, que pode apresentar breve deficiência de lactase na fototerapia, enterocolite necrosante, sepse etc.
- Polímeros da glicose: 1 g = 4 kcal para cada 30 mL de leite, de modo que o valor calórico do leite passe de 67 → 81 kcal/100 mL.
- Os polímeros da glicose só aumentam a osmolaridade intestinal em 20% a mais que a glicose.

SUPLEMENTAÇÃO CALÓRICA DO LEITE MATERNO COM LIPÍDIOS
- Triglicerídeos de Cadeia Média (TCM) = 1 a 2 mL/kg/dia → 9 a 18 kcal/kg/dia a mais.
- A ingestão diária de gordura passa de 45% a 50% → 55% do total das calorias.
- Consumo de gordura superior a 55% das calorias = cetoacidose (+ corpos cetônicos na urina).
- TCM não aumentam a carga osmótica porque dispensam os sais biliares para serem absorvidos pelo intestino.
- TCM devem ser misturados ao leite e divididos em frações iguais nas 24 horas.
- Nunca dar TCM puros por via oral ou por SNG: risco de broncoaspiração.

BANCO DE LEITE MATERNO
Cuidados:

1. Após cuidadosa lavagem dos seios, o leite materno pode ser coletado em sacos plásticos esterilizados e refrigerados pelo prazo máximo de 6 horas ou congelados imediatamente.
2. As técnicas de congelamento e de esterilização utilizadas nos bancos de leite humano destroem os fatores antimicrobianos: leucócitos, imunoglobulinas, lactoferrina, lisozimas, C3 etc. presentes principalmente no colostro.

31. TESTE DO OLHINHO (REFLEXO DE BRUCKER)

- É a pesquisa obrigatória do "reflexo vermelho" (Lei 3.931 de setembro de 2002).
- Deve ser realizado ainda no berçário para iniciar o tratamento precoce do Glaucoma Congênito.
- **Usar oftalmoscópio na penumbra e colocado a 1 metro dos olhos do bebê.**
- Considerar como anormal quando notar um reflexo branco-amarelo em um dos olhos ou uma diferença no reflexo entre os olhos do bebê.

32. PESO – EVOLUÇÃO

1ª semana	A termo	Perde 10%
	Pré-termo	Perde 15%
8º ao 9º dia	A termo	Readquire o peso do nascimento
15º dia	Pré-termo	Readquire o peso do nascimento
5º mês	Dobra	
12º mês	Triplica	
24 a 30 meses	Quadruplica	
5 anos	Sextuplica	
10 anos	Decuplica	

33. ESTATURA – EVOLUÇÃO

Ao nascer	± 50 cm
1º ano	Aumenta ± 25 cm
2º ano	Aumenta ± 10 cm
3º ano	Aumenta ± 10 cm
4º ano	Aumenta ± 6 cm por ano até a puberdade

Estatura média do 3º ao 12º ano
E (cm) = 6 (IA – 3) + 95
E = estatura (cm); IA = idade (anos)

Hormônio do crescimento ou *Growing Hormone* (GH) ou somatropina
(valores normais: crianças = 5 a 20 ug/L – adultos: 3 a 5 ug/L.)
- Somatropina no nanismo hipofisário – 1 mg = 3 UI.
  - Dose: 0,5 a 0,6 UI = 0,17 a 0,21 mg/kg/semana ÷ 3 a 6 doses.
  - É recomendável iniciar com doses baixas. Dose máxima = 1 mg/dia.
- Saizen 6 mg (5,83 mg/mL x 1,03 mL) – 12 mg (8 mg/mL x 1,5 mL) – 20 mg (8 mg/mL x 2,5 mL).
- Omnitrope 10 – 15 mg/1,5 mL.
- Norditropin Nordiplex 5 – 10 – 15 mg/1,5 mL.
- Genotropin – 12 mg = 36 ui numa caneta com regulagem das doses a serem aplicadas.

34. PERÍMETRO CEFÁLICO – EVOLUÇÃO

Ao nascer	± 34 cm (pouco maior que o perímetro torácico = 33 cm)
1º mês	Aumenta ± 3 cm
2º mês	Aumenta ± 2 cm
3º mês	Aumenta ± 1,5 cm (iguala ao perímetro torácico ± 40 cm)
4º mês	Aumenta ± 1 cm
6º mês	Perímetro torácico volta a ser maior que o cefálico
1º semestre	Aumenta ± 9 cm
2º semestre	Aumenta ± 3 cm
2º ano	Aumenta ± 2,5 cm
3º ano	Aumenta ± 1 cm

35. FONTANELA POSTERIOR (LAMBDOIDE) E LATERAIS

- Fecham-se nas primeiras semanas.
- Têm pouco interesse na prática clínica.

36. FONTANELA ANTERIOR (BREGMÁTICA)

- Geralmente aumenta um pouco até o 3º ou 4º mês quando começa a diminuir, deixando de ser palpável entre 6-12 meses.
- Mas ocorrem amplas variações fisiológicas quanto ao tempo de sua oclusão.
- Cranioestenose = craniossinostose é a oclusão prematura das suturas ósseas cranianas, logo após o parto. Pode ser sintomática ou assintomática, na dependência das suturas atingidas.

37. DESENVOLVIMENTO NEUROPSICOMOTOR NORMAL

1 mês	Segue com os olhos
2 meses	Sorriso social
3 meses	Sustenta a cabeça
4 meses	Segura objetos
5 meses	Rola na cama
6 meses	Senta com apoio
7 meses	Preensão palmar
8 meses	Pinça digital
9 meses	Senta sem apoio
10 meses	Engatinha
11 meses	Fica de pé e anda com apoio
12 a 14 meses	Anda sem apoio

38. PRIMEIRA DENTIÇÃO (DENTES DECÍDUOS)

Incisivos centrais	
Inferiores	6 e 7 meses
Superiores	7 e 8 meses
Incisivos laterais	
Superiores	8 e 9 meses
Inferiores	10 e 12 meses
Pré-molares	12 e 15 meses
Caninos	18 e 20 meses
Molares	20 e 24 meses

39. SEGUNDA DENTIÇÃO (DENTES PERMANENTES)

Primeiro molar	6 e 7 anos
Incisivos centrais	
Superiores	6 e 9 anos
Inferiores	6 e 9 anos
Incisivos laterais	7 e 10 anos
Primeiros pré-molares (primeiros bicúspides)	9 e 13 anos
Caninos	9 e 14 anos
Segundos pré-molares (segundos bicúspides)	10 e 14 anos
Segundo molar	10 e 14 anos
Terceiro molar (dente siso)	16 e 30 anos
Raquitismo e sífilis retardam o aparecimento dos dentes	

40. NECESSIDADES CALÓRICAS
FAO, OMS, 2023 – KCAL/KG/DIA

Idade	kcal/kg/dia
0 a 3 meses	94-113
3 a 6 meses	83-95
6 a 12 meses	78-81
1 a 3 anos	80-84
4-8 anos	64-77
9 a 10 anos	61-67

ADOLESCENTES – FAO, OMS, 1985

Idade	Sexo M	Sexo F
10 a 11	TMB × 1,76	TMB × 1,65
11 a 12	TMB × 1,73	TMB × 1,63
12 a 13	TMB × 1,69	TMB × 1,60
13 a 14	TMB × 1,67	TMB × 1,67
14 a 15	TMB × 1,65	TMB × 1,57
15 a 16	TMB × 1,62	TMB × 1,54
16 a 17	TMB × 1,60	TMB × 1,53
17 a 18	TMB × 1,60	TMB × 1,52

TMB = Taxa metabólica basal (Caeff e Herschberg)
Sexo M = 651 + (17,5 × P)
Sexo F = 746 + (12,2 × P)
P = peso teórico (kg)

ADULTOS – FAO, OMS, 1985

GET = TMB x CA
GET = Gasto energético total
TMB = Taxa metabólica basal
CA = Coeficiente de atividade

Taxa metabólica basal		
Idade	Sexo M	Sexo F
18 a 30 anos	679 + 15,3 P	469 + 14,7 P
30 a 60 anos	879 + 11,6 P	829 + 8,70 P
> 60 anos	487 + 13,5 P	596 + 10,5 P

P = peso teórico (kg)

Coeficiente de atividade		
	Sexo M	Sexo F
Leve	1,55	1,56
Moderada	1,78	1,64
Intensa	2,10	1,82

ADULTOS COM ENFERMIDADES – FAO, OMS, 1985

Fórmula de Harris-Benedict – 1919	
GET = GEB x FA x FI	
GEB = gasto energético total	
(kcal por dia)	
GEB = gasto energético basal (kcal por dia)	
Sexo M = 66 + 13,7 P + 5 E – 6,8 I	E = Estatura (m)
Sexo F = 665 + 9,6 P + 1,8 E – 4,7 I	P = Peso (kg)
< 10 anos = 22,1 + 31,05 P + 1,16 E	I = Idade (anos)
FA = fator de atividade	
Confinados ao leito = 1,2	Deambulando = 1,3

FI = fator de lesão	
Febre	1,01 + 0,13/°C
Pequena cirurgia	1,2
Cirurgia eletiva	1,0 a 1,2
Pós-operatório	1,0 a 1,5
Peritonite	1,2 a 1,5
Pequeno trauma	1,14 a 1,37
Fraturas múltiplas	1,2 a 1,35
Sepse	1,4 a 1,8
Câncer	1,1 a 1,45
Infecção grave	1,3 a 1,35
ICC	1,3 a 1,5 (sem FA)
Jejum	0,85 a 1,0
Desnutrição grave	1,5
Queimadura (área queimada):	
< 20%	1 a 1,5
20% a 40%	1,5 a 1,85
40% a 100%	1,85 a 2,05

41. NUTRIÇÃO PARENTERAL

INDICAÇÕES
- Quando a nutrição enteral não atender às necessidades.
- Pré-operatório de paciente debilitado.
- Pós-operatório que impõe jejum por mais de 5 dias (nos eutróficos) ou menos (nos desnutridos).

- Obstrução em qualquer nível do tubo digestório.
- Fístulas enterocutâneas.
- Diarreia protraída.
- Enterocolite necrosante.
- Prematuros com risco de broncoaspiração.
- Pneumopatias graves. Por exemplo: SARI grave.
- Sepse.
- Tétano grave.
- Coma.
- Quimioterapia.
- Radioterapia.
- Grande queimado.
- Insuficiência renal.
- Insuficiência hepática etc.

NUTRIÇÃO PARENTERAL PERIFÉRICA (NPP)
- Infusão de solução em veia periférica.
- Apresenta menos complicações que a NPC.
- É reservada para NP de curta duração.
- Utiliza SG 10%, o que dificulta um aporte calórico ideal.

NUTRIÇÃO PARENTERAL CENTRAL (NPC)
- Infusão de solução em veia central cateterizada.
- Permite o uso de SG 15% (maior aporte calórico).
- Indicada na NP de longa duração.
- Maiores riscos de complicações, principalmente infecções.

NECESSIDADES NUTRICIONAIS
- São alteradas por condições adversas: estresse, febre, septicemias, queimaduras, desnutrição, cirurgias, insuficiência respiratória, insuficiência cardíaca, insuficiência renal etc.
- Assim sendo, devem ser consideradas as condições de cada paciente.

Idade	Calorias (kcal/kg)	Proteínas (g/kg)	NH (mL/kg/dia)	Na^+	K^+	Cl^-	Ca^{++}	Mg^{++}
				(mEq/kg/dia)			(mg/dia)	
Até 6 meses	83-113	1,5	125-145	3-5	4-5	4	360	50
6 a 12 meses	78-81	1,5	125-145	3-5	4-5	4	540	70
1 a 3 anos	80-84	1,05	100	30	26	26	800	150
4 a 8 anos	64-77	0,95	85	51	34	34	800	200
9 a 10 anos	61-67	0,85	85	72	48	48	800	250
11 a 14 anos (M)	2.700	0,65	60	81	54	54	1.200	350
11 a 14 anos (F)	2.200	0,46	47	66	44	44	1.200	300

Idade	P (mg/dia)	I (mcg/dia)	Fe (mg/dia)	Zn (mg/dia)	F (mg/dia)
Até 6 m	240	40	10	3	0,1-0,5
6 a 12 m	360	50	15	5	0,2-1,0
1-3 anos	800	70	15	10	0,5-1,5
4-6 anos	800	90	10	10	1,0-2,5
7-10 anos	800	120	10	10	1,5-2,5
11-14 anos (M)	1.200	150	18	15	1,5-2,5
11-14 anos (F)	1.200	150	18	15	1,5-2,0

PROTEÍNAS

- Recém-nascido: iniciar com 0,5 g/kg/dia.
- Lactentes e pré-escolares: iniciar com 1,0 g/kg/dia.
- Aumentar 0,5 g/kg/dia até atingir o aporte previsto.
- São dadas sob a forma de aminoácidos (AA).
- Geralmente as soluções encontradas no comércio contêm 20 (vinte) AA em solução 10%, incluindo os AA essenciais.
- Existem soluções de AA adequadas para a insuficiência renal contendo apenas os AA essenciais mais a histidina.
- Existem soluções de AA adequadas para pacientes críticos, como na sepse, contendo os AA de cadeia ramificada: valina + leucina + isoleucina porque há um maior consumo periférico desses AA nessas condições.
- Para melhor aproveitamento dos AA, deve-se garantir um aporte calórico de pelo menos 150-220 kcal não proteicas para cada 1 g de nitrogênio.
- No estresse grave, essa relação cai para 150:1 e até para 100:1 em virtude de intolerância à glicose comum nessa condição.

Aminoácidos Essenciais para o RN (mg/mL)

Soluções de Aminoácidos – exemplos:

Solução 1: Soramin 10%.
Solução 2: Aminoped 10%.
Solução 3: Pediamino 10%.
Solução 4: Nefroamino 6,9%.
Solução 5: Hepatoamino 4%.

AA essenciais para o RN (mg/mL)	Solução				
	1	2	3	4	5
Cisteína	3	4	18	–	4
Tirosina	16	55	67	–	62
Taurina	–	–	–	–	–

Aminoácidos essenciais (mg/mL)	Solução				
	1	2	3	4	5
Histidina	46	41	60	79	30
Lisina	59	71	96	116	95
Triptofano	18	18	18	36	9
Fenilalanina	54	46	45	159	12
Metionina	53	46	28	159	12
Treonina	49	51	52	72	56
Valina	53	71	70	116	105
Leucina	98	107	95	159	137
Isoleucina	37	64	6	101	112

AA não essenciais (mg/mL)	Solução				
	1	2	3	4	5
Alanina	103	71	70	–	93
Serina	25	90	90	–	62
Prolina	84	162	160	–	100
Glicina = aminoacético	80	41	–	–	112
Ácido glutâmico	25	–	23	–	–
Ornitina = glutamina	26	–	–	–	–
Aspargina	38	–	–	–	–
Ácido aspártico	27	–	–	–	–
Arginina	106	64	76	–	75

LIPÍDIOS

- Iniciar com:
  - Recém-nascidos: 0,5 mg/kg/dia.
  - Maiores: 1 mg/kg/dia.
- Aumentar 0,5 mg/kg a cada 24 horas até o máximo: 4 g/kg/dia.
- Velocidade máxima: 0,17 g/kg/hora.
- Prematuros e PIG: máximo de 2 g/kg/dia ou menos. Têm dificuldade para depurar as gorduras em razão da diminuição da lipase lipoproteica.
- As soluções supracitadas fornecem os ácidos graxos essenciais e calorias com menores volumes de líquidos e baixas concentrações de glicose.
- A capacidade de gerar hipoxia está mais relacionada com a velocidade de infusão do que com a quantidade infundida.
- Na sepse com plaquetopenia, a infusão de lipídios está contraindicada porque diminui a adesividade plaquetária, aumentando o risco de hemorragia.
- Na sepse sem plaquetopenia, a infusão de lipídios deve ser mais lenta: 0,05 a 0,13 g/kg/hora, controlando a trigliceridemia. Suspender a infusão SOS.
- Gordura na forma de quilomícrons é metabolizada em nível periférico, não altera a função hepática, podendo ser usada na insuficiência hepática.

- Nas nefropatias a lipidemia pode aumentar. Neste caso, deve-se aumentar a oferta de glicose.
- Verificar a tolerância aos lipídios pela turbidez do plasma, nível de trigliceridemia e eletroforese de lipoproteínas séricas (fração VLDL).
- Lipídios podem ser administrados juntamente com carboidratos, aminoácidos, vitaminas, minerais e eletrólitos.

Soluções de Lipídios – exemplos:

	Intralipid 10%	Lipovenos 20%	Lifundin 10%	Lifundin 20%
kcal/mL	1,1	2,0	1,2	2,1
mOsm/L	280	280	280	280

CARBOIDRATOS

Glicose	mg/kg/minuto
Prematuros	6,5 ± 0,9
RN a termo	8,2 ± 0,7

- Manter a glicemia entre 60-125 mg%.
- Excesso de glicose se transforma em gordura no fígado: esteatose.
- O aporte deve ser gradual, principalmente na insuficiência respiratória, onde o alto coeficiente respiratório da glicose aumenta a produção de CO_2 e o consumo de O_2.

Resumo das Necessidades

Líquidos	100 a 150 mL/kg/dia
Sódio	3,0 a 5,0 mEq/kg/dia
Potássio	3,0 a 5,0 mEq/kg/dia
Cálcio	1,0 a 2,0 mEq/kg/dia
Magnésio	0,25 a 0,5 mEq/kg/dia
Fosfato	2,0 mEq/kg/dia
Aminoácidos	0,5 a 2,0 g/kg/dia
Lipídios	0,5 a 4,0 g/kg/dia

Dados de Utilidade

Tipo de solução	Cada 1 mL contém
Aminoácidos 10%	0,6 kcal
Lipídios 10%	1,1 kcal
Sf (nacl 0,9%)	0,154 meq na+
Kcl 10%	1,3 meq k+
Gluconato de cálcio 10%	10 mg ca++ ou 0,5 meq ca++
Sulfato de magnésio 50%	8,2 meq mg++
Fosfato ácido de potássio 10%	2 meq po4↓; 2 meq k+

NECESSIDADES DE OLIGOELEMENTOS

	RN a termo	RN pré-termo	Maiores	Máximo
	(mcg/kg/dia)			
Zinco	400	100 a 250	50	5.000
Cobre	20	–	20	300
Selênio	2	2	2	30
Cromo	0,2	0,2	0,2	5
Manganês	1	1	1	50
Molibdênio	0,25	0,25	0,25	5
Iodo	1	1	1	1

Soluções de Oligoelementos – exemplos

	Politrace-5	Ped. element	Neo.zinc	Selevida
	(mg/mL)			
Zinco	1.000	400	200	–
Cobre	200	200	–	–
Selênio	12	–	–	60
Cromo	2	0,2	–	–
Manganês	100	200	–	–
Molibdênio	–	–	–	–
Iodo	–	60	–	–
Flúor	–	10	–	–

NECESSIDADES DIÁRIAS DE VITAMINAS

	RN pré-termo[1]	RN a termo e maiores
Vit. A	500 mcg RE	700 mcg RE[2]
Vit. D	4 mcg	10 mcg[3]
Vit. E	2,8 mcg	7 mcg[4]
Vit. K	80 mcg	200 mcg[5]
Vit. C	25 mcg	80 mcg
Vit. B1	0,35 mcg	1,2 mcg
Vit. B2	0,15 mg	1,4 mg
Vit. B3 = PP	6,8 mg	17 mg
Vit. B6	0,18 mg	1,0 mg
Vit. B7 = B8 = H	6,0 mcg	20 mcg
Vit.B9 (Ác. Fólico)	56 mcg	140 mcg
Vit. B12	0,3 mcg	1 mcg

[1] A dose máxima não deve exceder a dose para o RN a termo.
[2] 700 mcg RE = 2.300 UI vit. A.
[3] 10 mcg VIT. D = 400 UI vit. D.
[4] 1UI vit. E ou Tocoferol = 1 miligrama (1mg).
[5] Dose semanal de vit. K = 0,5 a 1,0 mg.

Compostos Vitamínicos – exemplos

	Polivit A	Polivit B	VI Syneral	Complexo B Roche	Frutovitam
	Dose/mL				
Vit. A	230 UI	–	1.000 UI	–	1.600 UI
Vit. D	40 UI	–	100 UI	–	1.200 UI
Vit. C	8 mg	–	50 mg	–	50 mg
Vit. E	0,7 UI	–	0,5 UI	–	7 UI
Vit. B1	0,12 mg	–	5 mg	5 mg	5 mg
Vit. B2	0,14 mg	–	1 mg	2 mg	0,5 mg
Vit. B3	1,7 mg	–	10 mg	20 mg	10 mg
Vit. B5	0,5 mg	–	2,5 mg	3 mg	2,5 mg
Vit. B6	0,1 mg	–	1,5 mg	2 mg	1,5 mg
Vit. B7	–	4 mcg	–	–	–
Vit. B9	–	28 mcg	–	–	–
Vit. B12	–	0,2 mcg	–	–	–

CONTROLE LABORATORIAL
- A NP só deve ser iniciada após se restabelecer o equilíbrio hidroeletrolítico e ácido-básico.
- Inicialmente dosar: Na + Cl + K + Ca + Mg + fósforo + glicose + ureia + creatinina + proteínas + colesterol + triglicerídeos + glicosúria cada 6 horas.
- Exames de acordo com a evolução e a doença básica.

COMPLICAÇÕES TÉCNICAS
- Deslocamento do cateter.
- Extravasamento de soluções.
- Hemopneumotórax.
- Hidromediastino.
- Lesão da subclávia.
- Lesão da carótida.
- Fístulas atrioventriculares.
- Lesão do plexo braquial.
- Laceração do ducto torácico.
- Paralisia do nervo frênico.
- Embolia gasosa.
- Trombose venosa.
- Tamponamento cardíaco.
- Arritmias.

CUIDADOS
- Observar as técnicas de antissepsia
- Confirmação radiológica da posição do cateter.

COMPLICAÇÕES METABÓLICAS
- Insuficiência cardíaca congestiva (infusão muito rápida).
- Hipo ou hiperglicemia por variação na velocidade de infusão.
- Distúrbios hidroeletrolíticos, de vitaminas, minerais e oligoelementos, por perda ou administração insuficiente ou excessiva.
- Aminoácidos em excesso = acidose metabólica e/ou hiperamoniemia.

COMPLICAÇÕES INFECCIOSAS
- São as mais frequentes e decorrem do preparo das soluções, da inserção do cateter, da administração das soluções e da manipulação.
- Parecem estar relacionadas com a duração da NP, embora alguns autores afirmem que a "NPC pode ser mantida por semanas a meses sem sepse" *(sic)*.

Indícios de Sepse
- Hipotensão.
- Glicosúria.
- Hipoglicemia.
- Dor abdominal.
- Leucocitose.
- Perda de peso.

Suspeita de Infecção Impõe Exames sem Perda de Tempo
- Hemograma, hemocultura, urocultura.
- Cultura da ponta do cateter.
- Exame do LCR, raios X do tórax.

COMPLICAÇÕES DIVERSAS
- Anemia, eosinofilia, desmineralização óssea, colestase hepática.
- Hepatomegalia com aumento leve de TGP/TGO sugere excesso de glicose ou acúmulo de lipídios ou relação inadequada entre calorias não proteicas/g nitrogênio.

42. NUTRIÇÃO ENTERAL

PRINCIPAIS INDICAÇÕES
- Prematuridade.
- PIG.
- TCE.
- Coma.
- Encefalite crônica.
- Desnutrição grave.
- Diarreia protraída ou persistente.
- Mucoviscidose.
- Refluxo gastroesofágico grave.
- Erros inatos do metabolismo.

- Afecções da face e/ou do tubo digestório que comprometam a deglutição: atresia/cirurgias do esôfago, ressecções intestinais e fístulas digestivas.
- Pacientes com o trato gastrointestinal total ou parcialmente íntegro, mas que não podem se alimentar por via oral: insuficiências renal, respiratória, hepática e pancreática.
- Estados hipercatabólicos: sepse, neoplasias, queimaduras etc.
- Condições associadas à anoxia.

CONTRAINDICAÇÕES
- Íleo paralítico.
- Oclusão intestinal.
- Sangramentos do tubo digestório.
- Fístulas de alto débito do intestino delgado.
- Pós-operatório imediato.
- Sepse grave.
- Enterite severa.
- Condições em que o estímulo biliar e/ou pancreático deve ser evitado.

VIAS DE ACESSO
Via Oral
- Mais fisiológica.
- Menor custo.

Via Sonda Nasogástrica
Vantagens:
- Posicionamento da sonda é mais fácil.
- Dispensa o uso de raios X para posicionar a sonda.
- Mais simples, fisiológico e menos arriscado que o intestino.
- Tolera grandes volumes, alimentação intermitente e variedade de fórmulas (hipertônicas etc.).
- Permite o uso de fórmulas de manipulação (menor custo).
- Conserva a ação anti-infecciosa do estômago.
- Permite a emulsificação da dieta e a liberação gradual para o intestino delgado, promovendo melhor digestão e absorção.
- Melhor via nos pacientes conscientes e sem contenção.

Desvantagens:
- Risco maior para perda acidental da sonda (tosse/vômitos).
- Risco maior de refluxo gastroesofágico com broncoaspiração (só usar em pacientes com esvaziamento gástrico completo).
- Permanência máxima da sonda: 3 meses (mais de 3 meses = indicação de gastrostomia).

Via Sonda Nasoentérica
Vantagens:
- Permite a NE quando a via gástrica é inviável.
- Menor risco de refluxo gastroesofágico com broncoaspiração.
- Os cateteres traumatizam menos (mais flexíveis e com menor calibre).

Desvantagens:
- Maior dificuldade para posicionamento do cateter.
- Pode ocorrer o deslocamento acidental do cateter como decorrência de tosse, vômitos e da motilidade intestinal.
- Baixa tolerância para dietas muito viscosas e/ou hiperosmolares, podendo ocorrer diarreia, distensão abdominal e desidratação.

Via Ostomias (Gastrostomia – Jejunostomia – Enterostomia)
- Indicadas quando a NE permanecer por mais de 3 meses e/ou quando não for possível passar o cateter pela presença de alguma anormalidade no trato gastrointestinal superior.
- Na jejunostomia, a dieta deve ter menor osmolaridade e menor viscosidade, bem como o volume deve ser monitorizado (gotejamento contínuo).
- Gastrostomia – complicações:
  - Escoriações (pele); deiscência (parede abdominal); fístula após a remoção da sonda; hemorragia da incisão gástrica; vazamento do conteúdo gástrico para a cavidade peritoneal; migração da sonda com obstrução antropilórica; RGE com broncoaspiração.
- Jejunostomia – complicações:
  - Fístula jejunal; obstrução do cateter; vazamento do conteúdo intestinal para a cavidade peritoneal; remoção ou migração acidental da sonda; diarreia com desidratação.

COMPLICAÇÕES DA NUTRIÇÃO ENTERAL
Mecânicas
- Lesão das mucosas.
- Refluxo gastroesofágico.
- Broncoaspiração.
- Perfuração gastrointestinal.
- Invaginação intestinal.

Gastrointestinais
- Distensão abdominal.
- Flora alterada.
- Diarreia e vômitos.
- Enterocolite necrosante nos recém-nascidos pré-termo ou PIG.

Metabólicas
- Hiperglicemia.
- Desidratação hipertônica.
- Deficiência de AGE, vitaminas e oligoelementos.

Infecciosas
- Contaminação da dieta.
- Broncopneumonia após aspiração.

TIPOS DE SONDAS (CATETERES)

Cateter de Levine
- Material plástico (polivinil, polietileno etc.) de menor custo e menos flexível.
- Torna-se rígido por ação do suco gástrico.
- Deve ser trocado cada 3 dias.
- Pode provocar escaras nas narinas, sinusite, otite média aguda, esofagite, ulceração e estenoses da laringe e do esôfago, rouquidão, incompetência do esfíncter gastroesofágico, refluxo gastroesofágico, lesão da mucosa do trato gastrointestinal.

Cateter de Dobbhoff
- Material plástico (PVC, silicone, poliuretano) de maior custo.
- Mais flexível, macio, confortável, causa menos irritação à mucosa.
- Não sofre a ação do suco gástrico (enrijecimento).
- Podem ser usados por muito mais tempo.
- O cateter de poliuretano, comparado ao de silicone, tem a vantagem de ter o diâmetro interno maior, o que o torna menos suscetível às obstruções. Alguns apresentam a extremidade distal com mercúrio ou tungstênio, materiais radiopacos, para facilitar a localização.

Pacientes	Calibre
Pequenos	5 ou 6 French
Maiores	8 French

	Peti Tube (Bioserch)	Nutri Tube (B. Braun)	Freka (Fresenius)
Material	Eritrotano	Poliuretano	Poliuretano
Comprimento	50 cm	60 cm	60 cm
Calibre	6 French	6 French	8 French
Ogiva radiopaca na extremidade	Sim ou não	Não	Sim

INSERÇÃO DO CATETER

Material
- Cateter; mandril; seringa (10 e 50 mL); vaselina ou lubrificante hidrossolúvel; gaze esterilizada em compressas; copo com água filtrada; canudo; esparadrapo hipoalergênico ou micropore; abaixador de língua; toalha.

Técnica
1. Paciente sentado com o pescoço fletido em direção ao leito, e a cabeceira elevada a 35°.
2. Assoar as narinas (uma de cada vez) e escolher a mais permeável.
3. Lubrificar o cateter e o estilete (introduzi-lo na sonda).
4. Medir a distância da ponta do nariz até o apêndice xifoide do esterno e marcar essa medida no cateter, usando uma fita de esparadrapo.
5. Introduzir o cateter na narina até o tubo chegar ao estômago.
6. Orientar o paciente maior a engolir alguns goles de água.
7. Os cateteres de Dobbhoff são inseridos com o auxílio de um guia metálico fino, pela sonda, após lubrificação com vaselina ou lubrificante hidrossolúvel.

8. A passagem transpilórica ocorre lentamente (por peristaltismo).
9. Até que o cateter atinja o jejuno, o paciente deve permanecer em jejum e em decúbito lateral direito.
10. Recomenda-se a injeção de ar (10 a 20 mL) pelo cateter para facilitar a passagem para o jejuno.
11. pH do conteúdo aspirado + raios X simples do abdome superior para confirmar a localização.
12. Injetar 5-10 mL de contraste, se o cateter não for radiopaco.
13. Após o posicionamento adequado, fixar o cateter na face ou no nariz através de micropore ou de esparadrapo hipoalergênico.

MÉTODOS DE ADMINISTRAÇÃO DAS DIETAS ATRAVÉS DE CATETERES

Dieta Intermitente

Vantagens:
- Mais fisiológica; permite a deambulação; menor custo (dispensa a bomba de infusão).
- Como, em geral, é introduzida no estômago, permite o uso de fórmulas hiperosmolares e mais viscosas, além de promover a estimulação clorídrico-péptica, que facilita a digestão.

Desvantagens:
- Risco maior de refluxo gastroesofágico com broncoaspiração, quando o esvaziamento gástrico estiver retardado.

Dieta por Gotejamento Contínuo

Vantagens:
- Menor risco de RGE, broncoaspiração, distensão abdominal e diarreia, se houver retardo do esvaziamento gástrico.
- Maior segurança na velocidade de infusão (bomba de infusão).

Desvantagens:
- Maior custo (bomba de infusão).
- Maior dependência da enfermagem.
- Mantém o paciente no leito.
- Pode provocar hiperinsulinemia (estímulo constante).

BOMBA DE INFUSÃO

$$\text{Gotas/minuto} = \frac{\text{Volume}}{3 \times \text{horas}}$$

NECESSIDADES NUTRICIONAIS

Peso (kg)	Calorias (kcal/kg/dia)	Proteínas (g/kg/dia)
< 10 kg	100 a 200	2,5 a 3,0
10 a 20	80 a 100	2,0 a 2,5
20 a 30	60 a 80	1,8 a 2,0

Volume total por caloria dada	
Menores	1,5 mL/kcal
Maiores	1,0 mL/kcal

Manter uma relação nitrogênio/calorias = 1 : 150 a 200

6,25 g de proteínas correspondem a 1 g de nitrogênio

Relação adequada de nutrientes	
Proteínas	12% a 15%
Lipídios	30% a 35%
Carboidratos	50% a 55%

- Situações de estresse (hipercatabolismo) exigem acréscimo calórico e proteico de até 50%-80% às quantidades administradas, como ocorre nas grandes queimaduras, sepse, desnutrição grave e grandes cirurgias.

CUIDADOS NA NUTRIÇÃO ENTERAL

Cuidados Gerais
- Lubrificar o cateter para não ferir a mucosa nasal.
- Fixar o cateter com micropore ou esparadrapo hipoalergênico.
- Conferir a posição do cateter antes de iniciar a alimentação.
- Conferir a posição do cateter a qualquer momento (SOS).
- pH do material aspirado para confirmar a posição transpilórica.
- Raios X simples do abdome superior (SOS).
- Trocar o cateter de Levine de 3-3 dias e o de Dobbhoff de 15-15 dias.
- Alternar as narinas nas trocas de cateter.
- Verificar a fixação do cateter diariamente.
- Trocar o curativo das osteomias diariamente.
- Lavar o cateter com 3-5 mL de água destilada após administrar a dieta ou após uma eventual interrupção na infusão contínua.
- Manter a criança em decúbito dorsal elevado (30 graus) na alimentação por via nasogástrica.
- Na falta de uma bomba de infusão para administração contínua, usar uma fita de esparadrapo grudada no frasco contendo os horários prefixados da dieta para um melhor controle.
- Medir o resíduo gástrico antes de cada administração em *bolus* e cada 3 horas na infusão contínua.

Manipulação das Dietas
- Manter em refrigeração (4º-8ºC).
- Retirar uma hora antes do uso, mantendo-a em temperatura ambiente.
- Iniciar a NE com a metade do volume e da concentração preconizados.
- Aumentar volume e concentração – alternadamente a cada 4 – 12 – 24 horas e na dependência da aceitação.
- Não usar osmolaridades > 300 mOsm/L por via nasoduodenal ou jejunal.
- Sempre que possível, na dieta por sonda, oferecer algum alimento por via oral, mesmo que em pequenas quantidades.

Controle Clínico
- Peso diário.
- Estatura e perímetro cefálico – semanal (RN e lactentes).
- Exame físico completo diário.
- Balanço hidroeletrolítico diário.
- Volume e aspecto da urina e das fezes diários.

Controle Laboratorial
- Diário na fase inicial dos casos mais graves.
- Hemograma completo; eletrólitos; ureia; creatinina; glicose; proteínas total e em frações; densidade urinária; glicosúria 2 VPD.
- Pesquisa de sangue oculto e de substâncias redutoras nas fezes.

43. CLASSIFICAÇÃO DAS DIETAS
QUANTO AO GRAU DE HIDRÓLISE
Monomérica ou Elementar ou Elemental
- L-aminoácidos ou hidrolisado proteico; TCM; oligossacarídeos.
- Alta osmolaridade; fácil absorção; quase não deixa resíduo.

Polimérica
- Proteínas, gorduras e carboidratos íntegros; menor osmolaridade.
- Necessitam de função digestiva e absortiva normais.

Oligomérica ou Semielementar
- Proteínas parcialmente hidrolisadas

QUANTO AO CONTEÚDO DE LACTOSE
- Contendo Lactose.
- Isenta de Lactose.

QUANTO AO APORTE NUTRICIONAL
Completa
- Sem restrições de nutrientes.

Incompleta
- Com restrições de um ou mais nutriente(s).

Modulares
- Dieta incompleta constituída por um único nutriente.
- Exemplo: TCM, caseinato de cálcio etc.

QUANTO AO TEOR DE RESÍDUOS
- Rica em resíduos
- Isenta de resíduos.

QUANTO À OSMOLARIDADE
- Iso-osmolares.
- Hipo-osmolares.
- Hiperosmolares.

QUANTO À INDICAÇÃO DA DIETA – DIETAS ESPECIAIS
- Insuficiência renal.
- Insuficiência respiratória.
- Insuficiência hepática.
- Insuficiência pancreática.
- Diabéticos.
- Imunodeprimidos (Aids).
- Neoplasias.
- Erros inatos do metabolismo.

44. ESCOLHA DA DIETA

FUNÇÃO GASTROINTESTINAL NORMAL
- Recém-nascido a termo: leite materno é o ideal.
- Lactente: não se deve usar Leite de Vaca Integral; usar uma fórmula própria para a idade.
- RN prematuro: fórmulas maternizadas e especiais.
- Maiores: fórmulas poliméricas completas ou dieta geral líquida.

FUNÇÃO GASTROINTESTINAL COMPROMETIDA
- Deficiência de dissacaridases – a mais frequente: lactase.
  - Lactentes: fórmula láctea isenta de lactose.
  - Maiores: dieta polimérica completa isenta de lactose ou com leite sem lactose.
- Hipersensibilidade ao leite de vaca, após diarreia.
  - Lactente: fórmulas lácteas à base de soja como fonte única de proteínas.
  - Maiores: dieta polimérica isenta de proteína do LV ou dieta que exclua os derivados do LV.
- Hipersensibilidade à soja e à caseína associadas à deficiência de dissacaridases:
  - Dieta à base de hidrolisado proteico de soja ou dieta elemental ou dieta à base de carne de frango.

FUNÇÃO GASTROINTESTINAL MUITO COMPROMETIDA
- Desnutridos graves complicados.
- Ressecções intestinais extensas.
- Fístulas digestivas.
- Doenças inflamatórias do intestino.
- Dieta elementar ou semielementar, em geral associadas à nutrição parenteral na fase inicial.

45. TIPOS DE NUTRIENTES

PROTEÍNAS

Proteína Intacta
- Leites; ovos; carnes; soro do leite.
- Lactoalbumina; caseinato de cálcio e de potássio.

Isolados Proteicos
- Do leite: caseína; lactoalbumina.
- Da soja.

Proteína Hidrolisada
- De peixe.
- De carne.
- De soja.
- Do soro do leite (com aminoácidos adicionais).
- Peptídeos de cadeia curta.

Peptídeos e Aminoácidos Livres

CARBOIDRATOS

Polissacarídeos
- Amido (3% do volume).
- Amido da tapioca; amido modificado; creme de arroz.
- Mucilon de arroz; mucilon de milho; maizena.
- Hidrolisados de cereais.

Polímeros da Glicose
- Maltodextrina (produto intermediário da hidrólise do amido).
- Oligossacarídeos e polissacarídeos de glicose.

Dissacarídeos
- Sacarose = frutose + glicose.
- Lactose = galactose + glicose.
- Maltose = glicose + glicose.

Monossacarídeos
- 5% a 8% do volume.
- Glicose.
- Frutose.

LIPÍDIOS
- TCM
- Lecitina.
- Monoglicerídeos e diglicerídeos.
- Óleos/manteigas de milho, soja, açafrão, girassol, coco etc.

Triglicerídeos de Cadeia Média (TCM)

- Dispensam a bile e, praticamente, não dependem da lipase pancreática para serem absorvidos.
- Iniciar com 100% de TCM e, à medida que a digestão e absorção melhorarem, aumentar gradualmente a oferta de TCL.

Triglicerídeos de Cadeia Longa (TCL)

- Devem representar 2% do valor calórico total.
- Fonte de ácidos graxos essenciais (AGE).

Ácidos Graxos Essenciais (AGE)

Ácido Linoleico → Ácido α-Linolênico → Ácido Araquidônico

- Trigliceril CM (Danone) = 100% TCM Frasco de 250 mL – densidade calórica = 43 kcal/5 mL ou 850 kcal/100 mL.
- Trigliceril CM com AGE = TCM (70%) + óleo de milho (30%). Frasco de 250 mL – densidade calórica = 39,75 kcal/5 mL ou 795 kcal/100 mL.

Óleo de	TCL – g/100 mL	TCM
Coco		+++++
Açafrão	3,6 (é o mais rico em ácido linoleico)	+
Algodão	2,7	+
Soja	2,6	+
Milho	2,5	++++
Gergelim	2,1	+++
Girassol		++

46. PRODUTOS PARA MANIPULAÇÃO

ADOÇANTES

- 5% a 8% do volume.
- Dextrosol (glicose 5%).
- Nidex (glicose 5% + sacarose + vit. B1).

AMIDO

- 3% do volume.
- Creme de arroz, Mucilon, Maizena etc.

DERIVADOS DA SOJA

- 10% a 15% do volume.
- Leite de soja; Ades original; Ades com frutas.

SUPLEMENTOS PROTEICO-CALÓRICOS
- 8% a 10% do volume.
- Nestonutri; Sustain; Sustagem.

SUPLEMENTOS PROTEICOS
- S-Copen (originalmente "Sarcopen")

GORDURAS
- 1% a 2% do volume.
- Óleo vegetal.
- TCM = 1 g/kg/dia.

OUTROS
- Gema de ovo.
- Clara de ovo.

---

47. SUPLEMENTOS CALÓRICOS

NIDEX (NESTLÉ)
- Nidex 5%: 1 medida rasa de pó = 5 g para cada 100 mL de líquido (sucos, chás e leite).
- 1 medida = 5 g de pó contém 4,8g de maltodextrina.
- Valor calórico: 19 kcal/5 g de pó.
- Pode usar a 5% (1 medida para 100 mL de líquido) e até a 15% do volume.
- Menor risco de fermentação intestinal.
- Suave sabor adocicado.
- Menor poder edulcorante, não induzindo à preferência por sabores doces.
- Fonte de energia com menor osmolaridade.
- Não contém glúten, fibra, proteína, gordura e sódio.

DEXTROSOL (DANONE)
- Usar a 5% (1 medida rasa para cada 100 mL).
- Açúcar de milho à base, quase exclusivamente, de glicose.
- Sem sacarose e sem lactose.

OLIGOSSAC (DANONE)
- Oligossacarídeos obtidos pela hidrólise parcial do amido de milho.

KARO
- Glicose de milho + açúcar invertido.

FARINHA LÁCTEA (NESTLÉ)
- Leite integral (lactose) + farinha de trigo + lisina.

NESTON (NESTLÉ)
- Aveia + trigo + cevada + maltodextrina + sacarose.
- Isento de lactose.

MUCILON DE ARROZ (NESTLÉ)
- Farinha de arroz + sacarose + amido + ferro + ácido fólico + cálcio + sódio + vitaminas + vanilina (aromatizante).
- Contém glúten e traços de leite.
- Preparo: 3 colheres de sopa cheias = 21 g para 170 mL de leite frio ou morno.
- Mexer até o mingau ficar pronto.
- Valor calórico: 3 colheres de sopa cheias = 21 g = 78 kcal.

MUCILON DE MILHO (NESTLÉ)
- Farinha de milho + sacarose + amido + ferro + ácido fólico + cálcio + sódio + vitaminas + vanilina (aromatizante).
- Contém glúten e traços de leite.
- Preparo: 3 colheres de sopa cheias = 21 g para 170 mL de leite frio ou morno.
- Mexer até o mingau ficar pronto.
- Valor calórico: 3 colheres de sopa cheias = 21 g = 79 kcal.

MUCILON MULTICEREAIS (NESTLÉ)
- Farinhas de trigo, milho e arroz + sacarose + ferro + ácido fólico + cálcio + sódio + vitaminas + vanilina (aromatizante).
- Contém glúten e traços de leite.
- Preparo: 3 colheres de sopa cheias = 21 g para 170 mL de leite frio ou morno.
- Mexer até o mingau ficar pronto.
- Valor calórico: 3 colheres de sopa = 21 g = 78 kcal.

MUCILON PRONTINHO
- Bebida à base de cereal e leite, específica para lactentes a partir dos 6 meses de idade.
- Opção prática para lanches intermediários.
- Não precisa de refrigeração.
- Vem com canudinho – para as crianças a partir de 1 ano de idade.
- Sabores: original; banana e pêssego; frutas sortidas.
- Sabor chocolate: indicados a partir de 9 meses de idade.
- Tetra Pack com 190 mL.

48. SUPLEMENTOS PROTEICO-CALÓRICOS

NESTONUTRI (NESTLÉ)
- Composto lácteo com óleos vegetais e fibras.
- Proteínas: 2,05 g/100 mL – 25% de proteínas do soro – caseína = 75%.
- Carboidratos: 8,0 g/100 mL – lactose = 75% + maltodextrina = 25%.
- Fibras alimentares: GOS = 90% e FOS = 10%.

- Lipídios: 3,0 g/100 mL.
  Óleos vegetais = 65%;
  Gordura láctea = 35%.
  Gorduras saturadas = 1,05 g/100 mL.
  Ácido linoleico = 0,65 g/100 mL.
  Ácido α-linolênico = 65 mg/100 mL.
- Cálcio = 110 mg/100 mL.
- Fósforo = 60 mg 100 mL.
- Não contém glúten e gorduras trans.
- Contém 17 vitaminas e minerais.
- Reconstituição: 15% → 15 g de pó/90 mL de água ou 1 medida rasa = 5,0 g/30 mL de água.
- Valor calórico: 33,5 kcal/100 mL.
- Lata = 800 g.

SUSTAIN JÚNIOR (DANONE)
- Composto lácteo com óleos vegetais e sem fibras para crianças a partir dos 4 anos de idade.
- Preparo: 200 mL de LVI + 40 g de Sustain Júnior (3 colheres das de sopa cheias) = 225 mL.
- Sabores: vitamina de frutas; chocolate; baunilha e morango.

SUSTAIN ENERGY (DANONE)
- Complemento alimentar para crianças a partir dos 10 anos de idade, adolescentes e adultos, que necessitam de um aporte maior de nutrientes ou que apresentem maus hábitos alimentares.
- Fibras ausentes.
- Sabores: chocolate; baunilha e morango.

SUSTAGEN KIDS (MEAD JOHNSON)
- Complemento alimentar, indicado para crianças a partir de 4 anos de idade que não se alimentam adequadamente e precisam de um reforço alimentar diário.
- Contém 27 vitaminas e sais minerais importantes para uma nutrição completa.
- 40% menos açúcares que os achocolatados comuns.
- Rico em vitaminas C, D e E, ferro e zinco, que auxiliam na imunidade.
- Contém derivados de leite, lactose e pode conter soja.
- Não contém glúten.
- Reconstituição: 3 colheres de sopa = 27 g para 180 mL de leite integral.
- Sabores: chocolate, baunilha e morango.
- Apresentações: latas com 380 e 900 g; sachês com 190 e 700 g.

49. SUPLEMENTOS DERIVADOS DA SOJA SEM LACTOSE

MILNUTRI PREMIUM SOJA (DANONE)
- Composto lácteo com óleos vegetais e sem fibra alimentar, indicado para crianças com intolerância à lactose e/ou necessidades dietoterápicas específicas com restrição de lactose (galactosemia) e/ou opção familiar e/ou tratamento da alergia à proteína do leite de vaca IgE mediada.

- Proteínas: 1,7 g/100 mL – 10% do total das calorias – proteína isolada de soja = 100%.
- Carboidratos: 8,0 g/100 mL – 48% do total das calorias – maltodextrina = 100%.
- Lipídios: 3,1 g/100 mL – 42% do total das calorias – 100% óleos vegetais.
  Gorduras saturadas = 1,3 g/100 mL.
  Gorduras monoinsaturadas = 1,2 g/100 mL.
  Gorduras poli-insaturadas = 0,6 g/100 mL.
  Ácido linoleico = 0,5 g/100 mL.
  Ácido α-linolênico = 0,1 g/100 mL.
  Ácido oleico = 1,1 g/100 mL.
- Cálcio = 95 mg/100 mL.
- Fósforo = 48 mg 100 mL.
- Ferro = 1,4 mg/100 mL.
- Não contém glúten e gorduras trans.
- Contém vitaminas (A, D, E, K, C, B1, B2, B5, B¨, B12, ácido fólico, biotina) e minerais (Zn, Cu, Se, I).
- Reconstituição: 3 colheres-medida do pó (14 g) para 90 mL de água = 100 mL.
- Valor calórico: 67 kcal/100 mL.
- Lata = 800 g.

ADES ORIGINAL (LEITE DE SOJA)
- Apresenta consistência cremosa e sabor de iogurte.
- Valor energético: 77 Kcal 200 mL ou 1 copo.
- Proteína isolada de soja – 5,1 g 200 mL ou 1 copo.
- Carboidratos – 7,4 g 200 mL ou 1 copo – não contém lactose. Fibra alimentar (fruto-oligossacarídeos) = 0,7 g 200 mL ou 1 copo.
- Lipídios – 3 g/200 mL ou 1 copo – a porção de 200 mL = 1 copo contém:
  Gorduras saturadas = 0,4 g;
  Gorduras monoinsaturadas = 0,8 g;
  Gorduras poli-insaturadas = 1,8 g.
  Não contém: gorduras trans e colesterol.
- Cálcio: 240 mg 200 mL ou 1 copo = 24% VD*.
- Não contém ferro.
- Zinco: 1,1 mg 200 mL ou 1 copo = 15% VD*.
- Contém vitamina A, D, C, E, B2, B6, B12 e ácido fólico.
- Embalagens de 720 e 190 mL.

ADES FRUTAS
- Apresenta consistência cremosa e sabor da fruta.
- Valor energético: 71 Kcal 200 mL ou 1 copo.
- Proteína isolada de soja – 1,2 g 200 mL ou 1 copo.
- Carboidratos – 15 g 200 mL ou 1 copo – sacarose = 12 g 200 mL ou 1 copo. Não contém: lactose e fibra alimentar.
- Lipídios – 0,7 g/200 mL ou 1 copo – a porção de 200 mL = 1 copo contém:
  Gorduras monoinsaturadas = 0,2 g;
  Gorduras poli-insaturadas = 0,4 g.

Não contém gorduras trans.
Não contém: gorduras saturadas e colesterol.
- Não contém cálcio.
- Ferro: 2,10 mg 200 mL ou 1 copo = 15% VD*.
- Zinco: 1,05 mg 200 mL ou 1 copo = 15% VD*.
- Contém vitamina C, E, B2, B3, B6, B12 e ácido fólico.
- Embalagens de 720 e 190 mL pronta para o uso.

50. CAPACIDADE GÁSTRICA DO LACTENTE

Recém-nascido a termo	40 – 50 mL
3 meses	100 – 120 mL
4-12 meses	200 – 250 mL

51. AGE (ÔMEGA 3-ÔMEGA 6) – LC-PUFAS – EICOSANOIDES

Ácidos graxos essenciais: ômega 3 e ômega 6
Ômega 3: Ácido α-Linolênico e derivados
Ômega 6: Ácido Linoleico e derivados

- Os AGE, não sendo sintetizados, devem ser fornecidos pela dieta.
- Os AGE são convertidos em LC-PUFAS (Ácidos Graxos Poli-insaturados de Cadeia Longa), que são indispensáveis para a manutenção da integridade e da função das membranas celulares.
- Os LC-PUFAS são precursores dos EICOSANOIDES, substâncias metabolicamente ativas: prostaglandinas vasodilatadoras, prostaciclinas, tromboxanas, leucotrienos entre outras, que desempenham funções relevantes na manutenção da pressão sanguínea e da frequência cardíaca, na coagulação, no desempenho da imunidade, na lipólise e no sistema nervoso central.
- Entre os LC-PUFAS *(long-chain polyunsaturated fatty acids)*, o ácido araquidônico (ARA) e o ácido docosahexaenoico (DHA) são os mais importantes para o desenvolvimento do sistema nervoso central e da retina do recém-nascido. São transferidos ao feto via placenta durante a gravidez e, depois, através do leite materno, que os contêm em concentrações adequadas. Os ácidos docosahexaenoico (DHA) e Gama-linolênico (GLA) são moduladores da resposta inflamatória.

52. LEITE MATERNO – PERFIL NUTRICIONAL

- Calorias: 68 kcal/100 mL.
- Osmolaridade: 280 mOsm/L.
- Sais minerais: 0,2 g/100 mL em quantidades adequadas – Exceção: Ferro = 0,15 mg/100 mL.
- Relação Cálcio/Fósforo ideal = 2,25.
- Vitaminas em quantidades adequadas – Exceção: Vitamina D.

- Enzimas: amilase e lipase.
- Anticorpos: contra sarampo, varicela, pólio etc.
- Carboidratos: lactose = 6,5 g/100 mL.
- Gorduras: 4,0 g/100 mL.
  Predominam os glicerídeos de ácido graxos superiores (ácido palmítico + ácido esteárico + ácido oleico) + trioleína, que representam ± 50% das gorduras do leite humano.
- Proteínas: 1,1 a 1,2 g/100 mL.
- Proteínas do soro: Lactoalbumina = 2/3 das proteínas do LM.
- Caseína = 1/3 das proteínas do LM.
- β-Lactoglobulina = resíduos.

	Proteínas do soro	Caseína
Leite materno	60%	40%
Leite de vaca	18%	82%

	Proteínas	Gorduras	Carboidratos	Sais minerais
	(g/100 mL)			
L. materno	1,2	4,0	6,5	0,2
L. de vaca	3,6	3,6	4,5	0,7
L. de cabra	4,0	4,0	4,0	0,8
L. de jumenta	1,8	1,5	6,0	0,3

Leite de vaca	Integral	Desnatado
Calorias (kcal/100 mL)	61	36,1
Proteínas (g/100 mL)	3,6	3,6
Carboidratos (g/100 mL)	4,9	5,0
Lipídios (g/100 mL)	3,0	0,10
Cálcio (mg/100 mL)	123	124
Fósforo (mg/100 mL)	96	98
Ferro (mg/100 mL)	0,1	0,8
Sódio (mg/100 mL)	91,5	52
Potássio (mg/100 mL)	113	166
Osmolaridade (mOsm/L)		270 a 308

53. LEITE DE VACA INTEGRAL NO PRIMEIRO ANO DE VIDA

Inadequações	Consequências
Baixa biodisponibilidade de ferro devido ao excesso de cálcio e de fósforo e baixas quantidades de vitamina C	Anemia Retardo do crescimento
Deficiência do ácido linoeleico e α-linoleico	Dermatoses Comprometimento neurológico
Altos teores de sódio, potássio, cloretos e proteínas	Carga elevada de solutos e risco de desidratação
Alto teor de fósforo	Menor absorção de cálcio
Deficiência de vitaminas	Crescimento e desenvolvimento de lactente comprometidos

> ☞ A prática de usar mingau de LVI (Ninho) 15% + farinha 3% + açúcar 5% = 309 mOsm/L deve ser combatida porque o excesso de carboidratos provoca obesidade em qualquer idade, e o LVI com suas inadequações representa agravos a saúde do lactente.

54. FÓRMULAS LÁCTEAS MAIS USADAS EM PEDIATRIA

FM 85 (NESTLÉ)
- Fórmula de nutrientes para ser adicionada ao leite materno em uso exclusivamente hospitalar.
- Indicada para recém-nascidos de alto risco, prematuros e PIG.
- Não pode ser oferecido isoladamente ao lactente por que não é um alimento completo.
- Carboidratos: 8,2 g/100 mL da mistura pronta para uso.
  1 g de FM 85 – maltodextrina = 100%
- Proteínas = 3 g/100 mL da mistura pronta. 1 g de FM 85 – Proteínas do soro do leite parcialmente hidrolisadas = 100%.
- Lipídios: 4,1 g/100 mL da mistura pronta sendo:
  Gorduras saturadas = 0,5 g/100 mL da mistura pronta.
  Ácido α-linolênico = ômega 3 = 45 mg.
  Ácido linoleico = ômega 6 = 0,5 g.
  Ácido docosahexaenoico (DHA) = 16 mg.
- Vitaminas, sais minerais e oligoelementos.
- Sódio = 64 mg/100 mL da mistura pronta.
- Não contém glúten e gorduras trans.
- Preparo: 1 sachê = 1 g para cada 25 mL de leite materno em temperatura ambiente e agitar.
- Recomenda-se iniciar com 1 g/100 mL de LM até atingir 5g/100 mL de LM em 5 a 7 dias.
- Calorias: 83 kcal/100 mL da mistura pronta.
- Caixa com 72 sachês (envelopes) de 1 g com validade de 17 meses.
- Preparo: 1 g FM 85 para cada 25 mL de leite materno.

PRÉ NAN (NESTLÉ)
- Fórmula infantil indicada para prematuros e RNBP (recém-nascidos de baixo peso) com TCM, DHA&ARA, nucleotídeos e com baixa osmolaridade.
- Proteínas: 2,7 g/100 mL.
  Alta digestibilidade com aporte adequado de L-histidina, lisina, cisteína e taurina.
- Carboidratos: 8,5 g/100 mL.
- Lipídios: 4 g/100 mL.
  Gorduras saturadas = 1,6 g/100 mL.
  Ácido linoleico = 0,7 g/100mL.
  Ácido α-linolênico = 60 mg/100 mL.
  Ácido decosahexanoico (DHA) = 16 mg/100 mL.
  Ácido araquidônico (ARA) = 17 mg/100 mL.
- Cálcio: 120 mg/100 mL.
- Fósforo = 76 mg/100 mL.

- Ferro: 1,8 mg/100 mL.
- Não contém gordura trans, fibra e glúten.
- AGE, TCM, LC-PUFAS (ARA e DHA), carnitina, taurina, inositol, vitaminas, sais minerais.
- Reconstituição: 16% → 16 g de pó/90 mL de água ou 1 medida rasa = 5,33 g/30 mL de água.
- Valor calórico: 81 kcal/100 mL.
- Latas com 400 g de pó.

PRÉ NAN TRANSITION (NESTLÉ)
- Fórmula infantil indicada para prematuros e/ou recém-nascidos de alto risco com TCM, DHA&ARA, nucleotídeos e com baixa osmolaridade.
- Proteínas: 2,0 g/100 mL.
  Alta digestibilidade com aporte adequado de L-histidina, lisina, cisteína e taurina.
- Carboidratos: 8,3 g/100 mL.
- Lipídios: 3,5 g/100 mL.
  Gorduras saturadas = 1,5 g/100 mL.
  Ácido linoleico = 0,6 g/100mL.
  Ácido α-linolênico = 57 mg/100 mL.
  Ácido decosahexanoico (DHA) = 14 mg/100 mL.
  Ácido araquidônico = 15 mg/100 mL.
- Cálcio: 85 mg/100 mL.
- Fósforo = 54 mg/100 mL.
- Ferro: 0,74 mg/100 mL.
- Não contém gordura trans, fibra e glúten.
- AGE, TCM, LC-PUFAS (ARA e DHA), carnitina, taurina, inositol, vitaminas, sais minerais.
- Reconstituição: 14,81% → 14,81 g de pó/90 mL de água (1 medida rasa = 4,93 g/30 mL de água).
- Valor calórico: 73 kcal/100.
- Latas com 400 g de pó.

NESTOGENO 1(NESTLÉ)
- Fórmula infantil de partida (0-6 meses) nutricionalmente balanceada e accessível, indicada para lactentes sadios.
- Proteínas: 1,4 g/100 mL – proteínas do soro = 60% – caseína = 40%.
- Carboidratos: 7,4 g/100 mL – lactose = 74%; dextrinomaltose = 26%.
- Lipídios: 3,5 g/100 mL.
  Óleos vegetais = 98%; gordura láctea = 2%.
  Gorduras saturadas = 1,4 g 100 mL.
  Ácido linoleico = 0,5 g/100 mL.
  Ácido α-linolênico = 62 mg/100 mL.
- Cálcio = 51 mg/100 mL.
- Fósforo = 28 mg 100 mL.
- Ferro: 0,74 mg/100 mL.
- Fibras = 0,4g/100 mL.
- Não contém gorduras trans e glúten.
- Contém: derivados da soja.

- AGE + taurina + vitaminas + sais minerais + oligoelementos.
- Reconstituição: 13,5% → 13,5 g – 1 medida rasa = 4,5 g para cada 30 mL de água.
- Valor calórico: 68 kcal/100 mL.
- Latas com 400 – 800 g e 1.200 g de pó.

NESTOGENO 2 (NESTLÉ)
- Fórmula infantil de seguimento, nutricionalmente balanceada e acessível, indicada para lactentes sadios a partir dos 6 meses de idade.
- Proteínas: 1,5 g/100 mL – proteínas do soro do leite = 60% – caseína = 40%.
- Carboidratos: 8,3 g/100 mL – lactose = 75%; maltodextrina = 25%. Fibra alimentar = 0,4 g/100 mL – GOS = 2,6 g/100 mL – FOS = 0,3 g/100 mL.
- Lipídios: 3,1 g/100 mL – gordura vegetal = 98% – gordura láctea = 2%
  Gorduras saturadas = 1,1 g/100 mL.
  Ácido linoleico = 0,4 g/100 mL.
  Ácido α-linolênico = 54 mg/100 mL.
- Não contém gorduras trans e glúten.
- Cálcio: 78 mg/100 mL.
- Fósforo = 44 mg.
- Ferro: 1,1 mg/100 mL.
- AGE, aminoácidos, vitaminas, sais minerais, oligoelementos e fibras alimentares.
- Reconstituição: 14,1% → 14,1 g – 1 medida rasa = 4,7 g para cada 30 mL de água.
- Valor calórico: 68 kcal/100 mL.
- Latas com 400 – 800 g e 1.200 g de pó.

NESTONUTRI
- Fórmula láctea de seguimento, nutricionalmente completa, para crianças entre 1 e 3 anos.
- Valor calórico: 69 Kcal/100 mL.
- Proteínas: 1,7 g/100 mL – proteínas do soro = 50% + caseína = 50%.
- Carboidratos: 8,2 g/100 mL – lactose = 61% + maltodextrina = 39%.
- Fibra alimentar: 0,4 g/100 mL. Galacto-oligossacarídeos (GOS) = 0,4 g/100 mL.
- Gorduras totais: 3,1 g/100 mL – gordura vegetal = 97% – gordura láctea = 3%.
  Gorduras saturadas: 1,2 g/100 mL.
  Ácido linoleico: 0,5 g/100 mL.
  Ácido α-linolênico: 60 mg/100 mL.
- Cálcio: 66 mg 100 mL.
- Fósforo: 36 mg 100 mL.
- Ferro: 1,1 mg 100 mL.
- Zinco: 0,71 mg 100 mL.
- Selênio: 1,5 mcg 100 mL.
- Contém vitaminas e sais minerais.
- Não contém glúten e gorduras trans.
- Contém derivados da soja.
- Reconstituição: 14,1% → medida rasa = 4,7 g para cada 30 mL de água.
- Lata = 800 g.

NAN SUPREMEPRO 0 A 6 MESES (NESTLÉ)

- Fórmula infantil de rotina, nutricionalmente completa, contendo DHA, ARA, 4 HMO, nucleotídeos e proteína parcialmente hidrolisados (PPH), indicada para lactentes de 0 a 6 meses de idade.
- Facilita a digestão e proporciona fezes mais macias.
- Proteínas: 1,2 g/100 mL – proteína do soro de leite parcialmente hidrolisada (PPH) = 100%. A hidrólise consiste na quebra das moléculas em pontos específicos conhecidos como epítonos. Existem dois tipos principais de epítepos:
    1. Epítepos de conformação (estrutura).
    2. Epítepos de sequência (a alergenicidade é devida a sequências específicas de AA). O processo de hidrólise parcial apresenta duas etapas:
        1. Hidrólise pela tripicina.
        2. Secagem (tratamento térmico suave).
- Carboidratos: 7,8 g/100 mL – fibras alimentares = 0,2 g/100 mL.
- Lipídios: 3,4 g/100 mL.
  Gorduras saturadas = 1,0 g/100 mL.
  Ácido linoleico = 0,5 g/100 mL.
  Ácido α-linolênico = 62 mg/100 mL.
  Ácido docosahexanoico (DHA) = 7,9 mg 100 mL.
  Ácido araquidônico (ARA) = 7,9 mg 100 mL.
- Cálcio: 47 mg/100 mL.
- Fósforo = 25 mg 100 mL.
- Ferro: 0,72 mg/100 mL.
- Nucleotídeos: 2,0 mg/100 mL.
- Não contém: gorduras trans e glúten.
- Contém nutrientes imunomoduladores: zinco, selênio, nucleotídeos, L-Arginina e vitamina A.
- Contém LC-PUFAS (DHA e ARA) e AGE (ácido linoleico e ácido α-linolênico).
- Contém: carnitina, taurina, inositol; vitaminas, sais minerais e oligoelementos.
- Preparo: 13,33% → 13,33 g de pó/90 mL de água ou 1 medida rasa = 4,44 g/30 mL de água.
- Não contém glúten, fibras e gorduras trans.
- Calorias: 67 kcal/100 mL.
- Latas de 400 g e 800 g.

NAN SUPREMEPRO 6 A 12 MESES (NESTLÉ)

- Fórmula infantil de seguimento, nutricionalmente completa, contendo DHA, ARA, 4 HMO, nucleotídeos e proteína parcialmente hidrolisada (PPH), para lactentes de 6 a 12 meses de idade.
- Facilita a digestão e proporciona fezes mais macias.
- Proteínas: 1,5 g/100 mL – proteína do soro de leite parcialmente hidrolisada (PPH) = 100%. A hidrólise consiste na quebra das moléculas em pontos específicos conhecidos como epítonos. Existem dois tipos principais de epítepos: 1 – Epítepos de conformação (estrutura). 2 – Epítepos de sequência (a alergenicidade é devida a sequências específicas de AA). O processo de hidrólise parcial apresenta duas etapas: 1- hidrólise pela tripicina. 2- secagem (tratamento térmico suave).

- Carboidratos: 8,0 g/100 mL.
- Lipídios: 3,2 g/100 mL.
  Gorduras saturadas = 1,3 g/100 mL.
  Ácido linoleico = 0,4 g/100 mL.
  Ácido α-linolênico = 57 mg/100 mL.
  Ácido docosahexanoico (DHA) = 7,8 mg 100 mL.
  Ácido araquidônico (ARA) = 7,8 mg 100 mL.
- Cálcio: 68 mg/100 mL
- Fósforo = 44 mg 100 mL.
- Ferro: 1,0 mg/100 mL.
- Nucleotídeos: 2,0 mg/100 mL.
- Não contém gorduras trans, fibras e glúten.
- Contém nutrientes imunomoduladores: zinco, selênio, nucleotídeos, L-Arginina e vitamina A.
- Contém AGE, LC-PUFAS, carnitina, taurina, inositol; vitaminas, sais minerais e oligoelementos.
- Preparo: 14,28% → 14,28 g de pó/90 mL de água ou 1 medida rasa = 4,76 g/30 mL de água.
- Calorias: 67 kcal/100 mL.
- Latas de 800 g.

NAN COMFOR 0 A 6 MESES (NESTLÉ)
- Fórmula infantil de partida (0-6 meses) com prebiótico (fibras solúveis), DHA, ARA, HMO-2×-FL e nucleotídeos, indicada para lactentes com constipação intestinal.
- Contém fibras solúveis (GOS – FOS), que contribuem para o tratamento da constipação.
- Contém prebióticos que favorecem a colonização por bifidobactéria.
- Proteínas: 1,2 g/100 mL.
- Carboidratos: 7,2 g/100 mL. Fibra alimentar (prebióticos) = 0,4 g/100 mL.
- Lipídios:3,7g/100 mL.
- Lipídios: 3,7 g/100 mL.
  Gorduras Saturadas = 1,4 g/100 mL.
  Ácido Docosahexanoico (DHA) = 7,2 mg/100 mL.
  Ácido Araquidônico (ARA) = 7,2 mg/100 mL.
  Ácido linoleico = 0,5 g/100 mL.
  Ácido α-linolênico = 68 mg/100 mL.
- Cálcio: 42 mg/100 mL.
- Fósforo = 22 mg/100 mL.
- Ferro: 0,73 mg/100 mL.
- Nucleotídeos = 2,1 mg/100 mL.
- Não contém gorduras trans e glúten.
- Contém AGE, LC-PUFAS aminoácidos, vitaminas e sais minerais.
- Preparo: 13,79% → 13,79 g de pó/90 mL de água ou 1 medida rara.= 4,59 g/30 mL de água.
- Valor calórico: 68 kcal/100 mL.
- Latas com 400 g e 800 g.

NAN COMFOR 6 A 12 MESES (NESTLÉ)
- Fórmula infantil de seguimento indicada para lactentes a partir dos 6 meses de idade.
- Contém fibras solúveis (GOS – FOS), que contribuem para o tratamento da constipação.
- Contém prebióticos que favorecem a colonização por bifidobactéria.
- Proteínas: 1,2 g/100 mL.
- Carboidratos: 8,2 g/100 mL. Fibra alimentar (prebióticos) = 0,4 g/100 mL GO.
- Lipídios: 3,3 g/100 mL.
  Gorduras saturadas =1,2 g/100 mL.
  Ácido linoleico = 0,5 g/100 mL.
  Ácido α-linolênico = 57 mg/100 mL.
  Ácido docosahexanoico (DHA) = 7,3 mg 100 mL.
  Ácido araquidônico (ARA) = 7,1 mg 100 mL.
- Cálcio: 80 mg/100 mL.
- Fósforo: 44 mg/100 mL.
- Ferro: 1,1 mg/100 mL.
- Nucleotídeos = 2,2 mg 100 mL.
- Não contém gorduras trans e glúten.
- Contém: AGE, LC-PUFAS, aminoácidos, vitaminas e sais minerais.
- Preparo: 14,54% → 14,54 g de pó/90 mL de água ou 1 medida rara = 4,84 g/30 mL de água.
- Valor calórico: 68 kcal/100 mL.
- Latas com 800 g.

NANLAC SUPREMEPRO (NESTLÉ)
- Fórmula láctea de seguimento para crianças de 1 a 3 anos de idade.
- Contém 4HMOs, AGE e LC-PUFAS.
- Proteínas: 1,3 g/100 mL – predominância das proteínas do soro do leite.
- Carboidratos: 8,8 g/100 mL.
- Lipídeos: 3,2 g/100 mL.
  Gorduras saturadas = 1,1 g/100 mL.
  Ácido docosahexanoico (DHA) = 12 mg/100mL.
  Ácido araquidônico (ARA) = 12 mg/100 mL.
  Ácido linoleico = 0,4 g/100 mL.
  Ácido α-linolênico = 49 mg/100 mL.
- Cálcio: 80 mg/100 mL.
- Fósforo = 46 mg/100 mL
- Ferro: 1,2 mg/100 mL.
- Não contém glúten e gordura trans.
- AGE, LC-PUFAS, aminoácidos, vitaminas e sais minerais.
- Preparo: 15,66% → 1 medida rasa = 5,22 g para cada 30 mL de água.
- Valor calórico: 67 kcal/100 mL.
- Latas com 800 g.

NANLAC COMFOR (NESTLÉ)
- Fórmula láctea de seguimento para crianças de 1 a 3 anos de idade.
- Contém prebióticos: fibras solúveis (GOS), que favorecem a colonização por bifidobactéria, contribuindo para o tratamento da constipação.

- Contém nucleotídeos e AGE: DHA e ARA >
- Proteínas: 1,2 g/100 mL.
- Carboidratos: 6,6 g/100 mL – lactose = 82,5% – maltodextrina = 17,5%. Fibra alimentar: 0,4 g/100 mL galacto-oligossacarídeo (GOS) = 0,4 g/100 mL.
- Lipideos: 3,1 g/100 mL.
  Gorduras saturadas = 0,9 g/100 mL.
  Ácido docosahexanóico (DHA) = 7,1 mg/100mL.
  Ácido araquidônico (ARA) = 7,1 mg/100 mL.
  Ácido linoleico = 0,6 g/100 mL.
  Ácido α-linolênico = 68 mg/100 mL.
- Cálcio: 85 mg/100 mL.
- Fósforo = 49 mg/100 mL
- Ferro: 1,2 mg/100 mL.
- Nucleotídeos = 2,2 mg/100 mL.
- Não contém glúten e gordura trans.
- AGE, LC-PUFAS, aminoácidos, vitaminas e sais minerais.
- Preparo: 1 medida rasa = 5,22 g para cada 30 mL (7 medidas rasas = para 210 mL).
- Valor calórico: 68 kcal/100 mL.
- Latas com 800 g.

NESTOGENO ESPESSAR (NESTLÉ)
- Fórmula infantil e de seguimento com duplo espessante indicada na regurgitação em lactentes de 0 a 12 meses de idade.
- Proteínas: 1,4 g/100 mL – proteínas do soro o leite = 60%; caseína = 40%.
- Carboidratos: 7,4 g/100 mL – lactose = 74% – Amido = 26%.
- Fibra alimentar: 0,39 g/100 mL (FOS e GOS).
- Lipídios: 3,5 g/100 mL.
  Óleos vegetais = 98%; gordura láctea = 2%.
  Gorduras saturadas = 1,4 g/100 mL.
  Ácido linoleico = 0,5 g/100 mL.
  Ácido α-linolênico = 62 mg/100 mL.
- Cálcio: 51 mg/100 mL.
- Fósforo: 30 mg/100 mL;
- Ferro: 0,74 mg/100 mL.
- AGE, vitaminas, minerais e oligoelementos.
- Não contém glúten e gorduras trans.
- Pode substituir o leite de vaca em utilizações dietéticas e culinárias.
- Reconstituição: 13,5% → 13,5 g de pó/90 mL de água ou 1 medida = 4,5 g/30 mL de água.
- Valor calórico: 67 kcal/100 mL na reconstituição a 13,5%.

NAN SCIENCEPRO ESPESSAR (NESTLÉ)
- Fórmula infantil e de seguimento, nutricionalmente completa e balanceada, contendo HMO, DHA, ARA, fibras alimentares (GOS e FOS), nucleotídeos e espessada com amido pré-gelatinizado (maior viscosidade), indicada na regurgitação em lactentes (0-12 meses de idade).
- Proteínas: 1,2 g/100 mL.

- Carboidratos: 7,2 g/100 mL.
  Fibras alimentares = 0,4 g/100 mL (GOS = 0,36 g/100 mL e FOS = 0,04 g/100 mL).
- Lipídios: 3,7 g/100 mL.
  Gorduras saturadas = 1,4 g/100 mL.
  Ácido linoleico = 0,5 g/100 mL.
  Ácido α-linolênico = 63 mg/100 mL.
  Ácido docosahexanóico (DHA) = 7,1 mg 100 mL.
  Ácido araquidônico (ARA) = 7,1 mg 100 mL.
- Não contém gorduras trans e glúten.
- Cálcio: 43 mg/100 mL
- Fósforo = 23 mg 100 mL.
- Ferro: 0,70 mg/100 mL.
- Nucleotídeos = 2,1 mg/100 mL.
- Contém nutrientes imunomoduladores: zinco, selênio, nucleotídeos, L-Arginina e vitamina A.
- L-carnitina, taurina, colina, inositol; vitaminas, sais minerais, zinco e outros oligoelementos.
- Reconstituição: 13,33% → 1 medida rasa = 4,44 g para cada 30 mL de água.
- Calorias: 68 kcal/100 mL.
- Latas de 400 g e 800 g.

Reações adversas ao leite de vaca
Não imunologicamente mediadas: intolerância à lactose
Imunologicamente mediadas: alergia às proteínas do leite

NAN SCIENCEPRO SENSITIVE (NESTLÉ)
- Fórmula láctea hipoalergênica à base de proteína do soro parcialmente hidrolisada (PPH), com prebióticos (FOS e GOS), AGE, LC-PUFAS, nucleotídeos, redução adequada de lactose e amido pré-gelatinizado, indicada para os lactentes entre 0-6 meses de idade com regurgitação, cólicas, constipação e, sem consenso, alergia leve às proteínas do leite de vaca.
- Proteínas: 1,3 g/100 mL.
- Carboidratos: 7,6 g/100 mL.
- Lipídios: 3,5 g/100 mL.
  Gorduras saturadas = 1,3 g/100 mL
  Ácido linoleico = 0,5 g/100 mL.
  Ácido α-linolênico = 64 mg/100 mL.
  DHA = 8 mg/100 mL.
  ARA = 8 mg/100 mL.
- Cálcio = 44 mg/100 mL;
- Fósforo = 25 mg 100 mL
- Não contém gorduras trans e glúten.
- Contém: zinco, selênio e outros oligoelementos, arginina, carnitina, histidina, taurina, vitaminas, sais minerais.
- Reconstituição: 13,33% → 13,33 g de pó/90 mL de água ou 1 medida rasa = 4,44 g/30 mL de água.
- Valor calórico: 68 kcal/100 mL.
- Lata = 400 g.

NAN SCIENCEPRO SL (NESTLÉ)
- Fórmula infantil nutricionalmente completa para lactentes e crianças (0-36 meses) isenta de lactose, contendo AGE, LC-PUFAS, nucleotídeos e predominância das proteínas do soro (60%).
- Indicação: lactentes com intolerância à lactose associada ou não à lesão da mucosa intestinal (doença celíaca; giardíase; amebíase; desnutrição proteico-calórica; ressecção intestinal; gastrectomia; colostomia; diarreia aguda, protraída ou crônica).
- Proteínas: 1,4 g/100 mL.
- Carboidratos: 7,8 g/100 mL – maltodextrina = 100%.
- Lipídios: 3,4 g/100 mL.
  Gorduras saturadas = 1,3 g/100 mL.
  Ácido linoleico = 0,6 g/100 mL.
  Ácido α-linolênico = 67 mg/100 mL.
  Ácido Docosahexaenoico (DHA) = 7,6 mg/100 mL.
  Ácido araquidônico (ARA) = 7,8 mg/100 mL. 8,95.
- Cálcio: 55 mg/100 mL.
- Fósforo: 32 mg/100 mL.
- Ferro: 0,74 mg/100 mL.
- AGE, vitaminas, minerais e oligoelementos.
- Não contém gorduras trans, glúten e fibra alimentar.
- Nucleotídeos = 2,0 mg/100 mL.
- Pode substituir o leite de vaca em utilizações dietéticas e culinárias.
- Preparo: 13,33% → 1 medida = 4,44 g para cada 30 mL de água.
- Valor calórico: 67 kcal/100 mL na reconstituição a 13,2%.
- Latas com 400 g.

NAN SCIENCEPRO SOJA (NESTLÉ)
- Fórmula infantil à base de proteína isolada de soja, enriquecida com L-metionina, AGE, LC-PUFAS, indicada, como alternativa, para lactentes (0-12 meses de idade) com APLV (alergia à proteína do leite de vaca Ig E mediada), Sem Comprometimento do Trato Gastrointestinal.
- Maior teor de vitamina C, o que favorece a absorção de ferro, e maior teor de vitamina D.
- Menor osmolaridade da categoria.
- Proteínas: 1,8 g/100 mL – proteína isolada de soja = 100%.
- Carboidratos: 6,8 g/100 mL.
- Lipídios: 3,6 g/100 mL.
  Gorduras saturadas = 1,7 g 100 mL.
  Ácido linoleico = 0,5 g/100 mL.
  Ácido α-linolênico = 50 mg/100 mL.
  DHA = 13 mg/100 mL.
  ARA = 13 mg/100 mL.
- Cálcio: 70 mg/100 mL
- Fósforo = 53 mg 100 mL.
- Ferro: 0,75 mg/100 mL.
- Contém colina, taurina, L-carnitina, inositol, vitaminas, minerais, zinco e outros oligoelementos.
- Reconstituição: 13,11% → 1 medida rasa = 4,37 g para cada 30 mL de água.
- Calorias: 67 kcal/100 mL.
- Latas com 800 g de pó.

NESLAC SUPREME 3 + ANOS (NESTLÉ)
- Composto lácteo com óleos vegetais e fibras para crianças a partir dos 3 anos de idade.
- Contém óleos vegetais, fibras alimentares, Fonte de ômega 3 (DHA e EPA), 16 vitaminas e minerais, sem adição de açúcares, sacarose e frutose e sem aromatizantes.
- Valor calórico: 68 Kcal/100 mL.
- Proteínas: 1,9 g/100 mL.
- Carboidratos: 8,3 g/100 mL.
  Fibra alimentar (GOS) = 0,4 g/100 mL.
- Gorduras totais: 2,9 g/100 mL.
  Gorduras saturadas = 0,8 g/100 mL.
  Ácido docosahexaenoico (DHA) = 18 mg/100 mL.
  Ácido eicosapentaenoico (EPA) = 3,7 mg/100 mL.
  Ácido linoleico: 0,6 g/100 mL.
  Ácido α-linolênico: 65 mg/100 mL.
- Cálcio: 99 mg 100 mL.
- Fósforo: 52 mg 100 mL.
- Ferro: 1,3 mg 100 mL.
- Zinco: 0,88 mg 100 mL.
- Selênio: 1,5 mcg 100 mL.
- Contém vitaminas e sais minerais.
- Não contém glúten e gorduras trans.
- Reconstituição: 14,81% → 1 medidas rasa = 4,93 g para cada 30 mL de água. Preparo de 1 copo = 200 mL → 6 medidas rasas para 180 mL de água.
- Lata = 800 g.

NESLAC CONFOR 3 + ANOS (NESTLÉ)
- Composto lácteo com óleos vegetais e fibras para crianças a partir dos 3 anos de idade.
- Contém óleos vegetais, fibras alimentares, fonte de ômega 3 (DHA e EPA), 22 vitaminas e minerais, sem adição de açúcares, sacarose e frutose.
- Valor calórico: 67 Kcal/100 mL.
- Proteínas: 1,9 g/100 mL.
- Carboidratos: 8,3 g/100 mL.
  Fibra alimentar (GOS) = 0,4 g/100 mL.
- Gorduras totais: 2,8 g/100 mL.
  Gorduras saturadas = 1,1 g/100 mL.
  Ácido docosahexaenoico (DHA) = 18 mg/100 mL.
  Ácido eicosapentaenoico (EPA) = 3,7 mg/100 mL.
  Ácido linoleico: 0,4 g/100 mL.
  Ácido α-linolênico: 51 mg/100 mL.
- Cálcio: 86 mg 100 mL.
- Fósforo: 61 mg 100 mL.
- Ferro: 1,2 mg 100 mL.
- Zinco: 0,87 mg 100 mL.
- Selênio: 1,5 mcg 100 mL.
- Contém vitaminas e sais minerais.
- Não contém glúten e gorduras trans.

- Reconstituição: 14,81% → 1 medidas rasa = 4,93 g para cada 30 mL de água. Preparo de 1 copo = 200 mL → 6 medidas rasas para 180 mL de água.
- Lata = 800 g.

NESLAC CONFOR ZERO LACTOSE (NESTLÉ)
- Composto lácteo com óleos vegetais, fibras alimentares e prebióticos, isento de lactose.
- Indicação: crianças a partir dos 3 anos, escolares e adolescentes com intolerância à lactose associada ou não à lesão da mucosa intestinal (doença celíaca; giardíase; amebíase; desnutrição proteico-calórica; ressecção intestinal; gastrectomia; colostomia; diarreia aguda, protraída ou crônica).
- Proteínas: 2,0 g/100 mL.
- Carboidratos: 8,0 g/100 mL – maltodextrina = 36% – glicose = 32% – galactose = 32%.
- Lipídios: 2,9 g/100 mL.
  Gorduras saturadas = 1,1 g/100 mL.
  Ácido linoleico = 0,4 g/100 mL.
  Ácido α-linolênico = 54 mg/100 mL.
  Fibra alimentar = 0,7 g/100 mL.
- Não contém glúten e gorduras trans.
- Contém 23 vitaminas e minerais.
- Cálcio: 98 mg/100 mL.
- Fósforo: 54 mg/100 mL.
- Ferro: 1,3 mg/100 mL.
- Reconstituição a 14,49% → 1 medida = 4,83 g para cada 30 mL de água.
- Preparo: 6 medidas = 29 g = 2 colheres de sopa/180 mL de água = 200 mL
- Valor calórico: 67 kcal/100 mL na reconstituição a 14,5%.
- Latas com 700 g.

NINHO FASES 1 +
- Fórmula láctea de seguimento, nutricionalmente completa, para crianças entre 1 e 3 anos.
- Contém prebióticos.
- Proteínas: 1,9 g/100 mL – proteínas do soro = 48% + caseína = 52%.
- Carboidratos: 7,4 g/100 mL – lactose = 75,9% + maltodextrina = 24,1%.
  Fibra alimentar: 0,8 g/100 mL.
  Fruto-oligossacarídeos (FOS): 0,6 g/100 mL.
  Inulina 0,2 g/100 mL.
- Gorduras totais: 2,9 g/100 mL.
  Gorduras saturadas: 0,8 g/100 mL.
  Ácido linoleico: 0,5 g/100 mL.
  Ácido α-linolênico: 55 mg/100 mL.
- Cálcio: 72 mg 100 mL.
- Fósforo: 46 mg 100 mL.
- Ferro: 1 mg 100 mL.
- Zinco: 0,75 mg 100 mL.
- Selênio: 1,7 mcg 100 mL.
- Contém vitaminas e sais minerais.
- Não contém glúten e gorduras trans.

- Valor calórico: 65 Kcal/100 mL.
- Reconstituição: 1 medida rasa = 4,6 g – 3 medidas rasas = 13,8 g para 90 mL de água = 100 mL.
- Lata = 400 g.

NINHO FASES 3 +
- Fórmula láctea de seguimento, nutricionalmente completa, para crianças com 3 anos ou mais.
- Contém óleos vegetais e fibras alimentares.
- Proteínas: 2,2 g/100 mL – proteínas do soro = 26,5% + caseína = 73,5%.
- Carboidratos: 9 g/100 mL – lactose = 77,2% + maltodextrina = 22,8%.
  Fibra alimentar: 0,5 g/100 mL.
- Gorduras totais: 3,3 g/100 mL.
  Gorduras vegetais: 65% + gordura láctea = 35%
  Gorduras saturadas: 1,1 g/100 mL.
  Ácido linoleico: 0,6 g/100 mL.
  Ácido α-linolênico: 70 mg/100 mL.
- Cálcio: 208 mg/100 mL.
- Fósforo: 64 mg/100 mL.
- Ferro: 3,2 mg/100 mL.
- Zinco: 1,1 mg/100 mL.
- Selênio: 4 mcg/100 mL.
- Contém vitaminas e sais minerais.
- Não contém glúten e gorduras trans.
- Valor calórico: 74 Kcal/100 mL.
- Reconstituição: 3 colheres de sopa cheias = 32 g para 180 mL de água = 200 mL.
- Lata = 400 g.

NINHO NUTRIGOLD (NESTLÉ) – SAIU DE LINHA
- Fórmula láctea de seguimento, nutricionalmente completa, para crianças na primeira infância.
- Contém óleos vegetais, fibras alimentares, AGE e LC-PUFAS.
- Proteínas: 1,4 g 100 mL – proteínas do soro = 59% + caseína = 41%.
- Carboidratos: 8,1 g 100 mL – lactose = 77,2% + maltodextrina = 22,8%.
  Fibra alimentar: 0,5 g 100 mL.
- Gorduras totais: 3,1 g 100 mL.
  Gorduras vegetais: 97% + gordura láctea = 2,7% + óleo de peixe = 0,3%.
  Gorduras saturadas: 0,9 g 100 mL.
  Gorduras monoinsaturadas = 1,2 g 100 mL.
  Gorduras poli-insaturadas = 0,7ng 100 mL.
  Ácido docosaexaenoico (DHA) = 10 mg 100 mL.
  Ácido araquidônico (ARA) = 10 mg 100 mL.
  Ácido linoleico: 612 mg 100 mL.
  Ácido α-linolênico: 71 mg 100 mL.
  Gorduras trans: ausente.

- Cálcio: 68 mg 100 mL.
- Fósforo: 38 mg 100 mL.
- Ferro: 1,1 mg 100 mL.
- Zinco: 0,70 mg 100 mL.
- Selênio: 1,0 mcg 100 mL.
- Contém vitaminas e sais minerais.
- Não contém glúten e gorduras trans.
- Valor calórico: 66 Kcal/100 mL.
- Reconstituição: 3 medidas rasas = 14,2 g para 90 mL de água = 100 mL.
- Lata = 800 g.

PAPINHAS (NESTLÉ)

Etapa 1
- A partir do 6º mês de vida, o grau de tolerância gastrointestinal e a capacidade de absorção de nutrientes atingem um nível satisfatório e a criança está capacitada física e fisiologicamente para aceitar a alimentação semissólida.
- Aprendendo a comer com a colher.
- Descobrindo novos sabores e texturas.
- Fazendo o primeiro contato com outros alimentos e, por isso, os produtos dessa etapa possuem ingrediente único.
- Não contém glúten, gorduras saturadas e gorduras trans.
- Papinhas de pera, maçã, ameixa.

Etapa 2
- A partir do 6º mês, a introdução de novos alimentos estimula a criança a aprender os processos de mastigação e deglutição de alimentos mais sólidos, bem com a se acostumar com novos sabores.
- Aprendendo a comer com a colher.
- Explorando sabores novos e receitas elaboradas.
- Desenvolvendo o paladar com uma variedade maior de frutas, vegetais, cereais e carnes.
- Todas as papinhas de frutas não contêm gorduras saturadas e gorduras trans.
- Papinhas Nestlé de frutas sortidas; frutas tropicais; maçã com banana: não contém glúten.
- Papinhas Nestlé de banana com aveia: contém glúten.
- As papinhas salgadas não contêm gorduras trans.
- As papinhas salgadas com macarrão contém glúten.

Etapa 3
- Por volta do 8º mês de idade iniciam-se os reflexos mandibulolinguais, através dos quais, o alimento é levado às partes laterais da cavidade oral e submetido à mastigação e a salivação. Logo, se deve estimular a introdução e o consumo de alimentos mais espessos e em pequenos pedaços.

- O controle do tronco melhora e a criança pode sentar-se sem apoio.
- A criança inclina a cabeça para frente de encontro à colher que lhe é oferecida com o alimento.
- Aos 9 meses de idade a criança gosta de pegar o alimento com as mãos e levar à boca.
- Entre 10 e 12 meses de idade a eficiência da mastigação está aumentada e a criança está apta para receber alimentos com uma consistência "normal".
- Somente aos 2 anos de idade estes movimentos estarão totalmente desenvolvidos, a criança tem movimentos voluntários com a mão e a boca, sendo capaz de indicar a sua aceitação ou recusa por determinado alimento.
- As papinhas salgadas não contêm gorduras trans.
- As papinhas salgadas com macarrão contém glúten.

Etapa Junior
- Ao completar 1 ano de idade, a criança está quase preparada para se alimentar por conta própria e receber uma alimentação mais próxima daquela consumida pela família, embora ela continue carecendo de ajuda e supervisão e esta habilidade ainda continue sendo aperfeiçoada nos anos seguintes.
- As papinhas sem massa não contém glúten.
- Todas as papinhas não contem gorduras trans.

Purê de Frutas (Nestlé)
- Sem corantes e sem conservantes.
- Açúcar natural das frutas.
- Não contem glúten, gorduras saturadas e gorduras trans.

ENFAMIL HMF (MEAD JOHNSON) (A MEAD JOHNSON NÃO EXPORTA MAIS PARA O BRASIL DESDE 05/11/2022)
- **Para uso exclusivamente hospitalar.**
- Fórmula de nutrientes para recém-nascidos de alto risco para ser adicionado ao leite humano.
- Indicado para prematuros e/ou RNBP (recém-nascidos com baixo peso) a nível hospitalar.
- Proteínas: 32% do total das calorias – 39 g/100 g de pó – 50% parcialmente hidrolisadas. Lactoalbumina = 60% + caseína = 40%.
- Carboidratos: 6% do total das calorias – 7,0 g/100 g de pó – polímeros da glicose = 100%.
- Lipídios: 62% do total das calorias – 35 g/100 de pó – 99% vegetal e 1% animal (70% TCM).
  Gorduras saturadas = 25 g/100 g de pó.
  Gorduras monoinsaturadas = 2,8 g/100 g de pó.
  Gorduras poli-insaturadas = 7g/100 g de pó.
  Ácido linoleico (ômega 6) = 4,9 g/100 g de pó.
  Ácido α-linolênico (ômega) = 600 mg/100 g de pó.
- AGE, LC-PUFAS, vitaminas, sais minerais e oligoelementos, de acordo com a AAP.
- Cálcio = 3.200 mg/100 g de pó.
- Fósforo = 1.760 mg/100 g de pó.
- Ferro: 51 mg/100 g/100 g de pó.

- Não contém glúten, gorduras trans e fibra alimentar.
- Contém: lactose, derivados do leite e da soja.
- Reconstituição: 1 sachê = 0,71 g de pó para cada 25 mL de leite humano → + 4 Kcal/30 mL.
- Preparo: 1 – Agite o leite humano. Caso necessário, aqueça a temperatura de alimentação.
  2 – Adicione o HMF à quantidade recomendada.
- Osmolalidade HMF: 35 mOsm/kg de água.
- Osmolalidade média do leite humano: 290 mOsm/kg de água.
- Osmolalidade LH + HMF: 325 mOsm/kg de água.
- Valor energético: 499 Kcal/100 g de pó.
- Caixa com 100 sachês – 1 sachê = 0,71 g de pó.

ENFAMIL PREMATURO LÍQUIDO (MEAD JOHNSON) (A MEAD JOHNSON NÃO EXPORTA MAIS PARA O BRASIL DESDE 05/11/2022)

- **Para uso exclusivamente hospitalar.**
- Fórmula láctea, polimérica, completa, estéril e pronta para o uso hospitalar no manejo nutricional de recém-nascidos pré-termo e/ou RNBP e/ou de alto risco, logo após o nascimento.
- Lc-pufas (ARA e DHA) em quantidades e proporção adequadas para o desenvolvimento mental, visual e imunológico.
- Proteínas: 13% das calorias – 2,7 g/100 mL – lactoalbumina = 80% + caseína = 20%.
- Carboidratos: 43% das calorias – 8,8 g/100 mL – polímeros da glicose = 60% – lactose = 40%.
- Lipídios: 44% das calorias – 4,1 g/100 mL – g. vegetal = 96% – g. animal = 4% (TCM = 40%).
  Gorduras saturadas = 1,9 g/100 mL.
  Gorduras monoinsaturadas = 1,2 g/100 mL.
  Gorduras poli-insaturadas = 0,9 g/100 mL.
  Ácido linoleico (ômega 6) = 657 mg/100 mL.
  Ácido α-linolênico (ômega 3) = 73 mg/100 mL.
  Ácido araquidônico (ARA) = 28 mg/100 mL.
  Ácido docosahexaenoico (DHA) = 14 mg/100 mL.
- AGE, LC-LC-PUFAS, colina, taurina, L-carnitina, vitaminas, sais minerais e oligoelementos, de acordo com a AAP.
- Cálcio: 134 mg/100 mL.
- Fósforo: 73 mg/100 mL.
- Ferro: 1,5 mg/100 mL.
- Nucleotídeos totais = 3,4 mg/100 mL.
- Não contém: glúten, fibras, gorduras trans e colesterol.
- Reconstituição: fórmula líquida, estéril e pronta para uso hospitalar, dispensa diluição.
- Osmolalidade: 320 mOsm/kg de água.
- Osmolaridade: 280 mOsm/L.
- Valor energético: 83 Kcal/100mL.
- Embalagem com 6 Nursettes frascos.
- Cada Nursette frasco contém 59 mL = 48 Kcal.

ENFAMIL ENFACARE PREMIUM (MEAD JOHNSON) (A MEAD JOHNSON NÃO EXPORTA MAIS PARA O BRASIL DESDE 05/11/2022)

- Fórmula láctea de transição para lactentes prematuros e recém-nascidos com baixo peso (RNBP) com necessidades especiais após a alta hospitalar.
- AGE e LC-PUFAS em quantidades e proporção adequadas para o desenvolvimento mental, visual e imunológico.
- Proteínas: 11% do total das calorias – 2,1 g/100 mL – lactoalbumina = 80% + caseína = 20%.
- Carboidratos: 42% das calorias – 7,7 g/100 mL – lactose = 65% – polímeros de glicose = 35%.
- Lipídios: 47% das calorias – 3,9 g/100 mL – óleos vegetais = 96% – gordura animal = 4% (TCM = 20%).
  Gorduras saturadas = 1,5 g/100 mL.
  Gorduras monoinsaturadas= 1,4 g/100 mL.
  Gorduras poli-insaturadas = 0,8 g/100 mL.
  Ácido linoleico (Ômega 6) = 640 mg/100 mL.
  Ácido α-linolênico (Ômega 3) = 64mg/100 mL.
  Ácido Araquidônico (ARA)= 25 mg/100 mL.
  Ácido docosahexaenoico (DHA) = 13 mg/100 mL.
- AGE, LC-PUFAS, colina, taurina, vitaminas, sais minerais e oligoelementos, de acordo com a AAP.
- Cálcio = 89 mg/100 mL.
- Fósforo = 49 mg/100 mL.
- Ferro: 1,3 mg/100 mL.
- Nucleotídeos = 3,1 mg/100 mL.
- Não contém glúten, fibra alimentar e gorduras trans.
- Contém lactose e derivados da soja.
- Reconstituição: 1 colher-medida rasa = 9,8 g para cada 60 mL de água (75 kcal/100 mL).
- Osmolaridade: 270 mOsm/L.
- Osmolalidade: 310 mOsm/kg de água.
- Valor energético: 74 Kcal/100mL.
- Latas com 363 g de pó.

Membrana do glóbulo de gordura do leite (MFGM)
- Só representa 2 a 6% do total do leite materno.
- Fonte, especialmente rica, de fosfolípides do leite (60 a 70% dos fosfolípides do leite materno).
- O núcleo é composto predominantemente por triglicerídeos e contém LC-PUFAS (ácidos graxos de cadeia longa) tais como o DHA e o ARA.
- DHA + ARA + prebióticos + MFGM confere aos leites: desenvolvimento mental superior, apoio à imunidade e ao crescimento.

ENFAMIL PREMIUM PRO EVOLUT 1 (MEAD JOHNSON) (A MEAD JOHNSON NÃO EXPORTA MAIS PARA O BRASIL DESDE 05/11/2022)

- Fórmula láctea, nutricionalmente completa, para os lactentes sadios de 0-6 meses.
- AGE, LC-PUFAS, MFGM e prebiótico em quantidades e proporções adequadas para o desenvolvimento mental, visual e imunológico.

- Proteínas: 8% do total das calorias – 1,4 g/100 mL – lactoalbumina = 60% + caseína = 40%.
- Carboidratos: 44% do total das calorias – 7,2 g/100 mL – lactose = 100%.
- Lipídios: 48% do total das calorias – 3,6 g/100 mL – g. vegetal = 96% – g. animal = 4%.
  Gorduras saturadas = 1,4 g/100 mL.
  Ácido linoleico (ômega 6) = 610 mg/100 mL.
  Ácido α-linolênico (ômega 3) = 69 mg/100 mL.
  Ácido araquidônico (ARA)= 23 mg/100 mL.
  Ácido docosahexaenoico (DHA) = 12 mg/100 mL.
- Não contém glúten e gorduras trans.
- Contém lactose, derivados do leite, de soja e de peixe.
- Fibra alimentar (GOS) = 0,4 g/100 mL.
- AGE, colina, taurina, vitaminas, sais minerais e oligoelementos, de acordo com a AAP.
- Cálcio = 63 mg/100 mL.
- Fósforo = 36 mg/100 mL.
- Ferro: 0,68 mg/100 mL.
- Reconstituição: 13,8% → 13,8 g 90 mL de água ou 1 medida rasa = 4,6 g/30 mL de água.
- Latas de 400 g e 1.300 g de pó.
- Osmolaridade: 288 mOsm/L na reconstituição a 13,8%.
- Osmolalidade: 321 mOsm/kg de água.
- Valor energético: 68 kcal/100 mL.
- Latas com 800 g de pó.

ENFAMIL PREMIUM PRO EVOLUT 2 (MEAD JOHNSON) (A MEAD JOHNSON NÃO EXPORTA MAIS PARA O BRASIL DESDE 05/11/2022)

- Fórmula láctea de seguimento, nutricionalmente completa, para os lactentes sadios a partir dos 6 meses de idade.
- Lc-pufas (ARA e DHA) e Probióticos em quantidades e proporção adequadas para o desenvolvimento mental, visual e imunológico.
- Proteínas: 10% do total das calorias – 1,7 g/100 mL – lactoalbumina = 50%; caseína = 50%.
- Carboidratos: 43% do total das calorias – 7,3 g/100 mL – lactose = 100%.
- Lipídios: 47% do total das calorias – 3,5 g/100 mL – g. vegetal = 96%; g. vegetal = 4%
  Gorduras saturadas = 1,3 g/100 mL.
  Ácido linoleico (ômega 6) = 540 mg/100 mL.
  Ácido α-linolênico (ômega 3) = 51 mg/100 mL.
  Ácido Araquidônico (ARA)= 23 mg/100 mL.
  Ácido docosahexaenoico (DHA) = 12 mg/100 mL.
- Não contém glúten e gorduras trans.
- Contém: lactose, derivados do leite, da soja e de peixe.
- Fibra alimentar = 0,4 g/100 mL.
- Galacto-oligossacarídeos (GOS) = 0,2 g/100 mL.
- Fruto-oligossacarídeos (FOS) = 0,2 g/100 mL.
- AGE, colina, taurina, vitaminas, sais minerais e oligoelementos, de acordo com a AAP.
- Cálcio = 80 mg/100 mL.
- Fósforo = 43 mg/100 mL.
- Ferro: 1,1 mg/100 mL.
- Reconstituição: 13,8% → 13,8 g 90 mL de água ou 1 medida rasa = 4,6 g 30 mL de água.

- Osmolaridade: 264,2 mOsm/L na reconstituição a 13,8%.
- Osmolalidade: 293,6 mOsm/kg de água.
- Valor energético: 68 Kcal/100mL.
- Latas com 400 e 1.300 g de pó.

ENFAMIL PRO EVOLUT GENTLEASE (MEAD JOHNSON) (A MEAD JOHNSON NÃO EXPORTA MAIS PARA O BRASIL DESDE 05/11/2022)
- Fórmula láctea, nutricionalmente completa para lactentes de 0 a 12 meses de idade com distúrbios gastrointestinais funcionais (FGIDs) leves: cólicas, gases, regurgitação.
- Proteína parcialmente hidrolisada.
- Redução clinicamente comprovada do choro após 24 horas.
- AGE, LC-PUFAS e MFGM em quantidades e proporção adequadas para o desenvolvimento mental, visual e imunológico.
- Proteínas: 9% do total das calorias – 1,6 g/100 mL – 100% parcialmente hidrolisada. Lactoalbumina = 70%; caseína = 30%.
- Carboidratos: 43% do total das calorias – 7,3 g/100 mL, polímeros de glicose = 80%; lactose = 20%.
- Lipídios: 48% do total das calorias – 3,6 g/100 mL – gorduras vegetais = 100%.
Gorduras saturadas = 1,5 g/100 mL.
Gorduras monoinsaturadas = 1,2 g/100 mL.
Gorduras poli-insaturadas = 0,7 g/100 mL.
Colesterol = 4,9 mg/100 mL.
Ácido linoleico (ômega 6) = 584 mg/100 mL.
Ácido α-linolênico (ômega 3) = 52 mg/100 mL.
Ácido araquidônico (ARA) = 23 mg/100 mL.
Ácido docosahexaenoico (DHA) = 12 mg/100 mL.
- Contém: lactose, derivados do leite e da soja.
- Não contém glúten, fibra alimentar e gorduras trans.
- AGE, Lc-PUFAS, colina, taurina, vitaminas, sais minerais e oligoelementos.
- Cálcio = 56 mg/100 mL.
- Fósforo = 31 mg/100 mL.
- Ferro: 0,68 mg/100 mL.
- Reconstituição: 13,2% → 13,2 g 90 mL de água ou 1 medida rasa = 4,4 g 30 mL de água.
- Osmolaridade: 215 mOsm/L na reconstituição a 12,9%.
- Osmolalidade: 235 mOsm/kg de água.
- Valor calórico: 68 Kcal/100mL.
- Latas com 800 g de pó.

ENFAMIL PREMIUM AR (MEAD JOHNSON) (A MEAD JOHNSON NÃO EXPORTA MAIS PARA O BRASIL DESDE 05/11/2022)
- Fórmula láctea, nutricionalmente completa, para lactentes de 0 a 12 meses de idade com RGE.
- Contém amido de arroz pré-gelatinizado rico em amilopectina.
- A amilopectina se gelatiniza em contato com o pH ácido do estômago.
- Não eleva o valor calórico da fórmula como fazem os mingaus.
- Excelente digestibilidade e absorção dos nutrientes.

- AGE e LC-PUFAS em quantidades e proporção adequadas para o desenvolvimento mental, visual e imunológico.
- Proteínas: 10% do total das calorias – 1,7 g/100 mL – lactoalbumina = 20% + caseína = 80%.
- Carboidratos: 44% do total das calorias – 7,5 g/100 mL – lactose = 41% + maltodextrina = 34% + amido de arroz pré-gelatinizado = 25%.
- Lipídios: 46% do total das calorias – 3,5 g/100 mL – gordura vegetal = 99%.
  Gorduras saturadas = 1,3 g/100 mL.
  Ácido linoleico (ômega 6) = 589 mg/100 mL.
  Ácido α-linolênico (ômega 3) = 58 mg/100 mL.
  Ácido Araquidônico (ARA) = 23 mg/100 mL.
  Ácido docosahexaenoico (DHA) = 12 mg/100 mL.
- Cálcio = 57 mg/100 mL.
- Fósforo = 37 mg/100 mL.
- Ferro: 0,79 mg/100 mL.
- Contém lactose, derivados do leite e da soja.
- Não contém glúten, fibras alimentares e gorduras trans.
- Reconstituição: 13,5% → 13,5 g/90 mL de água ou 1 medida rasa = 4,5 g/30 mL de água.
- Osmolaridade: 210 mOsm/L na reconstituição a 13,5%.
- Osmolalidade: 230 mOsm/kg de água.
- Valor calórico: 68 kcal/100 mL.
- Latas com 800 g de pó.

ENFANUTRI PRO EVOLUT (MEAD JOHNSON) (A MEAD JOHNSON NÃO EXPORTA MAIS PARA O BRASIL DESDE 05/11/2022)

- Fórmula láctea de seguimento para crianças na primeira infância a partir de 1 ano de idade à base de AGE, LC-PUFAS, MFGM, prebiótico, fibras alimentares, lactose e maltodextrina, isenta de glúten, com ferro, iodo e zinco, entre outras importantes vitaminas e sais minerais.
- Proteínas: 12% do total das calorias – 2,1 g/100 mL – proteínas do soro = 50%; caseína = 50%.
- Carboidratos: 49% do total das calorias – 8,4 g/100 mL – maltodextrina, lactose e sólidos de xarope de milho.
- Fibra alimentar = 0,4 g/100 mL – GOS = 50% – FOS = 50%.
- Polidextrose = 0,2 g/100 mL.
- Lipídios: 39% do total das calorias – 2,9 g/100 mL – gordura vegetal = 93% – gordura do leite = 7%.
  Gorduras saturadas = 1,1 g/100 mL.
  Gorduras trans = ausentes.
  Ácido linoleico (ômega 6) = 441 mg/100 mL.
  Ácido α-linolênico (ômega 3) = 46 mg/100 mL.
  Ácido aracdônico (ARA) = 17 mg/100 mL.
  Ácido docosahexaenoico (DHA) = 11 mg/100 mL.
- AGE, LC-PUFAS, colina, taurina, vitaminas, sais minerais e oligoelementos, de acordo com a AAP.
- Cálcio = 75 mg/100 mL.
- Fósforo = 54 mg/100 mL.

- Ferro: 1,2 mg/100 mL.
- Reconstituição a 13,8%: 1 medida rasa = 4,6 g para cada 30 mL de água.
- Valor calórico: 68 Kcal/100mL.
- Latas com 800 g de pó = 58 porções de 100 mL.

ENFAGROW (MEAD JOHNSON) (A MEAD JOHNSON NÃO EXPORTA MAIS PARA O BRASIL DESDE 05/11/2022)

- Fórmula láctea à base de AGE, DHA, colina, ferro, iodo e zinco, entre outras importantes vitaminas e sais minerais, desenvolvida para crianças dos 3 aos 5 anos de idade.
- Proteínas: 13% do total das calorias – 4,5 g/200 mL – caseína = 80% – lactoalbumina = 20%.
- Carboidratos: 53% do total das calorias – 18 g/200 mL – lactose + frutose + polímeros da glicose e fibras alimentares.
- Lipídios: 34% do total das calorias – 5 g/200 mL – gorduras do leite = 35% + gorduras vegetais = 63% + óleo de peixe (rico em DHA) = 2%.
  Gorduras saturadas = 1,6 g/200 mL.
  Gorduras monoinsaturadas = 2,4 g/200 mL.
  Gorduras poli-insaturadas = 1 g/200 mL.
  Ácido linoleico (ômega 6) = 630 mg/200 mL.
  Ácido α-linolênico (ômega 3) = 81 mg/200 mL.
  Ácido docosahexaenoico (DHA) = 25 mg/200 mL.
- Fibra alimentar = 1,2 g/200 mL.
- Cálcio = 270 mg/200 mL.
- Fósforo = 132 mg/200 mL.
- Ferro: 2,4 mg/200 mL.
- Iodo = 48 mcg/200 mL.
- Zinco = 1,2 mg/200 mL.
- Magnésio = 26 mcg/200 mL.
- Cobre = 122 mcg/200 mL.
- Selênio = 3,4 mcg/200 mL.
- Vitaminas: A-C-D-E-K-B1-B2-B5-B6-B12-ácido fólico-niacina-biotina-colina-taurina.
- Reconstituição a 15%: 1 medida rasa = 10 g – 3 medidas rasas/180 mL de água = 200 mL.
- Valor calórico: 135 Kcal/200mL.
- 1 lata de 800 g = 26 copos de 200 mL (3 medidas rasas + 180 mL de água).

APTAMIL PROEXPERT PRE (DANONE)

- Fórmula láctea para prematuros de muito baixo peso ou de extremo baixo peso, hospitalizados.
- Contém AGE e LC-PUFAS (ácidos graxos poli-insaturados de cadeia longa, indispensáveis para o desenvolvimento psicomotor, a mielinização do SNC e maturação das células fotorreceptoras da retina), nucleotídeos e TCM.
- Proteínas: 2,6 g/100 mL – 13% do total das calorias.
  Proteínas do soro = 60% + caseína = 40%.
- Carboidratos: 8,4 g/100 mL – 42% do total das calorias.
  Lactose = 67% – maltodextrina = 33%.
  Fibras: oligossacarídeos prebióticos = 0,8 g/100 mL.

Fruto-oligossacarídeos (FOS) = 0,08 g/100 mL.
Galacto-oligossacarídeos (GOS) = 0,72 g/100 mL.
- Lipídios: 3,9 g/100 mL – 45% do total das calorias.
Gordura vegetal = 94% (óleos de girassol, coco, soja, palma, prímula e Mortierella alpina).
Gordura animal = 6%. TCM = 20% dos lipídios totais.
Gordura saturada = 1,6 g/100 mL.
Ácido linoleico (ômega 6): 676 mg/100 mL.
Ácido α-linolênico (ômega 3): 56 mg/100 mL.
Ácido araquidônico (ARA): 19 mg.
Ácido docosahexaenoico (DHA): 15 mg. Rel
- Cálcio = 100 mg/100 mL.
- Fósforo = 56 mg/100 mL.
- Ferro: 1,6 mg/100 mL.
- Nucleotídeos = 3,4 mg/100 mL.
- Não contém glúten e gorduras trans.
- Contém leite, derivados do leite, de ovo, de soja e de peixe.
- Taurina, L-carnitina, colina, inositol, vitaminas, sais minerais e oligoelementos.
- Reconstituição: 16,8% → 16,8 g/90 mL de água ou 1 medida rasa = 5,6 g/30 mL de água.
- Valor calórico: 79 kcal/100 mL.
- Latas com 400 g de pó

APTAMIL PROEXPERT PRE TRANSITION (DANONE)
- Fórmula láctea para prematuros tardios (34 a 36 semanas) e/ou com peso maior que 1.800 g na adaptação nutricional antes da alta hospitalar e, após alta hospitalar, até 52 semanas de vida.
- Contém AGE e LC-PUFAS (ácidos graxos poli-insaturados de cadeia longa, indispensáveis para o desenvolvimento psicomotor, a mielinização do SNC e maturação das células fotorreceptoras da retina), nucleotídeos e TCM.
- Proteínas: 2,0 g/100 mL – 11% do total das calorias.
Proteínas do soro = 60% + caseína = 40%.
- Carboidratos: 7,5 g/100 mL – 41% do total das calorias.
Lactose = 78% – maltodextrina = 22%.
Fibras: oligossacarídeos prebióticos = 0,8 g/100 mL.
Fruto-oligossacarídeos (FOS) = 0,72 g/100 mL = 90%.
Galacto-oligossacarídeos (GOS) = 0,08 g/100 mL = 10%.
- Lipídios: 4,0 g/100 mL – 48% do total das calorias.
Gordura vegetal = 94% (TCM; óleos de girassol, coco, canola, palma e prímula).
Gordura animal = 6% (fosfolipídios, óleo de peixe e gordura láctea).
TCM = 20% dos lipídios totais.
Gordura saturada = 1,7 g/100 mL.
Ácido linoleico (ômega 6): 513 mg/100 mL.
Ácido α-linolênico (ômega 3): 71 mg/100 mL.
Ácido araquidônico (ARA): 17 mg/100 mL.
Ácido docosahexaenoico (DHA): 13 mg/100 mL.
- Cálcio = 80 mg/100 mL.
- Fósforo = 47 mg/100 mL.

- Ferro: 1,2 mg/100 mL.
- Nucleotídeos = 3,2 mg/100 mL.
- Não contém glúten e gorduras trans.
- Contém leite, derivados do leite, de ovo e de soja.
- Taurina, L-carnitina, colina, inositol, vitaminas, sais minerais e oligoelementos.
- Reconstituição: 15,3% → 15,3 g/90 mL de água ou 1 medida rasa = 5,1 g/30 mL de água.
- Valor calórico: 80 kcal/100 mL.
- Latas com 400g de pó

APTAMIL PREMIUM 1 (DANONE)
- Fórmula láctea nutricionalmente completa com prebióticos, AGE e LC-PUFAS, nucleotídeos, ferro e zinco, indicada para lactentes sadios até os 6 meses de idade.
- Proteínas: 1,2 g/100 mL – 8% do total das calorias.
  Proteínas do soro = 60% – Caseína = 40%.
- Carboidratos: 7,7 g/100 mL – 47% do total das calorias.
  Lactose = 100%.
  Fibras alimentares: 0,8 g/100 mL.
  Galacto-oligossacarídeos de cadeia curta (GOS) = 0,7 g/100 mL = 90%.
  Fruto-oligossacarídeos de cadeia longa (FOS) = 0,1 g/100 mL = 10%.
- Lipídios: 3,3 g/100 mL – 45% do total das calorias.
  Óleos vegetais = 98% + gordura láctea = 2%.
  Ácido docosahexanoico (DHA) = 6,6 mg/100 mL.
  Ácido araquidônico (ARA) = 6,5 mg/100 mL.
  Ácido linoleico (ômega 6) = 0,5 g/100 mL.
  Ácido α-linolênico (ômega 3) = 0,1 g/100 mL.
- Cálcio = 63 mg/100 mL.
- Fósforo = 38 mg/100 mL
- Ferro: 0,83 mg/100 mL.
- Nucleotídeos: 3,2 mg.
- Não contém glúten e gordura trans.
- Contém derivados do leite, da soja e do peixe.
- Nucleotídeos, Taurina, L-carnitina, inositol, colina, vitaminas, sais minerais e oligoelementos, de acordo com as recomendações do *Codex Alimentarius* – FAO/OMS e do Estudo Nutriplanet Brasil.
- Reconstituição: 13,8% → 13,8 g/90 mL ou 1 medida rasa = 4,6 g para cada 30 mL de água.
- Valor calórico: 66 kcal/100 mL.
- Latas com 400 g e 800 g de pó.

APTAMIL PREMIUM 2 (DANONE)
- Fórmula láctea nutricionalmente completa com prebióticos, LC-PUFAS (ARA, DHA e EPA), relação ômega 6:ômega 3 adequada, nucleotídeos, ferro e zinco, adaptados aos achados do Estudo Nutriplanet Brasil, indicada para lactentes de 6 aos 12 meses de idade.
- Proteínas: 1,4 g/100 mL – 8% do total das calorias.
  Proteínas do soro = 60% – Caseína = 40%.
- Carboidratos: 8,3 g/100 mL – 50% do total das calorias. Lactose = 100%.
  Fibras alimentares: 0,8 g/100 mL.

Galacto-oligossacarídeos de cadeia curta (GOS) = 0,7 g/100 mL = 90%.
Fruto-oligossacarídeos de cadeia longa (FOS) = 0,1 g/100 mL = 10%.
- Lipídios: 3,1 g/100 mL – 42% do total das calorias.
Óleos vegetais = 98% + gordura láctea = 2%.
Ácido docosahexanoico (DHA) = 6,3 mg/100 mL.
Ácido araquidônico (ARA) = 7,0 mg/100 mL.
Ácido eicosapentaenoico (EPA) = 1,9 mg/100 mL.
Ácido linoleico (ômega 6) = 0,5 g/100 mL.
Ácido α-linolênico (ômega 3) = 0,1 g/100 mL.
- Cálcio = 74 mg/100 mL.
- Fósforo = 39 mg/100 mL
- Ferro: 1,2 mg/100 mL.
- Nucleotídeos: 3,2 mg.
- Não contém glúten e gordura trans.
- Contém derivados do leite, da soja e do peixe.
- Nucleotídeos, Taurina, L-carnitina, inositol, colina, vitaminas, sais minerais e oligoelementos, de acordo com as recomendações do *Codex Alimentarius* – FAO/OMS e do Estudo Nutriplanet Brasil.
- Reconstituição: 14,7% → 14,7 g/90 mL ou 1 medida rasa = 4,9 g para cada 30 mL de água.
- Valor calórico: 67 kcal/100 mL.
- Latas com 400 g e 800 g de pó.

APTANUTRI PREMIUM 3 (DANONE)
- Fórmula láctea nutricionalmente completa com prebióticos, LC-PUFAS (ARA e DHA), maior teor de DHA, relação ômega 6: ômega 3 adequada, nucleotídeos e ferro indicada para crianças sadios entre 12 e 36 meses de idade.
- Proteínas: 1,4 g/100 mL.
Proteínas do soro = 100%.
- Carboidratos: 8,1 g/100 mL.
Lactose = 100%.
Fibras alimentares: 0,8 g/100 mL.
Galacto-oligossacarídeos de cadeia curta (GOS) = 0,7 g/100 mL = 90%.
Fruto-oligossacarídeos de cadeia longa (FOS) = 0,1 g/100 mL = 10%.
- Lipídios: 3,2g/100 mL.
Óleos vegetais e gordura láctea.
Gorduras saturadas = 0,4 g/100 mL.
Ácido eicosapentaenoico (EPA) = 1,5 mg/100 mL.
Ácido docosahexanoico (DHA) = 9,4 mg/100 mL.
Ácido araquidônico (ARA) = 9,9 mg/100 mL.
Colesterol = 0,3 mg/100 mL.
Ácido linoleico (ômega 6) = 0,6 g/100 mL.
Ácido α-linolênico (ômega 3) = 0,1 g/100 mL.
- Cálcio = 94 mg/100 mL.
- Fósforo = 47 mg/mL.
- Ferro: 1,2 mg/100 mL.
- Nucleotídeos: 2,4 mg.

- Não contém glúten e gordura trans.
- Contém leite, peixe e soja.
- Nucleotídeos, taurina, L-carnitina, inositol, colina, vitaminas, sais minerais e oligoelementos, de acordo com o Estudo Nutriplanet Brasil.
- Reconstituição: 14,7% → 14,7g/90 mL ou 1 medida rasa = 4,9 g para cada 30 mL de água.
- Valor calórico: 67 kcal/100 mL.
- Latas com 800 g de pó = 5,4 litros.

APTAMIL PROFUTURA 1 (DANONE)
- Fórmula láctea nutricionalmente completa com prebióticos, LC-PUFAS (ARA e DHA), maior teor de DHA, relação ômega 6: ômega 3 adequada, nucleotídeos e ferro indicada para lactentes sadios até os 6 meses de idade.
- Proteínas: 1,3 g/100 mL.
  Proteínas do soro = 60% caseína = 40%.
- Carboidratos: 7,1 g/100 mL.
  Lactose = 100%.
  Fibras alimentares: 0,8 g/100 mL.
  Galacto-oligossacarídeos de cadeia curta (GOS) = 0,72 g/100 mL = 90%.
  Fruto-oligossacarídeos de cadeia longa (FOS) = 0,08 g/100 mL = 10%.
- Lipídios: 3,6 g/100 mL.
  Óleos vegetais = 98% + gordura láctea = 2%.
  Ácido docosahexanoico (DHA) = 11 mg/100 mL.
  Ácido aAraquidônico (ARA) = 13 mg/100 mL.
  Ácido linoleico (ômega 6) = 0,7 g/100 mL.
  Ácido α-linolênico (ômega 3) = 0,1 g/100 mL.
- Cálcio = 69 mg/100 mL.
- Fósforo = 34 mg/100 mL
- Ferro: 0,88 mg/100 mL.
- Nucleotídeos: 3,2 mg.
- Não contém glúten e gordura trans.
- Nucleotídeos, taurina, L-carnitina, inositol, colina, vitaminas, sais minerais e oligoelementos, de acordo com as recomendações do Estudo Nutriplanet Brasil.
- Reconstituição: 13,8% → 13,8 g/90 mL ou 1 medida rasa = 4,6 g para cada 30 mL de água.
- Valor calórico: 66 kcal/100 mL.
- Latas com 400 g e 800 g de pó.

APTAMIL PROFUTURA 2 (DANONE)
- Fórmula láctea nutricionalmente completa com prebióticos, LC-PUFAS (ARA e DHA), maior teor de DHA, relação ômega 6:ômega 3 adequada, nucleotídeos e ferro indicada para lactentes sadios a partir dos 6 meses de idade.
- Proteínas: 2,0 g/100 mL.
  Proteínas do soro = 50% caseína = 50%.
- Carboidratos: 7,9 g/100 mL. Lactose = 100%.
  Fibras alimentares: 0,8 g/100 mL.
  Galacto-oligossacarídeos de cadeia curta (GOS) = 0,72 g/100 mL = 90%.
  Fruto-oligossacarídeos de cadeia longa (FOS) = 0,08 g/100 mL = 10%.

- Lipídios: 3,1g/100 mL.
  Óleos vegetais = 98% + gordura láctea = 2%.
  Ácido docosahexanoico (DHA) = 9,3 mg/100 mL.
  Ácido araquidônico (ARA) = 9,6 mg/100 mL.
  Ácido linoleico (ômega 6) = 0,5 g/100 mL.
  Ácido α-linolênico (ômega 3) = 0,1 g/100 mL.
- Cálcio = 76 mg/100 mL.
- Fósforo = 49 mg/100 mL
- Ferro: 1,2 mg/100 mL.
- Nucleotídeos: 3,2 mg.
- Não contém glúten.
- Nucleotídeos, taurina, L-carnitina, inositol, colina, vitaminas, sais minerais e oligoelementos, de acordo com as recomendações do Estudo Nutriplanet Brasil.
- Reconstituição: 15% → 15g/90 mL ou 1 medida rasa = 5,0 g para cada 30 mL de água.
- Valor calórico: 68 kcal/100 mL.
- Latas com 400g e 800 g de pó.

APTANUTRI PROFUTURA 3 (DANONE)
- Fórmula láctea nutricionalmente completa com prebióticos, LC-PUFAS (ARA e DHA), maior teor de DHA, relação ômega 6: ômega 3 adequada, nucleotídeos e ferro indicada para crianças sadias entre 12 e 36 meses de idade.
- Proteínas: 2,0 g/100 mL.
  Proteínas do soro = 100%.
- Carboidratos: 8,0 g/100 mL.
  Lactose = 100%. Fibras alimentares: 0,8 g/100 mL.
  Galacto-oligossacarídeos de cadeia curta (GOS) = 0,7 g/100 mL = 90%.
  Fruto-oligossacarídeos de cadeia longa (FOS) = 0,1 g/100 mL = 10%.
- Lipídios: 3,1 g/100 mL.
  Óleos vegetais + gordura láctea. Gorduras saturadas = 1,0 g/100 mL.
  Ácido docosahexanoico (DHA) = 9,3 mg/100 mL – 0,3% dos lipídios totais.
  Ácido araquidônico (ARA) = 9,6 mg/100 mL – 0,3% dos lipídios totais.
  Ácido linoleico (ômega 6) = 0,5 g/100 mL.
  Ácido α-linolênico (ômega 3) = 0,1 g/100 mL.
- Cálcio = 76 mg/100 mL.
- Fósforo = 52 mg/mL.
- Ferro: 1,2 mg/100 mL.
- Nucleotídeos: 2,4 mg.
- Não contém glúten e gorduras trans.
- Contém: leite, peixe e ovo. Pode conter soja.
- Nucleotídeos, Taurina, L-carnitina, inositol, colina, vitaminas, sais minerais e oligoelementos, de acordo com as recomendações do *Codex Alimentarius* – FAO/OMS e do Estudo Nutriplanet Brasil.
- Reconstituição: 15% → 15 g/90 mL ou 1 medida rasa = 5,0 g para cada 30 mL de água.
- Valor calórico: 68 kcal/100 mL.
- Latas com 800 g de pó = 5,4 litros.

APTAMIL PROFUTURA GOLD 1 (DANONE)
- Fórmula láctea de partida, nutricionalmente completa com prebióticos, LC-PUFAS (ARA e DHA) e inovadora estrutura lipídica composta por DHA e ARA ligados aos fosfolipídios e ácido palmítico na posição beta-2, indicada para lactentes sadios até os 6 meses de idade.
- Proteínas: 8% do total das calorias – 1,3 g/100 mL.
  Proteínas do soro = 60% caseína = 40%.
- Carboidratos: 43% do total das calorias – 7,1 g/100 mL.
  Lactose = 100%. Fibras alimentares: 0,8 g/100 mL.
  Galacto-oligossacarídeos de cadeia curta (GOS) = 0,7 g/100 mL = 90%.
  Fruto-oligossacarídeos de cadeia longa (FOS) = 0,1 g/100 mL = 10%.
- Lipídios: 49% do total das calorias – 3,6 g/100 mL.
  Óleos vegetais + gordura láctea + fosfolipídios + óleo de peixe + óleo de Mortirella alpina (ARA). Ácido docosahexanoico (DHA) = 11 mg/100 mL.
  Ácido araquidônico (ARA) = 13 mg/100 mL.
  Ácido linoleico (ômega 6) = 0,5 g/100 mL.
  Ácido α-linolênico (ômega 3) = 0,1 g/100 mL.
- Cálcio = 69 mg/100 mL.
- Fósforo = 34 mg/100 mL.
- Ferro: 0,82 mg/100 mL.
- Nucleotídeos: 3,0 mg.
- Não contém glúten e gordura trans.
- Contém: lactose, leite e derivados de ovo, peixe e pode conter soja.
- Taurina, L-carnitina, inositol, colina, vitaminas, sais minerais e oligoelementos adequados.
- Reconstituição: 13,8% → 13,8 g/90 mL ou 1 medida rasa = 4,6 g para cada 30 mL de água.
- Valor calórico: 66 kcal/100 mL.
- Latas com 400 g e 800 g de pó.

APTAMIL PROFUTURA GOLD 2 (DANONE)
- Fórmula láctea de seguimento, nutricionalmente completa com prebióticos, LC-PUFAS (ARA e DHA) e inovadora estrutura lipídica composta por DHA e ARA ligados aos fosfolipídios e Ácido Palmítico na posição beta-2, indicada para lactentes sadios de 6 aos 12 meses de idade.
- Proteínas: 12% do total das calorias – 2,0 g/100 mL.
  Proteínas do soro = 50% caseína = 50%.
- Carboidratos: 47% do total das calorias – 7,9 g/100 mL.
  Lactose = 100%.
  Fibras alimentares: 0,8 g/100 mL.
  Galacto-oligossacarídeos de cadeia curta (GOS) = 0,7 g/100 mL.
  Fruto-oligossacarídeos de cadeia longa (FOS) = 0,1 g/100 mL.
  2-Fucosilactose (2-FL) = 0,1 mg/100 mL.
- Lipídios: 41% do total das calorias – 3,1g/100 mL.
  Óleos vegetais + gordura láctea + fosfolipídios + óleo de peixe + óleo de Mortirella alpina (ARA).
  Ácido eicosapentaenoico (EPA) = 1,6 mg/100 mL.
  Ácido docosahexanoico (DHA) = 9,3 mg/100 mL.
  Ácido araquidônico (ARA) = 9,6 mg/100 mL.
  Ácido linoleico (ômega 6) = 0,5 g/100 mL.
  Ácido α-linolênico (ômega 3) = 0,1 g/100 mL.

- Cálcio = 76 mg/100 mL; fósforo = 34 mg/100 mL
- Fósforo = 49 mg/100 mL.
- Ferro: 1,2 mg/100 mL.
- Nucleotídeos: 3,3 mg.
- Não contém glúten e gordura trans.
- Contém: lactose, leite e derivados de ovo, peixe e pode conter soja.
- Taurina, L-carnitina, inositol, colina, vitaminas, sais minerais e oligoelementos adequados.
- Reconstituição: 15% → 15,0 g 90 mL ou 1 medida rasa = 5,0 g para cada 30 mL de água.
- Valor calórico: 68 kcal/100 mL.
- Latas com 400 g e 800 g de pó.

APTAMIL SENSITIVE ACTIVE (DANONE)
- Fórmula láctea nutricionalmente completa indicada para lactentes e crianças na primeira infância (0 a 36 meses de idade), com proteínas do soro parcialmente hidrolisadas, baixo teor de lactose, probióticos, LCPUFAs (ARA e ADH), nucleotídeos e amido pré-gelatinizado.
- Proteínas: 1,5 g/100 mL – 9% do total das calorias.
  Proteína do soro parcialmente hidrolisadas = 100%.
- Carboidratos: 7,2 g/100 mL – 44% do total das calorias.
  Lactose = 41% – amido pré-gelatinizado = 21% – xarope de glicose = 38%.
  Fibras alimentares: 0,8 g/100 mL.
  Galacto-oligossacarídeos (GOS) = 0,7g/100 mL.
  Fruto-oligossacarídeos (FOS) = 0,1 g/100 mL.
- Lipídios: 3,4 g/100 mL – 47% do total das calorias.
  Gordura vegetal = 96% – gordura animal = 4%.
  Gorduras saturadas = 1,5 g/100 mL. Gordura vegetal = 75% + gordura láctea = 25%.
  Ácido docosahexanoico (DHA) = 6,4 mg/100 mL.
  Ácido araquidônico (ARA) = 11 mg/100 mL.
  Ácido linoleico (ômega 6) = 0,4 g/100 mL.
  Ácido α-linolênico (ômega 3) = 0,1 g/100mL.
- Ferro: = 0,58 mg/100 mL.
- Cálcio = 49 mg/100 mL.
- Fósforo = 27 mg/100 mL.
- Nucleotídeos = 3,2 mg/100 mL.
- Taurina, L-carnitina, inositol, colina, vitaminas, sais minerais e oligoelementos, de acordo com as recomendações da ANVISA.
- Reconstituição: 13,8% → 13,8 g/90 mL de água ou 1 medida rasa = 4,6 g/30 mL de água.
- Não contém glúten e gorduras trans.
- Valor calórico: 65 kcal/100 mL.
- Latas com 800 g de pó.

APTAMIL AR (DANONE)
- Fórmula láctea nutricionalmente completa indicada para lactentes a partir do nascimento até 1 ano de idade com regurgitação e/ou refluxo gastroesofágico.
- O agente espessante é um carboidrato não digerível: Goma Jataí (0,4g/100 mL). Contém LC-PUFAs: ácidos graxos essenciais poli-insaturados de longa (ômega 6 e ômega 3), DHA e ARA.

- Proteínas: 1,3 g/100 mL – 8% do total das calorias.
  Proteína do soro = 20% – Caseína = 80%.
- Carboidratos: 8,3g/100 mL – 50% do total das calorias.
  Lactose = 100%.
- Lipídeos: 3,1g/100 mL – 42% do total das calorias. Contém gordura vegetal e gordura animal. Gorduras saturadas = 0,74 g/100 mL.
  Gorduras monoinsaturadas = 1,8 g/100 mL.
  Gorduras poli-insaturadas = 0,57 g/100 mL.
  Ácido linoleico (ômega 6) = 472 mg/100 mL.
  Ácido α-linolênico (ômega 3) = 87 mg/100 mL.
  Ácido docosahexaenoico (DHA) = 6,3 mg/100 mL.
  Ácido aracdônico (ARA) = 6,4 mg/100 mL.
- Fibra alimentar: 0,4 g/100 mL.
- Cálcio = 52 mg/100 mL.
- Fósforo = 34 mg/100 mL.
- Ferro: 0,81 mg/100 mL.
- Selênio, β-caroteno, carnitina, taurina, colina, vitaminas, sais minerais e oligoelementos, de acordo com a ANVISA.
- Valor calórico: 66 Kcal/100 mL.
- Reconstituição: 14,1% → 14,1 g/90 mL de água ou 1 colher-medida rasa = 4,7g/30 mL de água.
- Latas com 400 e 800 g de pó.

APTAMIL SL (DANONE)
- Fórmula láctea nutricionalmente completa indicada para lactentes e crianças na primeira infância (0 a 36 meses de idade), com intolerância ou restrição à lactose.
- Proteínas: 1,3 g/100 mL – 8% do total das calorias – Caseína = 100%.
- Carboidratos: 7,3 g/100 mL – 44% do total das calorias.
  Maltodextrina = 100% (Lactose = 0,003 g/100 mL).
- Lipídios: 3,5 g/100 mL – 48% do total das calorias.
  Gorduras saturadas = 1,5 g/100 mL.
  Gordura vegetal = 100%.
  Ácido araquidônico (ARA) = 12 mg/100 mL.
  Ácido docosahexanoico (DHA) = 7 mg/100 mL.
  Ácido linoleico (ômega 6) = 0,5 g/100 mL.
  Ácido α-linolênico (ômega 3) = 0,1 g/100 mL.
- Cálcio: 55 mg/100 mL.
- Fósforo: 30 mg/100 mL.
- Ferro: 0,79 mg/100 mL.
- Nucleotídeos = 3,2 mg/100 mL.
- Não contém glúten e gorduras trans.
- Taurina, L-carnitina, inositol, colina, vitaminas, sais minerais e oligoelementos, de acordo com as recomendações a ANVISA.
- Reconstituição: 13,8% → 13,8 g/90 mL ou 1 medida rasa = 4,6 g para cada 30 mL de água.
- Valor calórico: 65 kcal/100 mL.
- Latas com 400 e 800 g.

APTAMIL PRO EXPERT SOJA 1 (DANONE) – FORA DO MERCADO

APTAMIL PRO EXPERT SOJA 2 (DANONE)
- Fórmula láctea de seguimento, nutricionalmente completa, à base de proteína isolada de soja para crianças dos 6 aos 36 meses de idade com restrição ou alergia à proteína do leite de vaca (ALV IgE mediada) ou intolerância à lactose ou galactosemia ou opção familiar.
- Proteínas: 1,7 g/100 mL – 10% do total das calorias.
  Proteína isolada de soja = 100%.
- Carboidratos: 8,1 g/100 mL – 42% do total das calorias.
  Maltodextrina = 100%.
- Lipídios: 3,2 g/100 mL – 489% do total das calorias.
  Gorduras saturadas = 1,4 g/100 mL.
  Gordura vegetal = 100% (óleos de palma, girassol, canola, e coco).
  Ácido linoleico (ômega 6) = 0,5 g/100/100mL.
  Ácido α-linoleico (ômega 3) = 0,1 g/100 mL.
- Cálcio = 66 mg/100 mL.
- Fósforo = 37 mg/100 mL
- Ferro: 1,1 mg/100 mL.
- Vitamina D: 1,4 mcg/100 mL.
- Ácido Fólico, carnitina, taurina, vitaminas, sais minerais e oligoelementos.
- Não contém fibras alimentares, glúten e gorduras trans.
- Reconstituição: 13,8% → 13,8 g/90 mL de água ou 1 medida rasa = 4,6 g/30 mL de água.
- Valor calórico: 68 kcal/100 mL.
- Lata com 400 e 800 g de pó.

APTAMIL PRO EXPERT HA (DANONE) – FORA DO MERCADO

MILNUTRI PREMIUM (DANONE)
- Fórmula láctea com quantidade adequada de proteínas, óleos vegetais e fibra alimentar, vitaminas A e D, ômega 3 e DHA e baixo teor de sódio, indicada para crianças entre 1 e 5 anos de idade.

Quantidade por porção de 30 g = 6 colheres medida:
- Proteínas: 3,9 g – 11% do total das calorias – proteínas do soro do leite = 44% – caseína = 66%.
- Carboidratos: 17 g – 49% do total das calorias – lactose = 70% – maltodextrina = 30%.
  Fibras = 1,0 g – galacto-oligossacarídeos (GOS) = 0,9 g – fruto-oligossacarídeos (FOS) = 0,1 g.
- Lipídios: 6,1 g – 40% do total das calorias – gordura vegetal (DHA e EPA presentes) = 100%.
  Gorduras saturadas = 1,9 g.
  Gorduras monoinsaturadas = 2,9 g.
  Gorduras poli-insaturadas = 1,2 g.
  Ácido docosahexanoico (DHA) = 0,03 g.
  Ácido linoleico (ômega 6) = 1,1 g.
  Ácido α-linolênico (ômega 3) = 0,2 g.
- Cálcio = 180 mg.
- Fósforo = 98 g.
- Sódio = 53 mg.

- Ferro: 5,1 mg.
- Não contém glúten e gorduras trans.
- Vitaminas, sais minerais e oligoelementos, de acordo com as recomendações do regulamento técnico para composto lácteo – Instrução Normativa MAPA número 28/2007.
- Reconstituição: para um copo de 200 mL → 6 colheres-medida = 3 colheres das de sopa cheias (aproximadamente = 30 g) mais 180 mL de água morna ou fria.
- Valor calórico: 68,5 Kcal/100 mL.
- Latas de 400 g e 800 g.

MILNUTRI VITAMINA DE FRUTAS (DANONE)
- Fórmula láctea com quantidade adequada de proteínas, óleos vegetais e fibra alimentar, vitaminas A e D, ômega 3, DHA e EPA, baixo teor de sódio, indicada para crianças entre 1 e 5 anos de idade.

Quantidade por porção de 30 g = 6 colheres medida:
- Proteínas: 4,1 g – 12% do total das calorias – proteínas do soro = 50% – caseína = 50%.
- Carboidratos: 16 g – 46% do total das calorias – lactose + 80% – maltodextrina = 20%. Fibra: 1,6 g – galacto-oligossacarídeos (GOS) = 1,4 g – fruto-oligossacarídeos = 0,2 g.
- Lipídios: 6,4 g – 42% do total das calorias – 100% gordura vegetal.
  Gorduras saturadas = 2,5 g.
  Gorduras monoinsaturadas = 2,4 g.
  Gorduras poli-insaturadas = 1,3 g.
  Ácido docosahexanoico (DHA) = 0,03 g.
  Ácido linoleico (ômega 6) = 1,1 g.
  Ácido α-linolênico (ômega 3) = 0,2 g.
  Ácido oleico = 2,3 g.
- Cálcio = 153 mg.
- Fósforo = 99 mg.
- Sódio = 72 mg.
- Ferro: 2,8 mg.
- Não contém gorduras trans e glúten.
- Vitaminas, sais minerais e oligoelementos, de acordo com as normas da ANVISA.
- Reconstituição: Para um copo de 200 mL → 6 colheres-medida = 3 colheres das de sopa cheias (aproximadamente = 30 g) mais 180 mL de água morna ou fria.
- Calorias: 69,5 Kcal/100 mL.
- Latas de 380 g e 760 g.

MILNUTRI PREMIUM SOJA (DANONE)
- Fórmula láctea com quantidade adequada de proteína isolada de soja, vitaminas A e D, ferro, ômega 6 e ômega 3, ARA e DHA e baixo teor de sódio, indicada para crianças a partir de 1 ano de idade com APLV Ig E mediada, intolerância à lactose, galactosemia ou opção familiar.

Quantidade por porção de 30 g = 6 colheres medida:
- Proteínas: 3,4 g – 10% do total das calorias – proteína isolada da soja = 100%.
- Carboidratos: 16 g – 48% do total das calorias – maltodextrina = 100%.

- Lipídios: 6,2 g – 42% do total das calorias – gordura vegetal = 100%.
  Gorduras saturadas = 2,6 g.
  Gorduras monoinsaturadas = 2,4 g.
  Gorduras poli-insaturadas = 1,2 g.
  Ácido docosahexanoico (DHA) = 0,03 g.
  Ácido linoleico (ômega 6) = 1,0 g.
  Ácido α-linolênico (ômega 3) = 0,2 g.
  Ácido oleico = 2,2 g.
- Cálcio = 190 mg.
- Fósforo = 96 g.
- Sódio = 52 mg.
- Ferro: 5,1 mg.
- Não contém glúten e gorduras trans.
- Vitaminas, sais minerais e oligoelementos, de acordo com as normas da ANVISA.
- Reconstituição: para um copo de 200 mL → 6 colheres-medida = 3 colheres das de sopa cheias (aproximadamente = 28 g) mais 180 mL de água morna ou fria.
- Valor calórico: 67 Kcal/100 mL.
- Latas de 400 g e 800 g.

NOVAMIL RICE (BIOLAB)
- Fórmula láctea à base de proteína do arroz extensamente hidrolisada, nutricionalmente completa, para lactentes e pré-escolares até 36 meses de idade com alergia à proteína do leite de vaca, à proteína da soja e a outras proteínas.
- Apresenta nucleotídeos que fazem parte das coenzimas (NAD, NADP, FAD, coenzima A) e são precursores dos ácidos nucleicos e dos LC-PUFAS (ARA e DHA) em quantidades e proporção adequadas para o desenvolvimento mental, visual e imunológico.
- Proteínas: 1,8 g/100 mL – proteína do arroz extensamente hidrolisada e suplementada com L-lisina e L-triptofano para assegurar um perfil de AA similar ao do leite materno.
- Carboidratos: 7,4 g/100 mL – Maltodextrina = 78% – Amido de milho = 22%.
- Lipídios: 3,4 g/100 mL – gorduras vegetais = 100% – contendo TCM.
  Gorduras saturadas = 1,6 g/100 mL.
  Ácido linoleico = 600 mg/100 mL.
  Ácido α-linolênico = 57 mg/100 mL.
- Não contém glúten, lactose, galactose, sacarose, fibra alimentar, gorduras trans e colesterol.
- AGE, LC-PUFAS, colina, taurina, L-carnitina, inusitol, vitaminas, sais minerais e oligoelementos.
- Cálcio = 61 mg/100 mL.
- Fósforo = 34 mg/100 mL.
- Ferro: 0,8 mg/100 mL.
- Nucleotídeos: 3,2 mg/100 mL:
- Adenosina (AMP) = 0,5 mg/mL – Citidina (CMP) = 1,4 mg/100 mL.
- Guanosina (GMP) = 0,2 mg/mL – Uridina (UMP) = 0,8 mg/100 mL.
- Reconstituição: 13,5% → 1 medida rasa = 4,5 g 30 mL de água.
- Osmolaridade: 200 mOsm/L na diluição preconizada de 13,5% (baixa osmolaridade).
- Valor calórico: 68 Kcal/100mL.
- Latas com 400 g de pó.

55. FÓRMULAS POLIMÉRICAS PARA NUTRIÇÃO

PEDIASURE COMPLETE (ABBOTT)
- Dieta líquida, polimérica e completa para nutrição oral ou enteral de crianças com 4 a 10 anos.
- Isenta de glúten e gorduras trans.
- Contém lactose (galactose + glicose) e soja.
- Valor calórico: 1 kcal/mL.
- Probióticos: *lactobacillus Acidophillus* e *Bifidobacterium Lactis*.
- Proteínas: 3,1 g/100 mL – 12% do total das calorias. Proteínas conc. do leite = 70% – proteína conc. do soro do leite = 16% – proteína da soja = 14%.
- Carboidratos: 13 g/100 mL – 53% do total das calorias.
  Amido de milho hidrolisado = 50% – sacarose = 46% – FOS = 4%.
- Lipídios: 3,9 g/100 m – 35% do total das calorias. Óleo de soja = 46% – óleo de girassol = 39% – TCM = 15%.
  Gorduras saturadas: 0,9 g/100 mL.
  Gorduras monoinsaturadas: 1,6 g/100 mL.
  Gorduras poli-insaturadas: 1,2 g/100 mL – das quais: ácido linoleico (ômega 6): 0,9 g/100 mL. Ácido α-linolênico (ômega 3): 0,1 g/100 mL.
  DHA = 4,4 mg/100 mL. ARA = 1,5 mg/100 mL. Colesterol: 2,6 mg/100 mL.
- Sódio: 38 mg/100 mL.
- Potássio: 144 mg/100 mL.
- Cálcio: 96 mg 100 mL.
- Fósforo: 83 mg 100 mL.
- Ferro: 1,4 mg/100 mL.
- Contém AGE, carnitina, taurina, inositol, vitaminas, sais minerais e oligoelementos para a recuperação do estado nutricional das crianças com 4 a 10 anos de idade.
- Desvantagem: custo elevado.
- Osmolaridade: 281 mOsm/L
- 1 medida rasa = 9,8 g.
- Reconstituição: 5 medidas rasas = 49 g de pó para 190 mL de água – total = 230 mL.
- Lata = 400 e 850 g de pó – sabor chocolate.

ASCENDA (NESTLÉ)
- Fórmula polimérica e completa para nutrição enteral e oral de crianças de 1 a 10 anos de idade.
- Valor calórico: 1 kcal/mL.
- Proteínas: 4,1 g/100 mL = 16% do total das calorias. Leite desnatado em pó + concentrado proteico do soro.
- Carboidratos: 9,5 g/100 mL = 50% do total das calorias.
  Lactose + sólidos lácteos não gordurosos do leite desnatado em pó + maltodextrina.
- Lipídios: 3,8 g/100 mL = 34% do total das calorias.
  Gordura vegetal + gordura láctea + lecitina de girassol + óleo de peixe.
  Gorduras saturadas: 0,8 g/100 mL.
  Gorduras monoinsaturadas: 1,5 g/100 mL.
  Gorduras poli-insaturadas: 1,1 g/100 mL – das quais:

Ácido linoleico (ômega 6): 1,0 g/00 mL.
   Ácido α-linolênico (ômega 3): 0,1 g/100 mL.
   Ácido docosahexahenóico (DHA): 19 mg/100 mL.
   Colesterol: 6,4 mg/100 mL. Fibra alimentar: 1,6 g/100 mL.
- Isenta de gorduras trans e glúten.
- Sódio: 42 mg/100 mL.
- Potássio: 199 mg/100 mL.
- Cálcio: 131 mg/100 mL.
- Fósforo: 99 mg/100 mL.
- Ferro: 2,3 mg/100 mL.
- Nucleotídeos = 3,7 mg/100 mL.
- Osmolaridade: 426,1 mOsm/L.
- Reconstituição: 11 medidas rasas = ± 52 g + 180 mL de água = 200 mL.
- Lata = 800 g de pó – sabor baunilha.

NUTREN JUNIOR (NESTLÉ)
- Fórmula líquida, polimérica e completa para nutrição enteral em crianças de 1 a 10 anos de idade sem problemas de absorção.
- Isenta de glúten, lactose e fibra.
- Indicações: inapetência; desnutrição; intolerância à lactose; doença celíaca após melhora da má absorção; paralisia cerebral; refluxo gastroesofágico; pré e pós-operatório; câncer.
- Valor calórico: 1 kcal/mL
- Proteínas: 3,0 g/100 mL → 12% do total das calorias.
  Proteína concentrada do leite de vaca= 62% – proteína do soro = 38%.
- Carboidratos: 4,3 g/100mL → 44% do total das calorias.
- Maltodextrina = 64% + sacarose = 36%.
- Lipídios: 5,0 g/100 mL → 44% do total das calorias.
  Óleos vegetais = 79% + TCM = 21%.
  Gorduras saturadas: 1,5 g/100 mL.
  Gorduras trans = não contém.
- Osmolalidade: pó = 350 mOsm/kg de água.
- Tetra prisma com 250 mL de dieta líquida sabor artificial de baunilha.

NUTREN JUNIOR PÓ (NESTLÉ)
- Fórmula polimérica e completa para nutrição enteral em crianças de 1 a 10 anos de idade sem problemas de absorção.
- Enriquecida com carnitina, taurina e colina.
- Isenta de glúten, lactose e fibra.
- Indicações: inapetência; desnutrição; intolerância à lactose; doença celíaca após melhora da má absorção; paralisia cerebral; refluxo gastroesofágico; pré e pós-operatório; câncer.
- Valor calórico: 1 kcal/mL.
- Proteínas: 3,0 g/100 mL → 12% do total das proteínas. Proteína do soro = 52% – caseinato de potássio obtido do LV = 48%.
- Carboidratos: 4,5 g/100mL – 53% do total das calorias. Sacarose = 35% – maltodextrina = 32,5% – xarope de milho = 32,5%.
- Lipídeos: 3,9 g/100 mL → 35% do total das calorias.

- Óleos vegetais = 80% + TCM = 20%. Gorduras saturadas: 1,1 g/100 mL.
- Preparo: 1 medida rasa = 7,87 g para cada 30 mL de água. Para 210 mL de água 7 medidas = 55 g de pó – total = 250 mL com 250 kcal.
- Osmolalidade: pó = 308 mOsm/kg de água.
- Sabor artificial de baunilha.
- Lata = 400 g de pó.

NOVASOURCE PROLINE (NESTLÉ)
- Dieta líquida, polimérica, completa e hipercalórica para terapia nutricional de adolescentes e adultos com necessidades nutricionais aumentadas, déficit de crescimento, restrição hídrica ou ingestão reduzida: cardiopatia, displasia pulmonar, fibrose cística, paralisia cerebral, encefalopatias etc.
- Pronta para o uso, pode ser administrada por via oral ou enteral.
- Valor calórico: 1,4 kcal/mL.
- Proteínas: 10 g/100 mL.
- Carboidratos: 16 g/100 mL; lactose = 100 mg/100 mL; sem sacarose; fibra alimentar = 0,5 g/100 mL.
- Lipídios: 3,7 g/100 mL.
  Gorduras saturadas = 0,5 g/100 mL.
  Gorduras monoinsaturadas = 1,3 g/100 mL.
  Gorduras poli-insaturadas = 1,3 g/100 mL sendo ômega 6 = 1,1g/100 mL e ômega 3 = 0,2 g/100 mL.
  Colesterol = 5,0 mg/100 mL.
- Sódio: 100 mg/100 mL.
- Potássio: 155 mg/100 mL.
- Cálcio: 96 mg/100 mL.
- Ferro: 1,6 mg/100 mL.
- Contém AGE, LC PUFAS, nucleotídeos, carnitina, taurina, inositol, colina, vitaminas, sais minerais e oligoelementos em quantidades adequadas e foi aprovada pelo Scientific Committee on Food (SCF) e pelo ESPGHAN.
- Embalagem de vidro, graduada, contendo 200 mL, com rosca para equipo de uso enteral ou oral.

MODULEN (NESTLÉ)
- Fórmula polimérica e completa, normoproteica, normocalórica e hiperlipídica, indicada para nutrição enteral e oral de adolescentes e adultos que necessitem de uma nutrição com TGFβ-2 (presente no caseinato de potássio), que contribui para a ação anti-inflamatória e reparadora da mucosa intestinal.
- Alto teor de cloreto, zinco, molibdênio, vitaminas A, D, E e B6.
- Isenta de glúten, lactose, fibra e gordura trans.
- Contém derivados de leite e de soja.
- Valor calórico: 1,01 kcal mL.
- Proteínas: 3,6 g/100 mL → 14% do total das calorias. Caseinato de potássio obtido do LV = 100%.
- Carboidratos: 11 g/100mL – 44% do total das calorias.
  Xarope de glicose = 71% – Sacarose = 29%.

- Lipídeos: 4,7 g/100 mL – 42% do total das calorias.
  Gordura láctea = 58% – TCM = 27% – óleo de milho = 15%.
  Gordura saturada: 2,8 g/100 mL.
  Gorduras monoinsaturada: 0,7 g/100 m.
  Gordura poli-insaturada: 0,5 g/100 mL.
  Ômega 6 = 0,4 g/100 mL.
  Ômega 3 = 0,1 g/100 mL.
  Colesterol = 8 mg/100 mL
- Preparo: 1 medida rasa = 8,3 g. Para 210 mL de água → 6 medidas = 50 g de pó – total =1 copo com 250 mL = 250 kcal.
- Osmolaridade: 290 mOsm/L.
- Osmolalidade: 340 mOsm/kg de água.
- Sem sabor.
- Lata = 400 g de pó.

INFATRINI (DANONE)
- Dieta líquida, polimérica, completa e hipercalórica para terapia nutricional oral ou enteral de lactentes desde o nascimento e crianças até 36 meses de idade com necessidades nutricionais aumentadas, déficit de crescimento, restrição hídrica ou ingestão reduzida: cardiopatia congênita, displasia pulmonar, fibrose cística, paralisia cerebral, encefalopatias, aceitação oral insuficiente, déficit ponderoestatural deficiente etc.
- Valor calórico: 1 kcal/mL.
- Proteínas: 2,6 g/100 mL – 11% do total das calorias – proteínas do soro = 60% – caseinatos = 40%.
- Carboidratos: 40% do total das calorias – 10 g/100 mL – lactose = 54% – maltodextrina = 46%.
  Fibra alimentar (prebióticos): 0,8 g/100 mL (GOS = 0,7 g/100 mL e FOS = 0,1 g/100 mL).
- Lipídios: 5,5 g/100 mL – 49% do total das calorias – óleos vegetais e óleos de peixe.
  Ácido linoleico (ômega 6) = 0, 712 g/100 mL.
  Ácido = α-linolênico (ômega 3) = 135 mg/100 mL.
  Ácido docosahexaenoico (DHA) = 10 mg/100 mL.
  Ácido araquidônico (ARA) = 18 mg/100 mL.
- Cálcio: 101 mg/100 mL.
- Fósforo: 57 mg/100 mL.
- Ferro: 1 mg/100 mL.
- Vitamina D: 2 mcg/100 mL.
- Nucleotídeos: 4,3 mg/100 mL.
- Osmolaridade: 320 mOsm/L.
- Osmolalidade: 377 mOsm/kg.
- Preparo: 4 colheres-medida de 5 g cada 90 mL de água – total = 100 mL de dieta líquida.
- Contém AGE, LC PUFAS, nucleotídeos, carnitina, taurina, inositol, colina, vitaminas, sais minerais e oligoelementos em quantidades adequadas e foi aprovada pelo *Scientific Committee on Food* (SCF) e pelo ESPGHAN.
- Lata = 400 g.

NUTRINI STANDARD (DANONE)
- Dieta líquida, polimérica, normocalórica, normoproteica, nutricionalmente completa, enriquecida com vitaminas, sais minerais, oligoelementos, colina, carnitina e taurina, DHA, EPA e com baixa osmolaridade, para nutrição enteral em crianças de 1 a 13 anos de idade.
- Enriquecida com exclusivo mix de carotenoides de baixa osmolaridade.
- Isenta de fibras, gorduras trans, lactose, sacarose e glúten.
- Indicações: desnutrição leve, risco nutricional, anorexia, pacientes sensíveis a dietas hiperosmolares ou com diarreia osmótica.
- Valor calórico: 1 kcal/mL.
- Proteínas: 2,5 g/100 mL – 10% do total das calorias – proteínas do leite = 60% – caseína = 40%.
- Carboidratos: 13 g/100 mL – 50% do total das calorias – maltodextrina = 100%.
- Lipídios: 4,4 g/100 mL – 40% do total das calorias.
 Óleo de girassol = 86,9% – óleo de canola = 10% – óleo de peixe = 3,1%.
 Gorduras saturadas = 0,5 mg/100 mL.
 Gorduras monoinsaturadas = 2,6 g/100 mL.
 Gorduras poli-insaturadas = 1,3 g/100 mL.
- Ômega 6 = 1,0 g/100 mL.
- Ômega 3 = 0,3 g/100 mL.
- Cálcio = 60 mg/100 mL.
- Fósforo = 50 mg/100 mL.
- Osmolaridade: 200 mOsm/L.
- Osmolalidade: 235 mOsm/kg H_2O.
- Pronto para o uso: frasco com 200 mL e *pack* (sistema fechado) com 500 mL.
- Volume médio para 100% da IDR de vitaminas e minerais: 1 a 3 anos: 1.200 mL 4 a 8 anos: 1.400 mL. 9 a 13 anos: 1.600 mL.

NUTRINI ENERGY MULTI FIBER (DANONE)
- Dieta líquida, polimérica, hipercalórica, hiperproteica, nutricionalmente completa, baixa osmolaridade para nutrição enteral em crianças de 1 a 13 anos de idade.
- Enriquecida com mix de carotenoides e com exclusivo *mix multi fiber* (6 fibras), sendo 50% de fibras solúveis e 50% de fibras insolúveis.
- Isenta de gorduras trans, lactose, sacarose e glúten.
- Contém todas as vitaminas lipossolúveis e hidrossolúveis, sais minerais e oligoelementos (ferro, selênio, molibdênio, cromo), carnitina, taurina, colina, entre outros nutrientes indispensáveis.
- Indicações: pacientes com necessidade calórica elevada ou com restrição hídrica, desnutrição proteico-calórica, neoplasias, pré e pós-operatório, fibrose cística, pacientes com diarreia/obstipação na vigência de antibioticoterapia, pacientes críticos em UTI.
- Valor calórico: 1,5 kcal/mL.
- Proteínas: 4,0 g/100 mL – 11% do total das calorias – proteínas do leite = 40% – caseína = 60%.
- Carboidratos: 19 g/100 mL – 49% do total das calorias – maltodextrina = 100%.
 Mix de fibras insolúveis = 50% e solúveis = 50%.
- Lipídios: 6,7 g/100 mL – 40% do total das calorias – óleos de girassol, canola e peixe.
 Gorduras saturadas = 0,8 mg/100 mL.
 Gorduras monoinsaturadas = 3,9 g/100 mL.
 Gorduras poli-insaturadas = 2,0 g/100 mL.

PARTE II
303

- Ômega 6 = 1,5 g/100 mL.
- Ômega 3 = 400 mg/100 mL.
- Cálcio = 90 mg/100 mL.
- Fósforo = 75 mg/100 mL.
- Osmolaridade: 315 mOsm/L.
- Osmolalidade: 405 mOsm/kg H_2O.
- Pronto para o uso: frasco com 200 mL e *pack* com 500 mL (sistema fechado).
- Volume médio para 100% da IDR para vitaminas e minerais: 1 a 3 anos: 800 mL; 4 a 8 anos: 933 mL; 9 a 13 anos: 1.066 mL.

NUTRINI MULTI FIBER (DANONE)
- Dieta líquida, polimérica, normocalórica e normoproteica, nutricionalmente completa, baixa osmolaridade, para nutrição enteral em crianças de 1 a 13 anos de idade.
- Enriquecida com mix de carotenoides e com exclusivo *mix multi fiber* (6 fibras) com 50% de fibras solúveis e 50% de fibras insolúveis.
- Isenta de gorduras trans, lactose, sacarose e glúten.
- Indicações: nutrição enteral total prolongada em paciente cardiopata, neurológico ou com paralisia infantil; diarreia/obstipação em vigência de antibioticoterapia.
- Valor calórico: 1 kcal/mL.
- Proteínas: 2,5 g/100 mL – 10% do total das calorias – proteínas do soro = 60% – caseína = 40%.
- Carboidratos: 13 g/100 mL – 50% do total das calorias – maltodextrina = 100%. Mix de fibras insolúveis = 51% + fibras solúveis = 49%.
- Lipídios: 4,4 g/100 mL – 40% do total das calorias – óleos de girassol, canola e de peixe. Gorduras saturadas = 0,5 g/100 mL.
Gorduras monoinsaturadas = 2,6 g/100 mL.
Gorduras poli-insaturadas = 1,3 g/100 mL.
- Ômega 6 = 1,0 g/100 mL.
- Ômega 3 = 300 mg/100 mL.
- Fibra alimentar = 0,8 g/100 mL.
- Cálcio = 90 mg/100 mL.
- Fósforo = 75 mg/100 mL.
- Osmolaridade: 205 mOsm/L.
- Osmolalidade: 240 mOsm/kg H_2O.
- Pronto para o uso: frasco com 200 mL e *pack* com 500 mL (sistema fechado).
- Volume médio para 100% da IDR de vitaminas e minerais: 1 a 3 anos: 1.200 mL 4 a 8 anos: 1.400 mL. 9 a 13 anos: 1.600 mL.

NUTRINI MAX MULTI FIBER (DANONE)
- Dieta líquida, polimérica, normocalórica e normoproteica, nutricionalmente completa, baixa osmolaridade, para nutrição enteral em crianças de 1 a 13 anos de idade.
- Enriquecida com mix de carotenoides e com exclusivo *mix multi fiber* (6 fibras) com 50% de fibras solúveis e 50% de fibras insolúveis.
- Isenta de gorduras trans, lactose, sacarose e glúten.
- Indicações: nutrição enteral total prolongada em paciente cardiopata, neurológico ou com paralisia infantil; diarreia/obstipação em vigência de antibioticoterapia.

- Valor calórico: 1,02 kcal/mL.
- Proteínas: 3,3 g/100 mL – 13% do total das calorias – proteínas do soro = 60% – caseína = 40%.
- Carboidratos: 12 g/100 mL – 49% do total das calorias – maltodextrina = 100%. Mix de fibras insolúveis = 50% + fibras solúveis = 50%.
- Lipídios: 4,2 g/100 mL – 38% do total das calorias – óleos de girassol, colza (canola) e de peixe. Gorduras saturadas = 0,5 g/100 mL.
  Gorduras monoinsaturadas = 2,4 g/100 mL.
  Gorduras poli-insaturadas = 1,3 g/100 mL.
- Ômega 6 = 0,9 g/100 mL.
- Ômega 3 = 200 mg/100 mL.
- Fibra alimentar = 1,1 g/100 mL.
- Cálcio = 70 mg/100 mL.
- Fósforo = 60 mg/100 mL.
- Osmolaridade: 230 mOsm/L.
- Osmolalidade: 275 mOsm/kg H_2O.
- Pronto para o uso: frasco com 500 mL.
- Volume médio para 100% da IDR de vitaminas e minerais: 1 a 3 anos: 1.200 mL 4 a 8 anos: 1.400 mL. 9 a 13 anos: 1.600 mL.

FORTINI COMPLETE (DANONE)
- Suplemento dietético normocalórico nutricionalmente completo para crianças com dificuldades alimentares e consumo inadequado de acordo com a avaliação do equilíbrio nutricional.
- Isenta de sacarose e glúten.
- Fonte de fibras e prebióticos.
- Alto teor de LCPUFAS (DHA), vitaminas e sais minerais.
- Valor calórico: 1,5 kcal/mL.
- Proteínas: 3 g/100 mL – proteínas do soro = 45% + caseína = 55%.
- Carboidratos: 13 g/100 mL – lactose = 50% – maltodextrina = 50%.
- Lipídios: 3,8 g/100 mL – óleos vegetais e de peixe.
- Cálcio: 121 mg/100 mL.
- Ferro: 1,5 mg/100 mL.
- Vitamina D: 2,8 mcg/100 mL.
- Osmolaridade: 441 mOsm/L.
- Diluição padrão: 10 colheres medida de 4,6 g para 180 mL de água = Total de 200 mL.
- Dar 1 a 3 copos por dia.
- Latas de 400 g e 800 g – sabor vitamina de frutas.

FORTINI PLUS (DANONE)
- Fórmula láctea polimérica, completa, hipercalórica, indicada como suplemento dietético para crianças de 1 a 10 anos de idade. Fornece altíssimo aporte de nutrientes em pequeno volume.
- Indicações: desnutrição, pré e pós-operatório, fibrose cística, neoplasias, leucemia, infecções, anorexia ou baixa ingestão alimentar em geral.
- Isenta de fibras.

- Isenta de lactose e glúten.
- Valor calórico: 1,5 Kcal mL.
- Proteínas: 3,4 g/100 mL – 9% do total das calorias – caseína = 100%.
- Carboidratos: 19 g/100 mL – 50% do total das calorias.
  Maltodextrina = 84% + sacarose = 16%.
- Lipídios: 6,9 g/100 mL – 41% do total das calorias – óleos vegetais = 100%.
- Cálcio: 84 mg/100 mL.
- Ferro: 1,5 mg/100 mL.
- Osmolaridade: 410 mOsm/L.
- Diluição padrão: 7 colheres medida de 4,6 g para 110 mL de água = Total de 140 mL.
- Apresentação: latas de 400 g – sabor baunilha ou sem sabor.

FORTINI MULTI FIBER (DANONE)
- Dieta líquida, polimérica, completa, hipercalórica para crianças de 1 a 10 anos de idade. Fornece altíssimo aporte de nutrientes em pequeno volume.
- Indicações: desnutrição, pré e pós-operatório, fibrose cística, neoplasias, leucemia, infecções, anorexia ou baixa ingestão alimentar em geral.
- Contém mix de 6 fibras = 15 g/L – fibras solúveis = 60% + fibras insolúveis = 40%.
- Isenta de lactose e glúten.
- Valor calórico: 1,5 Kcal mL.
- Proteínas: 3,4 g/100 mL – 9% do total das calorias – caseinato de sódio e cálcio = 100%.
- Carboidratos: 19 g/100 mL – 50% do total das calorias. Maltodextrina = 84% + sacarose = 16%.
- Lipídios: 6,8 g/100 mL – 41% do total das calorias. Óleo de canola = 56% + óleo de girassol (alto teor oleico) = 44%.
- Osmolaridade: 390 mOsm/L.
- Osmolalidade: 505 mOsm/kg de H_2O.
- Pronto para o uso: tetrapac de 200 mL.
- Compatível com os sistemas de administração e sondas da Danone.
- Sabores baunilha, banana, morango e chocolate.

TENTRINI MULTI FIBER (DANONE)
- Dieta líquida nutricionalmente completa, polimérica, normocalórica, normoproteica, para nutrição enteral em crianças de 7 a 12 anos de idade.
- Isenta de glúten, lactose e sacarose.
- Valor calórico: 1 kcal/mL.
- Proteínas: 3,25 g/100 mL – 13% do total das calorias – caseinato de sódio e cálcio = 100%.
- Carboidratos: 12,3 g/100 mL – 49% do total das calorias – maltodextrina (100%) Mix de fibras insolúveis = 51% e solúveis = 49%.
- Lipídios: 4,2 g/100 mL – 38% do total das calorias. 4,2 g/100 mL.
  Óleos de canola = 56% e girassol de alto teor oleico = 44%.
  Monoinsaturadas = 2,5 g/100 mL.; Poli-insaturadas = 1,3 g/100 mL.
  Saturadas = 0,4 g/100 mL.
- Sódio = 80 mg/100 mL; potássio = 130 mg/100 mL.
- Osmolaridade: 235 mOsm/L.
- Osmolalidade: 280 mOsm/kg H_2O.
- Pronto para o uso: frasco com 500 mL – sabor "característico".

56. FÓRMULAS OLIGOMÉRICAS (SEMIELEMENTARES)

ALFARÉ (NESTLÉ)
- Fórmula infantil e de seguimento para lactentes e crianças na primeira infância (0 a 36 meses) à base de proteínas de soro de leite extensamente hidrolisadas, DHA e ARA, indicada para lactentes e crianças na primeira infância com alergia às proteínas intactas do Leite de Vaca e da Soja, com comprometimento do trato gastrointestinal e/ou intolerância à lactose.
- Valor calórico: 67 kcal/100 mL.
- Proteínas (soma de AA adicionados): 1,7 g/100 mL – 10% do total das calorias. Proteínas do soro do leite extensamente hidrolisadas = 100%.
- Carboidratos: 7,4 g/100 mL – 44% do total das calorias. Lactose = 55% – maltodextrina = 45%.
- Lipídios: 3,4 g/100 mL – 46% do total das calorias.
  Óleos vegetais = 100%.
  Gorduras saturadas = 0,8 g/100 mL.
  Gorduras monoinsaturadas = 1,9 g 100 mL.
  Gorduras poli-insaturadas = 0,6 g 100 mL.
  Gorduras trans = 0 g 100 mL.
  Ácido linoleico = 0,5 g/100 mL.
  Ácido α-linolênico = 49 mg/100 mL.
  Ácido docosahexanoico (DHA) = 11 mg 100 mL.
  Ácido araquidônico (ARA) = 11 mg 100 mL.
- Cálcio: 70 mg/100 mL.
- Fósforo = 45 mg 100 mL.
- Ferro: 0,66 mg/100 mL.
- Não contém glúten, fibras alimentares e gorduras trans.
- Contém nutrientes imunomoduladores: zinco, selênio, nucleotídeos, L-arginina e vitamina A.
- Contém LC-PUFAS: DHA e ARA.
- AGE, carnitina, taurina, inositol; vitaminas, sais minerais e oligoelementos, de acordo com as recomendações do *Codex Alimentarius* FAO/OMS.
- Reconstituição: 13,2% → 13,2 g de pó/90 mL de água ou 1 medida rasa = 4,4 g 30 mL de água.
- Não necessita de adições.
- Não contém glúten.
- Osmolaridade: 263 mOsm L de água na reconstituição a 13,2%.
- Osmolalidade: 283 mOsm kg de água na reconstituição a 13,2%.
- Lata de 400 g.

ALTHÉRA (NESTLÉ)
- Fórmula infantil e de seguimento para lactentes e crianças na primeira infância (0 a 36 meses) à base de proteínas de soro de leite extensamente hidrolisadas com lactose, DHA e ARA, indicada para lactentes e crianças na primeira infância com APLV (alergia às proteínas intactas do Leite de Vaca) e da Soja, sem comprometimento do trato gastrointestinal.
- Proteínas: 1,9 g/100 mL – 11% do total das calorias.
  Proteínas do soro do leite extensamente hidrolisadas = 100%.

- Carboidratos: 7,4 g/100 mL – 44% do total das calorias.
  Maltodextrina = 88% – amido de batata = 12%.
- Lipídios: 3,4 g/100 mL – 45% do total das calorias.
  Óleos vegetais = 100%. Gorduras saturadas = 1,6 g/100 mL.
  Gorduras monoinsaturadas = 1,0 g 100 mL.
  Gorduras poli-insaturadas = 0,6 g 100 mL.
  Ácido linoleico = 502 mg/100 mL.
  Ácido α-linolênico = 49 mg/100 mL.
  Ácido docosahexanóico (DHA) = 11 mg 100 mL.
  Ácido araquidônico (ARA) = 11 mg 100 mL.
- Cálcio: 68 mg/100 mL
- Fósforo = 46 mg 100 mL.
- Ferro: 0,68 mg/100 mL.
- Contém nutrientes imunomoduladores: zinco, selênio, nucleotídeos, L-arginina e vitamina A.
- Contém LC-PUFAS: DHA e ARA.
- Contém AGE, carnitina, taurina, inositol; vitaminas, sais minerais e oligoelementos.
- Reconstituição: 13,5% → 13,5 g de pó/90 mL de água ou 1 medida rasa = 4,5 g 30 mL de água.
- Não contém glúten, fibra alimentar e gorduras trans.
- Valor calórico: 68 kcal/100 mL.
- Osmolaridade: 171,8 mOsm L de água na reconstituição a 13,5%.
- Osmolalidade: 191,3 mOsm kg de água na reconstituição a 13,5%.
- Lata de 400 g.

APTAMIL PRO EXPERT PEPTI (DANONE)

- Fórmula láctea hipoalergênica com 100% de proteína do soro extensamente hidrolisada (85% de peptídeos e 15% de aminoácidos livres), com lactose, indicada para lactentes, desde o nascimento, com APLV (alergia às proteínas do leite de vaca) e/ou soja sem quadros diarreicos.
- Proteínas: 1,6 g/100 mL – 10% do total das calorias. Proteína de soro do leite extensamente hidrolisada = 100% (peptídeos = 85% + a.a livres = 15%). Nucleotídeos totais = 3,2 mg (aumentam a produção de células imunologicamente ativas).
- Carboidratos: 7,0 g/100 mL – 43% do total das calorias.
  Maltodextrina = 60% + lactose = 40%.
  Fibras alimentares (oligossacarídeos prebióticos): 0,8g/100 m.
  Galacto-oligossacarídeos (GOS) = 0,7 g/100 mL.
  Fruto-oligossacarideos (FOS) = 0,1 g/100 mL.
- Lipídios: 3,5 g/100 mL – 47% do total das calorias.
  Óleos vegetais = 99%.
  Óleo de peixe e de Mortierella alpina = 1% (fontes de AGE e de LcPUFAs).
  Ácido araquidônico (ARA): 6,6 mg/100 mL.
  Ácido docosahexanoico (DHA): 6,6 mg/100 mL.
  Ácido linoleico (ômega 6): 0,4 g/100 mL.
  Ácido α-linolênico (ômega 3): 100 mg/100 mL.
- Cálcio: 47 mg/100 mL.
- Ferro: 0,59 mg/100 mL.
- Não contém glúten e gorduras trans.

- Taurina, L-carnitina, inositol, colina, vitaminas, sais minerais e oligoelementos, de acordo com recomendações do *Codex Alimentarius* – FAO/OMS.
- Diluição padrão: 1 medida rasa = 4,6 g para cada 30 mL de água.
- Valor calórico: 66 kcal/100 mL.
- Osmolaridade: 250 m Osm/L.
- Osmolalidade: 250 m Osm/kg de água.
- Latas com 400 e 800 g.

PEPTAMEN JUNIOR (NESTLÉ)
- Dieta normocalórica à base de peptídeos para terapia nutricional enteral ou oral em crianças de 4 a10 anos de idade em situações críticas e/ou com o trato gastrointestinal comprometido e/ou retardo do esvaziamento gástrico e/ou risco de broncoaspiração e/ou dificuldade de absorção de proteína intacta.
- Indicações: desnutrição; diarreia; síndrome de má absorção; síndrome do intestino curto; pancreatite; queimaduras extensas; sepse; câncer; refluxo gastroesofágico grave; NPT (transição); fibrose cística; retardo do crescimento; doença inflamatória intestinal com absorção diminuída; HIV; continuidade ao tratamento com Alfaré.
- Valor calórico: 1,02 kcal/mL.
- Proteínas: 3,0 g/100 mL – 12% do total das calorias.
  Proteína do soro do leite hidrolisada = 100%.
- Carboidratos: 14 g/100 mL – 55% do total das calorias.
  Malto dextrina = 70% – sacarose = 22% – amido de milho = 8%.
  Não contém fibra alimentar, glúten e lactose.
- Gorduras: 3,8 g/100 mL – 33% do total das calorias.
  Gorduras: TCM = 64% + óleos vegetais = 36%.
  Gorduras saturadas = 2,5 g/100 mL –
- Não contém trans, glúten e lactose.
- Sódio = 46 mg/100 mL.
- Potássio = 131 mg/100 mL.
- Cálcio = 112 mg/100 mL.
- Fósforo = 84 mg/100 mL.
- Ferro = 1,4 mg/100 mL.
- Contém colina, taurina e carnitina, as vitaminas e sais minerais.
- Osmolalidade: 360 mOsm/kg de água.
- Tetra Prisma = 250 mL.
- Sabor: baunilha.

PEPTAMEN JUNIOR PÓ (NESTLÉ)
- Dieta normocalórica à base de peptídeos para terapia nutricional enteral ou oral em crianças de 1 a 10 anos de idade em situações críticas e/ou com o trato gastrointestinal comprometido e/ou retardo do esvaziamento gástrico e/ou risco de broncoaspiração e/ou dificuldade de absorção de proteína intacta.
- Indicações: desnutrição; diarreia; síndrome de má absorção; síndrome do intestino curto; pancreatite; queimaduras extensas; sepse; câncer; refluxo gastroesofágico grave; NPT (transição); fibrose cística; retardo do crescimento; doença inflamatória intestinal com absorção diminuída; HIV; continuidade ao tratamento com Alfaré.
- Valor calórico: 102 kcal/100 mL.

- Proteínas: 3,0 g/100 mL – 12% do total das calorias.
  Proteína do soro do leite hidrolisada = 100%.
- Carboidratos: 14 g/100 mL – 54% do total das calorias.
  Maltodextrina = 63,2% – sacarose = 23,5% – amido de batata = 13,3%.
  Fibra alimentar = não contém. Glúten = não contém.
  Lactose = não contém.
- Gorduras: 3,9 g/100 mL – 34% do total das calorias.
  Gorduras saturadas = 2,3 g/100 mL – gorduras trans = não contém.
  Gorduras: TCM = 59,9% + óleos vegetais = 40,1%.
- Isenta de glúten e lactose.
- Sódio = 68 mg/100 mL.
- Potássio = 134 mg/100 mL.
- Cálcio = 90 mg/100 mL.
- Fósforo = 62 mg/100 mL.
- Ferro = 1,0 mg/100 mL.
- Contém colina, taurina e carnitina, vitaminas e sais minerais.
- Osmolalidade: 310 mOsm/kg de água.
- Preparo: 1 medida rasa = 4,5 g do pó para cada 30 mL de água morna.
- Lata = 400 g.
- Sabor: baunilha.

PREGOMIN PEPTI (DANONE)

- Dieta semielementar (oligoméricas), hipoalergênica, nutricionalmente completa, à base de proteína extensamente hidrolisada de alta absorção e baixa osmolaridade, para lactentes desde o nascimento e crianças até os 36 meses de idade.
- Isenta de lactose (contém resíduos), galactose, sacarose, frutose, glúten e fibras alimentares.
- Com adição de ferro, cromo, selênio e molibdênio, entre outros nutrientes.
- Indicada na nutrição oral e/ou enteral nas seguintes condições:
  Alergia à proteína do leite de vaca.
  Alergia à proteína da soja.
  Intolerância à lactose e/ou galactosemia.
  Diarreia aguda de origem infecciosa.
  Diarreia protraída/intratável.
  Síndrome do intestino curto e outras doenças gastrointestinais.
  Realimentação após cirurgias gastrointestinais.
  Nutrição suplementar na má digestão/absorção com estado nutricional preservado.
- Proteínas: 1,8 g/100 mL – 11% do total das calorias.
  Proteína de soro do leite com baixo peso molecular e extensamente hidrolisada = 100%.
- Carboidratos: 6,8 g/100 mL – 41% do total das calorias.
  Xarope de glicose (fonte de maltodextrina) = 100%.
- Lipídios: 3,5 g/100 mL.
  TCM = 50% + óleos vegetais = 50%.
  Ácido linoleico (ômega 6): 0,476 g/100 mL.
  Ácido α-linolênico (ômega 3): 88 mg/100 mL.
  Ácido aracdônico (ARA) = 6,7 mg/100 mL.
  Ácido docosahexaenoico (DHA) = 6,7 mg/100 mL.

- Cálcio = 50 mg/100 mL.
- Fósforo = 28 mg/100 mL.
- Ferro: 0,77 mg/100 mL.
- Nucleotídeos = 3,2 mg/100 mL.
- Carnitina, colina, inositol, taurina, vitaminas, sais minerais e oligoelementos, de acordo com as recomendações do Codex Alimentarius – FAO/OMS.
- Valor calórico: 66 kcal/100 mL ou 0,66 kcal/mL.
- Diluição padrão: 12,9% → 1 medida rasa = 4,3g de pó para cada 30 mL de água.
- Osmolaridade: 190 mOsm/L.
- Osmolalidade: 210 mOsm/kg.
- Lata de 400 g.

PREGOMIN PLUS (DANONE)

- Dieta semielementar (oligomérica), hipoalergênica, nutricionalmente completa, à base de proteína extensamente hidrolisada de alta absorção e baixa osmolaridade, para lactentes desde o nascimento e crianças até os 36 meses de idade.
- Isenta de lactose (contém resíduos), galactose, sacarose, frutose, glúten e fibras alimentares.
- Com ferro, cromo, selênio e molibdênio, entre outros nutrientes.
- Indicada na nutrição oral e/ou enteral nas seguintes condições:
  Alergia à proteína do leite de vaca.
  Alergia à proteína da soja.
  Intolerância à lactose e/ou Galactosemia.
  Diarreia aguda de origem infecciosa.
  Diarreia protraída/intratável.
  Síndrome do intestino curto e outras doenças gastrointestinais.
  Realimentação após cirurgias gastrointestinais.
  Nutrição suplementar na má digestão/absorção com estado nutricional preservado.
- Proteínas: 2,6 g/100 mL - 11% do total das calorias.
  Proteína de soro do leite com baixo peso molecular e extensamente hidrolisada = 100 %.
- Carboidratos: 11 g/100 mL – 41 % do total das calorias.
  Xarope de glicose (fonte de maltodextrina) = 100%.
- Lipídios: 5,1 g/100 mL – 48% do total das proteínas.
  TCM = 50% + Óleos vegetais = 50%.
  Ácido linoleico (ômega 6): 0,7 g/100 mL.
  Ácido alfa linolênico (ômega 3): 100 mg/100 mL.
  Ácido aracdônico (ARA) = 10 mg/100 mL.
  Ácido docosahexaenoico (DHA) = 10 mg/100 mL.
- Cálcio = 110 mg/100 mL.
- Fósforo = 75 mg/100 mL.
- Ferro: 1 mg/100 mL.
- Nucleotídeos = 2,6 mg/100 mL.
- Carnitina, colina, inositol, taurina, vitaminas, sais minerais e oligoelementos, de acordo com as recomendações do Codex Alimentarius – FAO/OMS.
- Valor calórico: 1 kcal/mL.

- Diluição padrão: 12,9% → 1 medida rasa = 4,3g de pó para cada 30 mL de água.
- Osmolaridade: 301 mOsm/L.
- Osmolalidade: 350 mOsm/kg.
- Lata de 400 g.

NUTRINI PEPTI (DANONE)
- Dieta semielementar (oligoméricas), hipoalergênica, normocalórica, normoproteica, nutricionalmente completa, à base de proteína extensamente hidrolisada de alta absorção e baixa osmolaridade, para lactentes desde o nascimento e crianças até os 36 meses de idade.
- Isenta de gorduras trans, lactose, galactose, sacarose, frutose, glúten e fibras alimentares.
- Com adição de ferro, cromo, selênio e molibdênio, carotenoides, entre outros nutrientes.
- Indicada na nutrição oral e/ou enteral nas seguintes condições:
  Alergia à proteína do leite de vaca.
  Alergia à proteína da soja.
  Intolerância à lactose e/ou galactosemia.
  Diarreia aguda de origem infecciosa.
  Diarreia protraída/intratável.
  Síndrome do intestino curto e outras doenças gastrointestinais.
  Realimentação após cirurgias gastrointestinais.
  Nutrição suplementar na má digestão/absorção com estado nutricional preservado.
- Proteínas: 2,9 g/100 mL – 11% do total das calorias.
  Proteína de soro do leite com baixo peso molecular e extensamente hidrolisada = 100%.
- Carboidratos: 14 g/100 mL – 54% do total das calorias – maltodextrina = 86% – amido = 14%.
- Lipídios: 3,9 g/100 mL – 35% do total das calorias.
  Gorduras saturadas = 2,3 g/100 mL.
  Gorduras monoinsaturadas = 0,5 g/100 mL.
  Gorduras poli-insaturadas = 1,1 g/100 mL.
  TCM = 46% + TCL = 54%.
  Ácido linoleico (ômega 6): 1,0 g/100 mL.
  Ácido α-linolênico (ômega 3): 0,1 g/100 mL.
  Relação ômega 3:ômega = 10:1.
- Cálcio = 59 mg/100 mL.
- Fósforo = 51 mg/100 mL.
- Ferro: 1,0 mg/100 mL.
- Carnitina, colina, taurina, vitaminas, sais minerais e oligoelementos, de acordo com as recomendações do *Codex Alimentarius* – FAO/OMS.
- Valor calórico: 1,0 kcal/100 mL.
- Osmolaridade: 295 mOsm/L.
- Osmolalidade: 345 mOsm/kg.
- Pack de 500 mL (sistema fechado).
- Volume médio para 100% da IDR para vitaminas e minerais:
  - 1 a 3 anos: 1.200 mL.
  - 4 a 8 anos: 1.400 mL.
  - 9 a 13 anos: 1.600 mL.

57. FÓRMULAS MONOMÉRICAS (ELEMENTARES)

ALFAMINO (NESTLÉ)
- Fórmula infantil e de seguimento para lactentes e crianças na primeira infância (0 a 36 meses) à base de aminoácidos livres, DHA e ARA, indicada para lactentes e crianças na primeira infância com alergia às proteínas do leite de vaca, da soja e de outras alergias alimentares mais severas ou com comprometimento do trato gastrointestinal e intolerância à lactose.
- Proteínas (soma de AA adicionados): 1,8 g/100 mL – 10% do total das calorias. Aminoácidos livres = 100%.
- Carboidratos: 7,9 g/100 mL – 45% do total das calorias. Xarope de glicose desidratado = 88% + amido de batata = 10% + maltodextrina = 2%.
- Lipídios: 3,4 g/100 mL – 45% do total das calorias.
  TCM = 25% + Óleos vegetais = 75%.
  Gorduras saturadas = 1,1 g/100 mL.
  Gorduras monoinsaturadas = 1,4 g 100 mL.
  Gorduras poli-insaturadas = 0,6 g 100 mL.
  Ácido linoleico = 0,6 g/100 mL.
  Ácido α-linolênico = 63 mg/100 mL.
  Ácido docosahexanoico (DHA) = 7,0 mg 100 mL.
  Ácido araquidônico (ARA) = 7,0 mg 100 mL.
- Cálcio: 57 mg/100 mL.
- Fósforo = 39 mg 100 mL.
- Ferro: 0,7 mg/100 mL.
- Contém nutrientes imunomoduladores: zinco, selênio, nucleotídeos, L-arginina e vitamina A.
- Contém LC-PUFAS: DHA e ARA.
- AGE, carnitina, taurina, inositol; vitaminas, sais minerais e oligoelementos, de acordo com as recomendações do *Codex Alimentarius* FAO/OMS.
- Reconstituição: 13,8% → 13,8 g de pó/90 mL de água ou 1 medida rasa = 4,6 g 30 mL de água.
- Não necessita de adições.
- Não contém glúten, fibras alimentares e gorduras trans.
- Valor calórico: 70 kcal/100 mL.
- Osmolaridade: 300 mOsm L de água na reconstituição a 13,2%.
- Osmolalidade: 330 mOsm kg de água na reconstituição a 13,2%.
- Lata de 400 g.

NEOCATE LCP (DANONE)
- Fórmula láctea elementar, nutricionalmente completa, isenta de proteína láctea, lactose, sacarose, frutose, galactose e ingredientes de origem animal, para nutrição oral e/ou parenteral de lactentes e crianças de 0 a 36 meses de idade com alergias alimentares, entre outras indicações.

- Indicações:
  Intolerância múltipla à proteína alimentar, alergia ao leite de vaca, alergia a fórmulas altamente hidrolisadas, síndrome do intestino curto, doença de Crohn, má absorção ou má digestão de nutrientes, transição da nutrição parenteral para nutrição enteral.
- Enriquecida com vitaminas, carnitina, taurina, colina, inositol, zinco, cobre, selênio, molibdênio, cromo, AGE, LC-PUFFAS e nucleotídeos, entre outros nutrientes.
- Isenta de glúten, gorduras trans e fibras alimentares.
- Valor calórico: 67 kcal/100 mL.
- Proteínas: 1,9 g/100 mL – 11,2% do total das calorias – aminoácidos livres = 100%.
- Carboidratos: 7,2 g/100 mL – 43,1% do total das calorias – xarope de glicose = 100%.
- Lipídios: 3,4 g/100 mL – 45,7% do total das calorias – óleos vegetais = 67% – TCM = 33%.
  Ácido linoleico = 0,492 g/100mL.
  Ácido α-linolênico = 61 mg/100 mL.
  Ácido docosahexaenoico (DHA) = 12 mg/100 mL.
  Ácido araquidônico (ARA) = 12 mg/100 mL.
- Ferro: 0,86 mg/100 mL.
- Cálcio: 77 mg/100 mL.
- Fósforo = 55 mg/100 mL.
- Nucleotídeos = 3,3 mg/100 mL.
- Carnitina, taurina, vitaminas, sais minerais e oligoelementos, de acordo com as recomendações do *Codex Alimentarius* – FAO/OMS.
- Diluição padrão (13,8%): 1 medida rasa = 4,6 g/30 mL.
- Osmolaridade: 310 mOsm/L.
- Lata de 400 g – sabor característico.

NEO SPOON (DANONE)
- Mistura para o preparo de papinha (mingau), nutricionalmente adequada, não alergênica, com aminoácidos livres (100%), ferro, cálcio e vitamina D, para dietas com restrição de proteínas íntegras e hidrolisadas em lactentes e crianças com consumo insuficiente de nutrientes e balanço ponderal insatisfatório.
- Indicações:
  Intolerância múltipla à proteína alimentar, alergia ao leite de vaca, alergia a fórmulas altamente hidrolisadas, síndrome do intestino curto, doença de Crohn, má absorção ou má digestão de nutrientes, transição da nutrição parenteral para nutrição enteral.
- Isenta de lactose, galactose, sacarose, frutose e glúten.
- Valor calórico: 473 kcal/100 g.
- Proteínas: 8 g/100 g – aminoácidos livres = 100%.
- Carboidratos: 68,8 g/100 g.
  Xarope de glicose = 60% – amido de arroz pré-gelatinizado = 27% – sacarose = 13%.
- Lipídios: 18,8 g/100 g – óleos vegetais = 100%.
- Ferro: 6,5 mg/100 g.
- Cálcio: 716,2 mg/100 g.
- Vitamina D: 4,3 mcg/100 g.
- Diluição padrão: 6 colheres-medida de 4,6 g para 50 mL de água entre 6 e 12 meses de idade. A partir dos 12 meses: 8 colheres-medida de 4,6 g para 60 mL de água.
- Valor calórico: 1,7 Kcal/mL.
- Lata de 400 g – sabor característico.

NEO ADVANCE (DANONE)

- Fórmula elementar (100% de aminoácidos livres) indicada para nutrição oral e/ou parenteral de crianças até 10 anos de idade, que permanecem com APLV e/ou alergias múltiplas, como substituto do leite adequado às necessidades nutricionais e ao paladar da criança.
- Isenta de proteína e gordura láctea, lactose, galactose, frutose, sacarose, glúten, gorduras e fibras.
- Indicações:
  Intolerância múltipla à proteína alimentar, alergia ao leite de vaca, alergia à fórmulas altamente hidrolisadas, síndrome do intestino curto, doença de Crohn, má absorção ou má digestão de nutrientes, transição da nutrição parenteral para nutrição enteral.
- Valor calórico: 1 Kcal/mL.
- Proteínas: 2,5 g/100 mL – 10% do total das calorias – aminoácidos livres = 100%.
- Carboidratos: 15 g/100 mL – 58,5% do total das calorias – xarope de glicose = 100%.
- Lipídios: 3,5 g/100 mL – 31,5% do total das calorias – óleos vegetais = 65% – TCM = 35%.
  Gorduras Saturadas = 1,3 g/100 mL.
  Gorduras monoinsaturadas = 1,5 g/100 mL.
  Gorduras poli-insaturadas = 0,5 g/100 mL.
  Ômega 6 = 0,4 g/100 mL.
  Ômega 3 = 0,1 mg/100 mL.
- Colesterol ausente.
- Ferro: 0,62 mg/100 mL.
- Cálcio: 50 mg/100 mL.
- Fósforo: 39 mg/100 mL.
- Vitaminas: A, D, E, K, C, B1, B2, B6, B12, niacina, ácido fólico e ácido pantotênico.
- Oligoelementos: zinco, cobre, molibdênio, selênio, cromo, iodo.
- Contém: carnitina, taurina, colina e inusitol.
- Diluição padrão (25%): 1colher medida = 25 g + 85 mL de água = 100 mL de fórmula láctea.
- Osmolaridade: 520 mOsm/L.
- Osmolalidade: 610 mOsm/L.
- Lata de 400 g – sabor característico.

NEOFORTE (DANONE)

- Fórmula láctea com proteína totalmente hidrolisada (100% aminoácidos livres) indicada em situações metabólicas especiais para nutição enteral ou oral de crianças portadoras de APLV e/ou alergias alimentares múltiplas.
- Isenta de lactose, glúten e gorduras trans.
- Valor calórico: 1 Kcal/mL.
- Proteínas: 3,5 g/100 mL – 14% do total das calorias – aminoácidos livres = 100%.
- Carboidratos: 11 g/100 mL – 44,8% do total das calorias – glicose = 86% – sacarose = 14%.
  Fibras alimentares = 0,4 g/100 mL.
- Lipídios: 4,6 g/100 mL – 41,2% do total das calorias.
  Óleos vegetais = 65% – TCM = 35%.
  Gorduras saturadas = 1,7 g/100 mL.

- Ferro: 1,6 mg/100 mL.
- Cálcio: 118 mg/100 mL.
- Fósforo = 80 mg/100 mL.
- Vitaminas: A, D, E, K, C, B1, B2, B6, B12, niacina, ácido pantotênico, ácido fólico, biotina, colina, inusitol, taurina e carnitina.
- Diluição padrão: 1 colheres medida = 8,2 g para cada 30 mL de água.
- Lata de 400 g – sabor baunilha.

58. MÓDULOS NUTRICIONAIS DE CARBOIDRATOS

NUTRI DEXTRIN (DANONE)
- Maltodextrina = 100%.
- Valor calórico: 1 colher-medida = 6,5 g = 32 kcal para 100 mL da preparação.
- Pode ser usado por via oral ou enteral.
- Não contém glúten, sacarose e lactose.
- Lata com 400 g – sabor neutro.
- Lata de 400 g – sabor neutro.

59. MÓDULOS NUTRICIONAIS DE PROTEÍNAS

RESOURCE PROTEIN (NESTLÉ)
- Módulo de proteínas para dieta oral ou enteral de alto valor biológico.
- Dispersível em água; excelente digestibilidade; odor e sabor neutros.
- Ingredientes: caseinato de cálcio = 90,3%.
- Valor calórico: 371 kcal/100 g.
- Cicatrização de feridas; pacientes de alto risco nutricional; praticantes de atividades físicas.
- Caquexia do câncer; tratamento pós-cirúrgico; aumento da densidade calórica e proteica.
- Osmolalidade: 120 mOsm/kg H_2O (solução a 10%).
- Lata com 240 g – sabor neutro.

RESOURCE PROTEIN (NOVARTIS)
- Módulo de proteínas para dieta oral ou enteral de alto valor biológico.
- Dispersível em água; excelente digestibilidade; odor e sabor neutros.
- Ingredientes: caseinato de cálcio = 90,3%.
- Valor calórico: 371 kcal/100 g.
- Cicatrização de feridas; pacientes de alto risco nutricional; praticantes de atividades físicas.
- Caquexia do câncer; tratamento pós-cirúrgico; aumento da densidade calórica e proteica.
- Osmolalidade: 120 mOsm/kg H_2O (solução a 10%).
- Lata com 240 g – sabor neutro.

60. MÓDULOS NUTRICIONAIS DE AMINOÁCIDOS

MÓDULO DE GLUTAMINA
- Módulo de glutamina com concentrações e valores calóricos diversos, encontrados no mercado.
- Produzidos por alguns laboratórios nem sempre confiáveis.

RESOURCE GLUTAMINA (NOVARTIS)
- Módulo de L-glutamina para dieta oral ou enteral.
- Ingredientes: L-glutamina.
- Calorias: 400 kcal/100 g.
- Auxilia a recuperação da mucosa intestinal e modula a resposta imunológica.
- Quimioterapia e radioterapia; transplantes de medula óssea; síndrome de má absorção.
- Osmolalidade: 340 mOsm/kg H_2O.
- Lata de 500 g – sachês de 5 g – sabor neutro.

61. MÓDULOS NUTRICIONAIS DE LIPÍDIOS

TRIGLICERIL CM (DANONE)
- Módulo de TCM.
- Falor calórico: 830 kcal/100 g.
- Frasco com 250 mL.

TRIGLICERIL CM COM AGE (DANONE)
- Módulo de TCM com AGE.
- Fonte: 70% TCM + 30% óleo de milho.
- Contém 1% de lecitina de soja.
- Valor calórico: 830 kcal/100 g.
- Frasco com 250 mL.

RESOURCE TCM (NOVARTIS)
- Módulo de TCM para dieta oral ou enteral.
- Afecções pancreáticas, mucoviscidose, síndrome do intestino curto, síndrome de má absorção.
- Fonte lipídica, além de garantir maior aporte energético no preparo das dietas.
- Contém gordura de coco e antioxidante DI-α-tocoferol.
- Valor calórico: 830 kcal/100 mL.
- Frasco de 250 mL.

RESOURCE TCM-AGE (NOVARTIS)
- Módulo de TCM e AGE para dieta oral ou enteral.
- Afecções pancreáticas, mucoviscidose, síndrome do intestino curto, síndrome de má absorção.
- Fonte lipídica, além de garantir maior aporte energético no preparo de dietas.
- Distribuição nutricional: 67,5% de TCM + 32,5% de AGE.

- Contém gordura de coco, óleo de milho e antioxidante DI-α-tocoferol.
- Valor calórico: 900 kcal/100 mL.
- Frasco de 120 e 250 mL.

62. DIETAS ESPECIAIS EM PEDIATRIA

NUTREN CONTROL PÓ (NESTLÉ)
- Fórmula polimérica, completa, altamente especializada para pacientes com **diabetes tipo 1 e 2**; restrição de glicose, sacarose, frutose e lactose; hiperglicemia por estresse metabólico e/ou diabetes gestacional.
- Pode usar a partir de 4 anos de idade.
- Baixo índice glicêmico.
- Diet, rico em proteínas (15 g na porção preparada de 200 mL), vitaminas, minerais, ômega 3, inusitol, taurina e L-carnitina.
- Isenta de glúten e lactose.
- Proteínas: 7,6 g/100 mL – 33% do total das calorias.
  Caseinato de cálcio = 88%; proteína isolada do leite = 12%.
- Carboidratos: 5,4 g/100 mL – 24% do total das calorias.
  Amido de tapioca = 55%; isomaltulose (dissacarídeo = glicose + frutose) = 45%.
- Fibras: 1,5 g/100 mL – polidextrose = 88% – inulina = 12%.
- Gorduras: 4,4 g/100 mL – 43% do total das calorias.
  Óleo de canola = 54%; óleo de milho = 27%; oleína de palma = 19%
  Gorduras saturadas = 0,7 g/100 mL.
  Gorduras monoinsaturadas = 2,1 g/100 mL.
  Gorduras poli-insaturadas = 1,3 g/100 mL.
  Colesterol = 2,1 mg/100 mL.
  Ácido α-linoleico (ômega 3) = 150 mg/100 mL.
- Reconstituição: 5 colheres de sopa = 42 g para 180 mL de água → 250 mL de volume final.
- Volume para atingir 100% IDR no adulto: 1500 mL.
- Valor calórico = 0,9 Kcal/mL.
- Latas de 380 g de pó sabor baunilha.

MODULEN IBD (NESTLÉ)
- Dieta polimérica, completa, altamente especializada para pacientes com **doença de Crohn.**
- Apresenta TGF-β2, agente citoprotetor da mucosa intestinal com ação anti-inflamatória.
- Isenta de glúten, lactose e colesterol.
- Excelente sabor, podendo ser usada por via oral ou enteral.
- Proteínas: 3,6 g/100 mL – caseinato de potássio = 100%.
- Carboidratos: 11 g/100 mL – polissacarídeos = 72% + sacarose = 28%.
- Gorduras: 4,7 g/100 mL; gordura láctea = 56% + TCM = 26% + óleo de milho = 14% + lecitina = 4%. Gorduras saturadas: 2,9 g/100 mL.
- Cálcio = 91 mg/100 mL.
- Ferro= 1,1 mg/100 mL.
- Isenta de gorduras trans.

- Vitaminas, sais minerais e oligoelementos: atende as necessidades nutricionais com 2.000 mL/dia.
- Preparo: 1 medida rasa para cada 30 mL de água. Para 210 mL → 7 medidas rasas = 48,6 g de pó → 250 mL de dieta.
- Valor calórico: 1,01 Kcal/mL.
- Osmolalidade: 310 mOsm/kg de água.
- Lata com 400 g de pó.

PKU GEL (NESTLÉ)
- Alimento em pó **sem o aminoácido fenilalanina.**
- Indicado para pacientes **a partir de 1 ano de idade com fenilcetonúria.**
- Contém uma mistura de aminoácidos, carboidratos, vitaminas, sais minerais e oligoelementos.
- Contém gGlúten.
- Não contém: gorduras saturadas, gorduras trans e fibra alimentar.
- Valor calórico: 339 Kcal/100 g de pó.
- Carboidratos: 43 g/100 g de pó.
- Proteínas: 42 g/100 g de pó.
- Lipídeos = 0 g/100 g de pó.
- Sem sabor.
- Apresentação: sachê de 24 g com 10 g de equivalente proteico.
- Preparo: dissolva 1 sachê (24 g) em 150 mL de água ou conforme a prescrição do médico. Agite bem durante 10 segundos, deixe repousar por 2 minutos e consuma em seguida.
- Recomenda-se a ingestão de água logo após o consumo do produto.

PKU EXPRESS 15 (NESTLÉ)
- Alimento em pó **sem o aminoácido fenilalanina.**
- Indicado para pacientes **adolescentes e adultos com fenilcetonúria.**
- Contém uma mistura de aminoácidos, carboidratos, vitaminas, sais minerais e oligoelementos.
- Contém glúten.
- Não contém: gorduras saturadas, gorduras trans e fibra alimentar.
- Valor calórico: 297 Kcal/100 g de pó.
- Carboidratos: 14 g/100 g de pó.
- Proteínas: 60 g/100 g de pó.
- Lipídeos = 0 g/100 g de pó.
- Sem sabor.
- Apresentação: Sachê de 25 g com 15 g de equivalente proteico.
- Modo de Preparo: dissolva 1 sachê (25 g) em 150 mL de água ou conforme a prescrição do médico. Mexa bem com uma colher e consuma em seguida.
- Recomenda-se a ingestão de água logo após o consumo do produto.

PCU EXPRESS 15 (NESTLÉ)
- Alimento em pó **sem o aminoácido metionina.**
- Indicado para pacientes **adolescentes e adultos com hemocistinúria (HCU).**
- Contém uma mistura de aminoácidos, carboidratos, vitaminas, sais minerais e oligoelementos.

PARTE II
319

- Contém glúten.
- Não contém: gorduras saturadas, gorduras trans e fibra alimentar.
- Valor calórico: 297 Kcal/100 g de pó.
- Carboidratos: 14 g/100 g de pó.
- Proteínas: 60 g/100g de pó.
- Lipídios = 0 g/100 g de pó.
- Sem sabor.
- Apresentação: Sachê de 25 g com 15 g de equivalente proteico.
- Modo de Preparo: dissolva 1 sachê (25 g) em 150 mL de água ou conforme a prescrição do médico. Mexa bem com uma colher e consuma em seguida.
- Recomenda-se a ingestão de água logo após o consumo do produto.

CYSTILAC (DANONE)
- Dieta metabólica hipercalórica.
- Indicada para:
   Lactentes e crianças com **fibrose cística**.
   Lactentes, como nutrição completa em substituição à fórmula infantil.
   Maiores de 12 meses, como complemento nutricional.
- Valor calórico: 0,83 kcal/mL.
- Proteínas: 2 g/100 mL – proteína do soro (50%) e caseína (50%).
- Carboidratos: 8,6 g/100 mL – lactose = 4,9 g/100 mL + maltodextrina + amido de fácil digestão.
- Lipídeos: 4,5 g/100 mL.
   Gorduras Saturadas = 2,3 g/100 mL.
   Gorduras monoinsaturadas = 1,7 g/100 mL;
   Gorduras poli-insaturadas = 0,5 g/100 mL.
   TCM = 0,9 g/100
- Ferro: 0,6 mg/100 mL.
- Sódio: 60 mg/100 mL.
- Potássio: 84 mg/100 mL.
- Preparo (diluição padrão = 16,2%): 16,2 g/90 mL ou 1 colher-medida = 5,4g/30 mL de água.
- Osmolaridade: 310 mOsm/L.
- Osmolalidade: 340 mOsm/kg H2O.
- Lata com 900g – rende 5.625 mL na diluição padrão (16%).

KETOCAL 4:1 (DANONE)
- Dieta cetogênica 4:1 (4g de gordura para 1 g de carboidrato + proteínas) para **crianças com epilepsia farmacorresistente.**
- Facilitar a introdução e a adesão da dieta cetogênica.
- Reduzir ou eliminar o uso de suplementos.
- Rápida melhora das crises epilépticas.
- Alcance das metas nutricionais e de crescimento.
- Latas de 300 g.

LP DRINK (DANONE)
- Complemento alimentar hipoproteico.
- Pode ser usado como substituto do leite de vaca em bebidas, vitaminas, doces e preparações culinárias.
- **Indicado para crianças acima de 1 ano de idade, adolescentes e adultos com insuficiência renal e hepática e erros inatos do metabolismo que requerem restrição proteica: fenilcetonúria, leucinose, acidemias, homocistinúria, tirosinemia e distúrbios do ciclo da ureia.**
- Proteínas: 0,5 g/10 mL – proteínas do soro do leite (100%).
- Carboidratos: 5,9 g/100 mL – lactose = 83%; maltodextrina = 9%; sacarose = 8%.
- Gorduras: 2,8 g/100 mL – óleos vegetais e gordura láctea.
- Contém vitaminas, sais minerais e oligoelementos.
- Não contém ferro.
- Preparo à 10%: 10 g do pó para cada 90 mL de água – volume final = 100 mL.
- Valor calórico: 51 kcal/100 mL.
- Sabor similar ao leite de vaca.
- Lata de 400 g – rende 4 litros.

MSUD 1 (DANONE)
- Complemento alimentar **isento de leucina, isoleucina e valina.**
- Indicado para lactentes com **leucinose (doença do xarope de bordo na urina).**
- Contém uma mistura de aminoácidos, carboidratos, vitaminas, sais minerais e oligoelementos.
- Preparo: dividir a quantidade diária prescrita em 3 a 5 porções e adicionar a água, sucos etc.
- Valor calórico: 290 Kcal/100 mL.
- Proteínas: 40,9 g/100g de pó.
- Lata de 500 g – rende 204,5 g de proteína.

MSUD 2 (DANONE)
- Complemento alimentar **isento de leucina, isoleucina e valina.**
- Indicado para crianças ≤ **1 ano de idade com leucinose (D. do xarope de bordo na urina).**
- Contém uma mistura de aminoácidos, carboidratos, vitaminas, sais minerais e oligoelementos.
- Preparo: dividir a quantidade diária prescrita em 3 a 5 porções e adicionar a água, sucos etc.
- Calorias: 317 Kcal/100 g de pó.
- Proteínas: 54,3 g/100 g de pó.
- Lata de 500 g – rende 271,5 g de proteína.

PKU 1 (DANONE)
- Complemento alimentar **isento de fenilalanina para lactentes com fenilcetonúria.**
- Contém uma mistura de aminoácidos, carboidratos, vitaminas, sais minerais e oligoelementos.
- Calorias: 282 Kcal/100 g de pó.

- Proteínas: 50,3g/100 g de pó.
- Preparo: dividir a quantidade diária prescrita em 3 a 5 porções e adicionar a água, sucos etc.
- Lata de 500 g – rende 251,5 g de proteína.

MILUPA PKU 1 MIX (DANONE)
- Dieta **isenta de fenilalanina para lactentes com fenilcetonúria.**
- Contém uma mistura balanceada de aminoácidos, carboidratos, gorduras, vitaminas, sais minerais e oligoelementos.
- Contém LC-PUFAS, fundamentais para o desenvolvimento visual e neuropsicomotor.
- Calorias: 67 Kcal/100 mL.
- Proteínas: 10,1 g/100 g de pó ou 1,3 g/100 mL de fórmula reconstituída.
- Preparo a 13%: 1 colher-medida rasa = 4,3 g de pó para cada 30 mL de água fervida e morna.
- Lata de 1.000 g – rende 7.692 mL/101 g de proteína.

MILUPA PKU 2 (DANONE)
- Complemento alimentar **isento de fenilalanina.**
- Indicado para **crianças de 1 a 8 anos com fenilcetonúria.**
- Contém uma mistura de aminoácidos, carboidratos, vitaminas, sais minerais e oligoelementos.
- Calorias: 300 g/100 g de pó.
- Proteínas: 66,8 g/100 g de pó
- Preparo: dividir a quantidade diária prescrita em 3 a 5 porções e adicionar a água, sucos etc.
- Lata de 500 g – rende 334 g de proteína.

MILUPA PKU 2 PRIMA (DANONE)
- Complemento alimentar **isento de fenilalanina.**
- Indicado para crianças de **1 a 8 anos com fenilcetonúria.**
- Contém uma mistura de aminoácidos, carboidratos, vitaminas, sais minerais e oligoelementos.
- Calorias: 280 g/100 g de pó.
- Proteínas: 60 g/100g de pó.
- Preparo: dividir a quantidade diária prescrita em 3 a 5 porções e adicionar a água, suco.
- Lata de 500 g – rende 300 g de proteína.

MILUPA PKU 2 SECUNDA (DANONE)
- Complemento alimentar **isento de fenilalanina.**
- Para crianças acima de **8 anos de idade, adolescentes e adultos com fenilcetonúria.**
- Contém uma mistura de aminoácidos, carboidratos, vitaminas, sais minerais e oligoelementos.
- Calorias: 307 Kcal/100 g de pó.
- Proteínas: 70 g/100 g de pó.
- Preparo: dividir a quantidade diária prescrita em 3 a 5 porções e adicionar a água, sucos etc.
- Lata de 500 g – rende 350 g de proteína.

MILUPA PKU 3 (DANONE)
- Complemento alimentar **isento de fenilalanina**.
- Para crianças ≥ **8 anos de idade, adolescentes e adultos com fenilcetonúria**.
- Contém uma mistura de aminoácidos, vitaminas, sais minerais e oligoelementos.
- C Valor calórico: 288 Kcal/100 g de pó.
- Proteína: 68 g/100 g de pó.
- Preparo: dividir a quantidade diária prescrita em 3 a 5 porções e adicionar a água, sucos etc.
- Lata de 500 g – rende 340 g de proteína.

XP MAXAMAID (DANONE)
- Complemento alimentar **isento de fenilalanina**.
- Para crianças de **1 a 8 anos de idade com fenilcetonúria**.
- Contém uma mistura de aminoácidos, carboidratos, vitaminas, sais minerais e oligoelementos.
- Valor calórico: 309 g/100 g de pó.
- Proteínas: 25 g/100 g de pó.
- Preparo: dividir a quantidade diária prescrita em 3 a 5 porções e adicionar a água, sucos etc.
- Lata de 500 g – rende 125 g de proteína – acompanha uma colher-medida = 34 g.

XP MAXAMUM (DANONE)
- Complemento alimentar **isento de fenilalanina**.
- Para crianças ≥ **8 anos de idade, adolescentes e adultos com fenilcetonúria**.
- Contém uma mistura de aminoácidos, carboidratos, vitaminas, sais minerais e oligoelementos.
- Valor calórico: 297 g/100 g de pó.
- Proteínas: 39 g/100g de pó.
- Preparo: dividir a quantidade diária prescrita em 3 a 5 porções e adicionar a água, sucos etc.
- Lata de 500 g – rende 195 g de proteína – acompanha uma colher-medida = 33,5 g.

XMET MAXAMUM (DANONE)
- Complemento alimentar **isento de metionina**.
- Para crianças ≥ **8 anos de idade, adolescentes e adultos com homocistinúria**.
- Contém uma mistura de aminoácidos, carboidratos, vitaminas, sais minerais e oligoelementos.
- Calorias: 297 Kcal/100 g de pó.
- Proteínas: 39 g/100 g de pó.
- Preparo: dividir a quantidade diária prescrita em 3 a 5 porções e adicionar a água, sucos etc.
- Lata de 500 g – rende 195 g de proteína – apresenta 1 colher-medida = 33,5 g de pó.

XMTVI MAXAMAID (DANONE)
- Complemento alimentar **isento de metionina, treonina e valina e com baixo teor de isoleucina**.
- Para crianças ≥ **1 ano de idade com acidemias (metilmalônica ou propiônica)**.
- Contém uma mistura de aminoácidos, carboidratos, vitaminas, sais minerais e oligoelementos.

- Valor calórico: 309 Kcal/100 g de pó.
- Proteínas: 25 g/100 g de pó.
- Preparo: dividir a quantidade diária prescrita em 3 a 5 porções e adicionar a água, sucos etc.
- Lata com 500 g – rende 125 g de proteína – apresenta 1 colher-medida = 34 g.

XMTVI ANALOG (DANONE)
- Complemento alimentar **isento de metionina, treonina, valina e com baixo teor de isoleucina.**
- **Para lactentes com acidemias (metilmalônica ou propiônica).**
- Contém uma mistura balanceada de aminoácidos, carboidratos, gorduras, vitaminas, sais minerais e oligoelementos.
- Calorias: 72 Kcal/100 mL.
- Proteínas: 13 g/100 g de pó ou 1,95 g/100 mL da fórmula reconstituída.
- Diluição a 15%: 15 g/90 mL ou 1 colher-medida = 5g/30 mL de água fervida e morna.
- Lata de 400 g – rende 2.667 mL = 52 g de proteína – apresenta 1 colher-medida = 5 g.

UCD 1 INFANT (DANONE)
- Complemento alimentar **isento de aminoácidos não essenciais.**
- **Para lactentes com distúrbios do ciclo da ureia.**
- Contém uma mistura de aminoácidos essenciais, vitaminas, sais minerais e oligoelementos.
- Valor calórico: 252 Kcal/100 g de pó.
- Proteínas: 56,4 g/100 g de pó.
- Preparo: dividir a quantidade diária prescrita em 3 a 5 porções e adicionar a água, sucos etc.
- Lata de 450 g – rende 253,8 g de proteína.

UCD 2 INFANT (DANONE)
- Complemento alimentar **isento de aminoácidos não essenciais.**
- **Para crianças ≥ 1 ano de idade com distúrbios do ciclo da ureia.**
- Contém uma mistura de aminoácidos essenciais, vitaminas, sais minerais e oligoelementos.
- Valor calórico: 271 Kcal/100 g de pó.
- Proteínas: 66,7 g/100 g de pó.
- Preparo: dividir a quantidade diária prescrita em 3 a 5 porções e adicionar a água, sucos etc.
- Lata de 450 g – rende 300,2 g de proteína.

XPT ANALOG (DANONE)
- Dieta **isenta de fenilalanina e tirosina.**
- Para **lactentes com tirosinemia.**
- Contém uma mistura de aminoácidos, carboidratos, gorduras, vitaminas, sais minerais e oligoelementos.
- Valor calórico: 475 Kcal/100 g de pó ou 72 Kcal/100 mL.
- Proteínas: 13 g/100 g de pó ou 1,95 g/100 mL.
- Diluição a 15%: 15 g/90 mL ou 1 colher-medida rasa = 5g/30 mL de água fervida morna.
- Lata de 400 g – rende 2667 mL = 52 g de proteína – apresenta 1 colher-medida = 5 g de pó.

XPT MAXAMAID (DANONE)
- Complemento alimentar **isento de fenilalanina e tirosina.**
- **Para crianças ≥ de 1 ano de idade com tirosinemia.**
- Contém uma mistura de aminoácidos, carboidratos, vitaminas, sais minerais e oligoelementos.
- Valor calórico: 309 Kcal/100 g de pó.
- Proteínas: 25 g/100g de pó.
- Preparo: dividir a quantidade diária prescrita em 3 a 5 porções e adicionar a água, sucos etc.
- Lata com 500 g – rende 125 g de proteína – apresenta 1 colher-medida = 34 g de pó.

63. ÍNDICE DE MASSA CORPÓREA (IMC)

$$\frac{\text{peso (kilo)}}{\text{altura x altura (metro)}}$$

- Proposto por Quetelet, astrônomo belga, no século passado.
- Não distingue o aumento de gordura do aumento muscular, nem a sua distribuição.
- Os valores do IMC variam também de acordo com a idade.
- Os gráficos de altura, peso e IMC em crianças do Estudo da Faculdade de Medicina do ABC, realizados em Santo André em 1975, devem ser adotados como referência para crianças brasileiras.
- Não usar os gráficos adotados pela AAP (Sociedade Americana de Pediatria).
- Classificação da Obesidade de acordo com o Consenso Latino Americano de Obesidade (1998).

Classificação	IMC	Risco de doença associada
Baixo peso	< 18,5	Baixo
Normal	18,5 – 24,9	Médio
Pré-obeso	25,0 – 29,0	Aumentado
Obeso classe I	30,0 – 34,9	Moderado
Obeso classe II	35,0 – 39,9	Grave
Obeso classe III	> 40,0	Muito grave

64. CIRURGIA PEDIÁTRICA
CALENDÁRIO DAS CIRURGIAS ELETIVAS MAIS FREQUENTES
Pele, Tecido Celular Subcutâneo e Sistema Linfático
- *Hiperqueratose:* quando diagnosticado.
- *Cistos dermoides:* quando diagnosticado (depende da localização).
- *Linfangiomas:* quando diagnosticado.
- *Hemangiomas (depende da localização):* geralmente após 4-5 anos.
- *Tumores de pele, derme e TCS:* quando diagnosticados.

Anomalias Congênitas
- *Fístulas e cistos branquiais:* quando diagnosticados.
- *Cisto tireoglosso:* quando diagnosticado.
- *Torcicolo congênito:* quando não responder ao tratamento clínico.
- *Orelha de abano:* após 5 anos.
- *Polidactilia não articulada:* o mais precoce.
- *Polidactilia articulada:* após 2 anos.
- *Sindactilia:* após 2 anos.
- *Anquiloglossia:* quando diagnosticada, após avaliação fonoaudiológica.

Patologias Geniturinárias
- *Fimose:* após 2 anos.
- *Hipospádia:* até 6 meses após o diagnóstico (antes do controle esfincteriano).
- *Criptorquidia:* até 2 anos.
- *Varicocele:* quando diagnosticada (queixa de dor local).
- *Hidrocele:* após 1 ano.
- *Cisto de cordão:* após 1 ano.
- *Sinéquia vulvar:* quando não responde ao tratamento clínico.
- *Pênis espalmado:* até 2 anos.
- *Pênis escrotal (transposição penoscrotal):* aos 2 anos.
- *Pênis embutido:* avaliação cirúrgica entre 2-5 anos.
- *Refluxo vesicoureteral:* depende do grau de refluxo e de outras malformações associadas.
- *Ginecomastia:* avaliação cirúrgica e psicológica.

Patologias do Aparelho Digestório e Anorretais
- *Hérnia umbilical:* após 3 anos.
- *Hérnia epigástrica:* após 3 anos.
- *Hérnia inguinal:* quando diagnosticada.
- *Doença de Hirschsprung:*
  - *Colostomia:* quando diagnosticada.
  - *Abaixamento:* em torno de 1 ano ou 10 kg de peso.
- *Anomalia anorretal:* conforme a classificação, sexo e obstrução (do período neonatal até 2 anos).
- *Fístula perianal:* quando diagnosticada.
- *Fissura perianal:* quando diagnosticada.
- *Fissura anal:* quando não responde ao tratamento clínico.
- *Refluxo gastroesofágico:* depende do grau do refluxo.
    1. Quando não responde ao tratamento clínico.
    2. Quadro inicial grave de esofagite e/ou desnutrição.
    3. Sangramento intenso.
    4. Grandes hérnias hiatais.
    5. Crises de apneia noturna.
    6. Associadas às neuropatias, malformações congênitas etc.

Índice Remissivo

5-iodo-2-desoxiuridina
   na dermatologia, 195
   uso oftalmológico, 211

A

Abacaxi
   extrato de, 74
Abóbora
   semente de, 138
   óleo de, 138
Ácaro(s)
   antígenos mistos, 181
Acebrofilina
   na asma brônquica, 62
Aceponato
   de metilprednisolona, 198
   na dermatologia, 198
Acetaminofen, 82
Acetato
   de prednisolona 1%, 208
   na oftalmologia, 208
Acetilcisteína, 75
Acetonido
   na rinite alérgica, 214
Acetozolamida, 44
Aciclovir, 179
   na dermatologia, 195
   uso oftalmológico, 211
Ácido
   ascórbico, 154
   bórico, 207
      aminometilpropanol e, 207
         guar hidroxipropil e, 207
            na oftalmologia, 207
   clavulânico, 117
      amoxicilina e, 117
   fólico, 155
   fusídico, 193
      na dermatologia, 193
   mefenâmico, 108
   metacresolsulfônico, 216
      na ginecologia, 216
         e formaldeído, 216
   nalidíxico, 129
   nicotínico, 154
   pantotênico, 154
   pipemídico, 130
   poliacrílico, 207
      na oftalmologia, 207
   tranexâmico, 80
   tricloroacético, 212
      na otorrinolaringologia, 212
   undecilênico, 196
      na dermatologia, 196
   valproico, 52
      desvantagem do, 52
         como anticonvulsivante, 52
   vanilmandélico, 164
      no feocromocitoma, 164
Acidose
   grave, 33
Actifedrin, 78
Adrenalina, 36
   na asma brônquica, 61
   na sala de parto, 221
      solução 1:10.000, 221
AGE (Ácidos Graxos Essenciais)
   α-linolênico, 260
   araquidônico, 260
   linoleico, 260
   ômega, 265
      3, 265
      6, 265
Albendazol, 133-137, 139, 140
Albumina
   humana, 43, 44
Alça
   diuréticos de, 41
   furosemida, 41
Alcaçuz
   e *Coriandrum satiricum*, 96
   Tamarindus indica e, 96
Alérgeno(s)
   principais, 182
      alimentos infantis, 182
      cereais, 182
      epitélios de animais, 182
      frutos do mar, 182
      fungos, 182
      poeira doméstica, 182
      polens, 182
      sementes oleaginosas, 182
Aleudrin
   sulfato, 38
      de isoproterenol, 38
Alfa-Galactosidase, 95
Algi Tanderil, 83
Alimentação
   de prematuros, 232
      aminoácidos essenciais, 232

aumentar o volume da, 236
    após 72 horas de vida, 236
caseína, 233
    no LM, 233
    no LV, 233
com mamadeira, 237
contínua, 236
    nasogástrica, 236
    nasojejunal, 236
gavagem para, 235
    < 1.200 G, 235
    com 1.200 a 1.500 G, 235
    com 1.500 a 2.000 G, 235
intermitente, 234
    por gavagem, 234
LM, 238
    banco de, 239
    suplementação calórica do, 238
        com carboidratos, 239
        com lipídios, 239
        com proteínas, 239
necessidades, 232
    de carboidratos, 233
    de ferro, 234
    de fósforo, 234
    de gorduras, 233
    de oligoelementos, 233
    de proteínas, 232
    de vitamina, 234
        E, 234
        K, 234
    energéticas, 232
    hídricas, 232
    totais de cálcio, 233
no seio materno, 237
    administração de líquidos, 237
    colostro, 237
    contraindicações, 237
    LM, 237
    problemas mais frequentes, 237
proteínas, 232
    tipos de, 232
    resumo da, 238
        < 1.200 – 1.500 G, 238
    soro, 233
    relação de proteínas do, 233
Alimento(s)
    antígenos mistos, 181
    infantis, 182
        principais alérgenos, 182
Alizaprida, 90
Allegra-D, 78
Aloe Vera
    uso nasal, 216
Alopurinol, 161, 162
Aluminato
    de magnésio, 93
        hidratado, 93

Alumínio
    hidróxido de, 93
        e hidróxido de magnésio, 93
        e carbonato de cálcio, 93
    quelato, 93
Amamentação
    fissura mamária na, 201
        prevenção da, 201
        tratamento da, 201
Amantadina, 180
Ambroxol
    cloridrato de, 74
    teofilina e, 62
        na asma brônquica, 62
Amicacina, 111
Aminoácido(s)
    essenciais, 232
        para os prematuros, 232
    livres, 259
    módulos nutricionais de, 316
        de glutamina, 316
        resource glutamina, 316
Aminofilina
    e simpaticomiméticos, 62
        na asma brônquica, 62
    na asma brônquica, 61
Aminoglicosídeo(s)
    amicacina, 111
    espectinomicina, 112
    estreptomicina, 112
    gentamicina, 111
    kanamicina, 112
    netilmicina, 111
    sisomicina, 112
    tobramicina, 112
Aminometilpropanol
    e ácido bórico, 207
        guar hidroxipropil e, 207
            na oftalmologia, 207
Amorolfina
    na dermatologia, 195
Amoxicilina, 116
    e ácido clavulânico, 117
    e clavulanato de potássio, 117
    e sulbactam, 118
Ampicilina, 115
    benzatina, 116
    e sódica, 116
    e sulbactam, 118
Analgésico(s)
    antitérmicos, 81
        acetaminofen, 82
        aspirina, 81
        dipirona, 81
        paracetamol, 82
    miorrelaxantes, 82
        algi tanderil, 83
        cloridrato, 83

ÍNDICE REMISSIVO

    de ciclobenzaprina, 83
    clorzoxazona, 83
      e paracetamol, 83
    dorfen, 83
    dorflex, 83
    dorilax comprimido, 83
    paralon comprimido, 83
    tandrilax, 83
    trimusk comprimido, 83
  opiáceos, 83
    cloridrato, 84
      de buprenorfina, 85
      de meperidina, 84
      de morfina, 84
      de tramadol, 85
    elixir paregórico, 84
    fosfato, 83
      de codeína, 83
    narcóticos, 83
    propoxifeno, 84
  sedativos, 85, 90
    clorpromazina, 85, 90
    lisador, 86
Ananas Comosus
  extrato de, 74
Ancylostoma
  duodenale, 135
    albendazol, 136
    cambendazol, 136
    mebendazol, 136
    pamoato, 136
      de pirantel, 136
Anemia, 147
  ferropriva, 148
    bisglicinato ferroso, 149
    citrato, 148
      de cálcio ferroso, 148
      férrico amoniacal, 148
    complexo macromolecular polimerizado, 150
      de hidróxido de ferro polimaltosado, 150
        não ionizado, 150
    concentrado de hemácias, 150
    ferro, 149
      aminoácido quelado, 149
      proteinsuccinilato, 149
      quelato glicinato, 149
    glicinato férrico, 149
    sulfato ferroso, 148
  megaloblástica, 150
Anestésico(s)
  na dermatologia, 194
    benzocaína, 194
    cloridrato, 194
      de cinchocaína, 194
      de lidocaína, 194
    prilocaína, 195
Anfotericina B, 177
  e tetraciclina, 217

  na ginecologia, 217
Ansiedade, 58
Ansiolítico(s)
  benzodiazepínicos, 55
    ataráxicos, 55
    bromazepam, 56
    clobazam, 55
    clonazepam, 55
    clorazepato, 55
      dipotássico, 55
    clordiazepóxido, 55
    cloxazolam, 55
    diazepam, 55
    nitrazepam, 55
Antiácido(s)
  aluminato, 93
    de magnésio hidratado, 93
  alumínio, 93
    quelato, 93
  cálcio, 93
    quelato, 93
  carbonato de bismuto, 93
    e magnésio, 93
      e cálcio, 93
        e NaHCO3, 93
  hidróxido de alumínio, 93
    e hidróxido de magnésio, 93
      e carbonato de cálcio, 93
  magaldrato anidro, 93
  sucralfato, 94
Antiacneico(s)
  na dermatologia, 204
Antibiótico(s), 110
  de uso, 215
    nasal, 215
      Aloe vera, 216
      gramicidina, 215
      neomicina, 215
      tirotricina, 215
    otológico, 215
      ciprofloxacino, 215
      cloranfenicol, 215
      neomicina, 215
  na dermatologia, 192
    ácido fusídico, 193
    bacitracina, 192
    cloranfenicol, 193
    eritromicina, 193
    gentamicina, 193
    gramicidina, 193
    mupirocina, 193
    neomicina, 192
    polimixina B, 193
    retapamulina 1%, 193
    rifamicina, 193
    rifampicina, 193
    tirotricina, 193

Anticonvulsivante
　desvantagens, 52
　　ácido valproico, 52
　　barbexaclona, 53
　　carbamazepina, 52
　　fenil-hidantoína, 52
　　fenitoína, 52
　　fenobarbital, 52
　　lomotrigina, 53
　　oxcarbazepina, 53
　　primidona, 53
　　topiramato, 53
　　vigabatrina, 53
Antidepressivo(s)
　cloridrato, 57
　　de fluoxetina, 57
　　de paroxetina, 57
Antiemético(s)
　alizaprida, 90
　bromoprida, 89
　cisaprida, 89
　clorpromazina, 90
　　granizetona, 91
　　ondasetrona, 90
　dimenidrinato, 90
　domperidona, 90
　metoclopramida, 89
　metopimazina, 90
　trimebutina, 90
Antiespasmódico(s)
　atropina, 86
　diciclomida, 88
　dicicloverina, 88
　elixir paregórico, 87
　hioscina, 88
　homatropina, 87
　hortelã-pimenta, 88
　Mentha piperita, 88
　N-butilbrometo, 88
　　de escopolamina, 88
　　de hioscina, 88
　papaverina, 87
Antifisético(s)
　dimeticona, 95
　simeticona, 95
Antiflato(s)
　dimeticona, 95
　simeticona, 95
Antígeno(s)
　bacterianos, 182
　　contrainfecções, 182
　　　respiratórias, 182
　contra picadas, 181
　　de insetos, 181
　mistos, 181
　　ácaros, 181
　　alimentos, 181
　　epitélios, 181

　　de cães, 181
　　de gatos, 181
　　fungos, 181
　　poeira, 181
Anti-Hipertensivo(s)
　captopril, 47
　cloridrato, 46
　　de propranolol, 46
　diazoxide, 46
　diazóxido, 46
　hidralazina, 45
　minoxidil, 47
　nifedipina, 45
　nitroprussiato, 46
　　de sódio, 46
Anti-Histamínico(s)
　anti-H1, 99
　　astemizol, 102
　　cloridrato, 99
　　　de ciproeptadina, 100
　　　de clorfenoxamina, 100
　　　de epinastina, 101
　　　de fexofenadina, 102
　　　de hidroxizina, 99
　　　de levocetirizina, 102
　　desloratadina, 103
　　dicloridrato, 101
　　　de cetirizina, 101
　　ebastina, 101
　　fumarato, 100
　　　de clemastina, 100
　　loratadina, 102
　　maleato, 99
　　　de azatadine, 99
　　　de dextroclorfeniramina, 99
　　mequitazina, 101
　　pimetixeno, 100
　　prometazina, 99
　　terfenadina, 100
　anti-H2, 103
　　cimetidina, 103
　　famotidina, 104
　　ranitidina, 103
Anti-Inflamatório(s)
　ácido, 108
　　mefenâmico, 108
　aspirina, 104
　benzidamina, 104
　beta, 107
　　ciclodextrina-piroxicam, 107
　cetoprofeno, 105
　clonixinato, 109
　　lisina, 109
　de ação lenta, 109
　　antimaláricos, 110
　　fitoterápicos, 109
　　　de uso tópico, 109
　sais de ouro, 110

diclofenaco, 106
　potássico, 106
　resinato, 106
　sódico, 106
ibuprofeno, 105
indometacina, 108
meloxicam, 108
na dermatologia, 202, 204
　antiacneicos, 204
　chato, 205
　escabicidas, 205
　escabiose, 205
　　benzoato de benzila, 205
　　bioaletrina, 206
　　　e butóxido de piperonila, 206
　　deltametrina, 205, 206
　　　e butóxido de piperonila, 206
　　depaletrina, 206
　　　e butóxido de piperonila, 206
　　hexaclorocicloexano, 205
　　monossulfiram, 205
　　permetrina, 206
　　tiabendazol, 206
　ftiríase, 205
　hidratantes tópicos, 203
　　ictiose, 203
　larvicidas, 205
　pediculicidas, 205
　pediculose, 205
　pediculus, 205
　　capitis, 205
　　pubis, 205
　queratolíticos, 204
　repelente de insetos, 205
　　para bebê, 205
　sarcoptes scabiei, 205
　sebostáticos, 204
naproxeno, 107
　sódico, 108
nimesulida, 107
piroxicam, 107
tenoxicam, 108
tramadol, 108
trometamol, 109
　cetorolaco, 109
Antimalárico(s)
　sulfato, 110
　　de hidroxicloroquina, 110
Antimicótico(s)
　na dermatologia, 195
　　ácido undecilênico, 196
　　amorolfina, 195
　　bifonazol, 196
　　buclosamida, 196
　　cetoconazol, 195
　　ciclopiroxolamina, 197
　　clioquinol, 197
　　clotrimazol, 196

　　econazol, 197
　　erigeron bonariensis L, 197
　　isoconazol, 196
　　miconazol, 196
　　nistatina, 197
　　oxiconazol, 196
　　sertoconazol, 196
　　solução de iodo 1%, 197
　　terbinafina, 197
　　tinidazol, 196
　　tioconazol, 196
　　tolnaftato, 197
Antioxidante(s)
　luteína, 161
　minerais, 161
　vitaminas, 161
　zeaxantina, 161
Antisséptico(s)
　das vias urinárias, 129
　　ácido, 129, 130
　　　nalidíxico, 129
　　　pipemídico, 130
　　fenazopiridina, 130
　　fosfomicina, 130
　　　trometamol, 130
　　metenamina, 130
　　nitrofurantoína, 130
　para mãos, 202
　para pele, 202
Antitérmico(s)
　analgésicos, 81
　　acetaminofen, 82
　　aspirina, 81
　　dipirona, 81
　　paracetamol, 82
Antitussígeno(s)
　cloridrato, 77
　　de clobutinol, 77
　　　e succinato de doxilamina, 77
　dextrometorfano, 76
　dropropizina, 76
　erdosteína, 78
　fedrilato, 76
　fendizoato, 77
　　de cloperastina, 77
　fosfato de codeína, 76
　levodropropizina, 77
　pipazetato, 77
　sobrerol, 78
　sulfato, 75
　　de magnésio 25%, 75
　zipeprol, 77
Antiviral(is)
　de uso sistêmico, 179
　　aciclovir, 179
　　amantadina, 180
　　Ara C, 179
　　didanosina, 180

fosfato de oseltamivir, 179
penciclovir, 180
ribavirin, 180
na dermatologia, 195
5-iodo-2-desoxiuridina, 195
aciclovir, 195
Idu, 195
penciclovir, 195
Antivirótico(s)
para uso oftalmológico, 211
5-iodo-2-desoxiuridina, 211
aciclovir, 211
Idu, 211
Apgar
índice de, 220
Ara C (Cloridrato de Citarabina), 179
Aramin, 38
Araminol, 38
Arnica
montana D3, 110
Ascaris
lumbricoides, 135
albendazol, 135
Ancylostoma duodenale, 135
levamisol, 135
mebendazol, 135
Necator americanus, 135
pamoato, 135
de pirantel, 135
Asfixia
intraparto, 222
choque na, 222
na sala de parto, 222
Asma Brônquica
aminofilina, 62
e simpaticomiméticos, 62
acebrofilina, 62
aminofilina, 62
bromo de ipratrópio, 64
e fenoterol, 64
e sulfato de salbutamol, 64
bromidrato de fenoterol, 63, 64
fumarato de formoterol, 64
metaproterenol, 63
salbutamol, 63
teofilina, 62
e ambroxol, 62
e hidroxizina, 64
e sulfato de efedrina, 63
terbutalina, 63
via oral, 62
ou inalatória, 62
grave, 62
e/ou prolongada, 62
corticosteroide, 62
profiláticos da, 65
budesonida, 66
fumarato de formoterol e, 67

cetotifeno, 65
ciclesonida, 66
cloridrato de bambuterol, 65
cromoglicato dissódico, 65
dipropionato de beclometasona, 65
salbutamol e, 67
fuorato de mometasona, 66
montelucast sódico, 68
propionato de fluticasona, 66
fumarato de formoterol e, 68
xinafoato de salmeterol e, 68
zafirlucaste, 68
simpaticomiméticos, 59
via inalatória, 59
sulfato de salbutamol, 60
terbutalina 1%, 60
brometo de ipratrópio, 61
ipratrópio, 61
metaproterenol, 61
fumarato de formoterol, 61
xinafoato de salmeterol, 61
bromidrato de fenoterol 0,5%, 59
salbutamol, 60
0,5%, 60
spray, 60
via parenteral, 61
adrenalina, 61
aminofilina, 61
epinefrina, 61
Aspirina, 81, 104
Astemizol, 102
Ataráxico(s), 55
Atropina, 86
na sala de parto, 221
Auranofina, 110
Aurotiomalato
de sódio, 110
Axetil
cefuroxima, 120
Azatadine
maleato de, 99
Azelastina
na rinite alérgica, 213
Azitromicina, 126
Aztreonan, 123
Azul
de metileno, 207
na oftalmologia, 207

B

Bacitracina
na dermatologia, 192
Bactéria(s)
gram-negativas, 9
e meningite, 9
Balantidium
coli, 142

ÍNDICE REMISSIVO

Bambuterol
   cloridrato de, 65
      na asma, 65
Banco
   de LM, 239
Barbexaclona
   desvantagem da, 53
      como anticonvulsivante, 53
Bebê
   repelente de insetos para, 205
      na dermatologia, 205
Beclometasona
   dipropionato de, 65, 67, 214
      na asma, 65, 67
         salbutamol e, 67
      na rinite alérgica, 214
Benzalcônio
   cloreto de, 211
      na otorrinolaringologia, 211
      metronidazol e, 217
         nistatina e, 217
            na ginecologia, 217
Benzatina
   penicilina G, 113
Benzidamina, 104
   na ginecologia, 217
   na otorrinolaringologia, 212
Benzila
   benzoato de, 205
      na dermatologia, 205
Benzilpenicilina
   potássica, 114, 115
   sódica, 114
Benzoato
   de benzila, 205
      na dermatologia, 205
Benzocaína
   na dermatologia, 194
Benzodiazepínico(s)
   ansiolíticos, 55
      ataráxicos, 55
      bromazepam, 56
      clobazam, 55
      clonazepam, 55
      clorazepato, 55
         dipotássico, 55
      clordiazepóxido, 55
      cloxazolam, 55
      diazepam, 55
      nitrazepam, 55
   hipnóticos, 56
      estazolam, 56
      flunitrazepam, 56
      midazolam, 56
   intoxicação por, 57
      grave, 57
Beta
   ciclodextrina-piroxicam, 107

Betacaroteno, 151
Betagalactosidase, 95
Betaistina
   dicloridrato de, 212
      na otorrinolaringologia, 212
Betametasona, 71
   dipropionato de, 72
   na dermatologia, 198
   na otorrinolaringologia, 213
Betalactâmico(s), 116
   amoxicilina, 117
      e ácido clavulânico, 117
      e clavulanato de potássio, 117
      e sulbactam, 118
   piperacilina sódica, 118
      e tazobactan sódico, 118
   sulbactam, 117
      e ampicilina, 117
   sultamicilina, 117
      tosilato, 117
   tazocin, 118
Bialerge, 78
Bifonazol
   na dermatologia, 196
Bioaletrina
   e butóxido de piperonila, 206
      na dermatologia, 206
Biotina, 155
Bisacodil, 96
Bisglicinato
   ferroso, 149
Bismuto
   carbonato de, 93
      e magnésio, 93
      e cálcio, 93
      e NaHCO3, 93
Blastocystis
   hominis, 142
Blefarite(s)
   associadas à seborreia, 210
      tratamento das, 210
         blephagel, 210
         nepodex, 210
         shampoo neutro, 210
Blephagel
   nas blefarites, 210
      associadas à seborreia, 210
Bomba
   de prótons, 91
      inibidores da, 91
         esomeprazol magnésico, 92
         lanzoprazol, 91
         omeprazol, 91
         pantoprazol, 92
            magnésio di-hidratado, 92
            sódico sesqui-hidratado, 92
         rabeprazol sódico, 92
Bromazepam, 56

Brometo
  de ipratrópio, 61, 64
    na asma brônquica, 61, 64
      e fenoterol, 64
      e sulfato de salbutamol, 64
Bromexina
  cloridrato de, 75
Bromidrato
  de fenoterol, 59, 63, 64
    na asma brônquica, 63
    0,5%, 59
Bromoprida, 89
Brucker
  reflexo de, 240
    teste do olhinho, 240
Buclosamida
  na dermatologia, 196
Budesonida
  fumarato de formoterol e, 67
    na asma, 67
Budesonida
  na rinite alérgica, 214
Bumetanida, 44
Buprenorfina
  cloridrato de, 85
Butóxido
  de piperonila, 206
    na dermatologia, 206
      bioaletrina e, 206
      deltametrina e, 206
      depaletrina e, 206

C

Cabelo
  queda de, 200
    tratamento da, 200
Cálcio, 151, 156
  carbonato de, 93
    hidróxido de magnésio e, 93
      hidróxido de alumínio e, 93
    e NaHCO3, 93
      magnésio e, 93
        carbonato de bismuto e, 93
  ferroso, 148
    citrato de, 148
  gluconato de, 221
    10%, 221
      na sala de parto, 221
  necessidades totais de, 233
    nos prematuros, 233
  quelato, 93
  regulação, 24
Calendula
  officinalis, 110
Cambendazol, 134, 136-138
Camomila
  e erva-cidreira, 58
    mulungu e, 58
      maracujá e, 58
Capacidade Gástrica
  do lactente, 265
Captopril, 47
Carbamazepina
  desvantagem da, 52
    como anticonvulsivante, 52
Carbapenêmico(s)
  imipenem, 122
  meropenem, 122
  meropenema, 122
  tienamicina, 122
Carbenicilina, 116
Carbocisteína, 75
Carboidrato(s)
  módulos nutricionais de, 315
    nutri dextrin, 315
  necessidades de, 233
    nos prematuros, 233
  suplementação calórica com, 239
    do LM, 239
  tipos de, 259
    dissacarídeos, 259
    monossacarídeos, 259
    polímeros da glicose, 259
    polissacarídeos, 259
Carbômer
  na oftalmologia, 207
Carbonato
  de bismuto, 93
    e magnésio, 93
      e cálcio, 93
        e NaHCO3, 93
  de cálcio, 93
    hidróxido de magnésio e, 93
      hidróxido de alumínio e, 93
Carboximetilcelulose
  sódica, 207
    na oftalmologia, 207
Cardioversão
  na sala de parto, 222
Carmelose
  sódica, 207
    na oftalmologia, 207
Cateterismo
  da veia umbilical, 219
    material para, 219
      na sala de parto, 219
Cedrin, 79
Cefaclor, 120
Cefadroxila, 119
Cefalexina, 119
Cefalosporina(s)
  1ª geração, 118, 119
    cefadroxila, 119
    cefalexina, 119
    cefalotina, 119
    cefazolina, 119

ÍNDICE REMISSIVO

2ª geração, 118, 119
   axetil cefuroxima, 120
   cefaclor, 120
   cefprozil, 120
   cefuroxima, 119
3ª geração, 118, 120
   cefamicinas, 120
   cefetamet pivoxil, 121
   cefixima, 121
   cefoperazona, 121
   cefotaxima, 121
   cefoxitina, 120
   cefpodoxima, 122
   ceftazidima, 121
   ceftriaxona, 121
4ª geração, 118
   cefepima, 122
   cefpiroma, 122
Cefalotina, 119
Cefamicinas, 120
Cefazolina, 119
Cefepima, 122
Cefetamet
   pivoxil, 121
Cefixima, 121
Cefoperazona, 121
Cefotaxima, 121
Cefoxitina, 120
Cefpiroma, 122
Cefpodoxima, 122
Cefprozil, 120
Ceftazidima, 121
Ceftriaxona, 121
Cefuroxima, 119
Celulose
   micronizada, 214
     na rinite alérgica, 214
Cera
   removedores de, 212
     na otorrinolaringologia, 212
Cereal(is)
   principais alérgenos, 182
Cesar Pernetta
   hidratação venosa de, 28
Cetirizina
   dicloridrato de, 101
Cetoacidose
   diabética, 34
     insulina, 34
     reposição hidroeletrolítica, 34
Cetoconazol, 178
   na dermatologia, 195
Cetoprofeno, 105
Cetorolaco
   trometamol, 208
     na oftalmologia, 208
Cetotifeno
   na asma, 65

Chato
   na dermatologia, 205
Chikuncunya, 15
Chlamydia
   e pneumonia, 10
     entre 1 e 3 meses, 10
Choque, 33
   hidratação venosa no, 28
     de Rui de Souza Rocha, 28
   na hidratação venosa, 26
     de Giuseppe Speroto, 26
   na sala de parto, 222
     na asfixia, 222
       intraparto, 222
     na doença, 223
       de membranas hialinas, 223
     nas hemorragias, 223
     no recém-nascido, 222, 223
       tratamento do, 223
   sinais de, 14
     na dengue, 14
Cianocobalamina, 155
Cicatrizante(s)
   na dermatologia, 202
Ciclesonida
   na asma, 66
   na rinite alérgica, 214
Ciclobenzaprina, 83
   cloridrato de, 83
Ciclopiroxolamina
   na dermatologia, 197
Cimetidina, 103
Cinchocaína
   cloridrato de, 194
     na dermatologia, 194
Ciproeptadina
   cloridrato de, 100
Ciprofloxacina, 131
Ciprofloxacino
   na oftalmologia, 208
   uso otológico, 215
Cirurgia(s) Pediátrica(s)
   eletivas mais frequentes, 324
     calendário das, 324
       anomalias congênitas, 325
         patologias, 325
           anorretais, 325
           do aparelho digestório, 325
           geniturinárias, 325
         pele, 324
         sistema linfático, 324
         tecido celular subcutâneo, 324
Cisaprida, 89
Citomegalovírus
   e pneumonia, 10
     entre 1 e 3 meses, 10
Citrato, 148
   de cálcio ferroso, 148

férrico amoniacal, 148
Claritin-D, 79
Claritromicina, 126
Clavulanato
   de potássio, 117
      amoxicilina e, 117
Clemastina
   fumarato de, 100
Clindamicina, 144
   cloridrato de, 125
Clioquinol
   na dermatologia, 197
Clobazam, 55
Clobetasol
   propionato de, 199
      na dermatologia, 199
Clobetasona
   na dermatologia, 198
Clobutinol
   cloridrato de, 77
      e succinato de doxilamina, 77
Clonazepam, 55
   nas grises convulsivas, 50
      em geral, 50
Clonixinato
   lisina, 109
Cloperastina
   fendizoato de, 77
Cloral
   hidratado, 56
   hidrato de, 56
Cloranfenicol
   e derivados, 123
      tianfenicol, 123
   na dermatologia, 193
   na oftalmologia, 209
   uso otológico, 215
Clorazepato
   dipotássico, 55
Clordiazepóxido, 55
Cloreto
   de potássio, 40
   na otorrinolaringologia, 211
      de benzalcônio, 211
      de sódio 0,9%, 211
Clorfenoxamina
   cloridrato de, 100
Cloridrato
   de ambroxol, 74
   de bambuterol, 65
      na asma, 65
   de bromexina, 75
   de buprenorfina, 85
   de ciclobenzaprina, 83
   de cinchocaína, 194
      na dermatologia, 194
   de ciproeptadina, 100
   de clindamicina, 125

de clobutinol, 77
   e succinato de doxilamina, 77
de clorfenoxamina, 100
de doxiciclina, 128
de epinastina, 101
de etilefrina, 38
de fexofenadina, 102
de fluoxetina, 57
de hidroxizina, 99
de isoproterenol, 38
de levocetirizina, 102
de lidocaína, 194, 218
   na dermatologia, 194
   na ginecologia, 218
de meperidina, 84
de metilfenidrato, 59
   no TDAH, 59
de minociclina, 128
de morfina, 84
de olopatadina 0,1%, 210
   nas conjuntivites alérgicas, 210
de oxibutinina, 131
de paroxetina, 57
de propranolol, 46
de terbinafina, 178
de tetraciclina, 127
de tramadol, 85
na otorrinolaringologia, 211
   de fenilefrina, 211
   de nafazolina, 211
   e derivados, 211
Cloroquina, 145
Clorossalicilamida, 137-139
Clorpromazina, 85
   granizetona, 91
   ondasetrona, 90
Clortalidona, 41
Clorzoxazona, 83
   e paracetamol, 83
Clotrimazol
   na dermatologia, 196
Cloxacilina, 115
Cloxazolam, 55
Coccidiose, 142
Codeína
   fosfato de, 76, 83
Colagenase
   na dermatologia, 193
Colchicina, 161, 163
Colestiramina, 174
Coleta
   de sangue, 4
      na enfermaria, 4
      tubos para, 4
Colostro
   do LM, 237
      alimentação com, 237
         do prematuro, 237

Complexo
  macromolecular, 150
    polimerizado, 150
      de hidróxido de ferro, 150
        polimaltosado não ionizado, 150
Concentrado
  de hemácias, 150
Conduta na Dengue
  no grupo A, 12
    hemograma completo, 12
      com hematócrito alterado, 12
      com hematócrito normal, 12
  no grupo B, 12
    boa aceitação, 13
      por via oral, 13
    má aceitação, 13
      por via oral, 13
  no grupo C, 13
    sim, 13
    não, 13
  no grupo D, 14
Congênita
  toxoplasmose, 145
    tratamento da, 145
Congestão Pulmonar
  insuficiência cardíaca sem, 48
    incipiente, 48
      hipertensão, 48
Conjuntivite(s)
  alérgicas, 210
    profilaxia das, 210
      cromoglicato dissódico, 210
      trometamina de lodoxamida, 210
    tratamento das, 210
      cloridrato de olopatadina 0,1%, 210
      difumarato de emedastina 0,05%, 210
      N-acetil aspartilglutamato de sódio, 210
Controle(s)
  na hidratação venosa, 26
    de Giuseppe Speroto, 26
Convulsão(ões)
  anticonvulsivante, 52
    desvantagens, 52
      ácido valproico, 52
      barbexaclona, 53
      carbamazepina, 52
      fenil-hidantoína, 52
      fenitoína, 52
      fenobarbital, 52
      lomotrigina, 53
      oxcarbazepina, 53
      primidona, 53
      topiramato, 53
      vigabatrina, 53
  crises convulsivas, 49
    em geral, 49
      profilaxia das, 50
      tratamento das, 49

    edema cerebral por, 50
    em recém-nascidos, 54
    febril, 49
    hiponatremia com, 33
Cordia
  verbenacea DC, 109
Coriandrum
  satiricum, 96
    alcaçuz e, 96
      Tamarindus indica e, 96
Corticosteroide
  associações de, 72
  na asma, 62
    grave, 62
    prolongada, 62
  na dermatologia, 198
    aceponato de metilprednisolona, 198
    betametasona, 198
    clobetasona, 198
    desonida, 198
    desoximetasona, 198
    dexametasona, 198
    fludroxicortida, 199
    fluocinolona, 199
    fluprednideno, 199
    furoato de mometasona 0,1%, 199
    hidrocortisona, 199
    pivalato de flumetasona, 200
    prednicarbato, 199
    propionato, 199
      de clobetasol, 199
      de fluticasona, 199
    tacrolimo monoidratado, 200
    triancinolona, 200
    valerato de difluocortolona, 200
COVID-19
  vírus SARS-CoV-2, 164
    D-dímeros, 165
    dímeros-D, 165
    período de incubação, 164
      5-7 dias, 164
    profilaxia *off label*, 168
      para profissionais de saúde, 168
    tratamento, 165
    off label, 165
Crataegus oxycantha L.
  Salix alba L. e, 57
    Passiflora incarnata L. e, 57
Crise
  hipertensiva, 48
    com insuficiência cardíaca, 48
Crise(s) Convulsiva(s)
  em geral, 49
    profilaxia das, 50
      generalizadas, 51
      parciais, 51
      secundariamente generalizadas, 51

tratamento das, 49
   clonazepam, 50
   diazepam, 49
   fenitoína, 49
   fenobarbital, 50
Cristalina
  penicilina G, 114
Cromoglicato
  dissódico, 65, 210, 213
   na asma, 65
   na rinite alérgica, 213
   nas conjuntivites alérgicas, 210
Cryptosporidium
  parvum, 142
Cuidado(s)
  na sala de parto, 219

D

Decongex
  plus, 79
Deficiência
  de vitamina D, 231
   hipocalcemia assoaciada à, 231
Deflazacorte, 71
Deltametrina
  na dermatologia, 205, 206
   e butóxido de piperonila, 206
Dengue, 11
  conduta no grupo A, 12
   hemograma completo, 12
    com hematócrito alterado, 12
    com hematócrito normal, 12
  conduta no grupo B, 12
   boa aceitação, 13
    por via oral, 13
   má aceitação, 13
    por via oral, 13
  conduta no grupo C, 13
   sim, 13
   não, 13
  conduta no grupo D, 14
  densidade urinária na, 14
   normal, 14
  derrames na, 14
   cavitários, 14
  diurese na, 14
   normal, 14
  edema na, 14
   generalizado, 14
  hipotensão arterial na, 14
  sinais de choque na, 14
  transfusão na, 14
   de plaquetas, 14
Densidade
  urinária, 14
   normal, 14
    na dengue, 14

Dente(s)
  decíduos, 242
   primeira dentição, 242
  permanentes, 242
   segunda dentição, 242
Dentição
  primeira, 242
   dentes decíduos, 242
  segunda, 242
   dentes permanentes, 242
Depaletrina
  e butóxido de piperonila, 206
  na dermatologia, 206
Depressão, 58
Dermatologia
  uso em, 192
   anestésicos tópicos, 194
    benzocaína, 194
    cloridrato, 194
     de cinchocaína, 194
     de lidocaína, 194
    prilocaína, 195
   antiacneicos, 204
   antibióticos, 192
    ácido fusídico, 193
    bacitracina, 192
    cloranfenicol, 193
    eritromicina, 193
    gentamicina, 193
    gramicidina, 193
    mupirocina, 193
    neomicina, 192
    polimixina B, 193
    retapamulina 1%, 193
    rifamicina, 193
    rifampicina, 193
    tirotricina, 193
   anti-inflamatórios, 202, 204
   antimicóticos tópicos, 195
    ácido undecilênico, 196
    amorolfina, 195
    bifonazol, 196
    buclosamida, 196
    cetoconazol, 195
    ciclopiroxolamina, 197
    clioquinol, 197
    clotrimazol, 196
    econazol, 197
    frigeron bonariensis L, 197
    isoconazol, 196
    miconazol, 196
    nistatina, 197
    oxiconazol, 196
    sertoconazol, 196
    solução de iodo 1%, 197
    terbinafina, 197
    tinidazol, 196
    tioconazol, 196

ÍNDICE REMISSIVO

tolnaftato, 197
antissépticos, 202, 204
    para mãos, 202
    para pele, 202
antivirais tópicos, 195
    5-iodo-2-desoxiuridina, 195
    aciclovir, 195
    Idu, 195
    penciclovir, 195
chato, 205
cicatrizantes, 202
corticosteroides tópicos, 198
    aceponato de metilprednisolona, 198
    betametasona, 198
    clobetasona, 198
    desonida, 198
    desoximetasona, 198
    dexametasona, 198
    fludroxicortida, 199
    fluocinolona, 199
    fluprednideno, 199
    furoato de mometasona 0,1%, 199
    hidrocortisona, 199
    pivalato de flumetasona, 200
    prednicarbato, 199
    propionato, 199
        de clobetasol, 199
        de fluticasona, 199
    tacrolimo monoidratado, 200
    triancinolona, 200
    valerato de difluocortolona, 200
emolientes, 202
enzimas, 192
    colagenase, 193
    desoxirribonuclease, 193
    fibrinolisina, 193
    hialuronidase, 193
eritema solar, 201
    prevenção do, 201
    tratamento do, 201
escabicidas, 205
escabiose, 205
    benzoato de benzila, 205
    bioaletrina, 206
        e butóxido de piperonila, 206
    deltametrina, 205, 206
        e butóxido de piperonila, 206
    depaletrina, 206
        e butóxido de piperonila, 206
    hexaclorocicloexano, 205
    monossulfiram, 205
    permetrina, 206
    tiabendazol, 206
fissura mamária na amamentação, 201
    prevenção da, 201
    tratamento da, 201
fotoenvelhecimento, 201
    tratamento do, 201

ftiríase, 205
hidratantes tópicos, 203
    ictiose, 203
larvicidas, 205
pediculicidas, 205
pediculose, 205
pediculus, 205
    capitis, 205
    pubis, 205
queda de cabelo, 200
    tratamento da, 200
queratolíticos, 204
queratose, 201
    tratamento da, 201
repelente de insetos, 205
    para bebê, 205
sabonete infantil, 201
sarcoptes scabiei, 205
sebostáticos, 204
sulfas, 192
    sulfacetamida, 193
    sulfadiazina de prata, 193
    sulfanilamida, 193
    tópico anal-retal, 200
Derrame(s)
    cavitários, 14
    na dengue, 14
Descon, 79
    rinus, 79
Descongestionante(s)
    vasoconstrictores, 78
        actifedrin, 78
        allegra-D, 78
        bialerge, 78
        cedrin, 79
        claritin-D, 79
        decongex plus, 79
        descon, 79
            rinus, 79
        dimetapp, 79
        loralerg-D, 79
        loranil-D, 79
        naldecon, 80
            dia, 80
            noite, 80
        tylenol sinus, 80
Desenvolvimento
    neuropsicomotor, 241
    normal, 241
Desidratação
    grau de, 20
    hidratação venosa em, 28
        de Rui de Souza Rocha, 28
            hipertônica, 28
            hipotônica, 28
            isotônica, 28
    hipertônica, 28
    hipotônica, 28

isotônica, 28
Deslanosídeo, 39
Desloratadina, 103
Desnutrido(s)
  com hipoglicemia, 227
  na hidratação venosa, 26
    de Giuseppe Speroto, 26
Desonida
  na dermatologia, 198
Desoximetasona
  na dermatologia, 198
Desoxirribonuclease
  na dermatologia, 193
Dexametasona, 72
  na dermatologia, 198
  na oftalmologia, 208
Dexpantenol
  na oftalmologia, 206
Dextroclorfeniramina
  maleato de, 99
Dextrometorfano, 76
Diazepam, 55
  nas grises convulsivas, 49
    em geral, 49
Diazoxide, 46
Diazóxido, 46
Diciclomida, 88
Dicicloverina, 88
Diclofenaco
  potássico, 106
  resinato, 106
  sódico, 106, 208
    na oftalmologia, 208
Dicloridrato
  de betaistina, 212
    na otorrinolaringologia, 212
  de cetirizina, 101
Dicloxacilina, 115
Didanosina, 180
Dientamoeba
  fragilis, 142
Dieta(s)
  classificação das, 257
    em pediatria, 317
      Cystilac, 319
      KetoCal 4:1, 319
      LP Drink, 320
      Milupa PKU, 321, 322
        mix, 321
        prima, 321
        secunda, 321
      Modulen IBD, 317
      MSUD, 320
      Nutren Control Pó, 317
      PKU, 318, 320
        express 15, 318
        gel, 318
      UCD 1 infant, 323
      XMET Maxamum, 322
      XMTVI Analog, 323
      XMTVI Maxamaid, 322
      XP Maxamaid, 322
      XP Maxamum, 322
      XPT Analog, 323
      XPT Maxamaid, 324
  escolha da, 258
  especiais, 317
    função gastrointestinal, 258
      comprometida, 258
      muito comprometida, 258
      normal, 258
    pela indicação, 258
      especiais, 258
    pela osmolaridade, 258
    pelo aporte nutricional, 257
      completa, 257
      incompleta, 257
      modulares, 257
    pelo conteúdo, 257
      de lactose, 257
    pelo grau, 257
      de hidrólise, 257
    pelo teor de resíduos, 257
Difilobotríase
  clorossalicilamida, 139
  niclosamida, 139
  praziquantel, 138
Difluocortolona
  valerato de, 200
    na dermatologia, 200
Difumarato
  de emedastina 0,05%, 210
    nas conjuntivites alérgicas, 210
Digestivo(s)
  alfagalactosidase, 95
  betagalactosidase, 95
  hortelã-pimenta, 95
  Mentha piperita, 95
  pancreatina, 94
Digital
  intoxicação por, 40
Digitalização
  adequada, 40
    critérios de, 40
  deslanosídeo, 39
  digitoxina, 39
    dose, 39
      de ataque, 39
      de manutenção, 39
  digoxina, 39
  DTD, 39
    em mg/kg, 39
  efeitos adversos, 40
  intoxicação, 40
    por digital, 40
  precauções, 40

Digitoxina
  dose, 39
    de ataque, 39
    de manutenção, 39
  DTD, 39
    em mg/kg, 39
  efeitos adversos, 40
  precauções, 40
Digoxina
  dose, 39
    de ataque, 39
    de manutenção, 39
  DTD, 39
    em mg/kg, 39
  efeitos adversos, 40
  precauções, 40
Dimenidrinato, 90
Dimetapp, 79
Dimeticona, 95
Dipirona, 81
Dipropionato
  de beclometasona, 65, 67, 214
    na asma, 65, 67
      salbutamol e, 67
    na rinite alérgica, 214
  de betametasona, 72
Dissacarídeo(s), 259
Distrofia
  grave, 28
    hidratação venosa na, 28
      de Rui de Souza Rocha, 28
Diurese
  normal, 14
    na dengue, 14
Diurético(s)
  de alça, 41
    furosemida, 41
  osmóticos, 43
    albumina humana, 43
    associados, 43
    diversos, 43
      acetozolamida, 44
      bumetanida, 44
      xipamida, 43
    manitol, 43
    mercuriais, 43
    ureia, 43
  poupadores de potássio, 42
    espironolactona, 42
    trianfereno, 43
  tiazídicos, 41
    clortalidona, 41
    derivados, 41
    hidroclorotiazida, 41
    similares, 41
Dobutamina, 37
Doença
  de membranas hialinas, 223

choque na, 223
  na sala de parto, 223
Domperidona, 90
Dopamina, 36
  na sala de parto, 221
Dorfen, 83
Dorflex, 83
Dorilax
  comprimido, 83
Dornase
  alfa, 68
    na fibrose cística, 68
      rhDNase, 68
Dose
  de digitoxina, 39
    de ataque, 39
    de manutenção, 39
Doxiciclina
  cloridrato de, 128
Doxilamina
  succinato de, 77
    cloridrato de clobutinol e, 77
Drenagem
  gastrointestinal, 26
    na hidratação venosa, 26
      de Giuseppe Speroto, 26
Droga(s)
  incompatíveis, 18
Dropropizina, 76
DTD (Dose Total de Digitalização)
  de digitoxina, 39
    em mg/kg, 39
DTP
  eventos adversos, 192

E

Ebastina, 101
Econazol
  na dermatologia, 197
Edema
  cerebral, 50
    por convulsões, 50
  generalizado, 14
    na dengue, 14
Efedrina
  sulfato de, 63, 64
    teofilina e, 63, 64
      na asma brônquica, 63, 64
        e hidroxizina, 64
Efortil
  cloridrato, 38
    de etilefrina, 38
Eicosanoide(s), 265
Eletrólito(s)
  no LEC, 23
    valores normais dos, 23
Elixir
  paregórico, 84, 87

Embonato
 de pirvínio, 133
Emedastina
 0,05%, 210
  difumarato de, 210
   nas conjuntivites alérgicas, 210
Emoliente(s)
 na dermatologia, 202
Encefalopatia
 hipertensiva, 48
Encephalitozoon
 intestinalis, 143
Energética(s)
 necessidades, 232
  nos prematuros, 232
Enfermaria
 coleta de sangue na, 4
 tubos para, 4
Entamoeba
 histolytica, 141
  etofamida, 141
  Mentha crispa, 142
  metronidazol, 141
  secnidazol, 141
  teclosan, 141
  tinidazol, 141
Enterobius
 vermiculares, 133
  albendazol, 133
  mebendazol, 133
  pirvínio, 133
   embonato de, 133
   pamoato de, 133
Enterocytozoon
 bieneusi, 143
Enzima(s)
 na dermatologia, 192
  colagenase, 193
  desoxirribonuclease, 193
  fibrinolisina, 193
  hialuronidase, 193
Epinastina
 cloridrato de, 101
Epinefrina, 36
 na asma brônquica, 61
Epitélio(s)
 antígenos mistos, 181
  de cães, 181
  de gatos, 181
  de animais, 182
   principais alérgenos, 182
Epitezan
 na oftalmologia, 206
Equilíbrio
 ácido-base, 29
Erdosteína, 78
Eritema
 solar, 201

 prevenção do, 201
 tratamento do, 201
Eritromicina, 125
 na dermatologia, 193
Erva-Cidreira
 camomila e, 58
 mulungu e, 58
 maracujá e, 58
Erytrina mulungu
 e matricária camomila, 58
  e *Melissa officinalis*, 58
   Passiflora incarnata L. e, 58
Escabicida(s)
 na dermatologia, 205
Escabiose
 na dermatologia, 205
  benzoato de benzila, 205
  bioaletrina, 206
   e butóxido de piperonila, 206
  deltametrina, 205, 206
   e butóxido de piperonila, 206
  depaletrina, 206
   e butóxido de piperonila, 206
  hexaclorocicloexano, 205
  monossulfiram, 205
  permetrina, 206
  tiabendazol, 206
Escleredema, 32
Escopolamina
 N-butilbrometo de, 88
Esomeprazol
 magnésico, 92
Espectinomicina, 112
Espiramicina, 126, 144
Espironolactona, 42
Esquistossoma
 mansoni, 139
  albendazol, 139
  fase, 139
   hepatoesplênica, 139
   intestinal, 139
  oxamniquine, 139
  praziquantel, 139
Estatura
 evolução, 240
Estazolam, 56
Estenose
 hipertrófica, 30
 do piloro, 30
Estreptomicina, 112, 176
Estrogênio
 na ginecologia, 217
Etambutol, 175
Etilefrina
 cloridrato de, 38
Etionamida, 176
Etofamida, 141

ÍNDICE REMISSIVO

Expectorante(s)
  acetilcisteína, 75
  carbocisteína, 75
  cloridrato, 74
    de ambroxol, 74
    de bromexina, 75
  extrato, 74
    de abacaxi, 74
    de *Ananas comosus*, 74
    seco, 74
      de *Hedera helix*, 74
Extrato
  de abacaxi, 74
  de *Ananas comosus*, 74
  seco, 74
    de *Hedera helix*, 74
Extrato(s) Vegetal(is)
  maracujá, 58
    e mulungu, 58
      e camomila, 58
        e erva-cidreira, 58
    Passiflora incarnata L., 57, 58
      e *Erythrina mulungu*, 58
        e matricária camomila, 58
          e *Melissa officinalis*, 58
      e *Salix alba L.*, 57
        e *Crataegus oxycantha L.*, 57

F

Famotidina, 104
Fármaco(s)
  especiais, 161
    alopurinol, 161, 162
    colchicina, 161, 163
    penicilamina, 161, 163
    piracetam, 161
    racecadotrila, 161, 162
Febre Amarela
  vacinação, 192
    eventos adversos na, 192
Fedrilato, 76
Fenazopiridina, 130
Fendizoato
  de cloperastina, 77
Fenilefrina
  cloridrato de, 211
    na otorrinolaringologia, 211
Fenil-Hidantoína
  desvantagem da, 52
    como anticonvulsivante, 52
Fenitoína
  desvantagem da, 52
    como anticonvulsivante, 52
    nas grises convulsivas, 49
    em geral, 49
Fenobarbital
  desvantagem do, 52
    como anticonvulsivante, 52
    nas crises convulsivas, 50
    em geral, 50
Fenoterol
  0,5%
    bromidrato de, 59
      na asma brônquica, 59
    na asma brônquica, 63, 64
      brometo de ipratrópio e, 64
      bromidrato de, 63, 64
Fenoximetilpenicilina
  potássica, 114
Feocromocitoma
  ácido vanilmandélico no, 164
Ferro
  aminoácido, 149
    quelado, 149
  hidróxido de, 150
    polimaltosado não ionizado, 150
      complexo macromolecular de, 150
        polimerizado, 150
  necessidades de, 234
    nos prematuros, 234
  proteinsuccinilato, 149
    quelato, 149
      glicinato, 149
Fexofenadina
  cloridrato de, 102
Fibra(s)
  vegetais, 97
    goma guar, 98
    lactobacilos, 98
      e FOS, 98
    muciloide hidrófilo, 98
      de *psyllium*, 98
    Plantago ovata, 98
    polidextrose, 98
      e inulina e FOS, 98
        e goma guar, 98
        e lactitol, 98
      stimulance multi fiber, 98
Fibrinolisina
  na dermatologia, 193
Fibrose Cística
  dornase alfa, 68
    rhDNase, 68
Fio(s)
  de sutura, 218
  tipos de, 218
Fish
  tapeworm, 138
    clorossalicilamida, 139
    niclosamida, 139
    praziquantel, 138
Fissura Mamária
  na amamentação, 201
    prevenção da, 201
    tratamento da, 201

Fitomenadiona, 154
Fitoterápico(s)
  de uso tópico, 109
    Arnica montana D3, 110
    Calendula officinalis, 110
    Cordia verbenacea DC, 109
    Hamamelis virginiana, 110
    outros, 110
Flaconete(s)
  hidrafix, 21
  90, 21
Floralyte
  90, 21
  45, 21
Fluconazol, 177
Fludroxicortida
  na dermatologia, 199
Flumetasona
  pivalato de, 200
    na dermatologia, 200
Flunazenil
  na intoxicação, 57
    grave, 57
      por benzodiazepínicos, 57
Flunitrazepam, 56
Fluocinolona
  na dermatologia, 199
Fluormetalona
  na oftalmologia, 208
Fluoxetina
  cloridrato de, 57
Fluprednideno
  na dermatologia, 199
Fluticasona
  furoato de, 214
    na rinite alérgica, 214
  propionato de, 66, 68, 199, 214
    na asma, 66, 68
      fumarato de formoterol e, 68
      xinafoato de salmeterol e, 68
    na dermatologia, 199
    na rinite alérgica, 214
Fontanela
  anterior, 241
  bregmática, 241
  lambdoide, 241
  laterais, 241
  posterior, 241
Formaldeído
  ácido metacresolsulfônico e, 216
    na ginecologia, 216
Formoterol
  fumarato de, 61, 64, 67, 68
    na asma, 61, 64, 67, 68
      brônquica, 61, 64
      e budesonida, 67
        e propionato de fluticasona, 68

Fórmula
  da OMS, 20
    reidratantes com, 20
Fórmula(s) Láctea(s)
  mais usadas em pediatria, 267
  Aptamil, 286-295
    AR, 293
    Premium, 288
    Pro Expert, 295
      HA, 295
      soja, 295
    ProExpert Pre, 286
      Transition, 287
    Profutura, 290
      Gold, 292
    Sensitive Active, 293
    SL, 294
  Aptanutri, 289, 291
    Premium, 289
    Profutura, 291
  Enfagrow, 286
  Enfamil, 280-284
    EnfaCare Premium, 282
    HMF, 280
    prematuro líquido, 281
    Premium, 282-284
      AR, 284
      Pro Evolut, 282, 283
      Pro Evolut Gentlease, 28
  Enfanutri, 285
    Pro Evolut, 285
  FM 85, 267
  Milnutri, 295
    Premium, 295
      soja, 296
      vitaminas de frutas, 296
  NAN Comfor, 271
    0 a 6 meses, 271
    6 a 12 meses, 272
  NAN SciencePro, 273-275
    EspessAR, 273
    Sensitive, 274
    SL, 275
    soja, 275
  NAN SupremePro, 270
    0 a 6 meses, 270
    6 a 12 meses, 270
  Nanlac, 272
    Comfor, 272
    SupremePro, 272
  Neslac 3+ anos, 276
    Comfor, 276
    Supreme, 276
  Neslac Comfor, 277
    zero lactose, 277
  Nestogeno, 268, 269
    1, 268
    2, 269

ÍNDICE REMISSIVO

Espessar, 273
Nestonutri, 269
Ninho Fases, 277, 278
    1+, 277
    3+, 278
Ninho Nutrigold, 278
Novamil Rice, 297
papinhas, 279
    purê de frutas, 280
Pré NAN, 267
Transition, 268
Fórmula(s) Monomérica(s)
  elementares, 312
    Alfamino, 312
    Neo, 313, 314
        Advance, 314
        Spoon, 313
    Neocate LCP, 312
    Neoforte, 314
Fórmula(s) Oligomérica(s)
  semielementares, 306
    Alfaré, 306
    Althéra, 306
    Aptamil, 307
        Pro Expert Pepti, 307
    Nutrini, 311
        Pepti, 311
    Peptamen Junior, 308
        pó, 308
    Pregomin, 309, 310
        Pepti, 309
        Plus, 310
Fórmula(s) Polimérica(s)
  para nutrição, 298
    Ascenda, 298
    Fortini, 304
        Complete, 304
        Multi Fiber, 305
        Plus, 304
    Infatrini, 301
    Modulen, 300
    Novasource Proline, 300
    Nutren Junior, 299
        pó, 299
    Nutrini, 302
        Energy Multi Fiber, 302
        Max Multi Fiber, 303
        Multi Fiber, 303
        Standard, 302
    Pediasure Complete, 298
    Tentrini, 305
        Multi Fiber, 305
FOS (Frutoligossacarídeo)
  lactobacilos e, 98
  polidextrose e, 98
    e inulina, 98
        e goma guar, 98

Fosfato
  de codeína, 76, 83
  de oseltamivir, 179
  de sódio, 96
    dibásico, 96
    monobásico, 96
  de tetraciclina, 127
Fosfomicina, 124
  trometamol, 130
Fósforo
  necessidades de, 234
  nos prematuros, 234
Fotoenvelhecimento
  tratamento do, 201
Framicetina
  na oftalmologia, 209
Frequência
  cardíaca, 3
  de pulso, 4
  respiratória, 4
Erigeron
  bonariensis L, 197
    na dermatologia, 197
Fruto(s)
  do mar, 182
    principais alérgenos, 182
Ftiríase
  na dermatologia, 205
Fumarato
  de clemastina, 100
  de formoterol, 61, 64, 67, 68
    na asma, 61, 64, 67, 68
        brônquica, 61, 64
        e budesonida, 67
        e propionato de fluticasona, 68
Fungicida(s)
  de uso sistêmico, 177
    anfotericina B, 177
    cetoconazol, 178
    cloridrato de terbinafina, 178
    fluconazol, 177
    griseofulvina, 177
    itraconazol, 178
    nistatina, 178
  na ginecologia, 217
Fungo(s)
  antígenos mistos, 181
  principais alérgenos, 182
Furoato
  de fluticasona, 214
    na rinite alérgica, 214
  de mometasona, 66, 199, 214
    0,1%, 199
        na dermatologia, 199
    na asma, 66
    na rinite alérgica, 214
Furosemida, 41

G

Garamicina
  na oftalmologia, 209
Gatorade, 22
Gavagem
  alimentação por, 234
    intermitente, 234
  para prematuros, 235
    < 1.200 G, 235
    com 1.200 a 1.500 G, 235
    com 1.500 a 2.000 G, 235
Gelco
  com SF heparinizado, 19
  heparinizado, 18
Gentamicina, 111
  na dermatologia, 193
Gestante
  toxoplasmose na, 145
    tratamento da, 145
Giardia
  lamblia, 139
    albendazol, 140
    furazolidona, 141
    Mentha crispa, 139
    metronidazol, 140
    nimorazol, 140
    nitrimidazina, 141
    secnidazol, 141
    tinidazol, 141
Ginecologia
  uso em, 216
    ácido metacresolsulfônico, 216
      e formaldeído, 216
    anfotericina b, 217
      e tetraciclina, 217
    benzidamina, 217
    cloridrato de lidocaína, 218
    estrogênio, 217
    fungicidas, 217
    mepartricina, 217
      e tetraciclina, 217
    metronidazol, 217
    nistatina, 216
      e ácido bórico, 217
      e benzalcônio, 217
      e metronidazol, 217
      e neomicina, 217
      e tirotricina, 217
    sulfas, 217
Giuseppe Speroto
  hidratação venosa, 25
    choque, 26
    controles, 26
    drenagem gastrointestinal, 26
    fase lenta, 25
      para 24 horas, 25
    fase rápida, 25
    hipernatremia, 26

hipocalemia grave, 26
  desnutridos, 26
hiponatremia, 26
  sintomática, 26
reposição de perdas, 25
teste do manitol 20%, 26
Glicerina
  líquida, 96
Glicinato
  férrico, 149
Glicopepetídeo(s)
  teicoplanina, 124
  vancomicina, 123
Glicose
  na sala de parto, 221
  polímeros da, 259
Gluconato
  de cálcio, 221
    10%, 221
      na sala de parto, 221
Goma guar, 98
  inulina e, 98
  FOS e, 98
    polidextrose e, 98
Gordura(s)
  necessidades de, 233
  nos prematuros, 233
Gramicidina
  na dermatologia, 193
  uso nasal, 215
Gram-negativa(s)
  bactérias, 9
  e meningite, 9
Gram-negativo(s)
  e pneumonia, 10
    até 2 meses, 10
Granizetona, 91
Grau
  de desidratação, 20
Griseofulvina, 177
Guar hidroxipropil
  e aminometilpropanol, 207
  e ácido bórico, 207
    na oftalmologia, 207

H

H. pylori (*Helicobacter pylori*), 94
Haemophilus influenzae
  e meningite, 9
  tipo B, 10
    e pneumonia, 10
      entre 2 meses e 5 anos, 10
Hamamelis
  virginiana, 110
Hedera helix
  extrato seco de, 74
Hemácia(s)
  concentrado de, 150

ÍNDICE REMISSIVO

Hematócrito, 3
Hematúria
  de origem, 17
    extraglomerular, 17
    glomerular, 17
  macroscópica, 16
  microscópica, 16
Hemograma
  completo, 12
    na dengue, 12
      com hematócrito alterado, 12
      com hematócrito normal, 12
Hemorragia(s)
  choque nas, 223
    na sala de parto, 223
Heparina, 18
Hepatite
  B, 192
    vacinação, 192
      eventos adversos na, 192
    sorologia para, 183
      A, 183
      B, 183
Hexaclorocicloexano
  na dermatologia, 205
Hexa-hidrato
  de piperazina, 135
Hexamidina
  na otorrinolaringologia, 212
Hialuronato
  de sódio, 208, 212
    na oftalmologia, 208
    0,04%, 212
      na otorrinolaringologia, 211
Hialuronidase
  na dermatologia, 193
Hidrafix
  flaconetes, 21
    90, 21
  solução pronta, 21
    90, 21
Hidralazina, 45
Hidralyte 45, 21
Hidratação Venosa
  cálcio, 24
    regulação, 24
  Cesar Pernetta, 28
  dados de utilidade, 22
  eletrólitos no LEC, 23
    valores normais dos, 23
  Giuseppe Speroto, 25
    choque, 26
    controles, 26
    drenagem gastrointestinal, 26
    fase lenta, 25
      para 24 horas, 25
    fase rápida, 25
    hipernatremia, 26
    hipocalemia grave, 26
    desnutridos, 26
    hiponatremia, 26
      sintomática, 26
    reposição de perdas, 25
    teste do manitol 20%, 26
  hipercalcemia, 24
    causas principais, 24
  hiperfosfatemia, 25
    causas principais, 25
  hipermagnesemia, 25
    causas principais, 25
  hipernatremia, 23
    causas principais, 23
  hiperpotassemia, 24
    causas principais, 24
  hipocalcemia, 24
    causas principais, 24
  hipofosfatemia, 25
    causas principais, 25
  hipomagnesemia, 24
    causas principais, 24
  hiponatremia, 23
    causas principais, 23
  hipopotassemia, 24
    causas principais, 24
  Rui de Souza Rocha, 27
    choque, 28
    desidratação, 28
      hipertônica, 28
      hipotônica, 28
      isotônica, 28
    distrofia grave, 28
    lactentes, 27
    maiores, 27
    recém-nascidos, 27
      com membrana hialina, 27
Hidratante(s)
  tópicos, 203
    na dermatologia, 203
      ictiose, 203
Hidrato
  de cloral, 56
Hidrazida, 175
Hídrica(s)
  necessidades, 232
    nos prematuros, 232
Hidroclorotiazida, 41
Hidrocortisona, 70
  na dermatologia, 199
Hidroxicloroquina
  sulfato de, 110, 146
Hidroxicobalamina, 155
Hidróxido
  de alumínio, 93
    e hidróxido de magnésio, 93
      e carbonato de cálcio, 93
  de ferro, 150

polimaltosado não ionizado, 150
  complexo macromolecular de, 150
   polimerizado, 150
 de magnésio, 96
Hidroxizina
 cloridrato de, 99
 sulfato de efedrina e, 64
  teofilina e, 64
   na asma brônquica, 64
Hioscina, 88
 N-butilbrometo de, 88
Hipercalcemia
 causas principais, 24
Hiperfosfatemia
 causas principais, 25
Hipermagnesemia, 231
 causas principais, 25
Hipernatremia
 causas principais, 23
 na hidratação venosa, 26
  de Giuseppe Speroto, 26
Hiperpotassemia
 causas principais, 24
Hipertensão
 com insuficiência cardíaca, 48
  incipiente, 48
   sem congestão pulmonar, 48
Hipnótico(s)
 benzodiazepínicos, 56
  estazolam, 56
  flunitrazepam, 56
  midazolam, 56
Hipocalcemia
 causas principais, 24
 cuidados, 229
  assintomática, 230
  associada, 230
   a deficiência de vitamina D, 231
   à hipomagnesemia, 230
  persistente, 231
  prolongada, 230
  sintomática, 230
  tardia, 230
 diagnóstico, 229
  diferencial, 229
 precoce, 228
  causas, 228
   de origem materna, 228
   pós-natais, 228
   relacionadas com o parto, 228
 tardia, 229
 tratamento, 229
  assintomática, 230
  sintomática, 230
  tardia, 230
  prolongada, 230
  associada, 230
   a deficiência de vitamina D, 231

   à hipomagnesemia, 230
  persistente, 231
Hipocalemia
 grave, 26, 34
  na hidratação venosa, 26
   de Giuseppe Speroto, 26
Hipofosfatemia
 causas principais, 25
Hipoglicemia, 33, 226
 desnutrido com, 227
 em lactentes, 227
 em maiores, 227
 lactente com, 227
 recém-nascido com, 227
 risco de, 227
  recém-nascido com, 227
 sintomática, 227
  em recém-nascido, 227
 soro glicosado, 227
  preparo de, 227
   6%, 227
   7%, 227
   8%, 227
Hipomagnesemia, 231
 causas principais, 24
 hipocalcemia associada à, 230
Hiponatremia
 causas principais, 23
 com convulsões, 33
 sintomática, 26
  na hidratação venosa, 26
   de Giuseppe Speroto, 26
Hipopotassemia
 causas principais, 24
Hipotensão
 arterial, 14, 222
  na dengue, 14
  na sala de parto, 222
Hipromelose
 na oftalmologia, 207
Histamina
 inibidores dos receptores da, 99, 103
  da H1, 99
   astemizol, 102
   cloridrato, 99
    de ciproeptadina, 100
    de clorfenoxamina, 100
    de epinastina, 101
    de fexofenadina, 102
    de hidroxizina, 99
    de levocetirizina, 102
   desloratadina, 103
   dicloridrato, 101
    de cetirizina, 101
   ebastina, 101
   fumarato, 100
    de clemastina, 100
   loratadina, 102

ÍNDICE REMISSIVO

maleato, 99
  de azatadine, 99
  de dextroclorfeniramina, 99
mequitazina, 101
pimetixeno, 100
prometazina, 99
terfenadina, 100
da H2, 103
  cimetidina, 103
  famotidina, 104
  ranitidina, 103
Holliday-Segar
  regra de, 12
  NHB, 12
Homatropina, 87
Hormônio(s)
  glicocorticoides, 69
    betametasona, 71
    corticosteroides, 72
      associações de, 72
    cuidados, 70
    de ação, 69
      curta, 69
      intermediária, 69
      longa, 69
    deflazacorte, 71
    dexametasona, 72
    dipropionato, 72
      de betametasona, 72
    efeitos adversos, 69
    hidrocortisona, 70
    metilprednisolona, 71
    prednisolona, 71
    prednisona, 71
    triancinolona, 71
  tiroidiano, 73
Hortelã-Pimenta, 88, 95
Hymenolepsis
  nana, 137
    cambendazol, 137
    clorossalicilamida, 137
    niclosamida, 137
    praziquantel, 137

I

Ibuprofeno, 105
Icterícia Neonatal
  anamnese, 226
  exames, 226
    físico, 226
  início, 224
    após primeira semana, 225
    na primeira semana, 224
  laparotomia, 226
  prolongada, 225
    tipo, 225
      enzimático, 225
      hemolítico, 225
      hepatocelular, 225
      obstrutivo, 225
Ictiose
  na dermatologia, 203
Idade
  gestacional, 223
Idu (Idoxuridina)
  na dermatologia, 195
  uso oftalmológico, 211
IMC (Índice ´de Massa Corpórea), 324
Imipenem, 122
Imunocomprometido
  toxoplasmose no, 145
  tratamento da, 145
Imunoglobulina
  específica, 184
    antivaricela-zóster, 184
  G, 184
    humana, 184
      antitetânica, 184
Imunologia, 180
  fator de transferência, 181
Incontinência
  urinária, 131
    cloridrato de oxibutinina, 131
Incubação
  da COVID-19, 164
    período de, 16
      5-7 dias, 164
Índice
  de Apgar, 220
Indometacina, 108
Infecção(ões)
  respiratórias, 182
    antígenos bacterianos, 182
Inibidor(es)
  da bomba de prótons, 91
  da secreção gástrica, 91
    Esomeprazol magnésico, 92
    Lanzoprazol, 91
    Omeprazol, 91
    Pantoprazol, 92
      magnésio di-hidratado, 92
      sódico sesqui-hidratado, 92
    Rabeprazol sódico, 92
  dos receptores, 103
    da H1 da histamina, 99
      astemizol, 102
      cloridrato, 99
        de ciproeptadina, 100
        de clorfenoxamina, 100
        de epinastina, 101
        de fexofenadina, 102
        de hidroxizina, 99
        de levocetirizina, 102
      desloratadina, 103
      dicloridrato, 101
        de cetirizina, 101

ebastina, 101
fumarato, 100
  de clemastina, 100
loratadina, 102
maleato, 99
  de azatadine, 99
  de dextroclorfeniramina, 99
mequitazina, 101
pimetixeno, 100
prometazina, 99
terfenadina, 100
H2 da histamina, 103
  cimetidina, 103
  famotidina, 104
  ranitidina, 103
lactamases, 116
  amoxicilina, 117
    e ácido clavulânico, 117
    e clavulanato de potássio, 117
    e sulbactam, 118
  piperacilina sódica, 118
    e tazobactan sódico, 118
  sulbactam, 117
    e ampicilina, 117
  sultamicilina, 117
    tosilato, 117
  tazocin, 118
Inseto(s)
repelente de, 205
  para bebê, 205
    na dermatologia, 205
Insuficiência
renal, 31
  aguda, 31
Insuficiência Cardíaca
crise hipertensiva com, 48
incipiente, 48
  sem congestão pulmonar, 48
    hipertensão com, 48
Insulina
na cetoacidose, 34
  diabética, 34
Intoxicação
hídrica, 31
por benzodiazepínicos, 57
  grave, 57
    flunazenil, 57
por digital, 40
potássica, 32
sódica, 31
Inulina
e FOS, 98
  polidextrose e, 98
    e goma guar, 98
Iodo 1%
solução de, 197
  na dermatologia, 197

Ipratrópio
na asma brônquica, 61
Ipratropium
brometo de, 61, 64
  na asma brônquica, 61, 64
    e fenoterol, 64
    e sulfato de salbutamol, 64
IRA (Infecção Respiratória Aguda), 73
Isoconazol
na dermatologia, 196
Isolado(s)
proteicos, 259
Isoniazida, 175
Isoproterenol
cloridrato de, 38
sulfato de, 38
Isospora
belli, 142
Isosporíase, 142
Isuprel
cloridrato, 38
  de isoproterenol, 38
Itraconazol, 178
Ivermectina, 137, 147

K
Kanamicina, 112

L
Lactamase(s)
inibidores, 116
  amoxicilina, 117
    e ácido clavulânico, 117
    e clavulanato de potássio, 117
    e sulbactam, 118
  piperacilina sódica, 118
    e tazobactan sódico, 118
  sulbactam, 117
    e ampicilina, 117
  sultamicilina, 117
    tosilato, 117
  tazocin, 118
Lactente(s)
capacidade gástrica do, 265
com hipoglicemia, 227
hidratação venosa em, 27
  de Rui de Souza Rocha, 27
hipoglicemia em, 227
Lactitol
monoidratado, 97
Lactobacilo(s)
e FOS, 98
Lactoferrina, 151, 157
Lactulose, 97
Lamefloxacina, 132
Lanatosídeo
efeitos adversos, 40
precauções, 40

ÍNDICE REMISSIVO

Lanzoprazol, 91
Larva
  migrans, 143
    cutânea, 143
Larvicida(s)
  na dermatologia, 205
Laurilsulfato
  de sódio, 96
    sorbitol e, 96
Lavado
  gástrico, 176
    na tuberculose, 176
Laxante(s)
  bisacodil, 96
  fosfato de sódio, 96
    monobásico, 96
    e dibásico, 96
  glicerina líquida, 96
  hidróxido, 96
    de magnésio, 96
  lactitol, 97
    monoidratado, 97
  lactulose, 97
  macrogol, 97
    3350, 97
    4000, 97
  óleo mineral, 95
  picossulfato sódico, 96
  sorbitol, 96
    e laurilsulfato de sódio, 96
  Tamarindus indica, 96
    e alcaçuz, 96
      e *Coriandrum satiricum*, 96
Laxativo(s)
  bisacodil, 96
  fosfato de sódio, 96
    monobásico, 96
    e dibásico, 96
  glicerina líquida, 96
  hidróxido, 96
    de magnésio, 96
  lactitol, 97
    monoidratado, 97
  lactulose, 97
  macrogol, 97
    3350, 97
    4000, 97
  óleo mineral, 95
  picossulfato sódico, 96
  sorbitol, 96
    e laurilsulfato de sódio, 96
  Tamarindus indica, 96
    e alcaçuz, 96
      e *Coriandrum satiricum*, 96
LC-PUFAS (*Long-Chain Polyunsaturated Fatty Acids/Ácidos Graxos Poli-Insaturados de Cadeia Longa*), 265
LCR (Liquor Cefalorraquidiano), 5

LEC (Líquido Extracelular)
  eletrólitos no, 23
    valores normais dos, 23
Leucometria, 3
Levamisol, 135
Levocabastina
  na rinite alérgica, 213
Levocetirizina
  cloridrato de, 102
Levodropropizina, 77
Levofloxacino, 132
Levomepromazina, 57
Lidocaína
  cloridrato de, 194, 218
    na dermatologia, 194
    na ginecologia, 218
    na otorrinolaringologia, 212
Lincomicina, 125
Lincosamina(s)
  cloridrato, 125
    de clindamicina, 125
  lincomicina, 125
Lipídio(s)
  módulos nutricionais de, 316
    Resource, 316
    TCM, 316
    TCM-AGE, 316
    Trigliceril CM, 316
    com AGE, 316
  suplementação calórica com, 239
    do LM, 239
  tipos de, 259
    AGE, 260
    TCL, 260
    TCM, 260
Líquido(s)
  administração de, 237
    no prematuro, 237
Lisador, 86
LM (Leite Materno)
  alimentação com, 237
    do prematuro, 237
  banco de, 239
  caseína no, 233
  perfil nutricional, 265
  suplementação calórica do, 238
    com carboidratos, 239
    com lipídios, 239
    com proteínas, 239
Lodoxamida
  trometamina de, 210
    nas conjuntivites alérgicas, 210
Lomotrigina
  desvantagem da, 53
    como anticonvulsivante, 53
Loralerg-D, 79
Loranil-D, 79
Loratadina, 102

Luteína
   antioxidantes, 161
LV (Leite de Vaca)
   caseína no, 233
   integral, 266
      no primeiro ano de vida, 266

M

Macrogol
   3350, 97
   4000, 97
Macrolídeo(s)
   azitromicina, 126
   claritromicina, 126
   eritromicina, 125
   espiramicina, 126
   miocamicina, 125
   roxitromicina, 126
Magaldrato
   anidro, 93
Magnésio
   25%, 75
      sulfato de, 75
   di-hidratado, 92
      pantoprazol, 92
   e cálcio, 93
      e NaHCO3, 93
         carbonato de bismuto e, 93
   hidratado, 93
      aluminato de, 93
   hidróxido de, 96
Maior(es)
   hidratação venosa em, 27
      de Rui de Souza Rocha, 27
   hipoglicemia em, 227
Malária
   cloroquina, 145
   mefloquina, 146
   pirimetamina, 146
   primaquina, 147
   sulfato, 146
      de hidroxicloroquina, 146
Maleato
   de azatadine, 99
   de dextroclorfeniramina, 99
Mamadeira
   alimentação com, 237
      do prematuro, 237
Manipulação
   produtos para, 260
      adoçantes, 260
      amido, 260
      derivados de soja, 260
      gordura, 261
      outros, 261
      suplementos, 261
         proteicos, 261
            proteico-calóricos, 261

Manitol, 43
   20%, 26
      teste do, 26
         na hidratação venosa, 26
            de Giuseppe Speroto, 26
Mão(s)
   assepsia das, 202
      antissépticos para, 202
Maracujá
   e mulungu, 58
   e camomila, 58
   e erva-cidreira, 58
Matricária camomila
   e *Melissa officinalis*, 58
      Erythrina mulungu e, 58
         Passiflora incarnata L. e, 58
Mebendazol, 133-135, 138
Medicação
   na sala de parto, 221
      adrenalina, 221
         solução 1:10.000, 221
      atropina, 221
      dopamina, 221
      glicose, 221
      gluconato de cálcio, 221
         10%, 221
      NaHCO3, 221
      naloxona, 222
Mefloquina, 146
Melissa officinalis
   matricária camomila e, 58
      Erythrina mulungu e, 58
         Passiflora incarnata L. e, 58
Meloxicam, 108
Membrana(s)
   hialina, 27, 223
      doença de, 223
         choque na, 223
            na sala de parto, 223
      recém-nascidos com, 27
         hidratação venosa em, 27
            de Rui de Souza Rocha, 27
Meningite(s), 5
   bactérias, 9
      gram-negativas, 9
   complicações, 8
   diagnóstico, 7
      diferencial, 7
      exames complementares, 7
   estafilocócica, 9
   estreptocócica, 9
   etiologia, 6
   Haemophilus influenzae, 9
   meningocócica, 8
   patogenia, 6
   pneumocócica, 9
   prognóstico, 8
   quadro clínico, 6

ÍNDICE REMISSIVO

tratamento, 8
tuberculosa, 9, 174
tuberculose sem, 174
Mentha
  crispa, 139, 142
  piperita, 88, 95
Mepartricina
  e tetraciclina, 217
    na ginecologia, 217
Meperidina
  cloridrato de, 84
Mequitazina, 101
Mercurial(is), 43
Meropenem, 122
Meropenema, 122
Metampicilina, 116
Metaproterenol
  na asma brônquica, 61, 63
Metaramnol
  Aramin, 38
  Araminol, 38
Metenamina, 130
Metileno
  azul de, 207
    na oftalmologia, 207
Metilfenidrato
  cloridrato de, 59
    no TDAH, 59
Metilprednisolona, 71
  aceponato de, 198
    na dermatologia, 198
Metoclopramida, 89
Metopimazina, 90
Metronidazol, 132, 140, 141
  e benzalcônio, 217
    nistatina e, 217
      na ginecologia, 217
Miconazol
  na dermatologia, 196
Microbiota, 171
Microsporidiose, 143
Midazolam, 56
Mineral(is)
  antioxidantes, 161
  polivitamínicos, 157
Minociclina
  cloridrato de, 128
Minoxidil, 47
Miocamicina, 125
Miorrelaxante(s)
  analgésicos, 82
    algi tanderil, 83
    cloridrato, 83
      de ciclobenzaprina, 83
    clorzoxazona, 83
      e paracetamol, 83
    dorfen, 83
    dorflex, 83

    dorilax comprimido, 83
    paralon comprimido, 83
    tandrilax, 83
    trimusk comprimido, 83
Módulo(s) Nutricional(is)
  de aminoácidos, 316
    de glutamina, 316
    Resource Glutamina, 316
  de carboidratos, 315
    Nutri Dextrin, 315
  de lipídios, 316
    Resource, 316
    TCM, 316
    TCM-AGE, 316
    Trigliceril CM, 316
    com AGE, 316
  de proteínas, 315
    Resource Protein, 315
Mometasona
  fuorato de, 66, 199, 214
    na dermatologia, 199
      0,1%, 199
    na rinite alérgica, 214
Monolactâmico(s)
  aztreonan, 123
Monossacarídeo(s), 259
Monossulfiram
  na dermatologia, 205
Montelucast
  sódico, 68
    na asma, 68
Morfina
  cloridrato de, 84
Moxifloxacino
  na oftalmologia, 208
Muciloide
  hidrófilo, 98
    de *psyllium*, 98
Mucolítico(s)
  acetilcisteína, 75
  carbocisteína, 75
  cloridrato, 74
    de ambroxol, 74
    de bromexina, 75
  extrato, 74
    de abacaxi, 74
    de *Ananas comosus*, 74
  seco, 74
    de *Hedera helix*, 74
Mucosa
  sutura da, 218
Mulungu
  e camomila, 58
    e erva-cidreira, 58
      maracujá e, 58
Mupirocina
  na dermatologia, 193

Músculo
   sutura de, 218
Mycoplasma
   pneumoniae, 11
      e pneumonia, 11
         maiores de 5 anos, 11

N

N-Acetil Aspartilglutamato
   de sódio, 210
      nas conjuntivites alérgicas, 210
N-Acetil Aspartilglutamato de Sódio
   na rinite alérgica, 213
Nafazolina
   cloridrato de, 211
      e derivados, 211
         na otorrinolaringologia, 211
   na oftalmologia, 207
$NaHCO_3$
   na sala de parto, 221
Naldecon
   dia, 80
   noite, 80
Naloxona
   na sala de parto, 222
Naproxeno, 107
   sódico, 108
Narcótico(s)
   cloridrato, 84
      de buprenorfina, 85
      de meperidina, 84
      de morfina, 84
      de tramadol, 85
      elixir paregórico, 84
   fosfato, 83
      de codeína, 83
   propoxifeno, 84
N-butilbrometo
   de escopolamina, 88
   de hioscina, 88
Nebulização
   sem diluição, 60
   sulfato, 60
      de salbutamol, 60
Necator
   americanus, 135
      albendazol, 136
      cambendazol, 136
      mebendazol, 136
      pamoato, 136
      de pirantel, 136
Necessidade(s)
   calóricas, 242
      adolescentes, 243
      adultos, 243
         com enfermidades, 244
      FAO, 242
      Kcal/Kg/dia, 242
      OMS, 242
   dos prematuros, 232
      de carboidratos, 233
      de ferro, 234
      de fósforo, 234
      de gorduras, 233
      de oligoelementos, 233
      de proteínas, 232
      de vitamina, 234
         E, 234
         K, 234
      energéticas, 232
      hídricas, 232
      totais de cálcio, 233
Nedocromil
   sódico, 213
      na rinite alérgica, 213
Neomicina
   e tirotricina, 217
      e ácido bórico, 217
         nistatina e, 217
            na ginecologia, 217
   na dermatologia, 192
   na oftalmologia, 209
   uso nasal, 215
   uso otológico, 215
Neostigmina, 88
Nepodex
   nas blefarites, 210
      associadas à seborreia, 210
Netilmicina, 111
Neuroléptico(s)
   levomepromazina, 57
   periciazina, 57
NHB (Necessidade Hídrica Basal)
   regra, 12
      de Holliday-Segar, 12
Niacina, 154
Niclosamida, 137-139
Nifedipina, 45
Nimesulida, 107
Nimorazol, 140
Nistatina, 178
   na dermatologia, 197
   na ginecologia, 216
      e metronidazol, 217
      e benzalcônio, 217
      e neomicina, 217
      e tirotricina, 217
      e ácido bórico, 217
Nitazoxanida, 147
Nitrato
   de prata 1%, 207
      na oftalmologia, 207
Nitrazepam, 55
Nitrimidazina, 141
Nitrofurantoína, 130

ÍNDICE REMISSIVO

Nitroprussiato
    de sódio, 46
Norfloxacina, 132
Nutrição
    enteral, 251
        administração das dietas, 255
            através de cateteres, 255
                intermitente, 255
                por gotejamento contínuo, 255
            bomba de infusão, 255
            cateteres, 254
                de Dobbhoff, 254
                de Levine, 254
            complicações da, 253
                gastrointestinais, 253
                infecciosas, 253
                mecânicas, 253
                metabólicas, 253
            contraindicações, 252
            cuidados na, 256
                controle, 257
                    clínico, 257
                    laboratorial, 257
                gerais, 256
                manipulação das dietas, 256
            inserção do cateter, 254
                material, 254
                técnica, 254
            necessidades nutricionais, 255
            principais indicações, 251
            tipos de sondas, 254
            vias de acesso, 252
                oral, 252
                sonda, 252
                    nasoentérica, 252
                    nasogástrica, 252
                ostomias, 253
                    enterostomia, 253
                    gastrostomia, 253
                    jejunostomia, 253
    parenteral, 244
        carboidratos, 248
            dados de utilidade, 248
            resumo das necessidades, 248
        complicações, 250, 251
            diversas, 251
            infecciosas, 251
            metabólicas, 251
            técnicas, 250
        controle laboratorial, 250
        cuidados, 250
        indicações, 244
        lipídios, 247
        necessidades, 245, 249
            de oligoelementos, 249
            diárias de vitaminas, 249
            nutricionais, 245
        NPC, 245

NPP, 245
proteínas, 246
    aminoácidos essenciais, 246
    para RN, 246
Nutriente(s)
    tipos de, 259
        carboidratos, 259
            dissacarídeos, 259
            monossacarídeos, 259
            polímeros da glicose, 259
            polissacarídeos, 259
        lipídios, 259
            AGE, 260
            TCL, 260
            TCM, 260
        proteína, 259
            aminoácidos livres, 259
            hidrolisada, 259
            intacta, 259
            isolados proteicos, 259
            peptídeos, 259

O

Ofloxacina, 131
Ofloxacino
    na oftalmologia, 208
Oftalmologia
    uso em, 206
        acetato de prednisolona 1%, 208
        ácido poliacrílico, 207
        antiviróticos para, 211
            5-iodo-2-desoxiuridina, 211
            aciclovir, 211
            Idu, 211
        azul de metileno, 207
        carbômer, 207
        carboximetilcelulose sódica, 207
        carmelose sódica, 207
        cetorolaco trometamol, 208
        ciprofloxacino, 208
        cloranfenicol, 209
        conjuntivites alérgicas, 210
            profilaxia das, 210
                cromoglicato dissódico, 210
                trometamina de lodoxamida, 210
            tratamento das, 210
                cloridrato de olopatadina 0,1%, 210
                difumarato de emedastina 0,05%, 210
                N-acetil aspartilglutamato de sódio, 210
        dexametasona, 208
        dexpantenol, 206
        diclofenaco sódico, 208
        epitezan, 206
        fluormetalona, 208
        framicetina, 209
        garamicina, 209
        guar hidroxipropil, 207
            e aminometilpropanol, 207

e ácido bórico, 207
hialuronato de sódio, 208
hipromelose, 207
moxifloxacino, 208
nafazolina, 207
neomicina, 209
nitrato de prata 1%, 207
ofloxacino, 208
polimixina B, 209
regencel, 206
pomada oftálmica, 206
rimexolona, 209
sulfacetamida, 210
sulfato de zinco, 207
tetracaína, 206
tobramicina, 209
tratamento das blefarites, 210
associadas à seborreia, 210
blephagel, 210
nepodex, 210
shampoo neutro, 210
vitelinato de prata, 207
Óleo
de semente de abóbora, 138
mineral, 95
Olhinho
teste do, 240
reflexo de Brucker, 240
Oligoelemento(s)
necessidades de, 233
nos prematuros, 233
Olopatadina
cloridrato de, 210
0,1%, 210
nas conjuntivites alérgicas, 210
Omeprazol, 91
OMS
fórmula da, 20
reidratantes com, 20
soro da, 19
preparação, 20
caseira, 20
hospitalar, 20
Ondasetrona, 90
Opiáceo(s)
analgésicos, 83
cloridrato, 84
de buprenorfina, 85
de meperidina, 84
de morfina, 84
de tramadol, 85
elixir paregórico, 84
fosfato, 83
de codeína, 83
narcóticos, 83
propoxifeno, 84
Orexígeno(s)
polivitamínicos, 157

Oseltamivir
fosfato de, 179
Osmótico(s)
diuréticos, 43
albumina humana, 43
associados, 43
diversos, 43
acetozolamida, 44
bumetanida, 44
xipamida, 43
manitol, 43
mercuriais, 43
ureia, 43
Otorrinolaringologia
uso em, 211
cloridrato, 211
de fenilefrina, 211
de nafazolina, 211
e derivados, 211
lidocaína, 212
tetracaína, 212
ácido tricloroacético, 212
benzidamina, 212
hexamidina, 212
removedores de cera, 212
dicloridrato de betaistina, 212
triancinolona acetonida, 213
betametasona, 213
rinite alérgica, 213
tratamento da, 213
antibióticos, 215
uso nasal, 215
uso otológico, 215
hialuronato, 212
de sódio 0,04%, 212
cloreto, 211
de benzalcônio, 211
de sódio 0,9%, 211
Ouro
sais de, 110
auranofina, 110
aurotiomalato de sódio, 110
Oxacilina, 115
Oxamniquine, 139
Oxcarbazepina
desvantagem da, 53
como anticonvulsivante, 53
Oxibutinina
cloridrato de, 131
Oxiconazol
na dermatologia, 196
Oxipirantel
pamoato de, 134
Oxitetraciclina, 127
Oxiurus
albendazol, 133
mebendazol, 133
pirvínio, 133
embonato de, 133

ÍNDICE REMISSIVO

P

Pamoato
  de oxipirantel, 134
  de pirantel, 135
  de pirvínio, 133
Pancreatina, 94
Pantoprazol, 92
  magnésio di-hidratado, 92
  sódico, 92
    sesqui-hidratado, 92
Papaverina, 87
Paracetamol, 82
  clorzoxazona e, 83
Paralon
  comprimido, 83
Parasitose(s)
  em geral, 143
    larva *migrans*, 143
      cutânea, 143
    malária, 145
    Toxoplasma gondii, 143
    toxoplasmose, 143
    tratamento das, 147
      ivermectina, 147
      nitazoxanida, 147
  intestinal, 133
    Ancylostoma duodenale, 135
    Ascaris lumbricoides, 135
    Balantidium coli, 142
    Blastocystis hominis, 142
    coccidiose, 142
    Cryptosporidium parvum, 142
    Dientamoeba fragilis, 142
    difilobotríase, 138
    Encephalitozoon intestinalis, 143
    Entamoeba histolytica, 141
    Enterobius vermiculares, 133
    Enterocytozoon bieneusi, 143
    esquistossoma *mansoni*, 139
    fish tapeworm, 138
    Giardia lamblia, 139
    Hymenolepsis nana, 137
    Isospora belli, 142
    isosporíase, 142
    microsporidiose, 143
    Necator americanos, 135
    oxiurus, 133
    prolapso retal, 134
    Strongiloides stercoralis, 136
    Taenia, 137
      saginata, 137
      solium, 137
    tênia, 138
      do peixe, 138
      longa, 138
    Trichocephalus trichiurus, 134
    Trichuris trichiura, 134

Parassimpaticomimético(s)
  neostigmina, 88
Paroxetina
  cloridrato de, 57
Parto
  imediatamente após o, 220
  observar durante o, 220
Passiflora incarnata L., 58
  e *Erythrina mulungu*, 58
    e matricária camomila, 58
      e *Melissa officinalis*, 58
  e *Salix alba L.*, 57
    e *Crataegus oxycantha L.*, 57
Pedialyte
  pó, 21
    45, 21
    90, 21
Pediatria
  dietas especiais em, 317
    Cystilac, 319
    KetoCal 4:1, 319
    LP Drink, 320
    Milupa PKU, 321, 322
      mix, 321
      prima, 321
      secunda, 321
    Modulen IBD, 317
    MSUD, 320
    Nutren Control pó, 317
    PKU, 318, 320
      express 15, 318
      gel, 318
    UCD 1 Infant, 323
    XMET Maxamum, 322
    XMTVI Analog, 323
    XMTVI Maxamaid, 322
    XP Maxamaid, 322
    XP Maxamum, 322
    XPT Analog, 323
    XPT Maxamaid, 324
Pediculicida(s)
  na dermatologia, 205
Pediculose
  na dermatologia, 205
    chato, 205
    escabicidas, 205
    larvicidas, 205
    pediculicidas, 205
    Pediculus, 205
      capitis, 205
      pubis, 205
Pediculus
  na dermatologia, 205
    capitis, 205
    pubis, 205
Pele
  assepsia da, 202
    antissépticos para, 202
  sutura de, 218

Penâmico(s)
　amoxicilina, 116
　ampicilina, 115
　　benzatina, 116
　　　e ampicilina sódica, 116
　benzilpenicilina, 114, 115
　　potássica, 114, 115
　　sódica, 114
　carbenicilina, 116
　cloxacilina, 115
　dicloxacilina, 115
　fenoximetilpenicilina, 114
　　potássica, 114
　metampicilina, 116
　oxacilina, 115, 116
　penicilina(s), 113
　　biossintéticas, 113
　　G, 113
　　　benzatina, 113
　　　cristalina, 114
　　　procaína, 113
　　naturais, 113
　　semissintéticas, 113
　　V, 114
Penciclovir, 180
　na dermatologia, 195
Penicilamina, 161, 163
Penicilina(s)
　amoxicilina, 116
　ampicilina, 115
　　benzatina, 116
　　　e ampicilina sódica, 116
　benzilpenicilina, 114, 115
　　potássica, 114, 115
　　sódica, 114
　biossintéticas, 113
　carbenicilina, 116
　cloxacilina, 115
　dicloxacilina, 115
　fenoximetilpenicilina, 114
　　potássica, 114
　G, 113
　　benzatina, 113
　　cristalina, 114
　　procaína, 113
　metampicilina, 116
　naturais, 113
　oxacilina, 115
　semissintéticas, 113
　V, 114
Peptídeo(s), 259
Perda(s)
　de sangue, 222
　　na sala de parto, 222
　reposição de, 25
　　na hidratação venosa, 25
　　　de Giuseppe Speroto, 25

Periciazina, 57
Perímetro
　cefálico, 241
　　evolução, 241
Permetrina
　na dermatologia, 206
Peso
　evolução, 240
Picada(s)
　de insetos, 181
　　antígenos contra, 181
Picossulfato
　sódico, 96
Piloro
　estenose do, 30
　　hipertrófica, 30
Pimetixeno, 100
Pipazetato, 77
Piperacilina
　hexa-hidrato de, 135
　sódica, 118
　　e tazobactan sódico, 118
Piperonila
　butóxido de, 206
　　na dermatologia, 206
　　　bioaletrina e, 206
　　　deltametrina e, 206
　　　depaletrina e, 206
Piracetam, 161
Pirantel
　pamoato de, 135
Pirazinamida, 175
Piridoxina, 155
Pirimetamina, 143, 146
Piroxicam, 107
Pirvínio
　embonato de, 133
　pamoato de, 133
Pivalato
　de flumetasona, 200
　　na dermatologia, 200
Plantago
　ovata, 98
Plaqueta(s)
　transfusão de, 14
　　na dengue, 14
Pneumococo
　e pneumonia, 10, 11
　　entre 2 meses e 5 anos, 10
　　maiores de 5 anos, 11
Pneumocystis
　carinii, 10
　　e pneumonia, 10
　　　entre 1 e 3 meses, 10
Pneumonia(s)
　até 2 meses, 10
　gram-negativos, 10

ÍNDICE REMISSIVO

  Staphylococcus aureus, 10
  Streptococcus B, 10
 entre 1 e 3 meses de idade, 10
  Chlamydia, 10
  citomegalovírus, 10
  Pneumocystis carinii, 10
  Ureaplasma urealiticum, 10
 entre 2 meses e 5 anos de idade, 10
  Haemophilus influenzae tipo B, 10
  pneumococo, 10
  Staphylococcus aureus, 11
  Streptococcus pneumoniae, 10
 maiores de 5 anos de idade, 11
  Mycoplasma pneumoniae, 11
  pneumococo, 11
  Streptococcus pneumoniae, 11
Poeira
 antígenos mistos, 181
 doméstica, 182
  principais alérgenos, 182
Polen(s)
 principais alérgenos, 182
Polidextrose
 e inulina, 98
  e FOS, 98
   e goma guar, 98
  e lactitol, 98
Polímero(s)
 da glicose, 259
Polimixina B
 na dermatologia, 193
 na oftalmologia, 209
Polipeptídeo(s), 124
Polissacarídeo(s), 259
Polivitamínico(s), 157
  minerais, 157
  orexígenos, 157
Potássio
 clavulanato de, 117
  amoxicilina e, 117
 cloreto de, 40
 poupadores de, 42
  diuréticos, 42
   espironolactona, 42
   triantereno, 43
Poupador(es)
 de potássio, 42
  diuréticos, 42
   espironolactona, 42
   triantereno, 43
PP, 154
Prata
 na oftalmologia, 207
  nitrato de, 207
   1%, 207
  vitelinato de, 207
 sulfadiazina de, 193
  na dermatologia, 193

Praziquantel, 137-139
Prebiótico(s), 171
Pré-Choque, 33
Prednicarbato
 na dermatologia, 199
Prednisolona, 71
 1%, 208
  acetato de, 208
   na oftalmologia, 208
Prednisona, 71
Prematuro(s)
 alimentação, 232
  aminoácidos essenciais, 232
  aumentar o volume da, 236
   após 72 horas de vida, 236
  caseína, 233
   no LM, 233
   no LV, 233
  com mamadeira, 237
  contínua, 236
   nasogástrica, 236
   nasojejunal, 236
  gavagem para, 235
   < 1.200 G, 235
   com 1.200 a 1.500 G, 235
   com 1.500 a 2.000 G, 235
  intermitente, 234
   por gavagem, 234
  LM, 238
   banco de, 239
   suplementação calórica do, 238
    com carboidratos, 239
    com lipídios, 239
    com proteínas, 239
  necessidades, 232
   de carboidratos, 233
   de ferro, 234
   de fósforo, 234
   de gorduras, 233
   de oligoelementos, 233
   de proteínas, 232
   de vitamina, 234
    E, 234
    K, 234
   energéticas, 232
   hídricas, 232
   totais de cálcio, 233
  no seio materno, 237
   administração de líquidos, 237
   colostro, 237
   contraindicações, 237
   LM, 237
   problemas mais frequentes, 237
  proteínas, 232
   tipos de, 232
  resumo da, 238
   < 1.200 – 1.500 G, 238

soro, 233
    relação de proteínas do, 233
Pressão
    arterial, 4, 222
        do recém-nascido, 222
            nas primeiras horas, 222
Prilocaína
    na dermatologia, 195
Primaquina, 147
Primidona
    desvantagem da, 53
        como anticonvulsivante, 53
Probiótico(s)
    Bacillus clausii, 173
    L. acidophillus, 172
        e *Bifidobacterium lactis*, 172
        e *L. paracasei*, 172, 173
            e *L. lactococcus lactis*, 173
                e *Bifidobacterium bifidum*, 173
                e *Bifidobacterium lactis*, 173
            e *L. rhamnosu*, 172
                e *Bifidobacterium lactis*, 172
        NCFM, 172
            e *Bifidobacterium lactis* Bi-07, 172
    Lactobacillus, 171
        reuteri, 171
            DSM 17938, 171
    Saccharomyces, 171, 172
        boulardii, 171
        cerevisiae, 172
Procaína
    penicilina G, 113
Produto(s)
    para manipulação, 260
        adoçantes, 260
        amido, 260
        derivados de soja, 260
        gordura, 261
        outros, 261
        suplementos, 261
            proteico-calóricos, 261
            proteicos, 261
Profilaxia
    das conjuntivites alérgicas, 210
        cromoglicato dissódico, 210
        trometamina de lodoxamida, 210
Prolapso
    retal, 134
        hexa-hidrato, 135
            de piperazina, 135
Prometazina, 99
Propionato
    de clobetasol, 199
        na dermatologia, 199
    de fluticasona, 66, 68, 199, 214
        na asma, 66, 68
            fumarato de formoterol e, 68
            xinafoato de salmeterol e, 68
        na dermatologia, 199
        na rinite alérgica, 214
Propoxifeno, 84
Propranolol
    cloridrato de, 46
Proteína(s)
    do soro, 233
        relação de, 233
            caseína, 233
                no LM, 233
                no LV, 233
        módulos nutricionais de, 315
            Resource Protein, 315
        necessidades de, 232
            nos prematuros, 232
            tipos, 232
        suplementação calórica com, 239
            do LM, 239
        tipos de, 259
            aminoácidos livres, 259
            hidrolisada, 259
            intacta, 259
            isolados proteicos, 259
            peptídeos, 259
Próton(s)
    bomba de, 91
        inibidores da, 91
            esomeprazol magnésico, 92
            lanzoprazol, 91
            omeprazol, 91
            pantoprazol, 92
                magnésio di-hidratado, 92
                sódico sesqui-hidratado, 92
            rabeprazol sódico, 92
Psyllium
    muciloide hidrófilo de, 98
Pulso
    frequência de, 4

Q

Queda
    de cabelo, 200
        tratamento da, 200
Queratolítico(s)
    na dermatologia, 204
Queratose
    tratamento da, 201
Quimioprofilaxia
    na tuberculose, 176
        primária, 176
        secundária, 176
Quinolona(s)
    ciprofloxacina, 131
    lamefloxacina, 132
    levofloxacino, 132
    norfloxacina, 132
    ofloxacina, 131

ÍNDICE REMISSIVO

R
Rabeprazol
  sódico, 92
Racecadotrila, 161, 162
Ranitidina, 103
Rapoport
  síndrome de, 32
Reanimação
  na sala de parto, 220
Recém-Nascido(s)
  choque no, 222, 223
    na sala de parto, 222, 223
      tratamento, 223
  com hipoglicemia, 227
    sintomática, 227
  com risco, 227
    de hipoglicemia, 227
  convulsão nos, 54
  hidratação venosa em, 27
    de Rui de Souza Rocha, 27
      com membrana hialina, 27
Receptor(es)
  inibidores dos, 99, 103
    da H1 da histamina, 99
      astemizol, 102
      cloridrato, 99
        de ciproeptadina, 100
        de clorfenoxamina, 100
        de epinastina, 101
        de fexofenadina, 102
        de hidroxizina, 99
        de levocetirizina, 102
      desloratadina, 103
      dicloridrato, 101
        de cetirizina, 101
      ebastina, 101
      fumarato, 100
        de clemastina, 100
      loratadina, 102
      maleato, 99
        de azatadine, 99
        de dextroclorfeniramina, 99
      mequitazina, 101
      pimetixeno, 100
      prometazina, 99
      terfenadina, 100
    da H2 da histamina, 103
      cimetidina, 103
      famotidina, 104
      ranitidina, 103
Reflexo
  de Brucker, 240
    teste do olhinho, 240
Regencel
  pomada oftálmica, 206
Regra
  de Holliday-Segar, 12
    NHB, 12

Rehidrat
  50, 21
  90, 22
Reidratante(s)
  com fórmula da OMS, 20
    Floralyte, 21
    45, 21
    90, 21
    Gatorade, 22
    Hidrafix, 21
    90, 21
      flaconetes, 21
      solução pronta, 21
    flaconetes, 21
    solução pronta, 21
    Hidralyte 45, 21
    Pedialyte, 21
    pó, 21
    45, 21
    90, 21
    Rehidrat, 21
    50, 21
    90, 22
Removedor(es)
  de cera, 212
    na otorrinolaringologia, 212
Repelente
  de insetos, 205
    para bebê, 205
      na dermatologia, 205
Reposição
  de perdas, 25
    na hidratação venosa, 25
      de Giuseppe Speroto, 25
  hidroeletrolítica, 34
    na cetoacidose, 34
      diabética, 34
Retapamulina 1%
  na dermatologia, 193
Retinol, 151
Riancinolona
  na rinite alérgica, 214
Ribavirin, 180
Riboflavina, 154
Rifamicina(s)
  na dermatologia, 193
  rifampicina, 127
Rifampicina, 127, 175
  na dermatologia, 193
Rimexolona
  na oftalmologia, 209
Rinite
  alérgica, 213
    tratamento da, 213
      acetonido, 214
      azelastina, 213
      budesonida, 214
      celulose micronizada, 214

ciclesonida, 214
cromoglicato dissódico, 213
dipropionato de beclometasona, 214
furoato, 214
  de fluticasona, 214
  de mometasona, 214
levocabastina, 213
N-acetil aspartilglutamato de sódio, 213
nedocromil sódico, 213
propionato de fluticasona, 214
riancinolona, 214
Roxitromicina, 126
Rui de Souza Rocha
  hidratação venosa, 27
    choque, 28
    desidratação, 28
      hipertônica, 28
      hipotônica, 28
      isotônica, 28
    distrofia grave, 28
    lactentes, 27
    maiores, 27
    recém-nascidos, 27
      com membrana hialina, 27

S

Sabonete
  infantil, 201
    na dermatologia, 201
Sal(is)
  de ouro, 110
    auranofina, 110
    aurotiomalato de sódio, 110
Sala de Parto
  cardioversão, 222
  choque, 222
    na asfixia, 222
      intraparto, 222
    na doença, 223
      de membranas hialinas, 223
    nas hemorragias, 223
    no recém-nascido, 222, 223
      tratamento, 223
  cuidados na, 219
  de alto risco, 219
  hipotensão arterial, 222
  imediatamente após, 220
  índice de Apgar, 220
  medicação, 221
    adrenalina, 221
      solução 1:10.000, 221
    atropina, 221
    dopamina, 221
    glicose, 221
    gluconato de cálcio, 221
      10%, 221
    NaHCO3, 221
    naloxona, 222
  observar durante, 220
  perda de sangue, 222
  pressão arterial, 222
    do recém-nascido, 222
      nas primeiras horas, 222
  reanimação, 220
  veia umbilical, 219
    cateterismo da, 219
    material para, 219
Salbutamol
  e dipropionato de beclometasona, 67
  na asma, 67
  na asma brônquica, 60, 63
    0,5%, 60
    spray, 60
    sulfato de, 60, 64
      brometo de ipatrópio e, 64
      para nebulização, 60
Salix alba L.
  Passiflora incarnata L. e, 57
    e *Crataegus oxycantha L.*, 57
Salmeterol
  xinafoato de, 61, 68
    e propionato de fluticasona, 68
    na asma, 68
    na asma brônquica, 61
Sangue
  coleta de, 4
    na enfermaria, 4
      tubos, 4
  perda de, 222
    na sala de parto, 222
Sarcoptes Scabiei
  na dermatologia, 205
    benzoato de benzila, 205
    bioaletrina, 206
      e butóxido de piperonila, 206
    deltametrina, 205, 206
      e butóxido de piperonila, 206
    depaletrina, 206
      e butóxido de piperonila, 206
    hexaclorocicloexano, 205
    monossulfiram, 205
    permetrina, 206
    tiabendazol, 206
SARS-CoV-2
  vírus, 164
    D-dímeros, 165
    dímeros-D, 165
    período de incubação, 164
      5-7 dias, 164
    profilaxia *off label*, 168
      para profissionais de saúde, 168
    tratamento, 165
      off label, 165
Scalp
  com SF heparinizado, 19
  heparinizado, 18

ÍNDICE REMISSIVO

Seborreia
   blefarites associadas à, 210
      tratamento das, 210
         blephagel, 210
         nepodex, 210
         shampoo neutro, 210
Sebostático(s)
   na dermatologia, 204
Secnidazol, 141
Secreção
   gástrica, 91
      inibidores da, 91
         esomeprazol magnésico, 92
         lanzoprazol, 91
         omeprazol, 91
         pantoprazol, 92
            magnésio di-hidratado, 92
            sódico sesqui-hidratado, 92
         rabeprazol sódico, 92
Sedativo(s)
   analgésicos, 85, 90
      clorpromazina, 85, 90
      lisador, 86
Seio(s)
   intracranianos, 32
      trombose de, 32
Seio Materno
   alimentação no, 237
      do prematuro, 237
         administração de líquidos, 237
         colostro, 237
         contraindicações, 237
         LM, 237
         problemas mais frequentes, 237
Semente(s)
   de abóbora, 138
      óleo de, 138
   oleaginosas, 182
      principais alérgenos, 182
Sertix
   nas suturas, 218
      fio, 218
      e agulha, 218
Sertoconazol
   na dermatologia, 196
Shampoo Neutro
   nas blefarites, 210
      associadas à seborreia, 210
         infantil, 210
         para bebê, 210
Simbiótico(s), 171
   Bacillus lactis, 173
      e *L. paracasei*, 173
      e FOS, 173
   L. acidophillus, 173
      e *B. lactis*, 173
      e FOS, 173
      e goma acácia, 173

      e *L. rhamnosus*, 173
      e *B. bifidum*, 173
      e FOS, 173
      e *L. paracasei*, 173
      e *L. lactis*, 173
      e FOS, 173
Simeticona, 95
Simpaticomimético(s)
   via inalatória, 59
      sulfato de salbutamol, 60
      terbutalina 1%, 60
      brometo de *ipratropium*, 61
      ipratrópio, 61
      metaproterenol, 61
      fumarato de formoterol, 61
      xinafoato de salmeterol, 61
      bromidrato de fenoterol 0,5%, 59
      salbutamol, 60
         0,5%, 60
         spray, 60
   via parenteral, 61
      adrenalina, 61
      aminofilina, 61
      epinefrina, 61
Síndrome
   de Rapoport, 32
   pós-acidótica, 32
Sisomicina, 112
SMX (Sulfametoxazol)
   e TMP, 129
Sobrerol, 78
Sódio
   aspartilglutamato de, 210
      N-acetil, 210
         nas conjuntivites alérgicas, 210
   aurotiomalato de, 110
   fosfato de, 96
      dibásico, 96
      monobásico, 96
   hialuronato de, 208
      na oftalmologia, 208
   laurilsulfato de, 96
      sorbitol e, 96
   na otorrinolaringologia, 211
      cloreto de, 211
         0,9%, 211
      hialuronato de, 211
         0,04%, 211
   nitroprussiato de, 46
Solução
   de iodo 1%, 197
      na dermatologia, 197
   pronta para beber, 21
      hidrafix, 21
         90, 21
Sonda
   nasoduodenal, 19
   nasogástrica, 19

Sorbitol
   e laurilsulfato de sódio, 96
Soro
   da OMS, 19
      oral, 20
         preparação caseira, 20
      preparação, 20
         hospitalar, 20
      glicosado, 227
         preparo de, 227
            6%, 227
            7%, 227
            8%, 227
      proteínas do, 233
      relação de, 233
         caseína, 233
            no LM, 233
            no LV, 233
   velocidade do, 20
Sorologia
   para hepatite, 183
      A, 183
      B, 183
Staphylococcus
   aureus, 10, 11
      e pneumonia, 10, 11
         até 2 meses, 10
         entre 2 meses e 5 anos, 11
Stimulance
   multi fiber, 98
Streptococcus
   e pneumonia, 10
      B, 10
         até 2 meses, 10
      pneumoniae, 10, 11
         entre 2 meses e 5 anos, 10
         maiores de 5 anos, 11
Strongiloides
   stercoralis, 136
      albendazol, 136
      cambendazol, 136
      ivermectina, 137
      tiabendazol, 137
Succinato
   de doxilamina, 77
      cloridrato de clobutinol e, 77
Sucralfato, 94
Sulbactam
   amoxicilina e, 118
   ampicilina e, 117
Sulfa(s)
   na dermatologia, 192
      sulfacetamida, 193
      sulfadiazina de prata, 193
      sulfanilamida, 193
   na ginecologia, 217
   SMX, 129
      e TMP, 129

sulfadiazina, 128
   e TMP, 129
Sulfacetamida
   na dermatologia, 193
   na oftalmologia, 210
Sulfadiazina, 144
   de prata, 193
      na dermatologia, 193
   e trimetoprima, 129
Sulfanilamida
   na dermatologia, 193
Sulfato
   de efedrina, 63, 64
      teofilina e, 63, 64
         na asma brônquica, 63, 64
         e hidroxizina, 64
   de hidroxicloroquina, 110, 146
   de isoproterenol, 38
   de magnésio 25%, 75
   de salbutamol, 60, 64
      brometo de ipatrópio e, 64
      na asma brônquica, 64
      para nebulização, 60
      sem diluição, 60
   de zinco, 207
      na oftalmologia, 207
   ferroso, 148
Sultamicilina
   tosilato, 117
Super-Hidratação, 31
Suplementação Calórica
   do LM, 238
      com carboidratos, 239
      com lipídios, 239
      com proteínas, 239
Suplemento(s)
   calóricos, 261
      dextrosol, 261
      farinha láctea, 261
      karo, 261
      mucilon, 262
         de arroz, 262
         de milho, 262
         multicereais, 262
         prontinho, 262
      neston, 262
      nidex, 261
      oligossac, 261
   derivados da soja, 263
      sem lactose, 263
         ades, 264
            frutas, 264
            original, 264
         milnutri premium soja, 263
   para manipulação, 261
      proteico-calóricos, 261
      proteicos, 261
   proteico-calóricos, 262

ÍNDICE REMISSIVO

nestonutri, 262
sustagen kids, 263
sustain, 263
  energy, 263
  júnior, 263
Surfactante(s)
  pulmonares, 218
    fração fosfolipídica, 218
      de pulmão bovino, 218
      de pulmão porcino, 218
Sutura(s)
  fios, 218
    tipos de, 218
  mucosa, 218
  músculo, 218
  pele, 218
  sertix, 218
    fio, 218
      e agulha, 218
  TCS, 218

T

Tacrolimo
  monoidratado, 200
    na dermatologia, 200
Taenia
  albendazol, 137
  cambendazol, 138
  clorossalicilamida, 138
  mebendazol, 138
  niclosamida, 138
  óleo, 138
    de semente de abóbora, 138
  praziquantel, 138
  saginata, 137
  solium, 137
Tamarindos
  índica, 96
    e alcaçuz, 96
      e *Coriandrum satiricum*, 96
Tandrilax, 83
Tazobactan
  sódico, 118
    piperacilina sódica e, 118
Tazocin, 118
TCL (Triglicerídeos de Cadeia Longa), 260
TCM (Triglicerídeos de Cadeia Média), 260
TCS
  sutura de, 218
TDAH (Transtorno do Déficit de Atenção e Hiperatividade)
  cloridrato de metilfenidrato, 59
TEA (Transtornos do Espectro Autista), 59
Teclosan, 141
Teicoplanina, 124
Tênia
  clorossalicilamida, 139
  do peixe, 138

longa, 138
niclosamida, 139
praziquantel, 138
Tenoxicam, 108
Teofilina
  na asma brônquica, 62-64
    e ambroxol, 62
    e sulfato de efedrina, 63, 64
    e hidroxizina, 64
Terbinafina
  cloridrato de, 178
  na dermatologia, 197
Terbutalina
  na asma brônquica, 60, 63
    1%, 60
Terfenadina, 100
Teste
  do manitol 20%, 26
    na hidratação venosa, 26
      de Giuseppe Speroto, 26
  do olhinho, 240
    reflexo de Brucker, 240
Tetracaína
  na oftalmologia, 206
  na otorrinolaringologia, 212
Tetraciclina(s)
  cloridrato de, 127
  cloridrato, 128
    de doxiciclina, 128
    de minociclina, 128
  fosfato de, 127
  na ginecologia, 217
    anfotericina B e, 217
    mepartricina e, 217
  oxitetraciclina, 127
Tiabendazol, 137
  na dermatologia, 206
Tiamina, 154
Tianfenicol, 123
Tiazídico(s)
  clortalidona, 41
  derivados, 41
  hidroclorotiazida, 41
  similares, 41
Tienamicina, 122
Timomodulina, 181
Tinidazol, 141
  na dermatologia, 196
Tioconazol
  na dermatologia, 196
Tirotricina
  e ácido bórico, 217
    nistatina e, 217
    e neomicina, 217
      na ginecologia, 217
  na dermatologia, 193
  uso nasal, 215

TMP (Trimetoprima)
  SMX e, 129
  sulfadiazina e, 128
Tobramicina, 112
  na oftalmologia, 209
Tocoferol, 153
Tolnaftato
  na dermatologia, 197
Topiramato
  desvantagem do, 53
    como anticonvulsivante, 53
Toxoplasma
  gondii, 143
    clindamicina, 144
    espiramicina, 144
    pirimetamina, 143
    sulfadiazina, 144
Toxoplasmose
  clindamicina, 144
  espiramicina, 144
  pirimetamina, 143
  sulfadiazina, 144
  tratamento da, 144
    adquirida, 144
    congênita, 145
    na gestante, 145
    no imunocomprometido, 145
    ocular, 144
Tramadol, 108
  cloridrato de, 85
Transfusão
  de plaquetas, 14
  na dengue, 14
Transtorno(s)
  psiquiátricos, 58
    ansiedade, 58
    depressão, 58
    TDAH, 59
      cloridrato de metilfenidrato, 59
    TEA, 59
Triancinolona, 71
  acetonida, 213
    na otorrinolaringologia, 213
  na dermatologia, 200
Triantereno, 43
Trichocephalus
  trichiurus, 134
    albendazol, 134
    cambendazol, 134
    mebendazol, 134
    pamoato, 134
    de oxipirantel, 134
Trichuris
  trichiura, 134
    albendazol, 134
    cambendazol, 134
    mebendazol, 134

pamoato, 134
de oxipirantel, 134
Trimebutina, 90
Trimusk
  comprimido, 83
Trombose
  da veia renal, 32
  de seios intracranianos, 32
Trometamina
  de lodoxamida, 210
    nas conjuntivites alérgicas, 210
Trometamol
  cetorolaco, 109
Tuberculose
  esquema I, 174
    sem meningite, 174
  esquema II, 174
    meningite tuberculosa, 174
  esquema III, 175
    estreptomicina, 176
    etambutol, 175
    etionamida, 176
    hidrazida, 175
    insucessos, 175
    isoniazida, 175
    pirazinamida, 175
    rifampicina, 175
  lavado gástrico, 176
  quimioprofilaxia, 176
    primária, 176
    secundária, 176
Tubo(s)
  para coleta de sangue, 4
  na enfermaria, 4
Tylenol
  sinus, 80

U

Ureaplasma
  urealiticum, 10
    e pneumonia, 10
      entre 1 e 3 meses de idade, 10
Ureia, 43, 44

V

Vacina
  tríplice, 192
    eventos adversos, 192
Vacinação
  calendário de, 185
    da criança, 185
      nacional, 185
    do adolescente, 189
  contraindicação da, 191
    absoluta, 191
    falsa, 191
    relativa, 191

ÍNDICE REMISSIVO

eventos adversos na, 191
    DTP, 192
    febre amarela, 192
    hepatite B, 192
    vacina tríplice, 192
    varicela, 191
PNI, 185
Valerato
  de diflucortolona, 200
  na dermatologia, 200
Vancomicina, 123
Varicela
  vacinação, 191
    eventos adversos na, 191
Veia
  renal, 32
    trombose de, 32
  umbilical, 219
    cateterismo da, 219
      material para, 219
Via Oral
  conduta por, 13
    na dengue, 13
      boa aceitação, 13
      má aceitação, 13
Via(s) Urinária(s)
  antissépticos das, 129
    ácido, 129, 130
      nalidíxico, 129
      pipemídico, 130
    fenazopiridina, 130
    fosfomicina, 130
      trometamol, 130
    metenamina, 130
    nitrofurantoína, 130
Vigabatrina
  desvantagem da, 53
    como anticonvulsivante, 53
Vírus
  SARS-CoV-2, 164
    D-dímeros, 165
    dímeros-D, 165
    período de incubação, 164
      5-7 dias, 164
    profilaxia *off label*, 168
      para profissionais de saúde, 168
    tratamento, 165
      off label, 165
Vitamina(s)
  A, 151
    betacaroteno, 151
    retinol, 151
  antioxidantes, 161
  B1, 154
    tiamina, 154
  B2, 154
    riboflavina, 154
  B3, 154
    ácido nicotínico, 154
    niacina, 154
    PP, 154
  B5, 154
    ácido pantotênico, 154
  B6, 155
    piridoxina, 155
  B7, 155
    biotina, 155
  B8, 155
    biotina, 155
  B9, 155
    ácido fólico, 155
  B12, 155
    cianocobalamina, 155
    hidroxicobalamina, 155
  C, 154
    ácido ascórbico, 154
  cálcio, 151, 156
  D, 152
  E, 153
    tocoferol, 153
  G, 154
    riboflavina, 154
  H, 155
    biotina, 155
  K, 154
    fitomenadiona, 154
  lactoferrina, 151, 157
  necessidade de, 234
    nos prematuros, 234
      E, 234
      K, 234
  zinco, 151, 156
Vitelinato
  de prata, 207
    na oftalmologia, 207
Volume
  de cada refeição, 236
    aumentar após 72 horas de vida, 236

X

Xinafoato
  de salmeterol, 61, 68
    e propionato de fluticasona, 68
      na asma, 68
    na asma brônquica, 61
Xipamida, 43

Z

Zafirlucaste
  na asma, 68
Zeaxantina
  antioxidantes, 161
ZICAV (Zica Vírus), 15
Zinco, 151, 156
  sulfato de, 207
    na oftalmologia, 207
Zipeprol, 77